Kreis · Baron · Stoll
Biotechnologie der Arzneistoffe

Biotechnologie der Arzneistoffe

Grundlagen und Anwendungen

Wolfgang Kreis, Erlangen
Diethard Baron, Freising
Günther Stoll, Fellbach

Mit 92 Abbildungen und 57 Tabellen

Wissen & Praxis

Deutscher Apotheker Verlag Stuttgart 2001

Anschriften der Autoren

Prof. Dr. Wolfgang Kreis
Institut für Botanik und
Pharmazeutische Biologie
Friedrich-Alexander-Universität
Staudtstraße 5
91058 Erlangen

Prof. Dr. Diethard Baron
Fachbereich Biotechnologie
Fachhochschule Weihenstephan
Am Hofgarten 10
85350 Freising

Dr. Günther Stoll
biosyn Arzneimittel GmbH
Schorndorfer Straße 32
70734 Fellbach

Die Deutsche Bibliothek – CIP Einheitsaufnahme

Kreis, Wolfgang:
Biotechnologie der Arzneistoffe : Grundlagen und Anwendungen ; mit
57 Tabellen / Wolfgang Kreis ; Diethard Baron ; Günther Stoll. – Stuttgart :
Deutscher Apotheker-Verl., 2001
(Wissen & Praxis)
ISBN 3-7692-2310-1

Birkenwaldstraße 44, 70191 Stuttgart
Printed in Germany
Satz: primustype Hurler GmbH, Notzingen
Druck und Bindung: Kösel, Kempten
Umschlaggestaltung: Atelier Schäfer, Esslingen

Vorwort

Die Pharmazeutische Biotechnologie beschäftigt sich mit dem Einsatz von Organismen oder Teilen davon bei der Herstellung oder Verbesserung von Arzneistoffen in technischen Verfahren. Zu den eher „traditionellen", biotechnisch hergestellten Antibiotika, Steroidhormonen und Aminosäuren gesellten sich gerade in den vergangenen Jahren die „modernen", rekombinant hergestellten Proteine.

In allen Bereichen der Biotechnologie, speziell aber bei der Entwicklung neuer Arzneimittel, kommt der Gentechnologie mittlerweile eine immer deutlicher werdende Schlüsselstellung zu. Gegenwärtig sind in der EU über 40 verschiedene gentechnisch hergestellte Proteine als Bestandteile von rund 60 Medikamenten für die Anwendung beim Menschen zugelassen. Der Apothekenumsatz mit gentechnisch hergestellten Arzneimitteln wächst jährlich mit zweistelligen Prozentzahlen. Tatsächlich ist die derzeit zu beobachtende rasante Entwicklung auf dem Gebiet der „Pharmazeutischen Biotechnologie" vor allem den Entdeckungen und methodischen Fortschritten der Molekularbiologie zu verdanken. Dieser Bedeutung wurde in den neueren Übersichten und Lehrbüchern Rechnung getragen. Leider werden mittlerweile die Begriffe „Biotechnologie", also die Nutzung von Erkenntnissen der Biologie in technischen Verfahren, und „Gentechnologie", also die Veränderung des Erbguts mit molekularbiologischen Methoden mit dem Ziel, neue oder verbesserte Produkte zu erhalten, häufig synonym verwendet. Dies ist genauso unzutreffend wie die Auffassung, die beiden Bereiche seien völlig getrennt voneinander zu betrachten.

Als interdisziplinäre, angewandte Wissenschaft führt die Biotechnologie Fortschritte und Erkenntnisse aus ganz unterschiedlichen Gebieten, wie z. B. Mikrobiologie, Biochemie, Molekulare Genetik, Pflanzen- und Tierzucht, Chemieingenieurwesen, Analytische Chemie, Mess- und Regeltechnik sowie Apparatebau zusammen. Vor diesem Hintergrund war es uns ein Anliegen, mit diesem Buch Grundlagen für den gesamten Bereich „Pharmazeutische Biotechnologie" zu vermitteln. Dabei sollten klassische und moderne Aspekte gleichermaßen berücksichtigt und sowohl methodische als auch theoretische Zusammenhänge dargestellt werden. Eine getrennte Betrachtung von Arzneistoffen mikrobieller, pflanzlicher oder tierischer bzw. menschlicher Herkunft schien uns sinnvoll, und wir haben versucht, dieses Grundgerüst durch Kapitel zu ergänzen, die Einblicke in die Methoden und Arbeitsweisen der Biotechnologie erlauben. Da gerade in der Ausbildung von Studierenden der Pharmazie bei der Besprechung biotechnisch hergestellter Arzneimittel auch medizinsiche, ethische und rechtliche Aspekte gebührend berücksichtigt werden müssen, wurden entsprechende Abschnitte und Kapitel eingefügt.

Unser Buch soll Studierenden der Pharmazie, aber auch dem fertigen Apotheker/der Apothekerin die Grundlagen vermitteln, die notwendig sind, um die Entwicklung und die Anwendung biotechnologischer Produktionsverfahren für Arzneistoffe zu begreifen und in ihren

Teilaspekten besser beurteilen bzw. einschätzen zu können. Die Entwicklungen gerade auf dem Gebiet der pharmazeutischen und medizinischen Biotechnologie sind so rasant und vielgestaltig, dass eine wirklich aktuelle Darstellung nicht möglich ist. Daher haben wir versucht, Grundprinzipien herauszuarbeiten und verweisen für aktuelle Daten, Trends und Entwicklungen auf die vielfältigen Informationen, die im Internet zugänglich sind. So kann man die Fortschritte bei der Sequenzierung und Aufklärung des menschlichen Genoms z. B. unter der Adresse http://www.ncbi.nlm.nih.gov/genome/seq/ verfolgen. Das Informationssekretariat Biotechnologie versorgt uns unter http://www.i-s-b.org mit aktuellen Fakten und Zahlen zur Biotechnoloige, tagesaktuell informiert wird man bei http://www.lifescience.de/news/. Die Wissenschaftliche Verlagsgesellschaft stellt unter der Adresse http://www.wissenschaftliche-verlagsgesellschaft.de/dingermann/Kurzmonographien von neu zugelassenen, gentechnisch hergestellten Medikamenten bereit.

Die Schwerpunkte unserer Darstellung liegen in den Bereichen Zell- und Gewebekultur, bio- und gentechnische Methoden sowie der Charakterisierung von Produzenten, Verfahren und Produkten. Pharmazeutisch-chemische oder biomedizinische Aspekte wurden weniger tief herausgearbeitet. Das Buch kann als Leitfaden für die interdisziplinäre Darstellung einer Biotechnologie für Pharmazeuten dienen.

Vielleicht scheint manchem die 1. Auflage des vorliegenden Lehrbuchs noch nicht in allen Details optimal gelungen. Konstruktive Kritik und Hinweise auf Missverständnisse oder die bei der Stofffülle kaum zu vermeidenden Fehler sind daher erwünscht.

Unser besonderer Dank gilt Herrn Dr. Eberhard Scholz, die die Idee eines Grundlagen-orientierten Lehrbuchs der Pharmazeutischen Biotechnologie an uns herantrug und die Entstehung und Entwicklung des Buches geduldig begleitete. Beim Verlag bedanken wir uns für die vertrauensvolle Zusammenarbeit.

Herbst 2000

W. Kreis, Erlangen
D. Baron, Freising
G. Stoll, Fellbach

Inhalt

3 Der biotechnologische Prozess

4 Mikrobielle Produkte

5 Pflanzliche Zell- und Gewebekulturen als Arzneistoffproduzenten

6 Produkte tierischer und menschlicher Zellen

7 Gesetzliche Grundlagen

8 Biotechnologie und Gesellschaft

Abkürzungen

AcMNPV	*Autographa californica* Multiple Nuclear Polyhedrosis Virus
ACTH	Adrenocorticotropes Hormon, identisch mit Corticotropin
ADP	Adenosindiphosphat
AFP	Alpha-Fetoprotein
ALL	Akute lymphatische Leukämie
AP	Alkalische Phosphatase
APA	Aminopenicillansäure
APC	Antigen Presenting Cell, identisch mit APZ
APZ	Antigen-präsentierende Zelle
ARS	Autonom replizierende Sequenzen
ATL	Adult T-Cell Leukemia
atm	Atmosphäre
ATP	Adenosintriphosphat
Bal31	Exonuklease aus *Alteromonas esperiana*
BCA	Bichinolin-4-carbonic acid
BEVS	Baculovirus Expressionsvektorsystem
BHK-Zellen	Baby Hamster Kidney-Zellen (Babyhamsternierenzellen)
bp	Base pair (Basenpaare)
BP	Bindeproteine
CA	Carcinom (Karzinom)
CAM	Cell Adhesion Molecule (Zelladhäsionsmoleküle)
cccDNA	Covalently Closed Circle DNA (kovalent geschlossene zirkuläre DNA)
CD	Cluster of Differentiation (Zelloberflächenglykoproteine)
CD4	Glykoprotein (M_r 60 000) auf der Oberfläche von $CD4^+$-Zellen
$CD4^+$-Zellen	Helfer-T-Zellen, Makrophagen, dendritische Zellen, Makrogliazellen, Endothelzellen
CD8	Glykoprotein (M_r 32 000) auf der Oberfläche von $CD8^+$-Zellen
$CD8^+$-Zellen	Suppressor-T-Zellen (Ts) und cytotoxische T-Zellen (Tc)
cDNA	Copy DNA
CDP	Cytidindiphosphat
CDR	Complementarity Determining Region (hypervariable Region)
CEA	Carcinoembryonales Antigen
CEN	Centromer-Region des YAC
CFA	Komplettes Freunds Adjuvans
C_H	Constant, Heavy (konstanter Bereich der Immunglobulin-Schwerkette)
CHO-Zellen	Chinese Hamster Ovary (Ovarzellen des chinesischen Hamsters)
C_L	Constant, Light (konstanter Bereich der Immunglobulin-Leichtkette)
CM	Carboxymethyl
CMP	Cytidinmonophosphat

CMV	Cytomegalievirus
CPMV	Cowpea Mosaic Virus
CRP	C-reaktives Protein
CSF	Colony Stimulating Factor (Kolonie-stimulierender Faktor)
CTP	Cytidintriphosphat
CYFRA	cytoplasmatische Fragmente
Da	Dalton, Einheit der Molekülmasse
dATP	Desoxy-Adenosintriphosphat
dCTP	Desoxy-Cytidinintriphosphat
ddATP	Didesoxy-Adenosintriphosphat
ddCTP	Didesoxy-Cytidintriphosphat
ddGTP	Didesoxy-Guanosintriphosphat
ddTTP	Didesoxy-Thymidintriphosphat
DEAE	Diethylaminoethyl-Kationenaustauscher
dGTP	Desoxy-Guanosintriphosphat
DIG	Digoxigenin
DIG-dUTP	Digoxigenin-markiertes dUTP
dNTP	beliebiges Nukleotid
dTTP	Desoxy-Thymidintriphosphat
DTT	Dithiothreitol
dTTP	Desoxy-Thymidintriphosphat
dUTP	Desoxy-Uridintriphosphat
EBV	Epstein-Barr Virus
*Eco*RI	Restriktionsenzym RI aus *E. coli*
EDTA	Ethylendiamintetraacetat
EIA	Enzyme Immunosorbent Assay
ELAM	Endothelial Leukocyte Adhesion Molecule (CAM auf Endothelzellen)
ELISA	Enzyme-Linked Immunosorbent Assay, s. EIA
EPO	Erythropoetin, Erythropoietin
EtBr	Ethidiumbromid
ETEC	Enterotoxin-bildende *E. coli*
ExoIII	Exonuklease III aus *E. coli*
ExoVII	Exonuklease VII aus *E. coli*
$F(ab')_2$	Bivalentes antigenbindendes Fragment
Fab	Fragment, Antigen Binding (antigenbindendes Fragment)
Fc	Fragment, crystallizable
Fc-Rezeptor	Rezeptor auf Immunzellen für den konstanten Teil der schweren Immunglobulinkette
FDA	Food and Drug Administration
FKS	Fetales Kälberserum
FPLC	Fast Protein Liquid Chromatography
FSH	Follikel-stimulierendes Hormon
β-Gal	β-Galactosidase
G-CSF	Granulozyten-Kolonie-stimulierender Faktor
GD	Disialogangliosid
GM-CSF	Granulozyten-Makrophagen-Kolonie-stimulierender Faktor
GMP	Good Manufacturing Practice
GP, gp	Glykoprotein
GTP	Guanosintriphosphat
GVHD	Graft Versus Host Disease (Transplantat-gegen-Wirt-Reaktion)
GVO	Gentechnisch veränderte Organismen
HBcAg	Hepatitis B Virus Core Antigen

HBsAg	Hepatitis B Surface Antigen
β-hCG	β-Kette des humanen Choriongonadotropin
HGPRT	Hypoxanthin-Guanin-Phosphoribosyltransferase
HHV-6	Humanes Herpesvirus 6
HIC	Hydrophobic Interaction Chromatography (hydrophobe Interaktionschromatographie)
His	Histidin
HIS	Histidin, Selektionsmarker
H-Kette	Heavy, schwere Kette bei Cytokinen, Cytokin-Rezeptoren oder Immunglobulinen
HLA-Klasse 1	HLA-Molekül der Klasse 1, HLA-Antigen der Klasse 1
HLA-Klasse 2	HLA-Protein der Klasse 2, HLA-Antigen der Klasse 2
HPLC	High Performance (Pressure) Liquid Chromatography
HRP	Horse Raddish Peroxidase (Meerrettich-Peroxidase, s. POD)
HSV	Herpes Simplex Virus
HUGO	Human Genome Mapping Organisation
i.c.	intrakutan
i.m.	intramuskulär
i.p.	intraperitoneal
i.v.	intravenös
ICAM	Intracellular Adhesion Molecule (intrazelluläres Adhäsionsmolekül)
IEC	Ion Exchange Chromatography (Ionenaustauschchromatographie)
IEF	Isoelektrische Fokussierung
IEP	Isoelektrischer Punkt
IFA	Inkomplettes Freunds Adjuvans
IFN	Interferon
Ig	Immunglobulin
IgE	Immunglobulin E
IgM	Immunglobulin M
IL	Interleukin
IMP	Inosinmonophosphat
ISL	Immunodeficiency Virus-Suppressing Lymphokine (Immundefektvirus-unterdrückendes Lymphokin)
K-Zellen	Killer-Zellen
kb	Kilobasen
kbp	Kilobasenpaare
Kd	Dissoziationskonstante
kDa	Einheit der Molekülmasse
KLH	Keyhole Limpet Hemocyanin (Napfschnecken Hämocyanin)
K_M	Michaelis-Menten-Konstante
LAK-Zellen	Lymphokin-aktivierte Killerzellen
LEU	Leucin
LFA1	Lymphocyte Function Associated Antigen 1 (lymphozytenfunktionsassoziiertes Antigen 1)
L-Kette	Light, leichte Kette bei Cytokinen, Cytokin-Rezeptoren oder Immunglobulinen
LPS	Lipopolysaccharid
M	Mol
MACS	Magnetic Cell Sorting (magnetische Zellsortierung)
MAK	Monoklonale(r) Antikörper
Mb	Megabasen
M-CSF	Makrophagen Kolonie-stimulierender Faktor
MDP	Muramyl-Dipeptid
ME	Mercaptoethanol
MHC	Major Histocompatibility Complex, Haupthistokompatibilitätskomplex
MHC1	MHC-Moleküle der Klasse 1
MHC2	MHC-Moleküle der Klasse 2

mIL-6	mutiertes IL-6
MKS	Maul- und Klauenseuche
MKSV	Maul- und Klauenseuche-viren
mM	Millimolar
MPS	Mononukleäres Phagocytäres System (früher als RES bezeichnet)
M_r	relative Molekülmasse
NAD	Nicotinamid-Adenin-Dinukleotid
NADP	Nicotinamid-Adenin-Dinukleotid-Phosphat
NHL	Non-Hodgkin-Lymphom
NK-Zellen	Natürliche Killerzellen
ocDNA	Open Circle DNA
OD	Optische Dichte, Absorption
Pa	Pascal
PAK	Polyklonale Antikörper
pBR322	Plasmid aus *E. coli*
pCO_2	CO_2-Partialdruck
PCR	Polymerase Chain Reaction (Polymerase Kettenreaktion)
PEG	Polyethylenglykol
pO_2	O_2-Partialdruck
POD	Meerrettich-Peroxidase
PVDF	Polyvinyldifluorid
Pwo	DNA-Polymerase aus *Pyrococcus woesei*
R	Rezeptor für Cytokine
RA	Rezeptor-Antagonist
RE	Restriktionsenzym, Restriktionsendonuklease
RES	Retikuloendotheliales System, veraltete Bezeichnung für MPS
RFLP	Restriction Fragment Length Polymorphism (Restriktionsfragment Längenpolymorphismus)
RIA	Radioimmunoassay
r-PA	rekombinanter Plasminogen-Aktivator
RSV	Respiratory-Syncytial-Virus
RT	Reverse Transkriptase
rt-PA	rekombinantes t-PA
s.c.	subkutan
SDS	Sodiumdodecylsulfat (Natriumdodecylsulfat, Natriumlaurylsulfat)
SDS-PAGE	Sodiumdodecylsulfat Polyacrylamid-Gelelektrophorese
SE	Sulfoethyl
SEC	Size Exclusion Chromatography (Gelfiltration)
SIV	Simian Immunodeficiency Virus (Affen-Immundefekt-Virus)
Taq	DNA-Polymerase aus *Thermus aquaticus*
Tc	cytotoxische T-Zelle, $CD8^+$-Zelle
Tc-99m	radioaktives Technetium
TCA	Trichloressigsäure
TCID	Tissue Culture Infectious Dose (infektiöse Einheit in der Zellkultur)
TDM	Therapeutisches Drug Monitoring
TdT	Terminale Desoxynukleotidyl-Transferase
TE	Tris-EDTA
TGF-β	Transforming Growth Factor (transformierender Wachstumsfaktor β)
TIL	Tumorinfiltrierende Lymphozyten
Ti-Plasmid	Tumorinduzierendes Plasmid
TK	Thymidin-Kinase
TNF	Tumornekrose Faktor
t-PA	Tissue Plasminogen Activator, Gewebeplasminogenaktivator
Tris	Trishydroxymethylaminoethan

Ts	Suppressor-T-Zellen, $CD8^+$-Zellen
TSH	Thyreoidea-stimulierendes Hormon, Thyreotropin
UDP	Uridindiphosphat
UMP	Uridinmonophosphat
Upm	Umdrehungen pro Minute
UTP	Uridintriphosphat
VCAM	Vascular Cell Adhesion Molecule (Gefäßzell-adhäsionsmolekül)
V_H	Variable, Heavy (variabler Bereich der Immunglobulin-Schwerkette)
vir-Gen	Virulenz
V_L	Variable, Light (variabler Bereich der Immunglobulin-Leichtkette)
VLA	Very Late Antigen, CAM auf aktivierten $CD8^+$-Zellen
WHO	World Health Organisation
YAC	Yeast Artificial Chromosome (künstliches Hefechromosom)

1 Definition und Geschichte der Biotechnologie

1.1 Versuch einer Definition

Im Jahre 1777 erregte eine Anzeige großes Aufsehen in London. Zu einem Preis von zwei Shilling Sixpence pro Schlag konnte man sich der heilenden Kraft des „torporific eel“ erfreuen, also des Zitteraals (*Electrophorus electricus*). Viele Menschen, die an Gicht oder Arthritis litten, sollen von dieser Möglichkeit Gebrauch gemacht haben. Das therapeutische Potenzial tierischer, natürlicher Elektrizität (Wu 1984) war jedoch schon sehr viel früher bekannt. So weiß man aus einer chinesischen Pharmakopöe, dass beim Vorliegen einer Ptosis (Herabhängen des Augenoberlids auf Grund einer Lähmung des Musculus levator palpebrae superioris) ein elektrischer Wels zur Anwendung kam. Der Schwanzteil des bedauernswerten Tieres wurde abgeschnitten und auf das Augenlid gepresst. Da die elektrischen Schläge den betroffenen Muskel direkt reizten, sind auch Heilungen beschrieben worden.

Ist diese Anwendung biogener Elektrizität eine Vorstufe pharmazeutischer oder medizinischer Biotechnologie? Dass wir es mit einer therapeutischen Anwendung biologischer Prozesse zu tun haben, liegt auf der Hand. Aber entspricht es auch der Definition von Biotechnologie? Der Begriff als solcher ist älter, als mancher glauben mag; er stammt aus dem Jahre 1917. Geprägt wurde er von dem ungarischen Agraringenieur Karl Ereky im Verlauf einer Kampagne, die der Modernisierung des damaligen Agrarsystems diente (Bud 1993). In einem Buch (Ereky 1919) definierte er später wie folgt: „Auf Grund des gleichen Gedankenganges weist der Verfasser alle die Arbeitsvorgänge, bei denen aus den Rohstoffen mit Unterstützung lebender Organismen Konsumartikel erzeugt werden, dem Gebiete der Biotechnologie zu.“

Sehr knapp, aber durchaus treffend formuliert es der Große Brockhaus von 1929: *„Untersuchung und gewerbl. Verwendung der Lebenstätigkeit von Kleinlebewesen (Hefe, Gärungsorganismen).“* Interessanterweise wird hier bereits der Bereich der industrialisierten Landwirtschaft, der für Ereky noch im Mittelpunkt stand, ausgeschlossen.

Aus dem Jahre 1976 stammt die Definition der Deutschen Gesellschaft für Chemisches Apparatewesen (DECHEMA, Frankfurt a. M.; zitiert nach Diekmann, Metz 1991): *„Die Biotechnologie behandelt den Einsatz biologischer Prozesse im Rahmen technischer Verfahren und industrieller Produktionen. Sie ist also eine anwendungsorientierte Wissenschaft der Mikrobiologie und Biochemie in enger Verbindung mit der technischen Chemie und der Verfahrenstechnik. Sie behandelt Reaktionen biologischer Art, die entweder mit lebenden Zellen (Mikroorganismenzellen, pflanzlichen und tierischen Zellen bzw. Geweben) oder mit Enzymen aus Zellen durchgeführt werden. Hierin ist die Gewinnung von Biomasse aus den genannten Organismen oder Organismenteilen eingeschlossen.“*

Wenn wir dieser Definition folgen und sie auf unser Beispiel aus dem London des 18. Jahrhunderts anwenden, dürfen wir doch zumindest von einer Vorstufe pharmazeutischer Biotechnologie sprechen, wenn wir den Begriff „industriell" durch „ökonomisch" ersetzen; immerhin gab es eine entsprechende Haltung der Tiere und ein professionelles Marketing. Wirklich entscheidend jedoch ist der anwendungsbezogene Charakter: Reaktionen biologischer Art werden gezielt für bestimmte Prozesse eingesetzt.

Leider werden heute die Begriffe „Biotechnologie", also die Nutzung biologischer Prozesse, und „Gentechnik", also die Veränderung des Erbguts mit molekularbiologischen Methoden, um neue Produkte zu erhalten oder die Qualität und Ausbeute eines Produkts zu verbessern, oft synonym verwandt. Die Gründe dafür liegen auf der Hand: So alt die ersten Anwendungen der Biotechnologie auch sein mögen, haben doch die beiden Begriffe erst in den letzten fünfundzwanzig Jahren an Bedeutung gewonnen. Als interdisziplinäre angewandte Wissenschaft hat die Biotechnologie von den Fortschritten der Zell- und Molekularbiologie wie auch der Biochemie enorm profitiert, doch wäre es falsch, deswegen die anderen bedeutenden Komponenten zu vernachlässigen.

- Die Grundlagen der Biotechnologie stammen aus der **Biologie**, vorwiegend der Mikrobiologie. Genauso bedeutsam sind jedoch Kenntnisse der Genetik und der Zellbiologie. Das Wissen um die Fähigkeit eines bestimmten Organismus, eine erwünschte Reaktion durchzuführen, genügt allein nicht; man muss auch in der Lage sein, diese Spezies (oder doch wenigstens manche ihrer Gewebe oder Zellen) in Kultur zu nehmen.
- Da abgesehen von der Gewinnung von Biomasse häufig eine bestimmte enzymatische Umsetzung nutzbar erscheint, wird man auf Informationen der **Biochemie** und der **Molekularbiologie** zurückgreifen, sei es um Enzymaktivitäten oder -mengen zu steigern, die Expression bestimmter Gene zu aktivieren oder zu hemmen oder auch Erbinformationen zu ändern.
- Von enormer Bedeutung ist die **Chemie**, die nicht nur die notwendigen Analysenmethoden zur Verfügung stellt, um die gewünschten Produkte nachzuweisen, sondern auch Techniken zur Aufarbeitung bietet. Kenntnisse der **Naturstoff-** und der **physikalischen Chemie** sind unabdingbar.
- Die bisher aufgeführten Wissenschaftsbereiche liefern die Grundlagen, um einen bestimmten Prozess im Labormaßstab erfolgreich durchführen zu können. Zur industriellen Nutzung muss ein solcher Prozess jedoch technisch umgesetzt werden. Hier kommen die **Verfahrenstechnik**, die **Mess- und Regeltechnik**, **Prozessleittechnik** und der **Apparatebau** zum Zug.

Wenn wir gerade beim Definieren sind: Missverstanden oder falsch verwendet werden häufig die Begriffe **Klon**, **Klonen** und **Klonierung**, weshalb sie schon an dieser Stelle kurz erläutert werden sollen.

Genetisch identische Organismen bezeichnet man als **Klone**. Natürliche Klone sind z. B. eineiige Mehrlinge oder vegetativ vermehrte Pflanzenpopulationen. Durch das gezielte Aufspalten der ersten Zellen eines sich entwickelnden Organismus in vitro kann auch künstlich eine klonale Vermehrung, eine „Verklonung" erreicht werden. Dies ist möglich, solange noch alle Zellen **totipotent** sind, d. h. sich zu einem kompletten Organismus entwickeln können. Solche auf klassischem Wege **geklonten** Geschwister sind untereinander, nicht aber mit den Eltern identisch. Beim modernen Verfahren wird das ursprünglich vorliegende genetische Material, das aus der Fusion von männlichen und weiblichen Gameten hervorgegangen war, aus der befruchteten Eizelle – der Zygote – entfernt und durch das genetische Material einer ausdifferenzierten, somatischen Zelle ersetzt. Auf diese Weise geklonte Organismen sind daher sowohl untereinander als auch mit dem Donor des Erbmaterials genetisch identisch.

Der Begriff **Klonierung** andererseits beschreibt ein grundlegendes Verfahren der Molekularbiologie, mit dessen Hilfe fremde genetische Information in eine Zelle übertragen und von dieser an ihre Nachkommen weiter gegeben wird. Aus einer gentechnisch veränderten Einzelzelle entwickelt sich durch ungeschlechtliche Vermehrung (Teilung, Sprossung) eine Population identischer Zellen. Es entsteht also wiederum ein Klon, dessen Mitglieder alle die fremde DNA enthalten, die auf diese Art und Weise **kloniert** wurde.

1.2 Entwicklung der Biotechnologie

„Zwei verhängnisvolle wissenschaftliche Entdeckungen haben mein Leben gekennzeichnet: erstens die Spaltung des Atoms, zweitens die Aufklärung der Chemie der Vererbung. In beiden Fällen ging es um Misshandlung des Kerns: des Atomkerns, des Zellkerns. In beiden Fällen habe ich das Gefühl, dass die Wissenschaft eine Schranke überschritten hat, die sie hätte scheuen sollen.“ So formuliert der 1905 geborene Biochemiker Erwin Chargaff in seiner Autobiografie (Chargaff 1981) die Bedenken, die viele Menschen angesichts der Nutzung von gentechnisch veränderten Lebewesen haben. So ernst solche Ängste zu nehmen sind, zumindest, wenn sie auf einem Grundstock an Wissen beruhen, darf man doch nicht vergessen, dass die beteiligten Wissenschaftler selbst einen verantwortungsbewussten Umgang mit den neuen Techniken angemahnt haben. Werfen wir also zunächst einen kurzen Blick auf die Entwicklung von Bio- und Gentechnologie.

1.2.1 Unbewusste Nutzung biotechnischer Prozesse

Gemeinhin pflegen einführende Werke über die Biotechnologie mit dem Hinweis zu beginnen, dass schon mehrere Jahrtausende vor der Zeitenwende die Kunst des Back- und Brauhandwerks in den Hochkulturen Ägyptens und Mesopotamiens bestens beherrscht wurde. Einen frühen Hinweis auf die **Vergärung von Traubensaft zu Wein** findet man in der Bibel, die darüber berichtet, dass Noah nach der Sintflut, immerhin im stolzen Alter von mehr als 600 Lebensjahren, noch ein neues Handwerk auszuüben begann: *„Noah aber, der Landmann, war der Erste, der Weinreben pflanzte“* (1. Mose 9, 20). Wie die weiteren Textstellen belegen, blieb es nicht beim Anpflanzen!

Die Kunst der **Fermentation,** der chemischen Umwandlung organischer Substanzen unter Einwirkung von Enzymen vorwiegend mikrobieller Herkunft, ist also zweifelsohne sehr alt (Demain, Solomon 1981). Namensgebend war dabei übrigens die Blasenbildung, also die Freisetzung von Kohlendioxid: Das lateinische Wort fermentum, eine verkürzte Form von fervimentum, leitet sich ab von dem Verb fervere, kochen (Friedmann 1981). Weitere gut bekannte und seit Jahrtausenden genützte Fermentationsprozesse sind beispielsweise die **Essig- und die Milchsäuregärung**.

Sehr viel seltener wird auf die **Herstellung von Käse** und die Vorbehandlung von Fleisch hingewiesen, die Friedmann (1981) ausführlich vorstellt. Um Milch gerinnen zu lassen, wurde in der griechischen Antike zunächst nicht das Labferment eingesetzt, sondern ein Feigenextrakt. Ein entsprechender Hinweis darauf findet sich beispielsweise im fünften Gesang der Ilias von Homer. In den Schriften des Aristoteles (384–322 v. Chr.), so in seiner Naturgeschichte der Tiere, werden dann die Wirkungen des Feigensafts und des Labferments bereits miteinander verglichen. Aufbauend auf seiner Theorie der vier Elemente versuchte Aristoteles, die Labwirkung zu erklären. Er betrachtete es als eine Art von Milch, die in den Mägen junger, gesäugter Tiere gebildet werde und ein aus der Wärme des Tieres stammendes Feuer enthielte, um die Nahrung zu verbrennen. Da bei vielen Wissenschaftshistorikern die Tendenz besteht, jede biologische Erkenntnis bei Aristoteles beginnen zu lassen, fügt Friedmann hier mit feiner Ironie hinzu: *„It would probably go too far to claim that this is the earliest theory of enzyme action.“*

Beispiele für solche frühen Nutzanwendungen ließen sich noch viele aufzählen. Es handelt sich dabei um isolierte, oft zufällige Beobachtungen ohne einen entsprechenden wissenschaftlich-systematischen Hintergrund. So wird vermutlich die Gerinnungswirkung des Labferments beobachtet worden sein, als man zufällig Milch im Magen eines frisch geschlachteten Tieres aufbewahren wollte. Ähnliches gilt für die Einwirkung verschiedener proteasehaltiger Extrakte auf Fleisch, das sich dann als zarter erwies. In diesen Zusammenhang muss auch der reiche, erst in neuerer Zeit angemessen gewürdigte medizinisch-pharmazeutische Erfahrungsschatz gestellt werden, den man bei Naturvölkern und den historischen Kulturen findet. Es ist dem Forschungszweig der Ethnobotanik vorbehalten, solche Quellen empirischen Wissens zu erschließen (Cox, Balick 1994, Schultes, von Reis 1995).

1.2.2 Die Ursprünge der Mikrobiologie

Jede Form medizinischer Hilfe am Nächsten mündet früher oder später in den Versuch, Krankheitsursachen zu erkennen und schon im Vorfeld zu bekämpfen. Hier müssen wir zunächst der Geschichte der Mikrobiologie folgen (siehe z. B. Wainwright, Lederberg 1992), da die Entdeckung und Erforschung des Reiches der Mikroorganismen die unabdingbare Voraussetzung für die Entwicklung der Biotechnologie war. Eine Vorstellung von der Angst und dem Schrecken, den die großen Seuchen wie Pest, Pocken, Cholera und Tuberkulose verursacht haben (und vielleicht – mit Blick auf die heutige AIDS-Pandemie – noch auslösen werden!), vermittelt ein Blick in die Geschichte (Wilderotter 1995). Als im Jahre 1576 in Venedig die Pest wütete, begann sich eben der Gedanke einer Quarantäne der Kranken durchzusetzen. Die Zustände in dem „Lazaretto vecchio“ wurden von einem Augenzeugen kurz und knapp mit dem Inferno verglichen. Mit Gebeten, Messen und Selbstkasteiungen, mit Prozessionen, Stiftungen und Votivgaben teils erheblicher Größe versuchte man den Zorn Gottes zu besänftigen. Es wird sogar berichtet, dass während der Belagerung der Stadt Kaffa, dem heutigen Feodosia, auf der Halbinsel Krim im Jahre 1346 der Widerstand der Verteidiger dadurch gebrochen werden sollte, dass die angreifenden Tataren Pestleichen mit Katapulten in die Stadt schleuderten. Der „biologische Kampfstoff“ Pest schädigte jedoch ganz unvoreingenommen beide Parteien, sodass die Belagerung abgebrochen werden musste.

Es war ein weiter Weg von jenem mysteriösen Contagium, dem man die Weitergabe der Pest zuschrieb, bis zur Entdeckung pathogener Mikroorganismen. Dem Niederländer **Antonius van Leeuwenhoek** (1632–1723) gelang es, die ersten Mikroskope zu bauen. In zwei Mitteilungen von 1676 und 1683 an die Royal Society in London veröffentlichte er sowohl seine neue Methode wie auch die ersten Beobachtungen (und vor allem Abbildungen) von Bakterien. Er hat wohl auch als Erster durch schnelle Sprossung entstandene Aggregate von Hefezellen gesehen und gezeichnet.

Das Potenzial des Mikroskops wurde sehr schnell erkannt. Bald schon folgte die Beschreibung parasitischer Protozoen durch Leeuwenhoek selbst (1681), der damals an einer Diarrhö durch *Giardia lamblia* erkrankt war, und 1667 von filamentösen Pilzen durch **Robert Hooke** (1635–

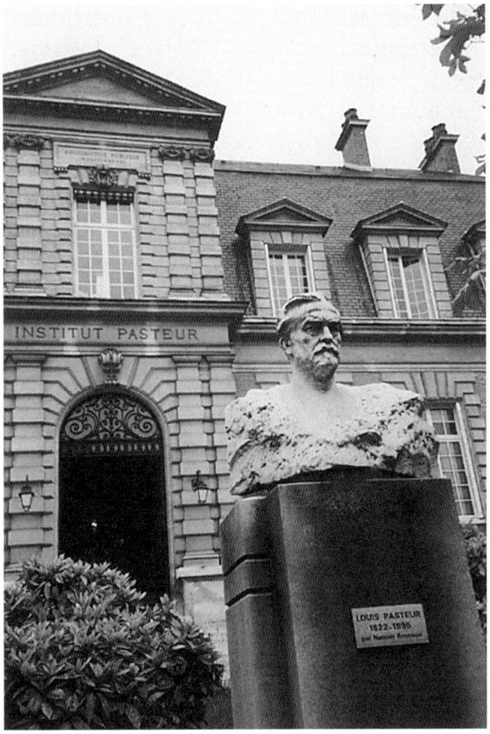

Abb. 1.1 Die Büste von Louis Pasteur steht vor dem ersten Bau des Institut Pasteur in der Rue du Dr. Roux 25 (15. Arrondissement, Paris), der am 4. November 1888 von Präsident Sadi Carnot seiner Bestimmung übergeben wurde. Heute beherbergt das Gebäude, in dem Pasteur lebte und arbeitete, ein Museum und die Krypta, in der Pasteur beigesetzt wurde. In vielen Erweiterungsbauten sind moderne Laborräume untergebracht.

1703), der 1665 den Begriff „Zelle“ geprägt hatte. Wenn, wie auch in diesen Abschnitten, versucht wird, den Erkenntnisprozess in einer Wissenschaftsdisziplin mit wenigen Namen und prägnanten Jahreszahlen nachvollziehbar zu machen, dann stellt dies notgedrungen eine oft schmerzhafte Straffung dar und eine Reduktion auf wenige, häufig zitierte Persönlichkeiten. Dennoch kommt man in der Mikrobiologie und in der Biotechnologie an zwei großartigen Wissenschaftlern nicht vorbei, denen wir eine ganze Reihe an wichtigen Entdeckungen verdanken: Louis Pasteur und Robert Koch.

Louis Pasteur (1822–1895) wurde in dem kleinen Städtchen Dôle im französischen Jura geboren und erhielt nach dem Studium der Chemie und Physik und ersten Erfolgen auf dem Gebiet der Kristallchemie 1854 eine Professur in Straßburg (Stoll 1995a). Nur drei Jahre später jedoch wurde er nach Lille gerufen, schon damals eine Industriestadt, deren Bierbrauer größte Probleme damit hatten, dass der Inhalt ihrer Gärbottiche sauer wurde. Obwohl Pasteur in den folgenden Jahren eine ganze Reihe weiterer wichtiger Themen bearbeitete, legte er doch bis 1876 das Fundament einer Theorie der Fermentation (in diesem Jahr erschien sein zusammenfassendes Werk „Etudes sur la bière“) und wies nach, dass jeder Fermentationstyp auf einem spezifischen Mikroorganismus beruht. Einige weitere Marksteine aus Pasteurs wissenschaftlicher Laufbahn sind:

- 1861 Widerlegung der Hypothese von der Urzeugung
- im gleichen Jahr Entdeckung anaerober Mikroorganismen
- 1865 Entdeckung zoopathogener Protozoen (Krankheiten bei Seidenraupen)
- 1866 Buch über Krankheiten des Weins
- im gleichen Jahr Prozess der Pasteurisierung
- 1877 Arbeiten über Milzbrand
- 1880/1881 erste Impfungen gegen Milzbrand
- ab 1881 Arbeiten zur Tollwut.

Im Jahre 1888 ermöglichten Gelder aus einer landesweiten Kampagne ihm die Eröffnung des Institut Pasteur (Abb. 1.1), das sich seither zu einer großen biomedizinischen Forschungsanstalt entwickelt hat (Morange 1991). Diese private Non-profit-Organisation umfasst heute unter anderem etwa 100 Forschungsgruppen, ein Lehrkrankenhaus, ein Referenzzentrum für Mikroorganismen und 24 Auslandsinstitute in aller Welt; darüber hinaus haben acht Angehörige des Instituts seit 1908 den

Nobelpreis erhalten. 1895 starb Pasteur in Villeneuf-l'Étang bei Paris.

Robert Koch (1843–1910) stammte aus dem kleinen Städtchen Clausthal in Niedersachsen (Brock 1988). Nach dem Medizinstudium in Göttingen begann seine Laufbahn, die zunächst von einigen Ortswechseln und einem deutlichen Auf und Ab geprägt war; er wurde in einige akademische Auseinandersetzungen verwickelt, war finanziell nicht allzu gut gestellt und musste mehrmals neue Stellen antreten. Nach dem Deutsch-Französischen Krieg 1870/71 richtete sich auch sein Interesse auf den Milzbrand. Zunächst gelangen ihm eine ganze Reihe von Verbesserungen der mikroskopischen Technik; so konnte er 1877 die ersten Mikrofotografien von Bakterien vorlegen. 1881, er war bereits Mitarbeiter des Reichgesundheitsministeriums in Berlin, veröffentlichte er seine berühmte „Plattentechnik". Im gleichen Jahr konzentrierte er sich zunehmend auf die Tuberkulose und schon 1882 publizierte er die Entdeckung des Tuberkel-Bazillus. 1883 formulierte er die „Henle-Koch-Postulate", auch heute noch unabdingbare Voraussetzung zum Nachweis eines kausalen Zusammenhangs zwischen einem Erreger und einer von ihm ausgelösten Krankheit. Die folgenden Jahre waren für Koch beruflich und privat äußerst bewegt. Viele Reisen führten ihn in die Tropen, an die Brennpunkte von Epidemien: Cholera, Typhus, Malaria, aber auch Rinderpest. 1891 wurde das Institut gegründet, das später seinen Namen tragen sollte; auch dessen Geschichte verlief alles andere als geradlinig. 1905, wenige Jahre vor seinem Tod in Baden-Baden, erhielt Robert Koch den Nobelpreis für Medizin in Anerkennung seiner Arbeiten zur Tuberkulose. Es ist ein interessantes Detail am Rande, dass er zunächst mehrere Male übergangen wurde und es schließlich – trotz einer wissenschaftlichen Kontroverse mit Koch – Elie Metchnikoff, der damalige Direktor des Institut Pasteur, war, der seine Zustimmung zu weiteren Kandidaten verweigerte, ehe nicht Koch geehrt worden sei.

Die große Bedeutung von Pasteur und Koch für die Biotechnologie liegt vielleicht nicht einmal so sehr in den Arbeiten zur Medizin und Mikrobiologie, sondern vielmehr in den Beiträgen zur Isolierung und Sterilkultur von Mikroorganismen. Ohne diese methodischen Fortschritte wäre es undenkbar gewesen, die Prozesse zur Herstellung von Milch- und Buttersäure, Gluconsäure, Zitronensäure, Aceton/Butanol und viele andere mehr in wirtschaftlichen Maßstäben erfolgreich einzuführen.

1.2.3 Die Entdeckung der Antibiotika

Geht man allein vom umgesetzten Warenwert aus, sind Antibiotika heute mit Sicherheit die wichtigsten Produkte der mikrobiellen Biotechnologie. Sie stellen wohl die treffendste Verkörperung dessen dar, was **Paul Ehrlich** (1854–1915) unter einer „magischen Kugel" verstand: Substanzen mit einem klar definierten Wirkort und -mechanismen. Seine Arbeiten an verschiedenen Farbstoffen (etwa dem berühmten Salvarsan) bereiteten den weiteren Entwicklungen den Weg: **Gerhard Domagk** (1895–1964), Nobelpreis für Physiologie und Medizin 1939, fand den Farbstoff Prontosil, dessen aktive Gruppe der an sich farblose Sulfanilamid-Rest war. Von hier aus führte später der Weg zu den Sulfonamiden, die somit historisch nach den Penicillinen entdeckt und noch vor ihnen angewandt worden waren. Im Dezember 1933 erkrankte Domagks vierjährige Tochter an einer eitrigen Entzündung, die der Wissenschaftler schließlich – nach dem ultimaten Vorschlag der Ärzte, den Arm des Kindes zu amputieren – mit seinem Prontosil erfolgreich behandelte.

Sir Alexander Fleming (1881–1955), Nobelpreis für Physiologie und Medizin 1945, kommt das Verdienst zu, 1928 den ersten

Bericht über die Penicilline publiziert zu haben. Über seine Zufallsentdeckung ist schon oft genug berichtet worden. Nach der Rückkehr aus einem Urlaub bemerkte er, dass ein Pilz (*Penicillium notatum*) eine Petrischale mit Bakterien (*Staphylococcus aureus*) befallen und die Kulturen in seiner Nähe aufgelöst hatte. Bei der Betonung des Zufälligen in dieser Geschichte – Fleming soll ein ziemlich schlampiges Labor gehabt haben – wird gern zweierlei übersehen: Erstens hätten sich viele andere kaum die Mühe gemacht, die infizierte Petrischale näher zu untersuchen, sondern sie einfach verworfen, und zweitens war Flemings Auge für den Vorgang der bakteriellen Lyse geschärft, da er bereits ausführlich über das Enzym Lysozym gearbeitet hatte, das seine Erwartungen an ein Therapeutikum jedoch nicht erfüllen konnte. Da uns die Antibiotika noch ausführlich beschäftigen werden, sei hier auf Kapitel 4 verwiesen.

1.2.4 Die DNA wird manipulierbar

Jetzt erst nähern wir uns auf unserer Reise jenem Punkt, an dem Gen- und Biotechnologie zwar nicht zu Synonymen, aber doch zu einander ergänzenden Begriffen werden. Wir befinden uns im Jahr 1944, Penicillin wird noch in Oberflächenkultur hergestellt, bald jedoch in Submerskultur produziert werden. Ein Jahr später wird der Fermenter entwickelt und die Steriltechnik im Gefolge weiter ausgebaut. In dieses vorletzte Kriegsjahr fällt jedoch auch die Publikation einer wenig beachteten, zudem sogar stark angezweifelten Arbeit, in der mittels Transformationsexperimenten die Rolle der Desoxyribonukleinsäure (DNA) als Erbmaterial bewiesen wurde.

Warum der Zweifel? Dass der Vererbung ein stoffliches Prinzip zu Grunde liegen musste, war seit Mendel vermutet worden (Wolpert 1996). Da die Chromosomen des Zellkerns allen biologischen Kriterien gerecht wurden, waren sie als Träger der Erbinformation prädestiniert. Ihre Hauptbestandteile sind Proteine und Nukleinsäuren. Proteine bestehen als Makromoleküle aus zwanzig, Nukleinsäuren dagegen aus nur vier Monomeren; sie schienen, wie Max Delbrück es einmal ausgedrückt hat, geradezu ein „dummes Molekül“ zu sein. Die sorgfältigen Arbeiten von **Oswald T. Avery, Colin Macleod** und **Maclyn McCarty** bewiesen nun, dass tatsächlich dieses scheinbar langweilige Molekül die Konstruktionsanweisungen für so unterschiedliche Lebewesen wie Hefen und Menschen enthielt (Chambers 1995, Judson 1996). **Martha Chase** und **Alfred Hershey** konnten 1952 diese Befunde mit einem genialen Doppelmarkierungsexperiment untermauern.

Damit begann eine Art wissenschaftliches Kriminalstück, ein Wettlauf um das Primat bei der Aufklärung der DNA-Struktur. Diese Geschichte ist nicht nur von den beteiligten Personen, sondern auch von Wissenschaftshistorikern so häufig erzählt worden, dass es schwerfällt, sie an wenigen Daten und Fakten festzumachen (Chambers 1995, Jahn et al. 1982, Judson 1996, Watson, Tooze 1981). **James D. Watson** und **Francis H.C. Crick** publizierten am 25. April 1953 in der englischen Zeitschrift „Nature“ ihre Arbeit „Molecular Structure of Nucleic Acids. A Structure for Desoxyribose Nucleic Acid“, in der sie ihre Doppelhelixstruktur vorschlugen und die Geburtsstunde der Molekularbiologie einläuteten. Bereits 1962 erhielten sie gemeinsam mit **Maurice H. Wilkins** dafür den Nobelpreis.

Die wichtigsten weiteren Fortschritte seien hier skizzenartig angerissen:

- 1955 konnte **Frederick Sanger** durch die Sequenzierung des Insulins belegen, dass ein Protein aus einer definierten Abfolge von Aminosäuren besteht.
- 1961 zeigte es sich, dass die DNA zunächst in ein chemisch verwandtes Molekül, die Ribonukleinsäure (RNA),

umgeschrieben werden muss, die auch zahlreiche weitere Funktionen erfüllt. In dieses Jahr fällt auch die Publikation des Operon-Modells zur Genregulation, wofür **Francois Jacob** und **Jaques Monod** 1965 den Nobelpreis für Physiologie oder Medizin erhielten.

- 1963 bis 1966 gelang die Aufklärung des genetischen Codes.
- 1970 entdeckten **Werner Arber, Daniel Nathans** und **Hamilton D. Smith** die Restriktionsendonukleasen, die eine Manipulation der Erbsubstanz DNA ermöglichen, und erhielten dafür 1978 den Nobelpreis für Physiologie oder Medizin. Restriktionsfragmente der DNA konnten einfacher sequenziert werden, sodass 1973 bereits die Nukleotidfolge einer Phagen-RNA aufgeklärt wurde.
- Mit den Namen **Paul Berg, Walter Gilbert** und **Frederick Sanger** (Nobelpreis für Chemie 1980) verbindet man die Herstellung der ersten rekombinierten DNA-Moleküle und wichtige Methoden zur DNA-Sequenzierung.
- In das Jahr 1975 fällt die Entwicklung der Hybridom-Technik zur Erzeugung monoklonaler Antikörper durch **Georges Köhler** und **César Milstein** (Nobelpreis für Physiologie oder Medizin 1984).
- 1976 veröffentlichten **Michael Bishop** und **Harold Varmus** (Nobelpreis für Physiologie oder Medizin 1989) ihre Ergebnisse, die die Existenz krebsauslösender Gene (Onkogene) belegten.
- 1977 zeigten **Phillip Sharp** und **Richard Roberts** (Nobelpreis für Physiologie oder Medizin 1993) unabhängig voneinander, dass Gene bei Eukaryoten gestückelt sind, mit Bereichen, die in Peptidsequenzen übersetzt werden (Exons), und solchen, die aus der zunächst gebildeten messenger-RNA (mRNA) herausgeschnitten werden (Introns).
- Die Entwicklung der Polymerase-Kettenreaktion durch **Kary B. Mullis** (Nobelpreis für Chemie 1993) ermöglichte die Vervielfältigung bestimmter DNA-Sequenzen für die verschiedensten Zwecke.

In den letzten Jahren hat eine Entwicklung im Bereich der Grundlagenforschung begonnen, deren Auswirkungen wahrscheinlich noch gar nicht vollständig abgeschätzt werden können. Die Entdeckung katalytisch aktiver Nukleinsäuren im Jahr 1981 durch **Sidney Altman** und **Thomas R. Cech** (Nobelpreis für Chemie 1989) brach nicht nur ein Dogma der Molekularbiologie, das bisher eine strenge Aufgabenteilung in der Zelle postuliert hatte: Nukleinsäuren dienten als Informationsträger, Proteine als Katalysatoren. Sie machte zugleich den Weg frei zur Entwicklung einer ganz neuen Generation von Medikamenten, die gezielt fremde Erbsubstanz umsetzen, aber auch die Genexpression beeinflussen können (Stoll 1995b).

Schon 1986 entflammte die Diskussion darüber, ob die $3{,}3 \times 10^9$ Basenpaare des haploiden menschlichen Genoms kartiert und sequenziert werden sollten. Schließlich setzte 1988 der amerikanische Kongress das Human Genome Project in Gang, das offiziell im Oktober 1990 begann und bis zum Abschluss rund 3 Milliarden Dollar kosten soll (Trent 1994). Die Koordination und die zentrale Planung für dieses multinationale Unternehmen liegt bei den amerikanischen National Institutes of Health (NIH) und dem Department of Energy. In sieben Einzelprogrammen soll es eine Grundlage schaffen für die biomedizinische Wissenschaft des nächsten Jahrhunderts. Die Zwischenbilanz (Hammar 1997) war schon recht beeindruckend. Bereits 1995 wurden die Genome des frei lebenden Bakteriums *Haemophilus influenzae B* und von *Mycoplasma genitalium* vollständig sequenziert, 1996 kam mit dem Erbgut von *Methanococcus jannaschii* das Genom eines Vertreters der Archaebakterien hinzu, im Januar 1997 schließlich wurde die vollständige DNA-Sequenz von *Escherichia coli* veröffentlicht, im August darauf die von *Helicobacter pylori*. Ende Mai 1997 folgte mit dem Genom der Hefe *Saccharomyces cerevisiae* auch eine Art der Eukaryonten (Clayton et al. 1997). Mittlerweile steht auch die komplette DNA-Sequenz des Nematoden *Caenorhabditis elegans* zur Verfügung, für 2004 erwartet man mit *Arabidopsis thaliana* die einer höheren Pflanze. Die Untersuchungen an solchen Modellorganismen sind nicht nur interessant, weil sie Einblicke in die Genregulation erlauben, sondern sollen auch weitere methodische Fortschritte ermöglichen, um die Arbeit an dem wesentlich größeren menschlichen Erbgut zu erleichtern. Inzwischen kennt man eine ganze Reihe von Genen für diverse Erbkrankheiten, beispielsweise für das Burkitt-Lymphom (Gen MYC, Chromosom 8), erblich bedingten Brustkrebs (BRCA1 und 2, Chromosom 17 bzw. 13) oder die Phenylketonurie (PAH, Chromosom 12). Auch die lange umstrittene genetische Verankerung von Morbus Parkinson ist inzwischen belegt worden (Genloci 4q21-q23 auf Chromosom 4). In der Pilotphase des Humangenom-Projekts wurden bis zur Jahrtausendwende zunächst die Chromosomen 1, 6, 7, 21, 22 und das X-Chromosom analysiert (Schulte 1999). Die Arbeiten schreiten so rasant voran, dass die Sequenz des humanen Genoms möglicherweise schon im Jahr 2000 aufgeklärt werden kann!

Der skizzenhafte Überblick über die stürmische und vielfältige Entwicklung der Molekularbiologie in den letzten Jahrzehnten erfordert einige Anmerkungen. Es fällt zunächst auf, dass zunehmend methodische Fortschritte in den Vordergrund rückten und auch entsprechend gewürdigt wurden, die dann weitere Erkenntnisse möglich machten. Da hier nicht der Raum zur Verfügung steht, ein einigermaßen schlüssiges Bild der Molekulargenetik der letzten vier Jahrzehnte zu zeichnen, sei besonders auf die Bücher von Chambers (1995) und Morange (1998) verwiesen. Zudem werden jedes Jahr in verschiedenen Zeitschriften (z. B. Angewandte Chemie) die Nobel-Vorträge der Preisträger publiziert, die einen oft sehr persönlichen Blick auf die jeweiligen Forschungsarbeiten ermöglichen.

Auffällig ist auch, dass meist nur noch wenige Jahre zwischen der Publikation und der Preisvergabe liegen. Diese Tatsache spiegelt die enorme Schnelligkeit wider, mit der neue Techniken heute eingesetzt und angewandt werden. Dies zeigt sich auch in Bezug auf die pharmazeutische Biotechnologie, wenn man sich die Zulassungsjahre einiger wichtiger Biopharmaka in den USA vergegenwärtigt (ausgewählt aus Gassen, König 1994 und Werner 1995):

- 1982 Insulin
- 1985 humanes Wachstumshormon
- 1986 Interferon-alpha, Hepatitis-B-Antigen
- 1987 Plasminogen-Aktivator
- 1988 Erythropoietin
- 1989 Interleukin-2
- 1991 Kolonie-stimulierende Faktoren
- 1992 Faktor VIII
- 1993 Interferon-gamma.

Die Geschwindigkeit der Entwicklung hat bei vielen Außenstehenden ein zwiespältiges Gefühl hinterlassen, aber auch die beteiligten Wissenschaftler selbst besorgt gemacht. In den Jahren 1973 bis zur berühmten Konferenz von Asilomar 1975, in der die wichtigsten Protagonisten der Molekularbiologie den Beginn einer gesetzlichen Regelung gentechnischer Versuche und Herstellungsprozesse angemahnt haben (Watson, Tooze 1981), hat auch eine öffentliche Diskussion eingesetzt, die bis heute nicht beendet ist (siehe auch Kap. 7 und 8).

1.2.5 Das Potenzial der modernen Biotechnologie

Neben den Erkenntnisfortschritten, die hier kurz umrissen wurden, darf nicht unerwähnt bleiben, dass zwischen 1955 und 1965 erstmals wichtige Steroidumsetzungen gelangen: Pflanzliche Steroide konnten mithilfe von Pilzen zu therapeutisch wichtigen Hormonen wie Cortison und Hydrocortison umgesetzt werden. Das Jahrzehnt von 1965 bis 1975 war geprägt vom Aufkommen der Aminosäuren-Produktion: Vor allem japanischen Forschern gelang es durch planmäßige Suche und genetische und physiologische Manipulation, spezielle Bakterienstämme zur Herstellung der meisten Aminosäuren zu entwickeln. Zu weiteren Details sei auch hier auf das Kapitel 4 verwiesen.

1973 begann mit der in-vitro-Rekombination von DNA die Phase des „genetic engineering" und auch eine Blüte der industriellen Biologie. In den Vereinigten Staaten erzielen die Biotechnologieunternehmen ihre Umsätze derzeit hauptsächlich im Pharmabereich. Auch die Entwicklung neuer Produkte konzentriert sich stark auf die USA sowie auf Japan. Während die Zahl der mithilfe von Rekombinationstechnologie hergestellten Pharmazeutika in Europa, Japan und den USA von 1994 auf 1995 praktisch konstant blieb, stieg in dieser Zeit die Zahl der präklinischen und klinischen Projekte zur somatischen Gentherapie stark an; interessanterweise war Japan an dieser Forschungsrichtung praktisch gar nicht beteiligt. In Europa wird die Mehrzahl biotechnischer Arzneimittel in Großbritannien, Deutschland, der Schweiz, Frankreich, den Niederlanden und Italien hergestellt (Schlumberger, Stadler 1997).

Wie sich dieser Industriezweig, gerade auch in Deutschland, weiter entwickeln wird, ist schwer zu sagen. Da dies auch ein Akzeptanzproblem ist, soll in Kapitel 8 mehr darüber ausgeführt werden.

Literatur

Brock, T.D. (1988): Robert Koch. A Life in Medicine and Bacteriology. Springer, Berlin

Bud, R. (1993): The Uses of Life. A History of Biotechnology. Cambridge University Press, Cambrige

Chambers, D.A. (Ed.) (1995): DNA: The Double Helix. Perspective and Prospective at Forty Years. Annals of the New York Academy of Sciences, Vol. 758

Chargaff, E. (1981): Das Feuer des Heraklit. Skizzen aus einem Leben vor der Natur. Klett, Stuttgart

Clayton, R.A., et al. (1997): The first genome from the third domain of life. Nature 387: 459–462

Cox, P.A., Balick, M.J. (1994): Neue Medikamente durch ethnobotanische Forschung. Spektrum d. Wiss. August 1994, 40–46

Demain, A.L., Solomon, N.A. (1981): Industrielle Mikrobiologie. Spektrum d. Wiss. Heft 11, 20–32

Diekmann, H., Metz, H. (1991): Grundlagen und Praxis der Biotechnologie. Eine Einführung für Naturwissenschaftler und Ingenieure. Gustav Fischer, Stuttgart

Ereky, K. (1919): Biotechnologie der Fleisch-, Fett- und Milcherzeugung im landwirtschaftlichen Großbetriebe. Paul Parey, Berlin

Fiechter, A. (ed.) (2000): History of Modern Biotechnology I + II, 2 Vols., Springer Verlag, Berlin

Friedmann, H.C. (1981): Enzymes. Benchmark Papers in Biochemistry Vol. 1. Hutchinson Ross, Stroudsberg (PA)

Gassen, H.G., König, B. (1994): Perspektiven einer biologisch orientierten Industrie in Deutschland. Die Entwicklung in den USA als Leitbild. Kontakte (Darmstadt) 1994 (1):3–12

Hammar, F. (1997): Genomforschung. Nachr. Chem. Tech. Lab. 45: 176–178

Jahn, I., Löther, R., Senglaub, K. (1982): Geschichte der Biologie. Theorien, Methoden, Institutionen, Kurzbiografien. VEB Gustav Fischer, Jena

Judson, H. (1996): The Eighth Day of Creation. Makers of the Revolution in Biology. Cold Spring Harbor Laboratory Press, Cold Spring Harbor

Morange, M. (Hrsg.) (1991): L'Institut Pasteur. Contributions à son histoire. Editions La Découverte, Paris

Morange, M. (1998): A History of Molecular Biology. Harvard University Press, Harvard

Schlumberger, H.D., Stadler, P. (1997): Modern Pharmaceutical Biotechnology. Situation worldwide and in Germany 1995. Arzneim.-Forsch./Drug Res. 47:106–110

Schulte, U. (1999): Das Humangenomprojekt. Dtsch. Apoth.-Ztg. 139:168–176

Schultes, R.E., von Reis, S. (1995): Ethnobotany. Evolution of a Discipline. Chapman & Hall, London

STOLL, G. (1995a): „Donnez-moi un laboratoire…“ – Zum hundertsten Todestag von Louis Pasteur. Dtsch. Apoth. Ztg. 135:3467–3474

STOLL, G. (1995b): Von Urgenen bis zur Gentherapie. Ribozyme in Forschung und Klinik. Dtsch. Apoth. Ztg. 135:4295–4300

TRENT, R.J. (1994): Molekulare Medizin. Spektrum Akademischer Verlag, Heidelberg

WATSON, J.D., TOOZE, J. (1981): The DNA Story. A Documentary History of Gene Cloning. W.H. Freeman, San Francisco

WAINWRIGHT, M., LEDERBERG, J. (1992): History of Microbiology. Encyclopedia of Microbiology, Vol. 2, S. 419–437. Academic Press, London

WERNER, R.G. (1995): Neue Horizonte für die Medizin auf Basis der Gentechnik. Arzneim.-Forsch./ Drug Res. 45 (II), 1040–1047

WILDEROTTER, H. (Hrsg., u. Mitarb. v. M. DORRMANN) (1995): Das große Sterben – Seuchen machen Geschichte. Jovis, Berlin

WOLPERT, L. (1996): The evolution of the cell theory. Curr. Biol. 6:225–228

WU, C.H. (1984): Electric fish and the discovery of animal electricity. Am. Scient. 72: 598–67

2 Methoden

2.1 Präparative Methoden zur Reinigung von Proteinen

Die gängigen Trenntechniken zur Reinigung von Proteinen basieren auf deren unterschiedlichen physikochemischen und biologischen Eigenschaften (Tab. 2.1). Nachfolgend sollen einige dieser Techniken näher vorgestellt werden.

2.1.1 Fällung von Proteinen

Bei der Fällung werden Proteine durch hydrophobe und ionische Wechselwirkungen miteinander vernetzt und bilden große Aggregate, meist in Form eines sichtbaren Niederschlages. Generell unterscheidet man zwischen irreversiblen und reversiblen Fällungsmethoden. Bei der **irreversiblen Fällung** werden Proteine vollständig denaturiert, verbunden mit einem kompletten Funktions- und Aktivitätsverlust. Dieses Prinzip wird häufig für quantitative Proteinbestimmungen angewendet, um Proteine durch Säuredenaturierung, z. B. mittels Trichloressigsäure auszufällen und zu konzentrieren oder um Proteine in Gelen zu fixieren (Kap. 2.2.2). Bei der **reversiblen Fällung** werden die Proteine nur partiell oder mild denaturiert, sodass nach Abtrennung der unerwünschten Begleitsubstanzen mittels Zentrifugation oder Filtration die Proteine in hoher Ausbeute in nativer und funktioneller Form zurückgewonnen werden. Bei der Proteinreinigung eignen sich die irreversiblen Fällungstechniken nur für die negative Anreicherung, bei der die unerwünschten Begleitproteine ausgefällt werden und das

Tab. 2.1 Die Ausnützung unterschiedlicher Proteineigenschaften für die Auftrennung von Proteinen

Proteineigenschaft	Trenntechnik
Löslichkeit	Ausfällung mit Salzen oder organischen Lösungsmitteln
pH-Stabilität	Säurefällung
Hitze-Stabilität	Hitzefällung
Größe/Molekülmasse	Gelfiltration, Ultrazentrifugation Ultrafiltration, SDS-PAGE
Ladung	Ionenaustauscher, Elektrophoresen
Hydrophobie	HIC (Hydrophobic Interaction Chromatography)
Ligandenbindung	Affinitätschromatographie Metall-Chelat-Chromatograpie
Antigenität	Immuno-Affinitätschromatographie
Adsorptionsverhalten	Hydroxyapatit, Aluminiumgel, Stärkegel
Dichte	Isopyknische Dichtegradientenzentrifugation in CsCl
Isoelektrischer Punkt	Isoelektrische Fokussierung
SH-Gruppen	Kovalente Chromatographie

gewünschte Proteine unbeschadet in Lösung bleibt. Bei der reversiblen Fällung kommt neben der negativen auch die positive Anreicherung zum Einsatz, bei der das gesuchte Protein möglichst selektiv ausgefällt wird und die meisten Begleitsubstanzen in Lösung bleiben. Nachteil dieser Methode ist der mit jeder reversiblen Denaturierung verbundene Protein- und Aktivitätsverlust. Die Löslichkeit eines Proteins wird durch mehrere Faktoren bestimmt:

- Art des Proteins: globulär, gut löslich; fibrillär, schlecht löslich
- Polarität des Lösungsmittels: je apolarer, desto schlechter die Löslichkeit
- pH der Lösung: meistens gute Löslichkeit von pH 5,5 bis pH 8,5
- Ionenstärke des Lösungsmittels: oft gute Löslichkeit im isotonischen Bereich
- Art der Gegenionen: Mehrfachladungen erniedrigen die Löslichkeit.

Es gibt unterschiedliche Agenzien und Fällungsprinzipien, um die Löslichkeit von Proteinen herabzusetzen und auszufällen:

- Hitze
- Säure
- Salze
- Destilliertes Wasser
- Organische Lösungsmittel
- Polyethylenglycol
- Fällung am isoelektrischen Punkt (IEP).

Säure- und Hitzefällung

Beide Methoden setzen voraus, dass das zu isolierende Protein überdurchschnittlich stabil ist, sodass bei der Hitze- und Säurebehandlung die unerwünschten Begleitproteine denaturiert und ausgefällt werden, während das gewünschte Protein unbeschadet in Lösung bleibt. Bei der **Säuredenaturierung** wird die Proteinlösung in einem Bereich zwischen pH 3 und pH 6 behandelt und mittels enzymatischer Aktivitätsbestimmung getestet, bei welchem pH das zu isolierende Protein noch nicht geschädigt wird. Ähnlich verfährt man bei der **Hitzedenaturierung** und arbeitet üblicherweise in einem Temperaturbereich zwischen 30 °C und 60 °C. In Sonderfällen können auch extremere pH- und Temperaturbereiche infrage kommen. Die Praxis hat jedoch gezeigt, dass die Hitze- und Säurebehandlung nur in wenigen Fällen anwendbar ist und dass die meisten Proteine diese Form der Behandlung nicht „überleben“.

Fällung mit Salz und destilliertem Wasser

Am häufigsten wird die **Salzfällung** angewendet. Setzt man der Proteinlösung festes Salz zu, wird ab einer gewissen Konzentration (etwa 30 % Sättigung) die Menge an Hydrationen limitierend, die dazu benötigt werden, das Salz in Lösung zu bringen bzw. das Protein in Lösung zu halten. Es kommt zur Konkurrenz um die Hydrationen. Wird dann noch mehr Salz zugegeben, entreißen die in Lösung gehenden Salzionen dem Protein die Hydrathülle, sodass zunehmend Protein-Protein-Wechselwirkungen an Stelle von Protein-Wasser-Wechselwirkungen vorherrschen, was in einer erniedrigten Löslichkeit des Proteins resultiert und letztendlich zur Ausfällung des Proteins führt (salting out). Dabei verhält sich jedes Protein etwas anders, sodass in der Praxis ein Sättigungsbereich zwischen 30 % und 80 % ausgetestet werden muss, um den genauen Sättigungsgrad zu ermitteln, bei dem das zu isolierende Protein ausfällt. Nach Zentrifugation wird das präzipitierte Protein in einem geringen Volumen an niedermolarem Puffer aufgelöst und dann mittels Dialyse oder Gelfiltration von dem hohen Salzüberschuss befreit. Die Salzfällung eignet sich auch zur Konzentrierung von Proteinlösungen. Dafür wählt man üblicherweise eine 80-prozentige Sättigung, was zur Fällung fast aller Proteine führt.

Die Salzkonzentration kann man jedoch nie so exakt einstellen, dass nur das gewünschte Protein ausfällt. So liegt der Anreicherungseffekt zwischen Faktor 2 und Faktor 6, was bedeutet, dass durch die Fällung etwa 50 % bis 80 % der unerwünschten Begleitproteine entfernt werden. Statt festem Salz können auch gesättigte Salzlösungen zugegeben werden, was jedoch zu einer oft unerwünschten Volumenvergrößerung führt. Das am häufigsten verwendete Salz ist Ammoniumsulfat, bisweilen werden noch Magnesium- und Kaliumsulfat eingesetzt. Auf Grund der milden und reversiblen Denaturierung bei der Salzfällung lassen sich viele Enzyme in präzipitierter Form über viele Monate ohne nennenswerten Aktivitätsverlust lagern und werden in dieser Form auch von Firmen verschickt.

In umgekehrter Weise wirkt die **Zugabe von destilliertem Wasser**, durch das die Ionenstärke der Lösung drastisch erniedrigt wird. Stabilisierende Salzionen werden durch das destillierte Wasser vom Protein abgezogen, dadurch verändert sich dessen Löslichkeit und es fällt aus (salting in).

Fällung mit organischen Lösungsmitteln

Durch die Zugabe von Lösungsmitteln, die mit Wasser unbegrenzt mischbar sind, wird die Polarität (Dielektrizitätskonstante) der Lösung herabgesetzt. Da auch die Dissoziation und Protonierung des Wassers ebenso wie die Ausbildung von Wasserstoffbrücken vermindert ist, werden die geladenen Proteingruppen nicht mehr ausreichend stabilisiert, sodass wiederum die Löslichkeit des Proteins vermindert ist und das Protein ab einer bestimmten Menge an zugegebenen Lösungsmittel präzipitiert. Gebräuchliche Lösungsmittel sind **Methanol, Ethanol** und **Aceton**.

Fällung mit Polyethylenglykol (PEG)

Diese Technik wird vorzugsweise für die Fällung von großen Proteinen, Proteinkomplexen (Immunkomplexen), Organellen oder sogar Viren eingesetzt. Im Prinzip wirkt PEG wie organische Lösungsmittel und hohe Salzkonzentrationen zusammen. Man arbeitet meistens mit flüssigem PEG mit Molekülmassen zwischen 1500 und 6000.

Fällung am isoelektrischen Punkt (IEP)

Der IEP ist der pH-Wert, bei dem ein Protein ebenso viele negative wie positive Ladungen trägt. Dadurch entfallen die bei anderen pH-Werten auftretenden abstoßenden Kräfte zwischen den Proteinen und die Löslichkeit erreicht ein Minimum; das heißt Proteine fallen an ihrem IEP leichter aus. Diesem Verhalten liegt auch die isoelektrischen Fokussierung zu Grunde (s. unten).

2.1.2 Chromatographische Verfahren

Gelfiltration

Sie wird auch Molekularsieb-, Gelpermeations- oder Ausschlusschromatographie (Size Exclusion Chromatography, SEC) genannt. Die Auftrennung der Proteine erfolgt nach ihrer Größe (Molekülmasse), wobei der Stokes-Radius entscheidend ist. Das Gelbett der Chromatographie-Säule bilden poröse Kügelchen, die aus **Dextranen, Acrylamid-vernetzten Dextranen, Polyacrylamid** oder **porösem Glas** bestehen. Die Poren haben je nach Geltyp einen bestimmten Durchmesser, der so bemessen ist, dass kleinere Proteine und Ionen durch die Poren wandern können, während die großen Proteine nicht in die Poren passen und schnell um die Kügelchen herum wandern (Abb. 2.1). Die eindringenden Proteine werden gemäß ihrer Größe aufgetrennt: Je kleiner das Protein, desto tiefer dringt es in die Poren ein und desto größer ist das Volumen, in dem sich das Protein verteilt. Folglich werden große Proteine zuerst aus der Säule he-

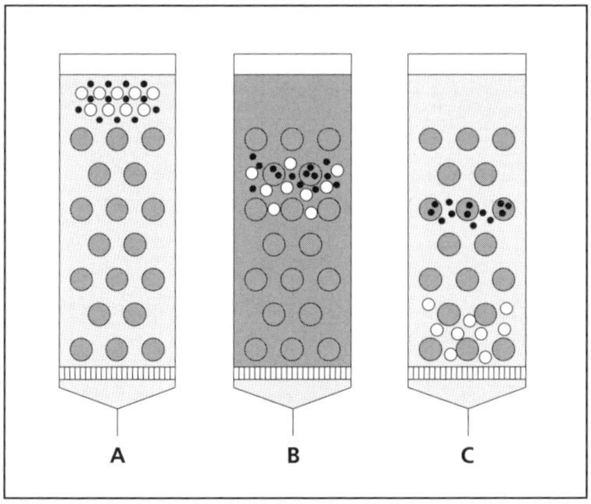

Abb. 2.1 Prinzip der Gelpermeationschromatographie (Gelfiltration). Auf Grund der porösen Eigenschaften des kugelförmigen Gelmaterials wandern große Proteine schneller als kleine. **A** Auftragung eines Gemisches aus einem großen und einem kleinen Protein. **B** Beginn der Auftrennung, die kleinen Proteine dringen in die Poren der Kügelchen ein, die großen Proteine können dies nicht und wandern um die Kügelchen herum. **C** Die großen Proteine werden zuerst, die kleinen später aus der Säule eluiert. Aus Diekmann, Metz 1991

rausgewaschen (eluiert). Mit der SEC werden Anreicherungen zwischen Faktor 4 und 6 erzielt. Die SEC eignet sich je nach Geltyp sowohl zur Reinigung von Proteinen oder sogar Organellen (Kap. 2.2.3) als auch zur Molekülmassenbestimmung von Proteinen, da eine lineare Beziehung zwischen dem Logarithmus der Molekülmasse und dem Elutionsvolumen besteht. Für eine optimale Proteinseparation müssen eine Reihe relevanter Trennparameter aufeinander abgestimmt werden (Tab. 2.2).

Ionenaustauschchromatographie

Bei der Ionenaustauschchromatographie (Ion Exchange Chromatography, IEC) werden die Proteine gemäß ihrer Gesamtladung aufgetrennt. In Gebrauch sind Anionen- und Kationenaustauscher. Proteine mit saurem IEP binden im Neutralbereich an **Anionenaustauscher** und basische Proteine entsprechend an **Kationenaustauscher**. Als Träger für die positiv oder negativ geladenen Gruppen sind Polysaccharide, z. B. Zellulose und Dextrane, weit verbreitet. Die geladenen Ankergruppen sind beim Anionenaustauscher sekundäre Amine, z. B. Diethylaminoethyl (DEAE) oder quartäre Amine, z. B. Tetramethylamin, und beim Kationenaustauscher Carboxymethyl (CM), Sulfoethyl- (SE) oder Sulfopropyl-Reste. Die Elution des gebundenen Proteins erfolgt durch Erhöhung der Salzkonzentrationen oder seltener durch pH-Änderungen. Die Proteine können dabei entweder durch einen Stufengradienten oder einen kontinuierlichen Gradienten eluiert werden. Mit der IEC werden Anreicherungen zwischen Faktor 3 und 6 erzielt.

Die IEC eignet sich auch zur Konzentrierung von verdünnten Proteinlösungen, da die Proteine am Austauscher adsorbiert werden und dann in einem kleinen Volumen eluiert werden können.

Hydrophobe Chromatographie

Sie stellt eine Form der Adsorptionschromatographie dar und wird generell als HIC (Hydrophobic Interaction Chromatography) bezeichnet. Die Oberfläche der Trägermedien sind mit langkettigen, apolaren Alkyl- oder Phenylgruppen besetzt. Die apolaren Bereiche der Proteine binden über **hydrophobe Wechselwirkungen** mit den apolaren Gruppen, wobei diese Interaktion durch hohe Salzkonzentrationen noch verstärkt wird, sodass die Proteine in Gegenwart hochmolarer Puffer im Bereich von 1M bis 3M auf die Säule aufgetragen werden. Ein Vorteil dieser Methode liegt darin, dass Proteine nach der Ammoniumsulfatfällung nicht entsalzt werden müssen sondern direkt nach dem Auflösen in Puffer auf die HIC-Säule aufgetragen werden können. Die Elution der Proteine erfolgt durch Verringerung der Salzkonzentrationen, entweder stufenweise oder im Gradientenmodus. Die Elution wird durch den Zusatz von Detergenzien oder Ethylenglycol noch verbessert. Die

Tab. 2.2 Proteintrennung mittels Gelfiltration: Optimierung der Parameter

Parameter	Optimierung
Säulenpackung	Möglichst dicht
Matrix	Kugelförmige Partikel
	Kleine Partikel
	Enge Größenverteilung
Temperatur	Möglichst hoch
Flussrate	Möglichst langsam
	1–30 cm · h^{-1}, je nach Matrix
Säulenlänge	Möglichst lang
Probenvolumen	Je kleiner, desto besser Ca. 1–5 % des Gelbettvolumens bei Entsalzung bis 30% des Gelbettvolumens
Viskosität	Möglichst gering

Trennleistung ist nicht besonders hoch, der Anreicherungsfaktor liegt nur zwischen 2 und 4.

Isoelektrische Fokussierung (IEF)

Die Methode wird in einer Glassäule, die mit einem inerten Träger (Dextran) gefüllt ist, oder in einem Dextran-, Agarose- oder Polyacrylamid-Gel durchgeführt. In den Träger wird ein Gemisch von Polyaminopolycarbonsäuren, sogenannte Ampholyte, eingebracht, die chemisch Proteinen ähneln. Im elektrischen Feld ordnen sich die Ampholyte so an, dass ein pH-Gradient entsteht. Üblicherweise fängt man mit einem relativ steilen Gradienten an, etwa von pH 3,5 bis 9,5, um für nachfolgende Experimente den geeigneten pH-Bereich zu ermitteln. Wird nun ein Proteingemisch aufgetragen, wandern die einzelnen Proteine solange im elektrischen Feld, bis sie den pH-Wert erreichen, der ihrem IEP entspricht. Da das Protein jetzt ungeladen ist, wandert es nicht mehr weiter und verharrt an dieser Stelle im Träger. Die Isolierung der Proteine erfolgt beim Säulenverfahren durch Elution oder beim Gelverfahren durch Ausschneiden des entsprechenden Gelbereichs.

Affinitätschromatographie

Bei diesem Trennverfahren wird die Affinität des Proteins zu einer bestimmten, oft niedermolekularen Substanz ausgenutzt. Diese Stoffe, z. B. zum Enzym passende Substratmoleküle, Coenzyme, Enzyminhibitoren oder Farbstoffe, werden an einen hochmolekularen Träger, z. B. eine Dextranmatrix, gekoppelt. Der Träger wird dann in eine Chromatographiesäule gefüllt. Leitet man ein Proteingemisch über die Säule, bindet selektiv das zum Liganden passende Protein, während die übrigen und unerwünschten Substanzen aus der Säule herausgewaschen werden. Danach wird das gebundene Protein durch chemische Methoden (pH-Änderung, Erhöhung der Ionenstärke, Behandlung mit Detergenzien oder chaotropen Reagenzien) oder durch Zugabe von einem Überschuss des Liganden wieder eluiert. Mit dieser hochselektiven Technik lassen sich Anreicherungsfaktoren bis 5000 erzielen, sodass es im Idealfall gelingt, mit nur einem Reinigungsschritt aus einem heterogenen Proteingemisch, wie z. B. einem Zelllysat das gewünschte Protein in reiner Form zu isolieren. Relativ verbreitet ist die Anwendung von kommerziell erhältlichen Farb-

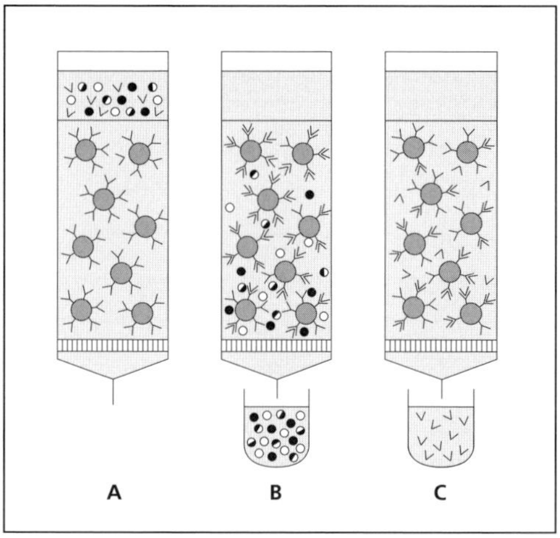

Abb. 2.2 Prinzip der Affinitätschromatographie. An die kugelförmige Gelmatrix wurden spezifische Antikörper angeheftet. **A** Auftragung eines Proteingemisches. **B** Das zu isolierende Protein wird spezifisch von den Antikörpern gebunden, die anderen Proteine laufen ungehindert durch die Säule durch. **C** Loslösen des gebundenen Proteins vom Antikörper durch spezielle Puffer. Aus Diekmann, Metz 1991

stoff-Gelen, die mit Cibacronblau oder Procionrot beladen sind. Die räumliche Struktur der Farbstoffe ähnelt der von ATP bzw. NAD(P), sodass sich mit diesen Gelen Enzyme selektiv reinigen lassen, die ATP oder NAD(P) als Coenzyme benötigen, z. B. Phosphotransferasen (Kinasen) und Oxidoreduktasen.

Eine weit verbreitete Variante der Affinitätschromatographie ist die **Immunoaffinitätschromatographie**, bei der spezifische Antikörper kovalent an den hochmolekularen Träger gekoppelt werden (Abb. 2.2). Die Elution des gebundenen Proteins verlangt auf Grund der hohen Festigkeit der Antigen-Antikörper-Interaktion drastische Elutionsbedingungen, z. B. 0,1 M Glycin-HCl-Puffer, pH 2,8–3,5, 1 M Citratpuffer, pH 3,5, 1 M Propionsäure oder 1 mM HCl. Diese Bedingungen limitieren die Anwendung der Immunoaffinitätschromatographie für die Reinigung von Enzymen, die ein derartig denaturierendes Milieu meist nicht ohne Verlust der enzymatischen Aktivität überstehen. Jedoch lassen sich mit der Immunoaffinitätschromatographie im industriellen Maßstab Cytokine, Plasmaproteine, Antikörper und Impfstoffe hervorragend aufreinigen.

Für die Reinigung von Antikörpern wird die **Affinitätschromatographie an Protein A oder Protein G** routinemäßig eingesetzt. Protein A (M_r 42 000) stammt aus der Zellwand von *Staphylococcus aureus* Cowan I und Protein G aus der Zellwand von *Staphylococcus* Gruppe G. Beide Proteine haben eine hohe Affinität zu Immunglobulinen (Tab. 2.3), wobei Protein G eine hohe Präferenz für IgG-Antikörper zeigt. Die Dissoziation des Komplexes aus Immunglobulinen und Protein A bzw. Protein G verlangt wiederum drastische Bedingungen, beispielsweise 0,2 M Glycin-HCl-Puffer, pH 2,8. Die meisten IgG-Antikörper überstehen diese Behandlung unbeschadet, vor allen Dingen wenn sie direkt in einen hochmolaren Puffer mit neutralem oder schwach basischen pH eluiert werden; IgM-Antikörper können unter diesen Bedingungen bereits partiell denaturieren. Die Protein A- bzw. Protein G Affinitätschromatographie eignet sich gleichermaßen für die Isolierung weniger Milligramm Antikörper in Labormaßstab wie für die industrielle Isolierung von Antikörpern.

Die **Metallchelat-Affinitätschromatographie** wird – beispielsweise in Form der Zinkchelat-Chromatographie – gerne in der Gentechnik eingesetzt. Die Reinigung eines rekombinanten Proteins kann nämlich dadurch enorm erleichtert werden, dass an das Ende der DNA eine Polyhistidin-Markierung gentechnisch angekoppelt wird, die für etwa 20 Histidin-Moleküle kodiert. Nach der Extraktion des Produzenten wird das gewonnene Proteingemisch über eine Chromatographiesäule geschickt, die mit einem speziellen Adsorber gefüllt ist, an den Zink-Ionen mittels Iminodiessigsäure komplexiert wurden. Auf Grund der besonderen Affinität zwischen Polyhistidin und Zink wird fast aus-

Tab. 2.3 Die Bindungsspezifitäten von Protein A und Protein G für bestimmte Immunglobulinklassen

Spezies	Immunglobulin	Protein A	Protein G
Mensch	IgG1	++	++
Mensch	IgG2	++	++
Mensch	IgG3	-	++
Mensch	IgG4	++	++
Mensch	IgA	+	-
Mensch	IgM	+	-
Mensch	IgD	-	-
Mensch	IgE	-	-
Maus	IgG1	++	+
Maus	IgG2	++	++
Maus	IgG2b	++	++
Maus	IgG3	-	++
Maus	IgG4	-	-
Ratte	IgG	-	+
Ziege	IgG	-	++
Schaf	IgG	-	++
Kuh	IgG	++	++
Kaninchen	IgG	++	++
Huhn	IgG	-	-
Meerschweinchen	IgG	++	+
Pferd	IgG	-	++
Hund	IgG	++	+
Schwein	IgG	++	++

++ starke Bindung + mittelstarke Bindung - schwache oder keine Bindung

schließlich das Polyhistidin-tragende Fusionsprotein vom Adsorber festgehalten; alle anderen Zellinhaltsstoffe werden aus der Säule herausgewaschen. Die Elution des Fusionsproteins gelingt durch Veränderung des pH-Wertes oder Zusatz kompetitiver Moleküle im Elutionspuffer. Die Abspaltung des Poly-Histidin-Restes von dem eigentlichen rekombinanten Protein erfolgt durch eine spezielle Protease, deren selektive Schnittstelle ebenfalls in das DNA-Konstrukt eingebaut wurde.

Die Metallchelat-Affinitätschromatographie wird aber auch generell für die Proteinreinigung eingesetzt. Neben Zn-Ionen können auch Ni, Cu-, Co- und Fe-Ionen an die stationäre Phase immobilisiert werden. Die Elution der Proteine erfolgt durch einen Imidazol-Gradienten oder durch Veränderungen des pH-Wertes.

Hydroxylapatit-Chromatographie

Eine weitere Form der Adsorptionschromatographie, bei der als Trägermaterial Calciumphosphatgel mit der Formel $Ca_{10}(PO_4)_6(OH)_2$ eingesetzt wird. Die Adsorption des Proteins erfolgt durch ionische Wechselwirkungen zwischen den negativ geladenen Phosphatgruppen und positiv geladenen Aminogruppen im Protein bzw. zwischen den positiv geladenen Ca-Ionen und negativ geladenen Carboxylgruppen des Proteins. Die Elution erfolgt durch Erhöhung der Phosphatkonzentration im Puffer, entweder im stufenförmigen oder kontinuierlichen Gradienten. Die Trennung lässt sich durch Zusatz von $CaCl_2$ oder $MgCl_2$ noch verbessern.

HPLC und FPLC

FPLC steht für **Fast Protein Liquid Chromatography** und HPLC für **High Performance (Pressure) Liquid Chromatography**. Beide Methoden werden sowohl für präparative als auch analytische Zwecke eingesetzt. Bei beiden Trennverfahren wird das Probengemisch in einem biologischen Puffersystem mit hohen Drücken durch Säulen geschickt, die mit geeigneten Gelen gefüllt sind. Die Trennung erfolgt innerhalb von etwa 20 bis 60 Minuten mit hoher Trennschärfe.

Die FPLC verwendet geringere Drücke als die HPLC und wird häufig für die Trennung von Proteinen und Nukleinsäuren eingesetzt. Prinzipiell können alle der bisher beschriebenen Trennprinzipien und -medien zum Einsatz kommen. Die HPLC arbeitet bei sehr hohen Drücken bis $>10^7$ Pa. Sie arbeitet nach den Prinzipien der Adsorptionschromatographie, Gelfiltration oder Affinitätschromatographie und eignet sich für die Auftrennung von Proteinen, Nukleinsäuren, Lipiden und niedermolekularen Substanzen. Der maßgebliche Parameter ist die Elutionsdauer (Retentionszeit) einer Substanz auf der Säule, die unter vorgegebenen Bedingungen wie Säulenmaterial, Druck, Temperatur, und Puffer für eine bestimmte Substanz charakteristisch ist. Im analytischen Bereich können je nach Detektionssystem noch Substanzmengen im Pico- und Femtogrammbereich (10^{-12} bis 10^{-15} g) nachgewiesen werden.

2.1.3 Ultrazentrifugation

Mithilfe der Ultrazentrifugation können biologische Strukturen wie **Proteine, Nukleinsäuren, Organellen** oder **Viren** gereinigt oder angereichert werden. In den meisten Fällen wird die Zentrifugation in einem Gradienten durchgeführt, seltener als einfache Sedimentation in einer Pufferlösung um beispielsweise große Proteinaggregate wie Immunkomplexe von Einzelmolekülen abzutrennen oder um Substanzen zu pelletieren und zu konzentrieren. Bei der Gradientenzentrifugation kennt man zwei Typen von Gradienten, den Saccharose- und den Cäsiumchlorid-Gradienten, die auf völlig unterschiedlichen Prinzipien basieren: Beim Saccharose-Gradient erfolgt die Auftrennung der Substanzen nach deren Molekulargewicht und Gestalt. Die Substanzen wandern im Schwerefeld kontinuierlich zum Boden des Zentrifugenröhrchens, sodass bei langer Zentrifugationsdauer letztendlich alle Substanzen pelletiert werden. Im Gegensatz dazu erfolgt die Auftrennung beim CsCl-Gradient nach der Dichte; sie wird daher auch isopyknische Zentrifugation genannt. Die biologische Substanz bandiert genau an der Stelle, wo ihre Dichte der des umgebenden CsCl entspricht (Schwebedichte). Das Molekül „schwimmt" im Medium, verharrt an dieser Stelle und wird auch bei längerer Zentrifugation nicht sedimentiert. Es herrscht ein Gleichgewicht zwischen Auftrieb und Zentrifugalkraft.

Die beiden Gradiententypen werden unterschiedlich hergestellt. Der Saccharosegradient wird vor Beginn der Zentrifugation mittels Gradientenmischer vorgefertigt. Dann wird das Substanzgemisch auf die Oberfläche des Gradienten aufgetragen; anschließend wird zwischen 6 und 18 Stunden bei einer Beschleunigung von 50 000 *g* bis 120 000 *g* zentrifugiert. Beim CsCl-Gradient wird eine homogene CsCl-Lösung in das Zentrifugenröhrchen gefüllt

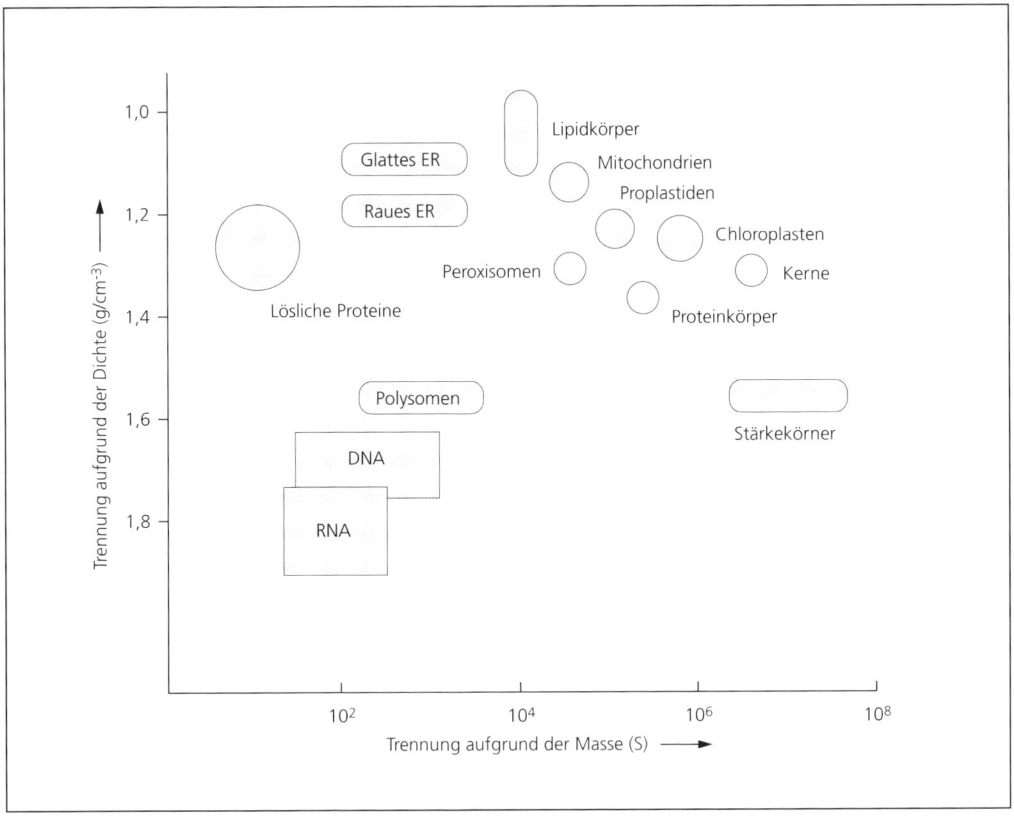

Abb. 2.3 Auftrennung von biologischen Molekülen und Zellorganellen gemäß Masse oder Dichte mithilfe des Sucrose- oder Cäsiumchlorid-Gradienten. Welche der beiden Methoden zur Auftrennung von Organellen eingesetzt wird, hängt von der jeweiligen physikalischen Eigenschaft ab. Bei gleicher Molekülmasse z. B. beim rauen und glatten ER, ist eine Auftrennung nach dem Molekulargewicht nicht möglich, jedoch nach der Dichte. Aus Kindl 1991

und der Gradient bildet sich während einer 16–36stündigen Zentrifugation bei etwa 100 000 *g* aus. Danach erfolgt der Probenauftrag und die Auftrennung der Substanzen in einer nachfolgenden Zentrifugation. Als Alternative können Probe und CsCl-Lösung gleich gemischt werden. Bei der anschließenden Zentrifugation bildet sich der CsCl-Gradient aus und die einzelnen Substanzen „schwimmen" dann bis zur passenden Dichte. Die CsCl-Technik zeigt eine vorzügliche Trennschärfe und erlaubt z. B. noch eine ausreichende Abtrennung von Kern-DNA ($\varrho = 1{,}693\ gcm^{-3}$) und mitochondrialer DNA ($\varrho = 1{,}699\ gcm^{-3}$)

Für die Probennahme bieten sich mehrere Möglichkeiten an:

1. Anstechen des Plastikzentrifugenröhrchens am Boden mit einer Kanüle, Sammeln der Tropfen, Dichtebestimmung der Fraktionen mittels Refraktometer und Identifizierung der gesuchten Substanz mittels Enzymtest, Reaktion mit Antikörpern oder spektroskopische Analyse.
2. DNA ist nach Reaktion mit Ethidiumbromid im UV-Licht als fluoreszierende Bande sichtbar. Das Ethidiumbromid wird vor Beginn der Zentrifugation der DNA-Probe zugemischt und interkaliert in die DNA. Das Zentrifugenröhrchen

wird unter dem UV-Licht mit einer Kanüle seitlich angestochen und die DNA wird mit einer Spritze abgesaugt.
3. Einfrieren des Plastikzentrifugenröhrchens, Zerschneiden in dünne Scheiben, Auftauen und Identifizierung der gesuchten Substanz mit geeigneten Methoden (s. Punkt 1). Allerdings muss gewährleistet sein, dass das biologische Material den Einfrier- und Auftauvorgang übersteht.

Welcher der beiden Gradiententypen zum Einsatz kommt, hängt von den physikochemischen Eigenschaften der Materialien ab. Zeigen sie untereinander nur geringe Unterschiede in Molekülmasse- oder Partikelgewicht, sollte eine Auftrennung nach der Dichte versucht werden. Liegen nur geringe Unterschiede in der Dichte vor, sollte eine Auftrennung nach der Molekülmasse versucht werden. In den meisten Fällen ist mit einer der beiden Gradiententechniken eine ausreichende Trennung zu erzielen (Abb. 2.3).

2.1.4 Native PAGE und SDS-PAGE

Bei der Polyacrylamidgelelektrophorese erfolgt eine Auftrennung der Proteine nach ihrer Ladung und Molekülmasse in einer Gelmatrix. Proteine mit positiver Gesamtladung wandern im elektrischen Feld zur Anode, Proteine mit negativer Gesamtladung zur Kathode. Kleine Proteine werden dabei von der engmaschigen Polyacrylamidmatrix weniger stark an ihrer Wanderung gehemmt als große. Beide Methoden werden für die präparative Proteinreinigung selten eingesetzt, was nicht zuletzt auf die geringen Mengen (im µg-Bereich) zurückzuführen ist, die sich mit Standardgeräten isolieren lassen. Wesentlich häufiger wird die Gelelektrophorese für die Präparation von DNA in Polyacrylamid-Gelen und Agarose-Gelen (Kap. 2.3) oder für die Molekulargewichtsbestimmung von Proteinen und Nukleinsäuren verwendet (Kap. 2.2.3). Für eine Spezialanwendung, die Herstellung von tierischen Antiseren, wird die präparative Gelelektrophorese jedoch gerne herangezogen. Dazu wird ein Proteingemisch mittels **SDS-Polyacrylamid-Gelelektrophorese (SDS-PAGE)** aufgetrennt, gefolgt von der Anfärbung der Proteine mit Coomassie Brilliant Blue G-250 (Kap. 2.2.1). Das gesuchte Protein wird über seine molekulare Masse (Kap. 2.2.3) oder immunologisch im **Western-Blot** (Kap. 2.2.4) identifiziert und aus dem Gel herausgeschnitten. Das Gel mit dem eingeschlossenen Protein wird dann so zerkleinert, dass zum Schluss ein fein verteiltes Gemisch aus Gel, Protein und Färbereagenz vorliegt, mit dem die Tiere (Mäuse, Kaninchen, Schafe, Ziegen) immunisiert werden (Kap. 6.3.3). Die Anwesenheit des Gels und des Farbstoffes stört die Immunisierung nicht. Ganz im Gegenteil, das Polyacrylamidgel verstärkt auf Grund seiner Depotwirkung noch die Bildung von Antikörpern (Kap. 6.3).

Das **SDS** (**S**odium**d**odecyl**s**ulfat) wird bei dieser Methode benötigt um Proteinaggregate zu dissoziieren und Proteinuntereinheiten aufzuspalten. SDS dringt mit seinem lipophilen Molekülabschnitt in die lipophilen, meistens inneren Bereiche der Proteine ein, sodass alle Proteine eine stäbchenförmige Gestalt annehmen und nach außen negative Ladungen tragen.

Für die SDS-PAGE gibt es zwei grundsätzliche Varianten, die reduzierende und nicht-reduzierende Methode. Bei der **reduzierenden Methode** enthält der Probenpuffer noch DTT (Dithiothreitol) als reduzierendes Agens, das im nichtreduzierenden Probenpuffer fehlt. Durch das DTT werden Disulfidbrücken reduziert und Quartärstrukturen zerstört, sodass komplexe Proteine in ihre Untereinheiten zerfallen. Die komplette Proteindenaturierung wird bei der reduzierenden Methode noch dadurch verstärkt, dass die Probe in Gegenwart von 1 % bis 2 % SDS und 0,5 % DTT für drei Minuten gekocht wird. Bei der **nicht-reduzierenden Methode** wird die Proteinprobe nur für 30 Minuten bei Raumtemperatur mit dem Probenpuffer behandelt. Der Kochvorgang entfällt. An Stelle von DTT kann auch 2-Mercaptoethanol verwendet werden.

2.2 Analytische Methoden zur Proteincharakterisierung

2.2.1 Quantitative Proteinbestimmungen

Für die quantitative Bestimmung von Proteinen sind in den vergangenen Jahrzehnten eine Vielzahl von Methoden entwickelt worden (Tab. 2.4). Als generelle Routineverfahren haben sich jedoch nur die ersten vier Methoden der Tabelle durchgesetzt. Bei den kolorimetrischen Verfahren, die auf einer Farbentwicklung zwischen dem Protein und dem jeweiligen Reagenz basieren, muss parallel zur eigentlichen Messung der unbekannten Proteinproben

Tab. 2.4 Methoden zur quantitativen Bestimmung von Proteinen

Methode	Prinzip	Bemerkungen	Empfindlichkeit	Anwendung
Coomassie Brilliant Blue G-250 (Bradord-Methode)	Reversible Reaktion mit NH_2-Gruppen, blaue Farbe, Messung bei 595 nm bis 630 nm	Sehr schnell, einfach	0,2 µg	Sehr häufig
BCA-Methode	Reduktion von $Cu^{2+} \rightarrow Cu^{+}$, Reaktion von 2 BCA zu Bischinchoninsäure, purpurne Farbe, Messung bei 562 nm	Relativ schnell	2 µg	Häufig
Extinktion bei 280 nm	Bestimmung der aromatischen Aminosäuren (Phe, Tyr, Trp)	Schnell, keine Reagenzien, auch für On-Line-Messungen	50 µg	Häufig
Biuret	Mit $CuSO_4$ in Alkali kochen, Komplex mit Peptidbindung, blaue Farbe	Veraltet, wenig empfindlich	100 µg	Häufig
Lowry	Cu-katalysierte Reduktion von Wolframblau, blaue Farbe	Umständlich, veraltet	20 µg	Selten
Folin-Ciocalteu	Reaktion mit Tyr, Cu-katalysierte Reduktion von Phosphomolybdatowolframsäure, blaue Farbe	Umständlich (Fällung), veraltet, schwankender Gehalt	10 µg	Selten
Stickstoff-Bestimmung	Alle Proteine enthalten ca.16 % Stickstoff Problem: Glykoproteine, Lipoproteine	Spezielle Apparatur und Erfahrung notwendig	10 µg	Selten
Trockengewicht	Trocknen, Abwiegen	Umständlich, ungenau	1 µg	Selten

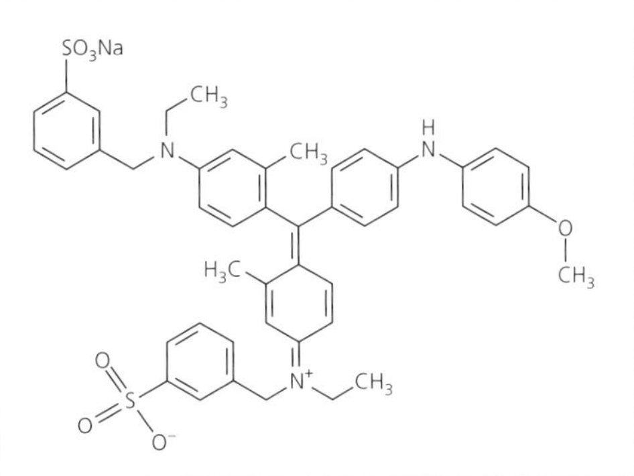

Abb. 2.4 Coomassie Brilliant Blue G-250. Durch die Bindung des Reagenz an Aminogruppen im Protein verschiebt sich das Absorptionsmaximum von 465 nm nach 595 nm.

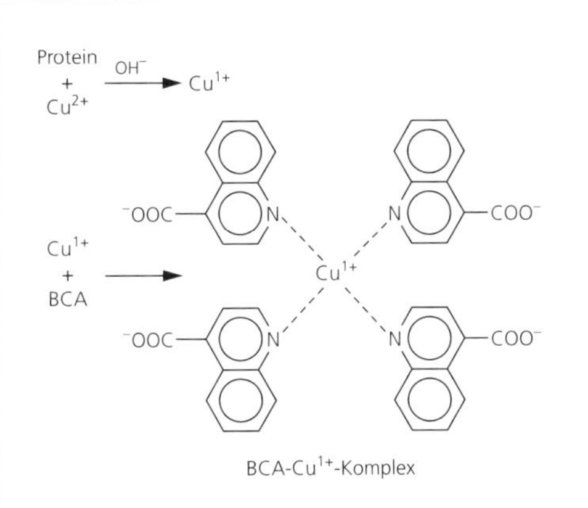

Abb. 2.5 Reaktion von Proteinen mit BCA (Bichinolin-4-Carbonsäure). Aminosäuren wie Cystein, Tryptophan und Tyrosin sowie die Peptidbindung reduzieren im alkalischen Milieu Cu^{2+} zu Cu^{+}. BCA reagiert mit Cu^{+}, wobei zwei Biscinchoninsäure-Moleküle mit dem Cu^{+}-Ion einen purpur gefärbten Komplex mit einem Absorptionsmaximum von 562 nm eingehen.

noch eine **Eichkurve** mit bekannten Proteinkonzentrationen erstellt werden, um eine eindeutige Beziehung zwischen Extinktion und Proteinmenge herzustellen. Diese Eichkurven müssen bei jeder Proteinbestimmung neu erstellt werden, da jede Bestimmung etwas anders ausfällt. Als Proteinstandard hat sich Rinderserumalbumin durchgesetzt. Die dabei einzusetzenden Proteinkonzentrationen sind sehr unterschiedlich und hängen ab von der Nachweisempfindlichkeit der Bestimmungsmethode.

Coomassie Brilliant Blue G-250

Diese Methode wird auch **Bradford**-Methode genannt. Die blaue Farbentwicklung beruht auf einer reversiblen Reaktion des Reagenz Coomassie Brilliant Blue G-250 (Abb. 2.4) mit Aminogruppen im Protein, verbunden mit einer Verschiebung des Absorptionsmaximum von 465 nm nach 595 nm. Die Extinktionsmessung erfolgt bei Wellenlängen zwischen 595 und 630 nm. Für die Eichkurve sollte ein Bereich zwischen 5 $\mu g\ mL^{-1}$ und 200 $\mu g\ mL^{-1}$ überstrichen werden. Bei der praktischen Durchführung werden 50 µL Probe und 1 mL Farblösung zusammengegeben, für 5 Minuten bei Raumtemperatur inkubiert und dann die Extinktion im Photometer bestimmt. Auf Grund der einfachen Durchführung, Schnelligkeit und hohen Nachweisempfindlichkeit (0,2 µg) hat sich diese Methode weltweit als Routinemethode durchgesetzt.

BCA

An der Farbentwicklung sind vornehmlich die Aminosäuren Cystein, Tryptophan, Tyrosin und die Peptidbindung beteiligt. Im alkalischen Milieu wird Cu^{2+} zu Cu^{+} reduziert, gefolgt von der Reaktion des Farbstoffes BCA (Bischinolin-4-carbonsäure) mit Cu^{+} und der Bildung eines intensiv purpur gefärbten Chelatkomplexes (Abb. 2.5). Das Absorptionsmaximum liegt bei 562 nm. Auf Grund der geringeren Empfindlichkeit (2 µg) wird die BCA-Methode weniger häufig eingesetzt.

Biuret

Eine alte Methode mit einer noch geringeren Empfindlichkeit (0,1 mg), die nur noch dann angewendet wird, wenn Proteinkonzentrationen im Milligramm-Bereich vorliegen. Die Proteinprobe wird

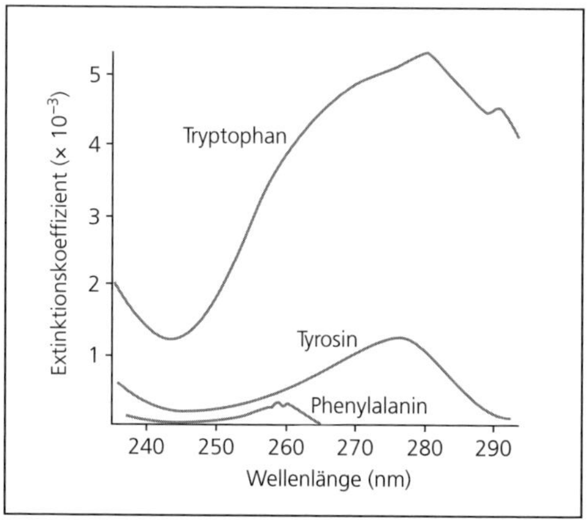

Abb. 2.6 Absorptionsspektren der drei aromatischen Aminosäuren Phenylalanin, Tyrosin und Tryptophan. Das Absorptionsmaximum von Phenylalanin liegt bei etwa 260 nm, das von Tyrosin und Tryptophan bei etwa 280 nm. Aus Mahler, Cordes 1969

in stark alkalischer Lösung mit $CuSO_4$ behandelt, die blaue Farbentwicklung beruht auf der **Komplexbildung** zwischen Cu^{2+}-Ionen und der Peptidbindung. Die Extinktion des Farbkomplexes wird im Photometer bei 546 nm gemessen. Gewisse Puffer oder Pufferzusätze, die Aminogruppen enthalten, können den Test stören, sodass in diesen Fällen die Proteine zuvor mit Säure ausgefällt werden müssen (Kap. 2.1.1), was den Test sehr zeitaufwändig macht.

Extinktionsmessung bei 280 nm

Die Methode basiert auf der Messung der **aromatischen Aminosäuren** Phenylalanin, Tryptophan und Tyrosin, deren Absorptionsmaximum um 280 nm liegt (Abb. 2.6). Bei einer reinen Proteinlösung wird die Konzentration gemäß der folgenden empirischen Formel ausgerechnet: Eine Extinktion, auch als optische Dichte (OD) bezeichnet, von 1 entspricht der Proteinkonzentration von etwa 0,8 mg mL^{-1}

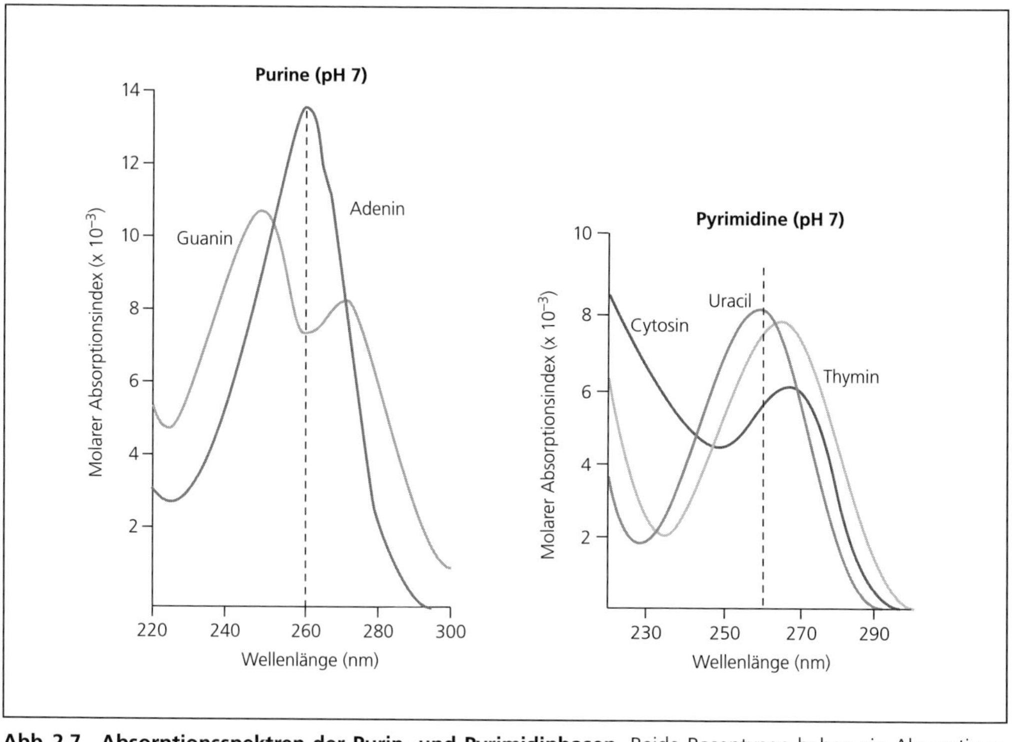

Abb. 2.7 Absorptionsspektren der Purin- und Pyrimidinbasen. Beide Basentypen haben ein Absorptionsmaximum um 260 nm. Aus Lehninger 1972

(1 OD_{280} = 0,8 mg mL^{-1}). Da der Gehalt an aromatischen Aminosäuren von Protein zu Protein unterschiedlich ist, können nur ungefähre Werte angegeben werden. Liegt eine Proteinlösung vor, die mit Nukleinsäuren verunreinigt ist, muss eine andere Formel verwendet werden, da Nukleinsäuren zwar ihr Absorptionsmaximum bei 260 nm haben (Abb. 2.7) aber auch noch bei 280 nm eine signifikante Absorption zeigen und damit die Proteinmessung bei 280 nm verfälschen. Diese empirische Korrekturformel lautet: mg Protein pro mL = $OD_{280} \cdot 1{,}55 - OD_{260} \cdot 0{,}76$. Gewisse Puffer und Pufferzusätze, die aromatische Verbindungen beinhalten, können die Messung stören. Die Methode ist relativ unempfindlich (minimal 50 µg mL^{-1}), hat jedoch den Vorteil, dass die Proteinprobe wiederverwendet werden kann. Häufig verwendet wird die OD_{280}-Methode zur On-Line Messung von Proteinen bei der Säulenchromatographie, um die Proteinverteilung im Eluat mithilfe einer UV-Durchflussküvette kontinuierlich zu messen und mit einem Schreiber aufzuzeichnen bzw. auf einem Monitor wiederzugeben.

2.2.2 Qualitativer Proteinnachweis, Färbemethoden

Diese Methoden dienen fast ausschließlich zur unmittelbaren Visualisierung von Proteinen in Gelen im Anschluss an elektrophoretische Auftrennungen, meistens in Polyacrylamid-Gelen. Routinemäßige Anwendung haben zwei Methoden gefunden, die Anfärbung von Proteinen mit **Coomassie Brilliant Blue** und die mit **Silbernitrat**. Die Färbung mit Coomassie Brilliant Blue wird auch zur besseren Sichtbarmachung von ausgefällten Proteinen bei Gelimmunpräzipitationen eingesetzt. Auf früher gebräuchliche Färbereagenzien wie beispielsweise Amidoschwarz soll hier nicht eingegangen werden.

Färbung mit Coomassie Brilliant Blue

Das der Farbreaktion zu Grunde liegende Prinzip wurde weiter oben erklärt. Die Färbung des Gels erfolgt in stark saurer Lösung, entweder in 10 % Essigsäure, 50 % Trichloressigsäure oder 2 % Phosphorsäure. Für die Routineanwendung wird Coomassie Brillant Blue R-250 eingesetzt mit einer maximalen Empfindlichkeit von etwa 0,1 µg pro Proteinbande. Eine Steigerung der Nachweisempfindlichkeit um etwa den Faktor 3 wird durch Coomassie Brilliant Blue G-250 erreicht, einem dimethylierten Derivat des Coomassie Brilliant Blue R-250. Allerdings ist die Zubereitung der Farbstofflösung relativ aufwändig, sodass man gleich die Silberfärbung (s. unten) einsetzen sollte, wenn eine höhere Nachweisempfindlichkeit gefragt ist.

Die in der Standardmethode (Kasten 2.1) angegebenen Zeiten können durch die Verwendung heißer Lösungen sehr stark reduziert werden. Bei 50 bis 60 °C lässt sich die Färbezeit auf etwa 20 Minuten und die Entfärbezeit auf etwa 1 Stunde verkürzen. In Gegenwart von farbadsorbierenden Substanzen wie Wolle wird die Entfärbedauer nochmals deutlich redu-

Kasten 2.1 Coomassie Brilliant Blue Färbung

1. Inkubation des Gels in einer Glasschale für etwa 10 Stunden bei 4 °C unter kontinuierlichem Schütteln in einer Lösung aus 0,25 % Coomassie Brilliant Blue R-250, 50 % Methanol und 10 % Essigsäure.
2. Entfärben des Gels bei Raumtemperatur unter kontinuierlichem Schütteln zuerst in 5 % Methanol für 2 Stunden und dann in 7,5 % Essigsäure für weitere 2 Stunden. Die genaue Entfärbedauer variiert von Gel zu Gel und muss von Zeit zu Zeit kontrolliert werden. Eine optimale Entfärbung ist erreicht, wenn die blaue Hintergrundsfärbung des Gels kaum noch sichtbar ist, die Proteinbanden aber maximal angefärbt sind.

ziert. Zur Langzeitlagerung empfiehlt sich die Trocknung der Gele.

Silberfärbung

Diese extrem empfindliche Methode eignet sich zum Nachweis von Proteinen und Nukleinsäuren in Gelen. Die maximale Empfindlichkeit liegt für beide Substanzklassen bei etwa **20 bis 50 pg pro Bande**. Der genaue Mechanismus der Farbreaktion ist immer noch nicht völlig geklärt, aber man geht davon aus, dass Ag^+ mit Glutaminsäure-, Asparaginsäure- und Cysteinresten Komplexe bildet. Durch die Behandlung mit alkalischem Formaldehyd wird das Silberion zu elementarem Silber reduziert, das sich am Protein oder der DNA abscheidet. Ursprünglich gab es nur die monochromatische Färbung, seit einigen Jahren gibt es auch die **polychromatische Färbung** (Kasten 2.2), die die Identifizierung des relevanten Proteins erleichtert.

Auf Grund der extremen Sensitivität müssen bei allen Schritten, bei denen das Gel angefasst wird, Einmalhandschuhe getragen werden, um Fingerabdrücke auf dem Gel zu vermeiden. Die Gele können ohne Farbverlust in 1 % Essigsäure praktisch unbegrenzt gelagert werden. Durchgesetzt hat sich das Einschweißen der Gele in Folie in Gegenwart von 1 % Essigsäure oder das Trocknen der Gele.

Kasten 2.2 Polychromatische Silber-Färbung

1. 10 % Trichloressigsäure (TCA) für 30 min
2. 40 mL EtOH, 4 mg DTT, 10 mL Eisessig, 150 mL H_2O für 30 min
3. 1 mg Kaliumdichromat $K_2Cr_2O_7$ in 200 mL H_2O für 5 min
4. H_2O (Waschschritt) für 5 min
5. 200 mg $AgNO_3$ in 200 mL H_2O für 10 min
6. H_2O (Waschschritt) für 1 min
7. 6 g Na_2CO_3 und 40 mg Paraformaldehyd in 200 mL H_2O für 7 min
8. 1 % Eisessig zur Aufbewahrung des Gels.

2.2.3 Molekülmassenbestimmung von Proteinen

Es gibt etwa zehn unterschiedliche Methoden zur Bestimmung der relativen Molekülmasse (M_r) von Proteinen (Tab. 2.5). In der normalen Laborpraxis werden jedoch nur **SDS-PAGE, Gradienten-Ultrazentrifugation** und **Gelfiltration** eingesetzt, die nachfolgend näher vorgestellt werden sollen. Zur Absicherung des Ergebnisses empfiehlt es sich die M_r-Bestimmung mindestens drei Mal mit der gleichen Methode durchzuführen, oder noch besser, verschiedene Methoden anzuwenden. Die erhaltenen Werte beinhalten dann einen Fehler von etwa ± 5 %. Um absolut exakte Werte zu erhalten, müssen Methoden wie die Ultrazentrifugation mit Schlierenoptik, Totalhydrolyse oder Laser-Desorptions-Massen-Spektroskopie (MALDI-TOF-MS) eingesetzt werden, die jedoch sehr zeitaufwändig und teuer sind, da Spezialapparaturen benötigt werden. Auf diese Methoden soll hier nicht näher eingegangen werden.

SDS-Polyacrylamid-Gelelektrophorese (SDS-PAGE)

Die Theorie der SDS-PAGE wurde bereits erklärt (Kap. 2.1.4). Die wohl häufigste Anwendung dieser Methode liegt in der Molekülmassebestimmung von Proteinen. Hierfür werden je nach M_r entweder homogene Gele im Bereich zwischen 8 und 20 % Vernetzungsgrad verwendet oder Gradientengele zwischen 8 und 25 %. In allen Fällen müssen etwa 5 bis 10 Eichproteine mit bekannten M_r auf demselben Gel parallel aufgetrennt werden um eine eindeutige Zuordnung zwischen Wanderungsstrecke und M_r zu erhalten. Je nach M_r-Bereich werden von verschiedenen Firmen fertige Gemische von Referenzproteinen angeboten, angefangen von Aprotinin mit einer Molekülmasse von 6500 bis zum Thyreoglobulin mit einer Molekülmasse von 340 000. Die Referenzproteine werden

Tab. 2.5 Verschiedene Methoden zur Molekülmassenbestimmung von Proteinen

Methode	Vorteile	Nachteile	Genauigkeit	Anwendung
Polyacrylamid-Gelektrophorese (SDS-PAGE)	Schnell, billig, viel Erfahrung vorhanden	Enzym wird inaktiviert, reines Protein erforderlich	Sehr gut	Oft
Ultrazentrifugation (Sucrose-Gradient)	Schnell, kein reines Protein erforderlich	Zentrifuge muss vorhanden sein, sonst teuer	Gut	Oft
Gelfiltration	Schnell, billig	Kein reines Protein erforderlich, Stokes-Radius und Proteinform entscheidend	Gut	Oft
Ultrazentrifugation mit Optik	Hohe Genauigkeit	Reines Protein erforderlich, aufwändig, teuer, spezielle Erfahrung notwenig	Sehr gut	Selten
Aminosäure-Analyse Totalhydrolyse	Hohe Genauigkeit Wenig Material	Reines Protein erforderlich aufwändig, spezielle Erfahrung notwendig	Am besten	Selten
Laser-Desorptions-Massen-Spektrometrie	Wenig Material Hohe Genauigkeit	Reines Protein erforderlich teueres Gerät	Exzellent	Selten
Röntgenbeugung	Hohe Genauigkeit	Reines kristallines Protein erforderlich, sehr aufwändig	Sehr gut	Selten
Lichtstreuung	—	Reines Protein erforderlich	Befriedigend	Ganz selten
Osmotischer Druck	—	Reines Protein erforderlich	Befriedigend	Ganz selten

meistens in die äußerste rechte und linke Spur des Gels platziert, um Auskunft über die Qualität der Auftrennung zu bekommen d. h. eine möglichst parallele und unverzerrte Lage der Proteinbanden und um die Auswertung noch präziser zu gestalten. Nach der elektrophoretischen Auftrennung werden die Proteine angefärbt (Kap. 2.2.2) und ihre relativen Massen (M_r) grafisch bestimmt, wobei innerhalb eines weiten Bereiches eine lineare Beziehung zwischen dem Logarithmus der M_r und der Wanderungsstrecke besteht (Abb. 2.8). Eine gewisse Schwierigkeit besteht in der Identifizierung des Proteins. Das ist bei einem reinen Protein, das nur eine Bande ergibt, zwar kein Problem, dafür jedoch bei einem Proteingemisch, wo die Lage des relevanten Proteins erst ermittelt werden muss. Ein enzymatischer Nachweis scheidet meistens aus, da Enzyme auf Grund der SDS-Behandlung denaturiert werden. Abhilfe ist über die polychromatische Silberfärbung (Kap. 2.2.2) möglich, sofern das relevante Protein eine markante und eindeutige Anfärbung zeigt, oder mittels Western-Blot (Kap. 2.2.4).

Gelfiltration

Die Theorie der Gelfiltration wurde bereits erklärt (Kap. 2.1.2). Auch bei der Gelfiltration müssen Referenzproteine eingesetzt werden und es besteht eine lineare Beziehung zwischen dem Logarithmus der Molekülmasse und dem Elutionsvolumen (Abb. 2.9). Allerdings werden die Referenzproteine üblicherweise nicht zusammen mit dem relevanten Protein chromatographiert sondern in einem separaten Chromatographieexperiment. Bei Verwendung farbiger Referenzproteine genügt ein Chromatographielauf zusammen

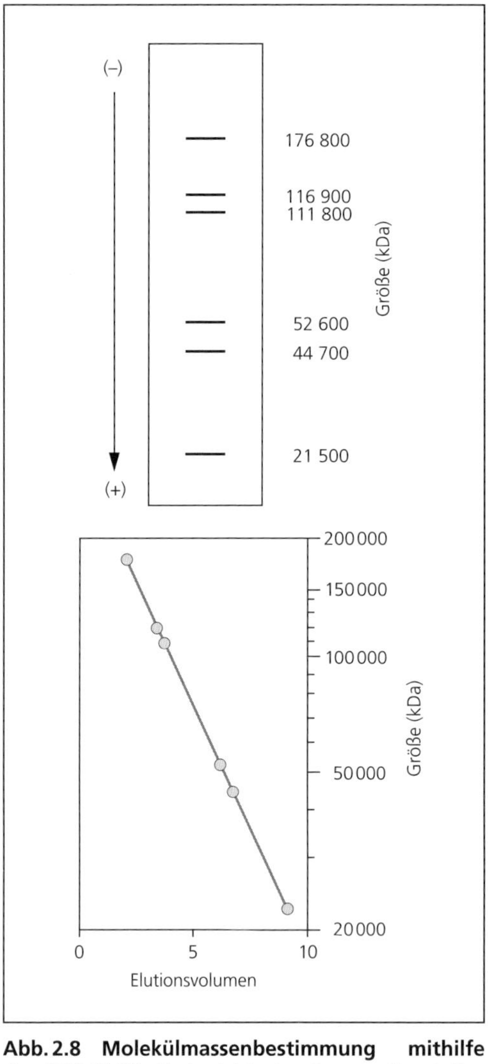

Abb. 2.8 Molekülmassenbestimmung mithilfe der SDS-PAGE. Es besteht eine inverse Korrelation zwischen der Wanderungsstrecke des Proteins im Gel und dem log der Molekülmasse.

mit dem relevanten Protein. Im Gegensatz zur SDS-PAGE kann ein Enzym anhand seiner Aktivität einer bestimmten Molekülmasse zugeordnet werden, da die Gelchromatographie unter schonenden und nativen Bedingungen durchgeführt wird.

Gradientenultrazentrifugation

Hauptsächlich verwendet wird die Ultrazentrifugation an einem **Saccharose-Gra-**

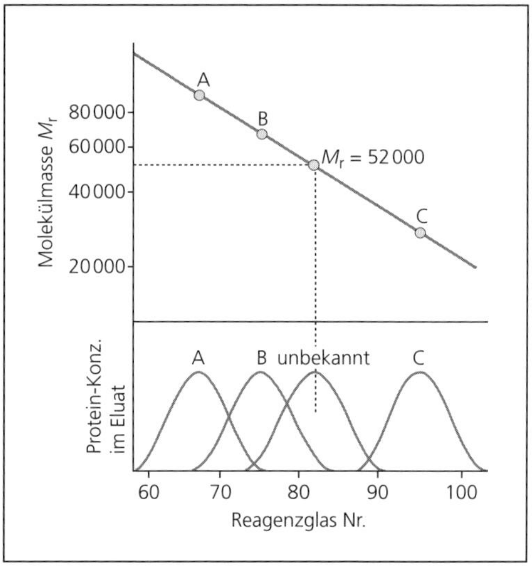

Abb. 2.9 Molekülmassenbestimmung mithilfe der Gelfiltration. Die drei Eichproteine mit bekannter Molekülmasse dienen zum Aufstellen der Eichkurve, wobei das Elutionsvolumen (Fraktionsnummer) umgekehrt proportional zum log der Molekülmasse ist. Die Bestimmung der unbekannten Molekülmasse eines Proteins erfolgt unmittelbar aus der Eichkurve. Aus Lehninger 1972

dienten. Die zu Grunde liegende Theorie wurde bereits beschrieben (Kap. 2.1.3). Es müssen Referenzproteine mitgeführt werden und es besteht eine lineare Beziehung zwischen dem Logarithmus der Molekülmasse und der Wanderungsstrecke, gemessen vom Meniskus des Zentrifugenröhrchen. Auch in diesem Fall kann die Molekülmasse eines Enzyms über dessen Aktivität ermittelt werden. Die Probennahme nach der Zentrifugation erfolgt üblicherweise durch Anstechen des Plastikzentrifugenröhrchens am Boden mit einer Kanüle und Austropfen des Inhalts in Reagenzgläser.

2.2.4 Western-Blot

Diese **enzymimmunologische Methode** dient zur indirekten Sichtbarmachung von Proteinen oder DNA im Anschluss anderen elektrophoretischer Auftrennung. Indirekt deshalb, weil die Proteine nicht direkt im Gel angefärbt werden, sondern zuerst vom Gel auf eine Plastikmembran übertragen werden müssen; danach folgt der spezifische Nachweis durch enzymmarkierte Antikörper. So ist die beste Übersetzung für **Blot** „Abklatsch". Die Übertragung von Proteinen oder DNA auf die Membran kann durch bloßes Auflegen der Membran auf das Gel und einfache Diffusion erreicht werden, wobei der Transfer jedoch nicht hundertprozentig ist. Einen vollständigen Transfer erzielt man durch Elektroblotting, in einem elektrischen Feld. Der Nachweis eines bestimmten Proteins erfolgt mittels monoklonaler oder polyklonaler Antikörper.

Dabei sind zwei Varianten denkbar, wobei jeweils am Ende eine Enzymreaktion steht, bei der ein chromogenes Substrat zu einem Farbstoff umgesetzt wird:

1. Der Antikörper gegen das Protein ist mit einem Enzym markiert, das mittels chemischer oder gentechnischer Verfahren kovalent an den Antikörper gekoppelt wurde.
2. Der Antikörper gegen das Protein ist nicht enzymmarkiert (primärer Antikörper), z. B. ein Kaninchen-Antikörper. Erst ein zweiter Antikörper, der selektiv mit dem primären Antikörper reagiert, z. B. ein Schaf-Anti-Kaninchen-Antikörper, ist der mit einem Enzym beladen (Detektionsantikörper).

Zurzeit existieren drei unterschiedliche Plastikmembranen aus **Nylon**, **Nitrocellulose** oder **Polyvinyldifluorid** (PVDF). Für die Kopplung an Antikörper haben sich drei Enzyme durchgesetzt: Meerrettich-Peroxidase, β-Galactosidase und alkalische Phosphatase. Für jedes Enzym sind spezielle präzipitierende Substrate verfügbar (Tab. 2.6). Die Nachweisempfindlichkeit lässt sich durch **Chemilumineszenz** noch um den Faktor 5–10 steigern. Dabei werden an Stelle von chromogenen (farbgebenden) Enzymsubstraten Chemilumineszenz-Substrate, z. B. Lumigen PPD für die alkalische

Tab. 2.6 Präzipitierende chromogene Substrate für die drei Enzyme AP (alkalische Phosphatase), β-Gal (β-Galaktosidase) und POD (Meerrettich-Peroxidase) für die Visualisierung von Proteinen im Western-Blot

Enzym	Farbstoff	Farbe
AP	X-Phosphat = BCIP (5-Brom-4-chlor-3-indolylphosphat)	Blau
	X-Phosphat/NBT (Nitro-Blau-Tetrazoliumchlorid)	Violett
	Fast Red	Rot
β-Gal	X-Gal (5-Brom-4-chlor-3-indolyl-α-D-galactopyranosid)	Blau
POD	TMB (3,3′-5–5′-Tetramethylbenzidin)	Dunkelblau
	Teton (4-(1,4,7,10-Tetraoxadecyl)-1-naphthol)	Blau

Phosphatase verwendet. Diese geben während der enzymatischen Umsetzung Lichtblitze ab, die von einem Röntgenfilm detektiert werden, der auf die Plastikmembran gelegt wird. Die Expositionsdauer liegt zwischen 10 Sekunden und etwa einer Minute, je nach Proteinmenge und Substratkonzentration. Nach der Filmentwicklung ist das nachzuweisende Protein auf dem Film als schwarze Bande erkennbar.

2.2.5 ELISA und RIA

Der **ELISA** (**E**nzyme-**L**inked **I**mmunosorbent **A**ssay) ist eine universelle Methode zur Bestimmung der Konzentration von Antigenen oder Antikörpern in Flüssigkeiten. Ein Reaktionspartner, häufig ein monoklonaler Antikörper (MAK; Kap. 6.2), wird an an eine geeignete Oberfläche, beispielsweise die Innenwand eines Teströhrchens aus Polystyrol oder die Tröge einer Mikrotiterplatte immobilisiert (Abb. 2.10). Ein weiterer Reaktionspartner muss mit einem Enzym gekoppelt sein, das die Umsetzung eines zunächst farblosen Substra-

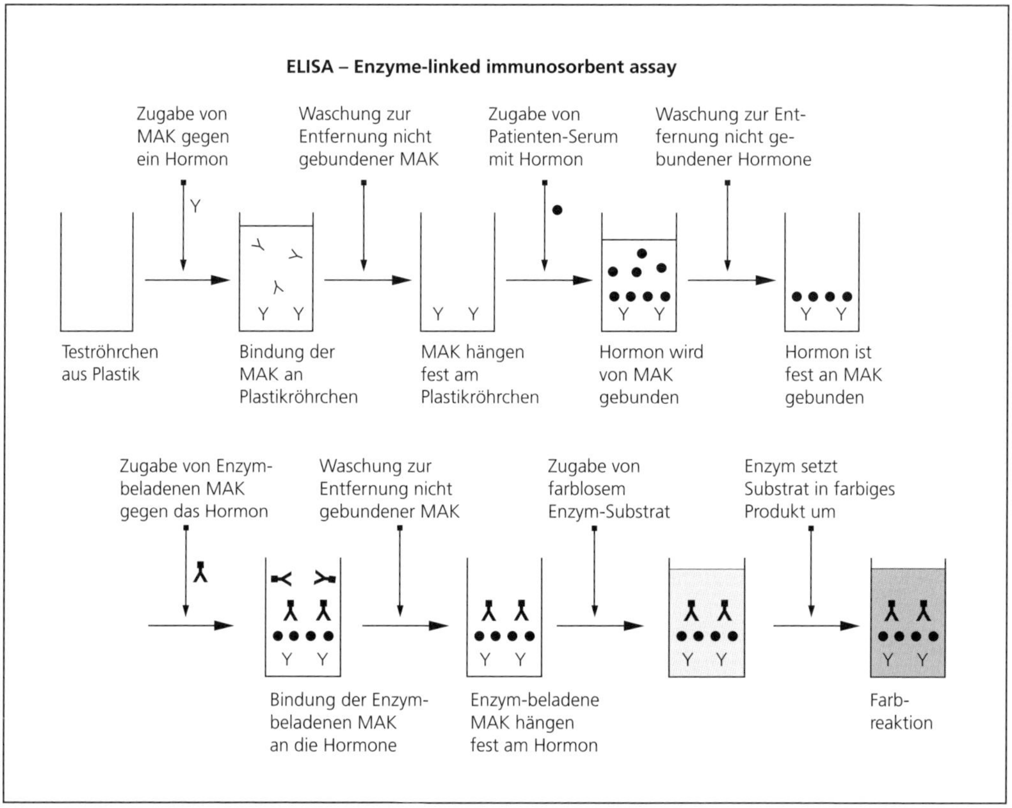

Abb. 2.10 Prinzip des ELISA am Beispiel der quantitativen Bestimmung eines Hormons. Die Details sind im Text erklärt.

tes in einen Farbstoff katalysiert. Dieses chromogene Substrat wird im letzten Schritt der ELISA-Bestimmung dem Reaktionsansatz zugesetzt. Schließlich kann mithilfe eines ELISA-Readers kolorimetrisch die Konzentration des zu prüfenden Stoffes bestimmt werden. Der ELISA kann in mehreren Varianten durchgeführt werden, beispielsweise kann die kompetitive Bindung von unmarkiertem Liganden (Antigenen) in der zu messenden Probe und markiertem Liganden als Komponente der – meist käuflichen Testsysteme – zur Gehaltsbestimmung ausgenutzt werden. Mit solchen Systemen können auch kleine Moleküle, z. B. pflanzliche Naturstoffe oder Hormone bestimmt werden. In sogenannten Sandwich-Verfahren werden größere Moleküle zunächst selektiv an einen spezifischen, immobilisierten Antikörper gebunden. Nach einem Waschschritt zur Entfernung von nicht-gebundenen Molekülen wird ein zweiter Antikörper (Detektionsantikörper) hinzugegeben, an den zuvor Enzyme angekoppelt wurden. Dieses Antikörper-Enzym-Konjugat bindet spezifisch an das bereits vom ersten Antikörper erkannte Molekül. Wie beim Western-Blot, werden auch beim ELISA die Detektionsantikörper mit den Enzymen Meerrettich-Peroxidase (POD), β-Galactosidase (β-Gal) oder alkalische Phosphatase (AP) markiert. Im Gegensatz zum Western-Blot ist das farbige Produkt jedoch löslich und verteilt sich homogen in der gesamten Testlösung. Wiederum gibt es für jedes Enzym spezielle Substrate (Tab. 2.7). Eine Empfindlichkeitssteige-

Tab. 2.7 Lösliche chromogene Substrate für die drei Enzyme AP (alkalische Phosphatase), β-Gal (β-Galaktosidase) und POD (Meerettich-Peroxidase) für die Visualisierung von Proteinen im Western-Blot

Enzym	Farbstoff	Farbe	OD-Messung
AP	4-Nitrophenylphosphat	Gelb	405 nm
β-Gal	CPRG Chlorophenolrot-β-D-galactopyranosid	Dunkelrot	574 nm
	ONPG 2-Nitrophenyl-β-D-galactopyranosid)	Gelb	405 nm
POD	ABTS 2,2'-Azino-di-[3-ethylbenzthiazolin-sulfonat]	Grün	405 nm
	TMB 3,3',5,5'-Tetramethylbenzidin	Blau Gelb nach Stopp-Reaktion	450 nm

rung bis um den Faktor 100 wird durch fluoreszierende Substrate oder Chemilumineszenz-Substrate erreicht. Allerdings werden für die Auswertung teure Spezialphotometer benötigt.

Der **RIA** (**R**adio**i**mmuno**a**ssay), wird prinzipiell gleich durchgeführt wie der ELISA, mit dem Unterschied, dass radioaktiv markierte Komponenten zum Einsatz kommen. Er verliert glücklicherweise immer mehr an Bedeutung, da das ehemalige Hauptargument, er sei empfindlicher als der ELISA, bis auf wenige Sonderfälle nicht mehr zutrifft.

2.2.6 Isoelektrische Fokussierung

Das Prinzip wurde bereits erklärt (Kap. 2.1.2). In der Analytik dient die isoelektrische Fokussierung (IEF), im Gegensatz zur präparativen Technik, zum **Nachweis der Homogenität** von gereinigten Proteinen. Man verwendet für große Proteine (z. B. IgM-Antikörper) Agarose-Gele und für kleinere Proteine (z. B. IgG-Antikörper) Polyacrylamid-Gele. Der Nachweis der Proteine erfolgt durch Färbung (Kap. 2.2.2) oder Western-Blot (Kap. 2.2.4). Der **pH-Gradient** überstreicht meistens einen Bereich von pH 3,5 bis 9,5. Im Idealfall bildet ein einheitliches Protein im Gel eine Bande. Das muss aber nicht so sein, wie die Analyse von Antikörpern zeigt. Eine reine Antikörperpräparation zeigt in der IEF ein Bandenmuster, das durch unterschiedliche Glykosylierungen (bei identischer Aminosäurezusammensetzung) der einzelnen Antikörper zu erklären ist. Somit eignet sich die IEF nicht zum Nachweis der Monoklonalität eines Antikörpers. Da das Bandenmuster jedoch in vielen Fällen für ein Antikörperpräparat charakteristisch ist, kann mit der IEF die Identität oder Nicht-Identität von monoklonalen Antikörpern bzw. den dazugehörigen Zellklonen ermittelt werden, was gerade für die Klärung von Rechtsstreitigkeiten bei der Patentierung monoklonaler Antikörper wichtig ist. Hierbei werden sehr flache Gradienten gewählt, z. B. von pH 3,0 bis 6,0.

2.3 Präparative Methoden in der Gentechnik

2.3.1 Isolierung von DNA

DNA kann aus verschiedensten Quellen isoliert werden:

1. Aus Bodenproben zur Gewinnung nackter DNA
2. Aus toten Materialien: In Bernstein eingeschlossene Insekten, eingefrorene Mammuts, Mumien, Knochen, eingetrocknete Blutflecken usw.
3. Aus lebenden Materialien: kultivierte Bakterien- Hefe- oder Säugetierzellen, ganze Gewebestücke.

Auf die verschiedenen Methoden der Zell- und Gewebedesintegration und der nachfolgenden DNA-Extraktion soll hier nicht näher eingegangen werden. Detaillierte Vorschriften können den Methodenbüchern der Biotechnologie, Zellkultur oder Mikrobiologie entnommen werden. Nachfolgend sollen jedoch die verschiedenen Methoden der Isolierung reiner DNA im Anschluss an eine Zell- oder Gewebezerstörung näher behandelt werden.

Phenol/Chloroform-Extraktion

Die Extraktion wird oft als erster Schritt nach der Lyse von Zellen durchgeführt, um **Proteine und RNA abzutrennen** und eine möglichst reine DNA-Präparation zu erhalten (Tab. 2.8). Das Phenol muss vorher speziell zubereitet werden:

- Bei 68 °C schmelzen
- Zugabe von 8-Hydroxychinolin bis zu einer Endkonzentration von 0,1 %
- Zweimalige Extraktion mit gleichen Volumina eines 1 M Tris-Puffer, pH 8,0
- Weitere Extraktionen mit gleichen Volumina eines 0,1 M Tris-Puffer, pH 8,0 + 0,2 % 2-Mercaptoethanol, bis der pH der Phenol-Lösung > 7,6 ist. Lagerung bei 4 °C für maximal 1 Monat.

Das 8-Hydroxychinolin wirkt als Antioxidans, schwacher Chelat-Bildner und Inhibitor von RNasen. Auch das Chloroform wird noch speziell vorbereitet: Man mischt Chloroform im Verhältnis 24:1 mit Isoamylalkohol (v/v), um die Schaumbildung zu reduzieren und eine bessere Phasentrennung zu erreichen. Sollte die DNA-Probe viel Protein enthalten, empfiehlt sich eine vorherige Protease-Behandlung mit Pronase oder Proteinase K. Zur Ausbeutesteigerung können die abgetrennten organischen Phasen nochmals durch Zugabe gleicher Volumina an 10 mM Tris-Puffer + 1 mM EDTA, pH 7,6, extrahiert werden. Alle wässrigen Phasen werden vereinigt.

DNA-Fällung mit Ethanol

Nach einer Phenol/Chloroform-Extraktion liegt die DNA meist in sehr verdünnter Form vor: Die Ethanol-Methode erlaubt noch die **Fällung von Nanogramm-Mengen** an DNA bei fast 100%iger Ausbeute. Drei Parameter sind entscheidend: Die Gegenwart monovalenter Kationen, tiefe Temperaturen und die Dauer der Fällung. Einzelne Nukleotide, kurze Oligonukleotide und Ribonukleotide, die durch RNase-Behandlung entstanden sind, werden dabei (Tab. 2.9) nicht präzipitiert. Spuren von Puffer können nach erfolgter Präzipitation durch Waschen des Pellets mit 70%igen

Tab. 2.8 Versuchsprotokoll für die Phenol/Chloroform Extraktion von DNA

Durchführung
1. DNA-haltige Probe im Volumenverhältnis 1:1 mit Phenol in einem Polypropylen-Röhrchen mischen
2. Schütteln bis sich eine Emulsion bildet
3. 3 min bei 1600 x *g* oder 15 s in Eppendorf Zentrifuge zentrifugieren, es muss eine klare Phasentrennung vorliegen, sonst nochmals zentrifugieren
4. Wässrige Phase (oben) in neues Röhrchen überführen
5. Gleiches Volumen an Phenol/Chloroform (1:1) zugeben
6. Schütteln bis sich eine Emulsion bildet
7. 3 min bei 1600 x *g* oder 15 s in Eppendorf Zentrifuge zentrifugieren, es muss eine klare Phasentrennung vorliegen, sonst nochmals zentrifugieren
8. Wässrige Phase (oben) in neues Röhrchen überführen
9. Gleiches Volumen an Chloroform zugeben
10. Schütteln bis sich eine Emulsion bildet
11. 3 min bei 1600 x *g* oder 15 s in Eppendorf Zentrifuge zentrifugieren, es muss eine klare Phasentrennung vorliegen, sonst nochmals zentrifugieren
12. Wässrige Phase (oben) in neues Röhrchen überführen
13. DNA mit Ethanol präzipitieren und konzentrieren

Ethanol entfernt werden. Bei kleinen DNA-Fragmenten (<200 bp) empfiehlt es sich die Ausfällung in Gegenwart von 0,01 M $MgCl_2$ durchzuführen.

Minipräparation von Plasmid-DNA

Als **Plasmide** bezeichnet man kleine, ringförmig geschlossene, doppelsträngige DNA-Moleküle, die nur wenige Gene tragen. Sie vermehren sich unabhängig vom Genom ihrer Wirtszelle. Durch **Konjugation** oder **Transduktion** (Kap. 2.4.) können Plasmide zwischen Bakterien weitergegeben werden. Dabei werden oft Resistenzen gegen Antibiotika, Chemotherapeutika oder auch Desinfektionsmittel übertragen (Resistenz- oder R-Faktoren).

Tab. 2.9 Versuchsprotokoll für die DNA-Präzipitation mit Ethanol

Durchführung
1. Volumen der Probe bestimmen
2a. Bei hohen Salzkonzentrationen: Probe zuerst mit 10 mM Tris-Puffer + 1 mM EDTA, pH 8,0, verdünnen, gut mischen
2b. Bei niedrigen Salzkonzentrationen: Zugabe von Salzen gemäß Tabelle (s. u.), gut mischen
3. Genau 2 Vol. eiskaltes Ethanol zugeben, gut mischen
4. Bei – 20 °C stehen lassen, 30–60 min sind ausreichend
5. Bei – 70 °C und länger stehen lassen (bis 12 h), wenn die DNA klein ist (< 1kb) und/oder wenn die Mengen sehr gering sind (< 0,1 μg mL^{-1})
6. Bei 0 °C für 10 min in Eppendorf Zentrifuge oder sonst bei 12 000 x *g* zentrifugieren.
7. Bei geringen Konzentrationen oder bei kleinen DNA-Fragmenten für 30 min in Beckman Rotor SW50.1 zentrifugieren.
8. Überstand verwerfen. Restliche Flüssigkeit durch Dränieren auf Filterpapier entfernen oder mit Kapillarpipette absaugen. Letzte Spuren an Flüssigkeit im Vakuum-Exsikkator oder in der Lyophilisationsanlage entfernen
9. Pellet (oft unsichtbar) in geeignetem Puffer auflösen. Röhrchenwand nochmals mit geringem Puffervolumen abspülen und evtl. mit Pipette abkratzen. Zum Auflösen der DNA kann Probe auch für 5 min bei 37 °C erwärmt werden.

Salze und Konzentrationen

Puffer	Vorratslösung	Arbeitskonzentration
Na-Acetat	2,5 M (pH 5,2)	0,25 M
NaCl	5,0 M	0,1 M
Ammoniumacetat	10,5 M	2,0 M

Plasmide spielen in der Gentechnologie neben Bakteriophagen oder Cosmiden als Vektorsysteme eine wichtige Rolle (Pühler

1993; siehe auch Kap. 2.4). Solche Vektoren zeichnen sich durch drei Eigenschaften aus:

1. Sie besitzen ein Replikationsystem, meist in Form eines Replikationsursprungs, eventuell mit der zusätzlichen genetischen Information für notwendige Proteinfaktoren
2. Sie tragen Markergene, meist in Form von Antibiotikaresistenzen, auf deren Expression hin selektiert werden kann
3. Sie weisen Klonierungsstellen auf, also Basensequenzen mit Erkennungsstellen für bestimmte Restriktionsendonukleasen (Kap. 4.4).

Im Lauf der Jahre wurde die Isolierung von bakteriellen Plasmiden ständig optimiert, sodass heutzutage mehrere Mini-Methoden, sogenannte Mini-Preps zur Verfügung stehen, um aus etwa 1,5 mL Bakteriensuspension in weniger als einer Stunde etwa 3 µg Plasmid-DNA zu isolieren. Das Hauptproblem besteht in der selektiven Abtrennung des hohen Überschusses an Bakterien-DNA von der Plasmid-DNA. Moderne Methoden haben das Problem weitgehend im Griff. Die gebräuchlichste Mini-Prep-Variante wird in 1,5 mL Plastikreaktionsgefäßen durchgeführt, die zur Inaktivierung der allgegenwärtigen DNasen zuvor autoklaviert werden müssen. Ebenso sollten bei der Versuchsdurchführung Einmalhandschuhe getragen werden. Die isolierte DNA kann nach dem letzten Schritt unmittelbar für einen Verdau mit Restriktionsenzymen eingesetzt werden (Kap. 2.3.6). Die richtige Zubereitung der Phenol-Lösung und des Chloroforms wurde bereits beschrieben (Kap. 2.3.1).

Reinigung von Plasmid-DNA an Glasfaser-Säulen

Neuere Methoden der Plasmidisolierung aus Bakterienlysaten basieren auf der selektiven Adsorption von Plasmid-DNA an Glasfaser- oder Silica-Materialien in Gegenwart chaotroper Reagenzien, z. B. Guanidin-HCl oder Guanidinisothiocyanat. Gesundheitlich bedenkliche Reagenzien wie Phenol und Chloroform werden nicht mehr benötigt. Durch Verwendung von Miniatur-Säulchen, die ein Glasfaservlies enthalten und in übliche 1,5 mL Plastikreaktionsgefäße passen, können in weniger als 45 Minuten etwa 10 µg Plasmid-DNA aus 0,5 bis 4 mL Bakteriensuspension mit einer OD_{600} von 1,5 bis 5 isoliert werden. Entsprechende Kits mit detaillierten Versuchsbeschreibungen werden bereits von mehreren Firmen angeboten, sodass diese Technik hier nicht näher beschrieben werden braucht.

DNA-Reinigung durch Gradientenzentrifugation an CsCl

Diese Methode eignet sich zur Isolierung von Bakteriophagen-DNA, zur Trennung von geschlossener zirkulärer Plasmid-DNA (cccDNA, covalently closed circle DNA) von genickter (ocDNA, open circle DNA) oder linearer DNA und auch zur Isolierung von RNA (Kap. 2.3.2). Das Prinzip der CsCl-Gradientenzentrifugation wurde bereits erklärt (Kap. 2.2.3). Da mit dieser Methode DNA, RNA und Proteine voneinander abgetrennt werden, stellt sie eine **Alternative zur Phenol/Chloroform Extraktion** dar (Kap. 2.3.1), wobei sie jedoch bis 36 Stunden dauert und eine Ultrazentrifuge benötigt. Für DNA liegt die Schwimmdichte bei etwa 1,7 g/cm^3, für Proteine bei etwa 1,6 g/cm^3 und für RNA bei > 1,8 g/cm^3, sodass Proteine im oberen Bereich des Röhrchens schwimmen, RNA am Boden pellettiert und DNA eine klar abgegrenzte Bande in der Mitte des Röhrchens ausbildet (Abb. 2.11). Für die CsCl-Gradientenzentrifugation werden bevorzugt Zentrifugenröhrchen aus Zellulosenitrat verwendet, die oben zugeschmolzen werden können. Die Probenentnahme erfolgt im UV-Licht durch seitliches Anstechen mit einer Kanüle und Absaugen der DNA-Bande (Abb. 2.12), wobei zur Sichtbarmachung der DNA im UV-Licht Ethi-

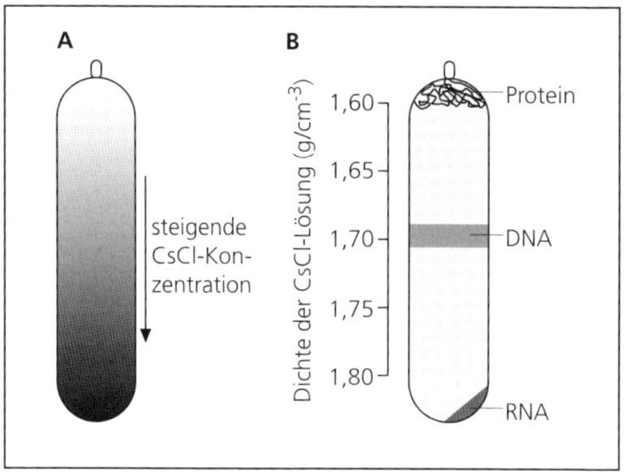

Abb. 2.11 Trennung von Proteinen, DNA und RNA. Die Trennung erfolgt gemäß ihrer Dichte mithilfe der Ultrazentrifugation in einem Cäsiumchlorid-Gradienten (**A**). Proteine bandieren bei einer Dichte von etwa 1,6 g cm^{-3}, DNA bei etwa 1,7 g cm^{-3} und RNA wird am Boden sedimentiert (**B**). Aus Brown 1993

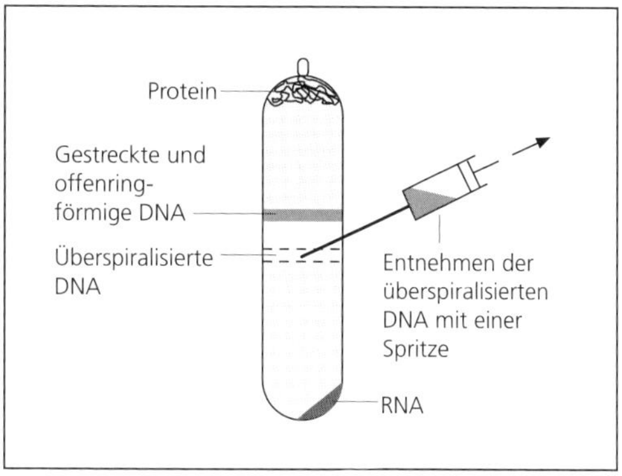

Abb. 2.12 Ultrazentrifugation von DNA. Abtrennung von gestreckter bzw. offenringförmiger DNA von überspiralisierter DNA durch Ultrazentrifugation an einem Cäsiumchlorid-Gradienten und Entnahme der überspiralisierten DNA mit einer Spritze nach der Zentrifugation. Aus Brown 1993

Tab. 2.10 Trennbereich von verschiedenen homogenen Polyacrylamid-Gelen

Acrylamid	Trennbereich (Nukleotide)
3,5	100 bis 1000
5,0	80 bis 500
8,0	60 bis 400
12,0	40 bis 200
20,0	10 bis 100

Tab. 2.11 Trennbereich von verschiedenen homogenen Agarose-Gelen

% Agarose	Trennbereich für lineare DNA (kb)
0,3	5 bis 60
0,6	1 bis 20
0,7	0,8 bis 10
0,9	0,5 bis 7
1,2	0,4 bis 6
1,5	0,2 bis 4
2,0	0,1 bis 3

diumbromid benötigt wird (Kap. 2.3.5). Die Zubereitung des Gradienten erfolgt oft durch Zugabe von kristallinem CsCl zum Zelllysat. Zur Vermeidung von Interferenzen durch große Mengen an Protein oder RNA können die DNA-Proben vor der anschließenden Zentrifugation (Kap. 2.2.3) noch mit Proteasen und/oder RNasen behandelt werden.

DNA-Isolierung durch Agarose- und Polyacrylamid-Gelelektrophorese

Die Theorie der Gelelektrophorese wurde bereits erklärt (Kap. 2.1.4). Welches Gelmaterial und welcher Vernetzungsgrad letztendlich Verwendung findet, hängt von der Größe der zu isolierenden DNA ab. Generell werden Agarosegele für große DNA-Fragmente mit maximal 60 kb und Polyacrylamidgele für kleine DNA-Fragmente mit minimal 10 Nukleotiden herangezogen (Tab. 2.10, Tab. 2.11). Die Qualität der Trennung wird durch mehrere Parameter bestimmt: Gelkonzentration, Gestalt der DNA, Basenzusammensetzung, Stromstärke und Temperatur, die alle optimal aufeinander abgestimmt werden müssen. Agarosegele sind meistens 3–5 mm dick und werden horizontal in die Gelapparatur eingelegt, während Polyacrylamid-Gele meistens 1 mm dick sind und in vertikaler Richtung eingelegt

Tab. 2.12 Das Wanderungsverhalten von Bromphenolblau und Xylene Cyanol in verschiedenen homogenen Polyacrylamid-Gelen

% des Gels	Bromphenolblau	Xylene Cyanol
3,5	110	460
5,0	65	260
8,0	45	160
12,0	20	70
20,0	12	45

werden. Für den analytischen Bereich gibt es noch dünnere und kleinere Gele, sogenannte Minigele (Kap. 2.5.1).

In den meisten Fällen werden 5 bis 10 Molekulargewichtsmarker an der rechten und linken Seite des Gels mitgeführt, um eine Identifizierung der gesuchten DNA zu erleichtern. Entsprechende Markermischungen für verschiedene Molekulargewichtsbereiche sind kommerziell erhältlich. Ebenso werden der DNA-Probe noch Farbmarker wie Bromphenolblau beigemischt (Tab. 2.12), die anzeigen, wann der Elektrophoreselauf beendet werden muss.

Die genaue Vorgehensweise bei der Zubereitung der Gele und der geeigneten Puffer-Systeme, z. B. Tris-Acetat, Tris-Phosphat und Tris-Borat, kann hier nicht im Detail beschrieben werden.

Agarose-Gele: Die DNA-Menge, die sich bei Agarosegelen in einer Spur von 0,5 cm Breite und 3 mm Geldicke noch gut trennen lassen, liegt zwischen 0,2 µg und 10 µg, je nach Komplexität der DNA-Probe. Besteht sie aus nur wenigen unterschiedlichen DNA-Molekülen, sollten nicht mehr als 0,5 µg DNA aufgetragen werden. Bei einem sehr heterogenen Gemisch aus vielen DNA-Molekülen, wie nach einem Restriktionsverdau von genomischer DNA, können bis 10 µg pro Spur aufgetragen werden. Eine Überladung resultiert in einem Verschmieren der Banden und einer ungenügenden Trennung der einzelnen DNA-Fragmente voneinander.

Für die Wiedergewinnung der DNA aus Agarosegelen wird die relevante DNA-Bande aus dem Gel ausgeschnitten, nachdem sie zuvor über ihre Molekülmasse, Farbreaktionen oder andere Methoden identifiziert worden war (Kap. 2.3.5). Für die Extraktion der DNA aus Agarosegelen stehen mehrere Methoden zur Verfügung, beispielsweise Elektroelution in einen Dialyseschlauch oder Elektrophorese auf eine Dialysemembran. Keine der bekannten Methoden arbeitet wirklich optimal und quantitativ. Ein Hauptproblem sind sulfathaltige Polysaccharide in der Agarose, die aus dem Gel extrahiert werden und starke Inhibitoren für viele Restriktionsenzyme darstellen. Ein weiteres Problem für die quantitative DNA-Wiedergewinnung sind die Längenunterschiede: DNA-Fragmente von < 1 kb können zu fast 100 % wiedergewonnen werden, während die Ausbeute an DNA-Fragmenten von > 20 kb weniger als 20 % ist. In den meisten Fällen wird die DNA nach der Elution aus dem Gel noch über Anionenaustauscher oder durch Phenol/Chloroform-Behandlung gereinigt, gefolgt von einer Ethanol-Präzipitation zur Konzentrierung (Kap. 2.3.1).

Polyacrylamidgele: Für die Isolierung von DNA-Fragmenten aus Polyacrylamid-Gelen gibt es eine Standardmethode (Kasten 2.3):

Wird sehr saubere DNA benötigt, kann sie auch zweimal präzipitiert werden. Vermutet man, dass der DNA-haltige Überstand noch Spuren an Polyacrylamid enthält, sollte man ihn vor der Ethanolpräzipitation über Glaswolle filtrieren.

2.3.2 Isolierung von mRNA

In vielen Fällen wird die mRNA isoliert, um sie mittels reverser Transkription in eine **copy DNA** (cDNA) umzuschreiben. Mithilfe der cDNA kann dann das eigentliche Gen „gefischt“ werden (Kap. 2.3.6).

Kasten 2.3 Standardmethode zur Isolierung von DNA-Fragmenten aus Polyacrylamidgelen

1. Ausschneiden der DNA-Bande mit einem Skalpell unter dem UV-Licht
2. Zerschneiden der DNA auf einer Glasplatte in möglichst kleine Stücke
3. Überführen der DNA-Stückchen in ein kleines Röhrchen (0,5 bis 1,5 ml)
4. Zugabe von 1 Volumen an 0,5 M Ammonium-Acetat-Puffer + 1 mM EDTA, pH 8,0
5. Inkubation des Röhrchens bei 37 °C auf einem Schüttler für ca. 12 Stunden, um die DNA aus dem Gel zu extrahieren.
6. Kurzer Zentrifugationsschritt für 10 min bei 10 000 x *g* bei 20 °C
7. Vorsichtiges Abheben des Überstandes (kein Polyacrylamid abheben!)
8. Zweite Extraktion des pelletierten Gels mit 0,5 Volumen Puffer und erneute Zentrifugation
9. Vereinigen der beiden Überstände
10. Präzipitation der DNA mit Ethanol
11. Auflösen der DNA in einem kleinen Volumen TE-Puffer (10 mM Tris, 1 mM EDTA, pH 7,9)

Dies ist gerade für die Isolierung eukaryontischer Gene der übliche Weg, weil diese meistens eine **Mosaikstruktur** aufweisen, also aus einer Abfolge aus stummer DNA (Introns) und aktiver DNA (Exons) bestehen. Solche Gene enthalten also nicht nur die Information über die Proteinstruktur. Cytoplasmatische mRNA, die entsprechend prozessiert (gespleißt) ist, enthält nur noch die Information für das Protein. Die meisten der in der Zelle vorkommenden mRNA-Moleküle tragen am 3'-Ende einen **Polyadenyl-Rest** aus etwa 100 bis 200 Adenin-Einheiten.

Zur Isolierung der gesamten zellulären RNA gibt es hauptsächlich zwei Methoden: Extraktion von Zellen oder Gewebe mit Guanidin und heißem Phenol sowie Extraktion mit Guanidin-Isothiocyanat und anschließender CsCl-Gradientenzentrifugation. Die dabei durchzuführenden Einzelschritte sollen hier nicht näher beschrieben werden, dafür gibt es entsprechende Methoden-Bücher. Für die Isolierung von Poly(A)-RNA wurde in der Vergangenheit die Affinitätschromatographie an Oligo(dT)-Cellulose eingesetzt. Im Kasten 2.4 werden zwei neue Methoden genauer vorgestellt.

Kasten 2.4 Zwei moderne Methoden zur Isolierung von mRNA

1. Methode. Damit lassen sich etwa 70 µg Poly(A)-RNA innerhalb von 15 min aus zellulärer Gesamt-RNA, Zellysaten oder Gewebehomogenaten isolieren: Zu den mRNA enthaltenden Proben wird ein Biotin-markiertes Polymer aus 20 Desoxy-Thymidinen zugegeben, eine sogenannte Oligo$(dT)_{20}$-Sonde, die innerhalb von 2 Minuten spezifisch mit dem Poly(A)-Schwanz der mRNA hybridisiert, gefolgt von der Zugabe von Streptavidin-beschichteten magnetischen Polystyrol-Kügelchen mit einem Durchmesser von ca. 1 µm. Auf Grund der überaus starken Affinität zwischen Biotin und Streptavidin mit einer Affinitätskonstante von 10^{15} Mol L^{-1} wird das mRNA-Oligo(dT)-Hybrid innerhalb von 5 Minuten fest an die Kügelchen gebunden, sodass dann mittels magnetischer Separation die mRNA-beladenen Kügelchen abgetrennt werden können. Nach einem anschließenden Waschschritt erfolgt die Elution der mRNA von den Kügelchen durch eine kurze Behandlung für 2 Minuten bei 65 °C.

2. Methode. Sie verfolgt drei Ziele, die alle in einem Reaktionsgefäß durchgeführt werden können: Erstens, Isolierung von Poly(A)-RNA aus Gesamtzell-RNA, Zellysaten oder Gewebehomogenaten, zweitens, reverse Transkription der RNA in DNA (s. 2.3.6) und drittens, Vervielfältigung der DNA mittels PCR (s. Kap. 2.3.7): Zu den mRNA enthaltenden Proben, z. B. Gesamtzell-RNA, Zellysate, oder Gewebehomogenaten, wird die Biotin-markierte Oligo$(dT)_{20}$-Sonde gegeben, die innerhalb von 5 Minuten spezifisch mit dem Poly(A)-Schwanz der mRNA hybridisiert. Das Gemisch wird in ein Streptavidin-beschichtetes PCR-Röhrchen gegeben, wo der Biotin-Rest der Sonde fest an das Streptavidin bindet. Nach einem kurzen Waschschritt zur Entfernung von Zellkomponenten und überschüssigen Reaktionspartnern kann nach Zugabe der neuen Reaktionspartner für die reverse Transkription sofort mit der Synthese der cDNA begonnen werden, die etwa 2 Stunden dauert, wobei der Oligo$(dT)_{20}$-Rest als Primer für die reverse Transcriptase dient (s. Kap. 2.3.6). Nach einem weiteren Waschschritt und der Zugabe der PCR-Reaktionspartner (s. Kap. 2.3.7) kann die cDNA in einem Thermocycler dann millionenfach vermehrt werden.

2.3.3 Radioaktive Markierung von DNA

Nick-Translation

Diese Methode wird zur Markierung innerhalb der DNA eingesetzt. **Nicks** sind Einzelstrangbrüche in der DNA, die meistens nicht absichtlich in die DNA eingeführt werden müssen, sondern auch bei vorsichtiger DNA-Präparation spontan auftreten. Benötigt wird [α-^{32}P]dATP und das Enzym **DNA-Polymerase I**, das drei Aktivitäten in sich vereinigt, 5'→3' Polymerase, 5'→3' Exonuklease und 3'→5' Exonuklease. Für die Markierung wichtig ist die 5'→3' Exonuklease-Aktivität, die am Nick ansetzt und die DNA in 3'-Richtung abbaut, während gleichzeitig die 5'→3' Polymeraseaktivität am freien 3'-OH des Nicks neue ^{32}P-markierte Desoxynukleotide einfügt und die Lücke wieder auffüllt, sodass der Nick in 3'-Richtung wandert (Abb. 2.13). Der Nick wird erst durch ein zweites Enzym, die Ligase, geschlossen (Kap. 2.3.6). Auch nicht-radioaktive Markierungen unter Verwendung der Nick-Translation sind heutzutage möglich und gewinnen aus ökologischen und gesundheitlichen Überlegungen immer mehr an Bedeutung (Kap. 2.3.4)

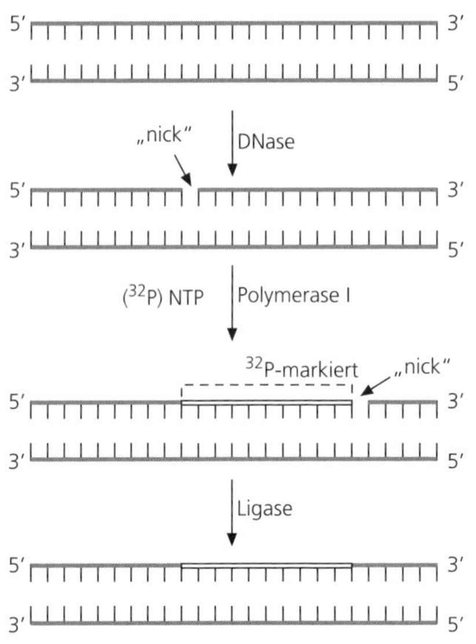

Abb. 2.13 Markierung von DNA mit ^{32}P unter Verwendung der Nick-Translation. Abbau der DNA in 3'-Richtung durch die 5'→3'-Exonukleaseaktivität der DNA-Polymerase I und Neusynthese von DNA in 3'-Richtung durch die 5'→3'-Polymeraseaktivität der DNA-Polymerase I. Bei der Synthesereaktion werden radioaktiv markierte Nukleotide eingebaut. Aus Praxis der Naturwissenschaften, Biologie, 1987

Endmarkierung mit dem Klenow-Fragment

Diese Methode wird zur Markierung von 4 bis 8 Nukleotiden am Ende der DNA eingesetzt. Klebrige DNA-Enden, die durch Behandlung der DNA mit Restriktionsenzymen entstanden sind (Kap. 2.3.6), werden in Gegenwart von [α-^{32}P]dATP und dem Klenow-Fragment aufgefüllt. Das **Klenow-Fragment** erhält man durch enzymatische Spaltung der DNA-Polymerase I mit Subtilisin, das zwischen Position 323 und 324 spaltet, sodass ein großes Fragment (68 kDa) entsteht, das den C-Terminus trägt und nur noch die 5'→3' Polymerase und 3'→5' Exonukleaseaktivität besitzt. Bei der Auffüllreaktion werden am 3'-OH neue ^{32}P-markierte Desoxynukleotide eingebaut, bis das klebrige Ende aufgefüllt und ein stumpfes Ende entstanden ist. Für diese Reaktion könnte man auch die komplette DNA-Polymerase I nehmen, jedoch stört die 5'→3' Exonukleaseaktivität, die die DNA abbaut und die Ausbeute verringert.

Endmarkierung mit alkalischer Phosphatase und Polynukleotidkinase

Die Polynukleotidkinase wird aus *E. coli* erhalten, die mit dem T4-Phagen infiziert wurden. Das Enzym wird auf der Phagen-DNA kodiert und wirkt nur an der 5'-OH-Gruppe, nicht an der 3'-OH-Gruppe. DNA-Fragmente, die am 5'-Ende eine Phosphatgruppe tragen, werden zuerst mit der alkalischen Phosphatase behandelt, um diese Phosphatgruppe zu hydrolysieren. In Gegenwart von [γ-^{32}P]ATP überträgt die Polynukleotidkinase den markierten Phophatrest auf die freie 5'-OH-Gruppe, sodass pro DNA-Strang nur ein ^{32}P vorliegt, und zwar am Ende. Derartig markierte DNA wird für die DNA-Sequenzierung benötigt (Kap. 2.3.8). Es gibt mehrere Typen von Phosphatasen, die für 3' oder 5' terminale Phosphomonoester spezifisch sind und auf die DNA oder RNA wirken.

2.3.4 Nicht-radioaktive Markierung von DNA

Analog zur radioaktiven Markierung ist auch eine nicht-radioaktive DNA-Markierung mit den Methoden der Nick-Translation und Endmarkierung mit dem Klenow-Fragment möglich. An Stelle von radioaktivem dATP wird **Digoxigenin-markiertes dUTP** (DIG-dUTP) an Stelle von Thymidin in die DNA eingebaut.

Die nicht-radioaktiven Methoden gewinnen immer mehr an Bedeutung, da das Arbeiten mit Radionukliden in mehrfacher Hinsicht sehr aufwändig ist, angefangen mit dem Bau und dem Unterhalt eines Isotopenlabors, Anschaffung teurer Gammazähler, regelmäßigen Strahlenschutzunterweisungen und Gesundheitskontrollen, bis hin zu der umfangreichen Dokumentation und Abfallbeseitigung.

2.3.5 Qualitativer Nachweis von DNA

Gradientenzentrifugation

Um nach einer Gradientenzentrifugation die DNA-Bande genau lokalisieren und isolieren zu können, muss sie klar erkennbar sein. Die gebräuchlichste Methode verwendet den Fluoreszenzfarbstoff **Ethidiumbromid** (Abb. 2.14), der in die DNA

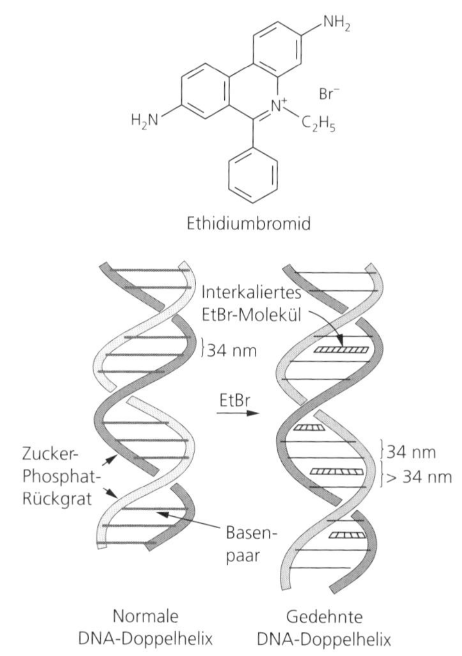

Abb. 2.14 Interkalation von Ethidiumbromid. Ethidiumbromid (EtBr) interkaliert (wird eingelagert) zwischen zwei benachbarte Basenpaare der DNA, die dadurch teilweise entwunden und gedehnt wird. Die DNA ist unter dem UV-Licht sichtbar. Aus Brown 1993

interkaliert und so den Komplex unter dem UV-Licht (260 nm) bei 590 nm (emittierte Wellenlänge) rötlich-orange fluoreszieren lässt. Das Ethidiumbromid wird vor der Zentrifugation der DNA-CsCl-Mischung in einer Endkonzentration von etwa 0,6 mg mL^{-1} beigegeben. Nach der Zentrifugation und der Isolierung der DNA (Kap. 2.3.1) wird es durch mehrfache Extraktion mit Wasser- oder Isoamylakohol-gesättigtem 1-Butanol wieder von der DNA gelöst. CsCl wird durch Dialyse gegen 10 mM Tris-Puffer+1 mM EDTA, pH 7,6, entfernt. Ethidiumbromid ist ein starkes Mutagen, weshalb beim Umgang mit der Substanz immer Einmalhandschuhe getragen werden müssen.

Gelelektrophorese

Für die Visualisierung von DNA in Agarose- und Polyacrylamidgelen gibt es mehrere Methoden:

Ethidiumbromid: Der Farbstoff kann entweder von vornherein in das Gel und dem Elektrophoresepuffer zugegeben werden (0,5 µg mL^{-1} Endkonzentration), sodass dann das Gel unmittelbar nach dem Elektrophoreselauf in UV-Licht betrachtet werden kann, oder das Ethidiumbromid wird vorerst weggelassen, wobei dann das Gel im Anschluss an die Elektrophorese für 45 min in eine Ethidiumbromid-Lösung (0,5 µg mL^{-1}) gelegt und angefärbt wird. Eine Entfärbung ist normalerweise nicht notwendig, jedoch dann zu empfehlen, wenn geringe DNA-Mengen (< 10 ng) vorliegen und der schwache EtBr-Background die Visualisierung der DNA erschwert. Zur Entfärbung wird das Gel 1h in einer 1 mM $MgSO_4$-Lösung bei Raumtemperatur gewaschen. Die unterste Nachweisgrenze mit Ethidiumbromid liegt bei etwa 1 ng DNA.

Radioaktive Markierung und Autoradiographie: Die DNA wird vor der Elektrophorese über die Nick-Translation oder die Endmarkierung (Kap. 2.3.3) mit ^{32}P markiert. Nach der Elektrophorese wird ein Röntgenfilm auf das Gel gelegt und, je nach Intensität der Radioaktivität, für mehrere Stunden bis Tage exponiert. Eintausend bis fünftausend cpm an ^{32}P in einer Bande von 1 cm Breite können nach 12 bis 16 Stunden Expositionsdauer klar erkannt werden. Durch die Verwendung spezieller Verstärkerfilter und Exposition bei -70 °C kann die Empfindlichkeit bis um den Faktor 10 gesteigert werden. Generell ist die Autoradiographie empfindlicher als die Färbung mit Ethidiumbromid.

Nicht-radioaktive Markierung und enzymimmunologischer Nachweis (Kap. 2.3.4): Der Nachweis der DIG-markierten DNA erfolgt mittels spezifischer, enzymmarkierter Anti-DIG-Antikörper und präzipitierender Enzymsubstrate (Kap. 2.2.4), nachdem die DNA auf Membranen geblottet wurde (Kap. 2.2.4). Verwendet man Chemilumineszenz-Substrate (Kap. 2.2.4), so kann die Nachweisempfindlichkeit noch wesentlich gesteigert werden und sie erreicht die der radioaktiven Methoden bzw. übertrifft diese sogar in manchen Fällen.

2.3.6 Wichtige enzymatische Methoden

Einige Enzyme wurden bereits vorgestellt (Kap. 2.3.3). Weitere, für gentechnische Arbeiten wichtige Enzyme sollen nachfolgend behandelt werden.

Verdau mit Restriktionsendonukleasen

Restriktionsendonukleasen, die meistens Restriktionsenzyme (RE) genannt werden, erlauben das präzise Schneiden von doppelsträngiger DNA an festgelegten Basensequenzen. Es gibt **drei Typen** von RE, wobei der Typ II für gentechnisches Arbeiten am wichtigsten ist, da Spaltstelle und Erkennungssequenz identisch sind; allerdings gibt es auch hierbei Ausnahmen. Die RE-Bezeichnung setzt sich zusammen aus einem 3-Buchstaben-Code für den Organismus, aus dem das RE isoliert wurde, gefolgt von der Bezeichnung des Unterstammes und einer fortlaufenden Nummer, da in einem Mikroorganismus oft mehrere RE vorkommen. So steht *Hae*III für das dritte Restriktionsenzym aus *Haemophilus aegypticus*. Die Erkennungssequenz kann aus 4, 5, 6 oder 8 Basenpaaren bestehen und zeigt meistens ein **palindromisches Muster**. Durch den Schnitt können stumpfe (blunt ends) oder überhängende Enden (sticky ends) entstehen, die eine spontane Rekombination von unterschiedlichen DNA-Fragmenten ermöglichen (Tab. 2.13). **Isoschizomere** sind RE, die die gleiche Erkennungssequenz haben, aber anders schneiden. Bei manchen RE treten sogenannte **Sternaktivitäten** auf,

Tab. 2.13 Die Erkennungsstellen von einigen wichtigen Typ II Restriktionsendonukleasen

Enzym	Organismus	Erkennungssequenz	Enden
Alu I	*Arthrobacter luteus*	AG'CT	Glatt
Bam H1	*Bacillus amyloliquefaciens*	G'GATCC	Klebrig
Bgl II	*Bacillus globigii*	A'GATCT	Klebrig
Eco R1	*Escherichia coli*	G'AATTC	Klebrig
Hae III	*Haemophilus aegypticus*	GG'CC	Glatt
Hind III	*Haemophilus influenzae* R_d	A'AGCTT	Klebrig
Hinf I	*Haemophilus influenzae* R_f	G'ANTC	Klebrig
Not I	*Nocardia otitidis-caviarum*	GC'GGCCGC	Klebrig
Pvu I	*Proteus vulgaris*	CGAT'CG	Klebrig
Pvu II	*Proteus vulgaris*	CAG'CGT	Glatt
Sau 3A	*Staphylococcus aureus*	'GATC	Klebrig
Taq I	*Thermus aquaticus*	T'CGA	klebrig

' gibt die Schnittstelle an

wenn zu hohe Enzymkonzentrationen eingesetzt werden; dann schneidet z. B. *Eco*RI bei GATC, anstatt bei GAATTC. Über 350 Restriktionsendonukleasen sind zurzeit bekannt und werden für gentechnische Arbeiten eingesetzt, die meisten von ihnen werden selbst gentechnisch hergestellt.

Für die RE-Spaltung von DNA existieren Standard-Protokolle. Die Spaltung wird in 0,5-mL- bis 1,5-mL-Plastikreaktionsgefäßen durchgeführt, die zur Zerstörung von DNasen zuvor autoklaviert werden müssen. Außerdem müssen Einmalhandschuhe getragen werden, da auf der Haut ebenfalls reichlich DNasen vorhanden sind. Wichtig ist die genaue Einhaltung der Konzentrationen von NaCl, Mg^{2+} und Enzym sowie des pH, da sonst Verluste an Enzymaktivität und Ausbeute sowie ein verändertes Spaltmuster auftreten. 1 U Enzym entspricht der Enzymmenge, die in einer Stunde 1 µg DNA spaltet.

Zur Illustration soll nachfolgend die Spaltung von λ-DNA durch das Enzym *Bgl*II aus *Bacillus globigii* dargestellt werden:

Reaktionsansatz

- 16 µl Probe (2 µg λ-DNA, 125 µg mL^{-1})
- 2 µl *BglII*-Puffer (10x)
- 0,5 µl *BglII* (2 U, 4000 U mL^{-1})
- 1,5 µl H_2O.

Der Reaktionsansatz wird für eine Stunde bei 37 °C inkubiert. Die Inaktivierung des RE erfolgt durch eine fünfminütige Behandlung bei 70 °C oder Zugabe von 100 mM EDTA, das die Mg^{2+}-Ionen wegfängt. Als Nächstes erfolgt eine Analyse der Spaltstücke oder ihre Isolierung mittels Gelelektrophorese (Kap. 2.3.1).

Reverse Transkriptase

Die reverse Transkriptase (RT) ist eine RNA-abhängige DNA-Polymerase und wird in der Gentechnik eingesetzt, um mRNA in cDNA umzuschreiben. Methoden zur Isolierung von mRNA wurden bereits vorgestellt (Kap. 2.3.2). Die in der Gentechnik eingesetzten RT stammen aus Virus-infizierten Zellen, z. B. Knochenmarkzellen von Geflügel, die mit dem Avian Myeloblastose-Virus (AMV) oder dem Rous-Sarkom-Virus (RSV) infiziert

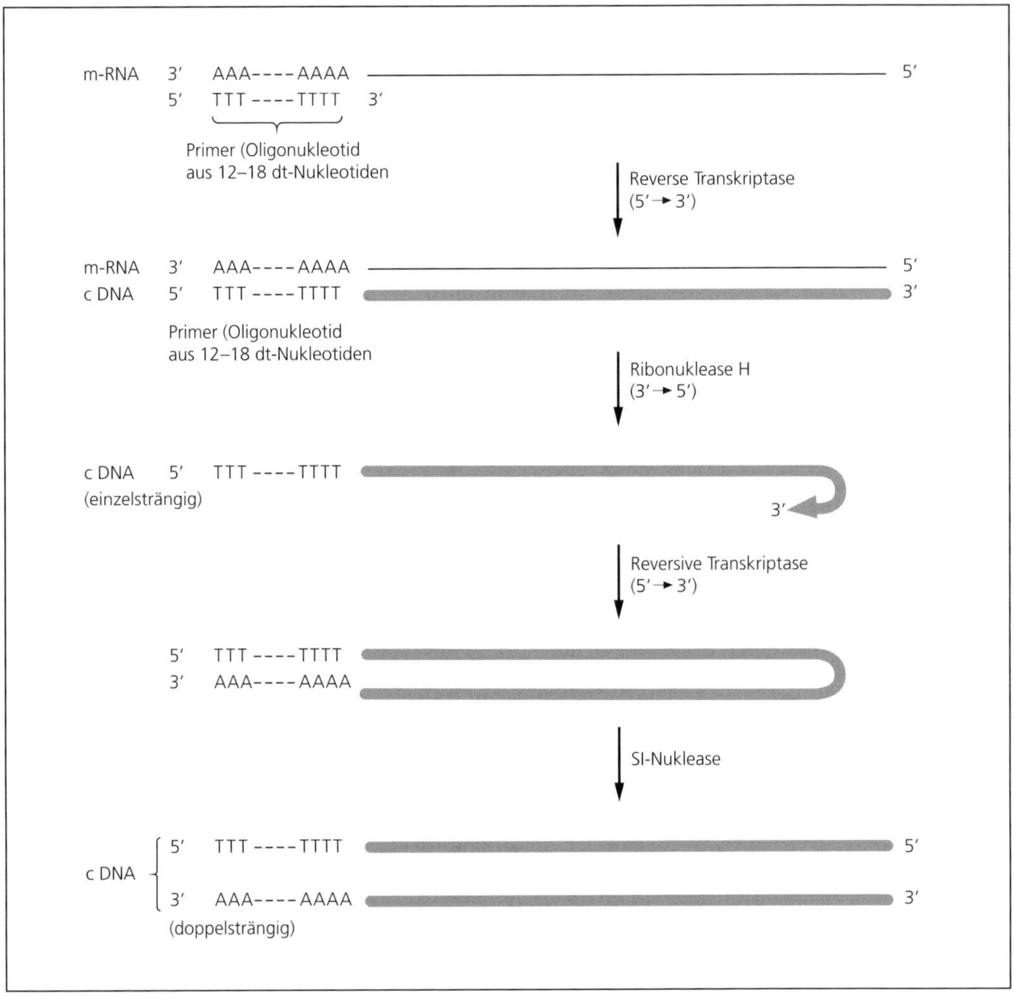

Abb. 2.15 Herstellung von einzel- und doppelsträngiger cDNA. Sie erfolgt durch die reverse Transkriptase, Ribonuklease H und SI-Nuklease. Details sind im Text erklärt. Aus Praxis der Naturwissenschaften, Biologie, 1987

wurden. Die RT verfügt über drei enzymatische Aktivitäten: 5'→3'-Polymeraseaktivität, 5'→3'-Exoribonuklaseaktivität und 3'→5'- Exoribonuklaseaktivität.

Neben der RNA-Matrize wird für die RT-Reaktion (Abb. 2.15) noch ein Startermolekül (primer) benötigt, das aus etwa 12–18 Nukleotiden besteht und meistens ein Oligo(dT)-Molekül ist, das mit dem Poly(A)-Schwanz der mRNA hybridisiert (Kap. 2.3.2). Zusätzlich werden noch die 4 Desoxytrinukleotide, ein geeigneter Puffer und Mg^{2+}-Ionen benötigt. Als erstes Reaktionsprodukt entsteht ein RNA-DNA-Hybrid, bei dem der RNA-Anteil über die 3'→5'- Exoribonukleaseaktivität der RT abgebaut wird, sodass ein DNA-Einzelstrang entsteht. Die Synthese zur doppelsträngigen cDNA verlangt wiederum einen Primer und kann auf mehreren Wegen geschehen: Durch spontanes Umklappen des 3'-Endes der cDNA entsteht ein partiell doppelsträngiges Molekül („Haarnadelschleife"), wobei der kürzere Strang,

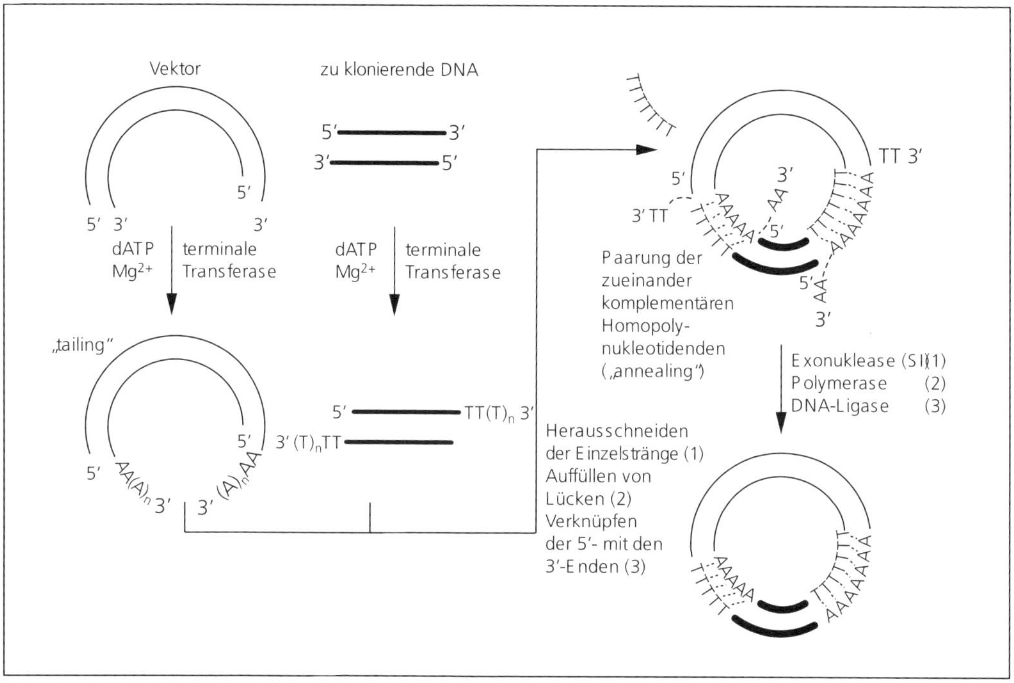

Abb. 2.16 Anhängen von Poly(A) bzw. Poly(T) Schwänzen an überhängende DNA-Enden mithilfe der terminalen Desoxynukleotidyl-Transferase (terminale Transferase) und anschließende Rekombination von zwei DNA-Molekülen über eine gezielte AT-Hybridisierung. Details sind im Text erklärt. Aus Praxis der Naturwissenschaften, Biologie, 1987

meist nur wenige Nukleotide lang, als Primer für die DNA-Polymerisation dient. Als Polymerase kann die RT selber fungieren oder ein zusätzlich zugegebenes Klenow-Fragment (Kap. 2.3.3). Die Haarnadelschleife wird zum Schluss mit der SI-Nuklease abgetrennt. Alternativ dazu kann man das 3'-Ende der einsträngigen cDNA mit einem homopolymeren Schwanz aus Thymidin-Desoxynukleotiden verlängern. Durch Anlagerung eines komplementären Primers wird dann die Voraussetzung für die Synthese des zweiten DNA-Stranges geschaffen.

Alternativ zum Oligo(dT)-Primer werden auch synthetische Oligonukleotide verwendet, die genau zur Sequenz des interessierenden Genabschnittes passen und aus der Aminosäuresequenz des dazugehörigen Proteins über den genetischen Code abgeleitet werden. Entsprechende frei programmierbare Syntheseautomaten (Oligo-Synthesizer) synthetisieren innerhalb von wenigen Stunden das gewünschte Oligonukleotid.

Terminale Desoxynukleotidyl-Transferase (TdT)

Sie wird auch als terminale Transferase oder TdT bezeichnet, stammt meistens aus Kalbs-, Ratten- oder Mäusethymus und wird eingesetzt, um beliebige Nukleotide an das 3'-OH-Ende doppelsträngiger DNA anzuheften. Bevorzugtes Substrat ist jedoch eine 3'-OH-Gruppe an einem mindestens drei Basenpaare langen überstehenden Ende, wie man es meistens durch RE-Verdau erhält (Kap. 2.3.6). Für die Reaktion müssen entsprechende Desoxytrinukleotide (dNTP) als Substrat und Mg^{2+}-Ionen zugegen sein. Wird Mg^{2+}- durch Mn^{2+} ersetzt, gelingt es auch, überstehende 5'-Enden zu verlängern. In Gegenwart von Co^{2+}-Ionen können auch an stumpfe DNA-Enden Oligo-dA- oder Oligo-dT-Schwänze ansynthetisiert werden.

In der Gentechnik wird die TdT-Reaktion zur Neukombination von DNA benötigt, um zu klonierende DNA und Vektor mit zueinander komplementären Homopolynukleotidenden zu versehen (Abb. 2.16). Weiterhin kann man mit der TdT auch die terminale 3'-OH-Gruppe von einzel- und doppelsträngiger DNA mit ^{32}P markieren, eine Reaktion die matrizenunabhängig ist und α-Phosphat-markierte Desoxytrinukleotide sowie die Gegenwart von Co^{2+}-Ionen erfordert.

Poly(A)-Polymerase

Das Enzym arbeitet analog der TdT und wird in der Gentechnik für die matrizenunabhängige Anheftung von etwa 200 Poly(A)-Resten an das 3'-Ende von RNA, die keinen Poly(A)-Schwanz trägt, eingesetzt. Die Reaktion benötigt ATP und Mg^{2+}- oder Mn^{2+}-Ionen. Diese RNA kann dann mithilfe der RT und einem $(dT)_{12}$-Primer in cDNA umgeschrieben werden (Kap. 2.3.6). Die Poly(A)-Polymerase verwendet nur RNA und ATP als Substrate, DNA und andere Nukleotid- bzw. Desoxynukleotidtriphosphate werden nicht akzeptiert.

Nukleasen

Es gibt eine Vielzahl an Nukleasen mit den verschiedensten Eigenschaften hinsichtlich

- **Substratspezifität** für DNA oder RNA bzw. DNA und RNA
- Spaltung innerhalb der DNA, das sind die **Endonukleasen**
- Spaltung vom Ende her, das sind die **Exonukleasen**
- **Spaltspezifität** von Endonukleasen, wobei ein 3'-OH-Rest und ein 5'-Monophosphoester entsteht oder umgekehrt
- Spaltspezifität bei Exonukleasen, vom 3'- oder 5'-Ende
- **Strangspezifität** für Einzelstrang oder Doppelstrang.

Für gentechnologische Arbeiten sind die Restriktionsendonukleasen (s. oben) und einige Exonukleasen, wie die Exonuklease III (ExoIII) und Exonuklease VII (ExoVII), SI-Nuklease und Bal31 wichtig.

ExoIII ist doppelstrangspezifisch und spaltet bei 23 °C etwa 10 Nukleotide von beiden 3'-Enden ab. So erhält man zum Schluss zwei nicht-komplementäre Einzelstränge. Lässt man die Reaktion nicht bis zum Ende ablaufen, sodass die beiden Stränge noch zusammenhängen, kann man die wegverdauten Basen durch die DNA-Polymerase wieder neusynthetisieren lassen. Geschieht das in Gegenwart von ^{32}P-markierten dNTP wird die DNA entsprechend radioaktiv markiert (Kap. 2.3.3). **ExoVII** ist einzelstrangspezifisch und spaltet nur die überstehenden Enden zu 5'-Monophosphaten ab. Auch ExoVII kann zur DNA-Markierung herangezogen werden. Sowohl ExoIII als auch ExoVII werden aus *E. coli* gewonnen.

Die **SI-Nuklease** stammt aus *Aspergillus oryzae* und schneidet nur einzelsträngige DNA bzw. einzelsträngige Lücken in ansonsten doppelsträngige DNA, sodass die doppelsträngige DNA zerteilt wird. Sie wird bei der Herstellung von cDNA für das Ausschneiden der Haarnadelschleife benötigt (s. oben).

Die Nuklease **Bal31** aus *Alteromonas esperiana* zeigt sowohl 3'- als auch 5'-Spezifität und eignet sich zur kontinuierlichen Verkürzung der DNA von beiden Enden her. Auf diese Weise können Restriktionsstellen entfernt werden, Deletionen erzielt werden oder Restriktionsstellen für die Restriktionskartierung ermittelt werden.

Ligasen

DNA-Ligasen katalysieren die Bildung von Phosphoesterbindungen zwischen benachbarten 3'-OH- und 5'-Phosphat-Enden innerhalb eines Stranges von doppelsträngiger DNA. Somit stellen diese Enzyme wichtige Werkzeuge für die In-vitro-Neukombination von DNA dar, um die nach RE-Spaltung und Hybridisierung (s. oben) erhaltenen gemischten DNA-Anteile wieder zu einem kompletten, kovalent verknüpften Doppelstrang zu vereinen.

2.3.7 Die Polymerase-Kettenreaktion

Die Polymerase-Kettenreaktion (PCR) ist innerhalb weniger Jahre zu einer so universellen Methode in der Gentechnik geworden, dass sie bereits in Schulbüchern erklärt wird. So sollen an dieser Stelle nur die wichtigsten Merkmale, relevanten Testparameter und aktuellen Entwicklungen aufgezeigt werden. Das primäre Ziel der PCR ist die oft **millionenfache Vermehrung eines DNA-Abschnittes**. Zuerst wird die DNA bei 95 °C in zwei Einzelstränge geschmolzen, dann werden zwei unterschiedliche, etwa 15 bis 20 Oligonukleotide lange Startermoleküle (Primer) zugegeben, die zu DNA-Sequenzen komplementär sind, die an den zur Vermehrung anstehenden DNA-Abschnitt angrenzen. In Gegenwart eines bestimmten Puffers, den 4 Desoxytrinukleotiden (dNTP) und der ***Taq*-DNA-Polymerase** werden die Primer verlängert und ein Gegenstrang zur ursprünglichen DNA synthetisiert (Abb. 2.17). Diese drei wesentlichen Einzelschritte, DNA-Denaturierung, Primer-Anlagerung (Primer-Annealing) und DNA-Neusynthese (Primer-Elongation), können heutzutage durch programmierbare PCR-Automaten, sogenannte **Thermocycler**, innerhalb von wenigen Stunden 20 bis 60 mal wiederholt werden, sodass die DNA exponentiell vermehrt wird. Nach 20 Zyklen ist die DNA 2^{20} – also etwa 1 Mio mal – amplifiziert. Genau genommen findet eine lineare Vermehrung der unbegrenzten DNA-Stücke und eine exponentielle Vermehrung der längendefinierten DNA-Stücke statt. Die Fehleinbaurate liegt bei einer Base von 1 bis $2x10^4$ eingebauten Basen. Im Vergleich dazu liegt der natürliche Fehleinbau bei einer Base von 10^9.

Entscheidende Parameter sind die Annealing-Temperatur, Zeitabstände (Tab. 2.14) und die richtige Ionenkonzentration. Je niedriger die **Annealing-Temperatur**, desto größer ist das Risiko, dass der Primer unspezifisch mit der DNA hybridisiert, sodass der falsche DNA-Abschnitt vervielfältigt wird. Wird die Annealing-Temperatur zu hoch gewählt, findet nur eine ungenügende Hybridisierung und eine reduzierte Amplifizierung statt. Die genaue Temperatur kann oft nur durch Probieren ermittelt werden. Um das Risiko einer unspezifischen Primer-Anlagerung beim Zusammengeben der Reaktionspartner bei Raumtemperatur zu minimieren, wird oft der **Hot-Start** bevorzugt, bei dem alle Reaktionspartner, bis auf einen, zusammenpipettiert werden. Nach dem Erhitzen auf 60 bis 80 °C wird der letzte Reaktionspartner zugegeben. Eine weitere Verbesserung stellt die **Hot-Wax-Methode** dar, bei der alle Komponenten zusammenpipettiert werden bis auf das $MgCl_2$, das dann in Form eines Mg^{2+}-enthaltenden Wachs-Kügelchens zugegeben wird, das erst im Thermocycler bei 68 bis 74 °C schmilzt und die Synthesereaktion startet.

Weitere relevante Parameter, die für ein optimales Annealing aufeinander abgestimmt werden müssen, sind: Länge des Primers, G/C-Gehalt des Primers, Primer-Konzentration, Annealing-Dauer und Länge des zu amplifizierenden DNA-Abschnittes. Ein guter Primer sollte einen G/C-Gehalt von 40 bis 75 % haben, eine ausgewogene Verteilung von G/C- und A/T-haltigen Bereichen zeigen, minimal 14 und maximal 35 Basen lang sein und immer im Überschuss vorliegen, meistens in einer etwa 0,4 μM Konzentration.

Die Länge des amplifizierbaren DNA-Stückes liegt bei mehreren Kilobasen. Mittlerweile sind optimierte PCR-Systeme im Handel, mit denen DNA-Abschnitte bis 40 kb amplifiziert werden können. Dies ist durch den Zusatz eines weiteren Enzyms, der *Pwo* DNA-Polymerase möglich, die

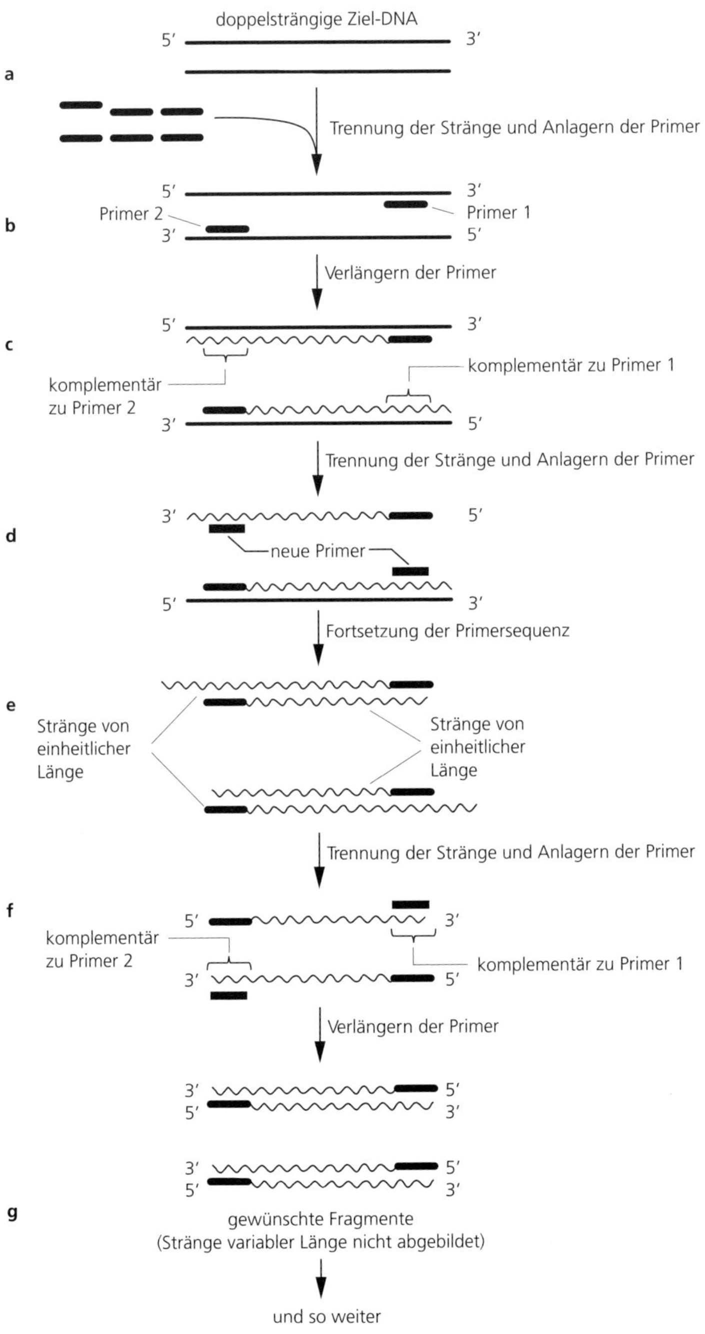

Abb. 2.17 Prinzip der PCR. Unter Verwendung von 2 Primern und der Taq-Polymerase wird DNA vervielfältigt. Details sind im Text erklärt. Aus Watson et al. 1993

Tab. 2.14 Typische Temperatur- und Zeitbedingungen für die PCR

Zyklus	Schritt	Temperatur	Dauer
1.	DNA-Denaturierung	95 °C	1 min
	Primer-Annealing	50 bis 65 °C	30 s
	Primer elongation (*Taq*)	72 °C	45 s bis 3 min
2.-19.	DNA-Denaturierung	92 bis 95 °C	30 s
	Primer-Annealing	50 bis 65 °C	30 s
	Primer elongation (*Taq*)	72 °C	45 s bis 3 min
20.	DNA-Denaturierung	92 bis 95 °C	30 s
	Primer-Annealing	50 bis 65 °C	30 s
	Final elongation (*Taq*)	72 °C	7 min
Hold		7 °C	Mehrere h

Korrektur lesen (proof reading) kann, sodass höhere Ausbeuten bei verminderter Fehlerrate erzielt werden.

Die PCR wird heutzutage für eine Vielzahl von Bereichen und Fragestellungen eingesetzt: In der Humangenetik für die pränatale Diagnostik, Lokalisation von Gendefekten, Ermittlung von Krankheitsanfälligkeiten, Gewebetypisierung vor Organtransplantationen und Vaterschaftsbestimmung, in der Kriminalistik und Ahnenforschung, in der Analytik zur Identifizierung von Pathogenen in Blut und Blutprodukten, Wasserproben und Nahrungsmitteln, in der Evolutionsforschung zur Untersuchung fossiler DNA-Proben oder in der Umweltanalytik zur kontinuierlichen Überprüfung der Wasserqualität oder zur Bestimmung der Verteilung von freigesetzten, genetisch veränderten Mikroorganismen.

Nicht zuletzt ist die PCR-Technologie für das Humangenomprojekt ein unentbehrliches Hilfsmittel.

2.3.8 DNA-Sequenzierung

Generell gibt es zwei verschiedene Vorgehensweisen, eine chemische und eine enzymatische Methode, die beide 1977 publiziert wurden. Die chemische Methode wurde von Allan Maxam und Walter Gilbert entwickelt, die enzymatische von Frederick Sanger. Die chemische Methode ist kaum noch in Gebrauch, sodass hier nur die enzymatische Methode näher vorgestellt werden braucht. Diese ist automatisierbar, sodass die Sequenz mehrerer tausend Basenpaare pro Tag bestimmbar ist, eine unbedingte Voraussetzung für das schnelle Gelingen von Genomprojekten.

Die **enzymatische Methode** funktioniert nach dem Prinzip des Kettenabbruchs unter Verwendung der 2',3'-Didesoxynukleosid-5'-Triphosphate ddATP, ddGTP, ddTTP und ddCTP. Daher wird diese Methode auch **Didesoxy-Methode** genannt. Zuerst muss die zu sequenzierende DNA durch mechanische Scherung oder Behandlung mit Restriktionsenzymen (Kap. 2.3.6) in kleinere Fragmente zerlegt sowie durch Erhitzen und Elektrophorese in Einzelstränge aufgetrennt werden. In der ursprünglichen Version wird die DNA auf vier verschiedene Reaktionsansätze verteilt: Jeder Ansatz enthält die DNA-Polymerase, den Primer für die DNA-Polymerase und ein ausgewogenes Gemisch aus den vier dNTP und nur eines der 4 möglichen ddNTP. Ein dNTP ist am α-Phosphat zur späteren Auswertung mittels Autoradiographie mit ^{32}P markiert. Die Neusyn-

Kasten 2.5 Automatisierte DNA-Sequenzierung

1. Das **Verfahren von LICOR:** Es wird, wie im Text beschrieben, eine Zweischritt-Reaktion durchgeführt, wobei beim ersten Schritt fluoreszensmarkiertes dUTP eingesetzt wird. Der zweite Schritt ist unverändert. Wiederum werden die 4 Ansätze auf 4 Gelspuren verteilt. Bei der Elektrophorese laufen die aufgetrennten markierten Fragmente an einer Laserlichtschranke vorbei. Die Fluoreszenz-Signale werden erfasst und elektronisch ausgewertet und vom Sequenzator als fortschreitende Sequenz wiedergegeben.
2. Das **Verfahren von ABI:** Es wird nur ein Einschrittverfahren durchgeführt, bei dem die ddNTP fluoreszenzmarkiert sind, und zwar jedes ddNTP mit einem anderen Fluoreszenzfarbstoff. Es wird nur ein Reaktionsansatz benötigt, der auf einer Spur des Sequenzgels aufgetragen wird und wiederum an der Laserlichtschranke vorbeiläuft. Der Detektor erkennt die jeweilige Fluoreszenz und kann daraus die korrekte Sequenz ermitteln.
3. Anwendbar ist auch eine Technik, die mit **IR-Laserlicht** arbeitet. Der Vorteil dieser Methode liegt im Preis, da IR-Laser viel billiger sind als UV-Laser.
4. Die **zyklische Sequenzierung** ist eine Kombination von PCR und Didesoxy-Methode. Damit können noch geringste DNA-Mengen sequenziert werden, da die DNA gleichzeitig auch amplifiziert wird. Ein weiterer Vorteil: Es wird keine reine DNA benötigt, da über den spezifischen Primer nur ein definierter DNA-Bereich amplifiziert und analysiert wird. Die 4 Reaktionsansätze enthalten fluoreszenzmarkierte Primer, eine ausgewogene Mischung der dNTP und je ein Typ an ddNTP und die thermostabile Taq-Polymerase. Nach etwa 50 Zyklen werden die DNA-Fragmente aufgetrennt und mittels Laserlicht und Sequenzator die Sequenz bestimmt.

these der DNA beginnt am Primer und schreitet entsprechend der Sequenz des Gegenstranges solange fort, bis ein ddNTP eingebaut wird. Dann hört die Polymerasereaktion auf, da bei dem ddNTP an der 3'-Position keine OH-Gruppe vorhanden ist, die für die Ausbildung der Phosphoesterbindung zum 5'-Phosphat des nächsten Nukleotids benötigt wird. So steht am Ende einer abgebrochenen Kette in jedem der 4 Ansätze ein A, G, C, oder T. Es folgt die Auftrennung der DNA-Bruchstücke auf einem Polyacrylamid-Gel, wobei jeder der 4 Reaktionsansätze in eine eigene Spur aufgetragen wird. Nach der Autoradiographie kann die Sequenz der DNA von unten nach oben direkt vom Gel abgelesen werden. Ein gutes Gel erlaubt die Sequenzbestimmung von maximal 600 Basen. Da hierbei die Sequenz des neusynthetisierten Stranges bestimmt wird, kann durch die Basenpaarungsregel sehr einfach auf die Sequenz der zur Analyse eingesetzten DNA geschlossen werden.

In der Praxis wird heutzutage ein **Zweischrittverfahren** durchgeführt, wobei der erste Schritt nur zur Markierung der DNA dient. Der Ansatz enthält Primer, Template (die zu sequenzierende DNA), DNA-Polymerase und eine limitierende Menge der 4 dNTP, wovon das dATP am α-Phosphat mit ^{32}P markiert ist. Bei dieser Reaktion wird der Primer verlängert. Im zweiten Schritt, bei dem 4 parallele Ansätze benötigt werden, enthält jeder Ansatz wiederum DNA-Polymerase, 4 unmarkierte dNTP und jeweils ein ddNTP. Jetzt erfolgt der Kettenabbruch und anschließend die gelelektrophoretische Auftrennung der so entstandenen DNA-Stücke.

In den letzten Jahre hat diese ursprüngliche Methode eine Reihe von entscheidenden Verbesserungen erfahren, die eine Automatisierung in sogenannten **Sequenzatoren** erlaubt, wobei zur Markierung der Nukleotide an Stelle von Radionukliden Fluoreszenzfarbstoffe eingesetzt werden (Kasten 2.5).

RNA lässt sich direkt schlecht sequenzieren, weshalb sie zuvor mithilfe der **reversen Transkription** (s.oben) in einsträngige cDNA umgeschrieben wird und in dieser Form mit der Kettenabbruch-Methode sequenziert werden kann.

2.4 DNA-Übertragung in Zellen

Die Übertragung von veränderter DNA in fremde Wirtszellen, die Vermehrung der DNA und die Expression von Proteinen in diesen Zellen sind Schlüsselprozesse der Gentechnik. Die Übertragung von DNA in prokaryontische Zellen wird als **Transformation** bezeichnet. Eine Sonderform der Transformation ist die **Transduktion**, bei der Bakteriophagen den DNA-Transfer erledigen. Die Übertragung von DNA in eukaryontische Zellen, wie Säugetierzellen und Pfanzenzellen, sollte korrekterweise als **Transfektion** bezeichnet werden.

2.4.1 Transformation von Bakterien

Es sollen hier nicht alle Methoden vorgestellt werden, die bisher entwickelt wurden, sondern nur die gebräuchlichste Technik, die **Kalziumchlorid-Methode**. Da Bakterienzellen von einer stabilen Zellwand umgeben sind, die einen unmittelbaren DNA-Eintritt erschweren, müssen Bakterienzellen zuerst **„kompetent“,** gemacht werden, also in einen Zustand erhöhter DNA-Aufnahmefähigkeit versetzt werden. Dies wird durch eine 12- bis 24-stündige Behandlung von logarithmisch sich vermehrenden Bakterienzellen mit einer 50 mM $CaCl_2$-Lösung in 10 mM Tris-Puffer, pH 8,0, bei 4 °C erreicht. Danach erfolgt die Zugabe der DNA in Form eines Vektors, meistens ein Plasmid, in 10 mM Tris-Puffer+1 mM EDTA, pH 7,6, gefolgt von einer 30minütigen Inkubation bei 0 °C und zweiminütigen Inkubation bei 42 °C. Dabei wird DNA in die Bakterienzellen aufgenommen. Etwa 40 ng DNA werden pro Transformationsexperiment eingesetzt. Trotz der weltweiten Anwendung dieser Methode zeigt sie nur eine geringe Ausbeute, da nur ein kleiner Prozentsatz der Bakterien die Kompetenz erlangt und nur 1 DNA-Molekül von 10 000 erfolgreich übertragen wird.

Daraus folgt, dass nach jeder Transformation entsprechende Selektionsschritte durchgeführt werden müssen, sodass letztendlich nur die Bakterien wachsen, die einen Vektor aufgenommen haben, und auch nur solch einen Vektor, der die Fremd-DNA integriert hat. Auf die Vielzahl der Selektionsmöglichkeiten soll hier nicht näher eingegangen werden, entsprechende Methodenbücher vermitteln die theoretischen und experimentellen Details.

Generell unterscheidet man zwischen einer **transienten Transformation** auch abortive Transformation genannt, bei der die übertragene DNA im Verlauf mehrerer Zellteilungen „herausverdünnt“ wird und damit verloren geht, und einer **stabilen Transformation,** bei der die übertragene DNA in mehr oder weniger konstanter Menge an die Tochterzellen weitergegeben wird. Dies ist immer dann der Fall, wenn der übertragene Vektor über einen geeigneten Replikationsursprung (origin of replication, ori) verfügt, der bei der transienten Transformation nicht vorhanden ist.

2.4.2 Transformation von Hefezellen

Hefezellen werden gerne an Stelle von Säugetierzellen (Kap. 2.4.5) für die gentechnische Herstellung eukaryontischer Proteine herangezogen, weil Hefezellen im Gegensatz zu Bakterien über **Glykosylierungsstoffwechselwege** verfügen (Kap. 4.4.1). Bevorzugtes Objekt ist die Bäckerhefe *Saccharomyces cerevisiae.* Viren, die Hefezellen infizieren, sind bisher nicht bekannt, sodass die Möglichkeit der Transduktion entfällt. Zurzeit werden drei verschiedene Vektortypen für die Transformation von Hefen eingesetzt:

Plasmidvektor: Das 2-Micron-Plasmid ist das bisher einzig bekannte Hefeplasmid. Es hat eine Länge von 6318 bp, wobei etwa 50 % der Gesamtgröße für die Replikation und das „Überleben" des Vektors notwendig sind. Es verfügt über keine eigenen Selektionsmarker. Durch Kombination mit bakteriellen Plasmiden, z. B. pBR322, können Schaukelvektoren (shuttle vectors) konstruiert werden, die sich sowohl in *E. coli* als auch in Hefezellen replizieren. Das wird dadurch erreicht, dass der Vektor Replikations-Startpunkte für beide Organismen besitzt. Zusätzlich tragen diese Vektoren noch Selektionsmarker.

ARS-Vektoren sind ringförmige Vektoren, die den Replikationsstartpunkt des Hefegenoms tragen, den sogenannten ARS-Abschnitt (autonome replizierende Sequenzen) und Teile von bakteriellen Plasmiden enthalten, die das HIS3-Markergen an Stelle der Tetracyclin-Resistenz tragen.

Minichromosomen, auch YAC genannt (yeast artificial chromosome), verhalten sich wie richtige Chromosomenen und werden bei der Kern- und Zellteilung auf die Tochterzellen aufgeteilt. Um zu funktionieren, müssen sie drei essenzielle Abschnitte chromosomaler Hefe-DNA in der richtigen Reihenfolge enthalten: (1) Den ARS-Abschnitt, der den Replikationsursprung enthält, (2) einen Selektionsmarker wie das HIS3- oder LEU2-Gen und (3) CEN-Regionen, die die Kopienzahl regulieren und das YAC für viele Generationen korrekt an die Tochterzellen weitergibt. CEN-Abschnitte enthalten funktionierende Zentromere und auch Telomerabschnitte aus Hefechromosomen mit einer Gesamtlänge von < 500 bp. Ist ein YAC kleiner als 20 kb, dann kann die Kopienzahl nicht mehr richtig reguliert werden, sodass sich viele YACs in einer Zelle anhäufen können. Erst ab 150 kb verhalten sich diese künstlichen Chromosomen bei der Mitose und Meiose wie normale Chromosomen. Folglich eignen sich die YACs besonders gut zum Klonieren von sehr langen DNA-Abschnitten.

Auch bei der Transformation von Hefezellen besteht das Hauptziel darin, **permanente Transformationen** zu erzielen, bei denen die Fremd-DNA in das Hefegenom stabil integriert wird, und zwar an einer spezifischen Stelle. Obwohl ringförmige Plasmide, die sich in der Hefe nicht replizieren können, schlechte Kandidaten für die sequenzspezifische Integration sind, lässt sich die Transformationseffizienz dadurch erheblich steigern, dass die Plasmide mithilfe von Restriktionsenzymen aufgeschnitten und linearisiert werden, wobei der lineare Doppelstrang an beiden Enden Sequenzen trägt, die zu dem Zielort im Hefegenom homolog sind. Die freien Enden linearisierter Plasmide neigen besonders gut zu homologen Rekombinationen mit dem Genom. Zwischen den beiden Enden können beliebige DNA-Sequenzen liegen, die auch noch sekundär verändert (mutiert) werden können. Die Herstellung großer Mengen an ringförmigen Plasmiden erfolgt zuvor in *E.coli.*

Auf Grund der Zellwand, die die Hefezellen umgibt, können die Vektoren nicht direkt in die Zellen eingebracht werden. Nur Sphäroblasten (Protoplasten), die durch enzymatische Verdauung der Zellwand gewonnen werden, können nach Behandlung mit $CaCl_2$ DNA aufnehmen. Durch Kultivierung in einem speziellen Nährmedium wird die Zellwand wieder regeneriert und eine Population transformierter Zellen wächst heran.

2.4.3 Transfektion von Pflanzenzellen

Es sind zurzeit keine pflanzeneigenen Plasmide bekannt. Dennoch gibt es auch für Pflanzen mehrere Möglichkeiten der DNA-Einschleusung:

Die Mikroinjektion ist eine sehr erfolgreiche aber auch mühsame Methode, bei der die DNA unter dem Mikroskop mit einem Mikromanipulator und einer feinen Kapillare direkt in den Zellkern von Protoplasten injiziert wird. Aus Protoplasten lassen sich wieder komplette Pflanzen regenerieren (Kap. 5.1).

Die direkte DNA-Aufnahme ist nur in Ausnahmefällen möglich, wobei die nackte DNA in das Kulturmedium gegeben und von den Pflanzenzellen aufgenommen wird. Danach kann die Fremd-DNA in das Wirtsgenom integriert werden. Allerdings ist die Transfektionsrate sehr gering: Nur eine von 10^6 Zellen nimmt die Fremd-DNA auf.

Für die Elektroporation werden ebenfalls Protoplasten benötigt. In einer Elektrodenkammer werden sie zusammen mit einer hochkonzentrierten Plasmid-DNA, die ein kloniertes Gen enthält, einem elektrischen Feld von 200–600 V cm^{-1} kurzen (wenige Mikrosekunden) Spannungsstößen ausgesetzt. Unter diesen Bedingungen bricht die Membran lokal kurzfristig zusammen, sodass vorübergehend kleine Poren entstehen, durch die die DNA einströmen kann. Nach 2 bis 3 Wochen Gewebekultur werden mit speziellen Selektionsverfahren (Kap. 2.4.1) diejenigen Zellen ausgewählt, die die DNA aufgenommen haben, die anderen Zellen sterben ab.

Der Begriff Biolistic setzt sich zusammen aus Biologie und Ballistik und stellt eine neue Methode dar, bei der zunächst Kügelchen aus Wolfram mit einem Durchmesser von wenigen µm mit DNA beladen werden. Danach werden die Zellen, Gewebe oder Pflanzenorgane mit den Kügelchen beschossen, wofür spezielle „Genkanonen" (particle guns) konstruiert wurden. Einige der getroffenen Zellen überleben den Beschuss, werden transfiziert und exprimieren die neuen Gene stabil.

Bei der Infektion mit dem Bodenbakterium *Agrobacterium tumefaciens* und dem DNA-Transfer mittels Ti-Plasmid (Kap. 5.4.1) werden nach dem Eindringen des Bakteriums in verletztes Pfanzengewebe bestimmte Plasmid-Abschnitte in das Wirtsgenom eingebaut und eine krebsartige Transformation der Pflanzenzelle bewirkt. Von dem gesamten Ti-Plasmid wird nur ein Teil von etwa 13–25 kb, die sogenannte T-DNA, an einer nicht festgelegten Stelle im Pflanzengenom integriert. Da der T-Bereich von Wildtyp-Agrobakterien über keine geeigneten Restriktionsenzymschnittstellen verfügt, muss man bei der Einführung zusätzlicher Gene einen Umweg gehen, die sogenannte Cointegration: Nur ein relativ kleiner Teil der T-DNA wird in ein bakterielles Plasmid, z. B. pBR322, integriert und in *E. coli* kloniert. Mithilfe geeigneter Restriktionsenzyme wird bei diesem neuen Plasmid genau in den Bereich der T-DNA die gewünschte Fremd-DNA eingebaut. Danach folgt die weitere Klonierung dieses Konstruktes in *E. coli*, das nach seiner Isolierung mittels Konjugation in Agrobakterien, die das Wildtyp-Ti-Plasmid enthalten, eingeschleust wird. Im Bakterium kommt es durch homologen Rekombination zum Einbau des Fremdgens in das Wildtyp-Ti-Plasmid und letztendlich zur gewünschten Herstellung genetisch modifizierter Agrobakterien. Mit diesen werden verletzte Stängel, Wurzeln, Blattstücke oder Blattscheiben infiziert (Kap. 5.4.1).

Eine alternative Technik arbeitet mit zwei verschiedenen Vektoren. Der eine Vektor, genannt Donorvektor, wird sowohl in Agrobakterien als auch in *E. coli* repliziert, ist aufgrund eines Gendefektes avirulent, enthält jedoch noch T-DNA-Bereiche, die in die Wirts-DNA eingebaut werden kann. Die für eine erfolgreiche Zelltransformation fehlenden Virulenzgene werden durch das zweite Plasmid beigesteuert, genannt Helferplasmid, das wichtige Gene für die Konjugation, jedoch keine T-DNA trägt, und sich in Agrobakterien nicht replizieren kann. Beide Plasmide befinden sich in *E. coli*. Durch Konjugation werden die Plasmide in Agrobakterien eingeschleust, wo durch homologe Austausch-Rekombination ein rekombinantes Ti-Plasmid entsteht. Anschließend erfolgt, wie oben, die Infektion von Protoplasten oder Pflanzenteilen.

2.4.4 Transfektion von Insektenzellen

Der Transfer von DNA in Insektenzellen erfolgt über ihre Infektion mit dem *Baculovirus*, der nur Zellen von Invertebraten befällt, hauptsächlich Insekten und einige Crustaceen. Das Virus ist für Pflanzenzellen und tierische Zellen ungefährlich. Das stäbchenförmige Virus besitzt eine ringförmige, überspiralisierte DNA mit einer Länge von 88 bis 200 kb. Unter den Baculovirus Expressionsvektorsystemen (BEVS) nimmt das AcMNPV (Autographa california Multiple Nuclear Polyhedrosis Virus) eine herausragende Stellung ein, das Insekten der Ordnung Lepidoptera (Schmetterlinge) befällt und dessen DNA eine Länge von 129 kb hat.

Im Verlauf der Virusvermehrung werden in den Zellen große Mengen des Proteins **Polyhedrin** gebildet, das eine schützende Membran um Viruspartikel bildet und bis zu 50 % des Gesamtproteins ausmacht. Diese Tatsache macht dieses System für die Überexpression von Fremdproteinen überaus attraktiv, zumal das Polyhedrin-Gen für die Infektion in vitro ohne Bedeutung ist und es durch Fremd-DNA mit einer maximalen Länge von 10 kb ersetzt werden kann. Die Expressionskontrolle des Proteins unterliegt dabei dem starken und sehr spät eingeschalteten Polyhedrin-Promotor. Baculovirus-Transfervektoren mit unterschiedlichen, nachträglich eingebauten Restriktionsschnittstellen sind kommerziell erhältlich.

Sf-9 ist eine weit verbreitete Insektenzellinie, die ursprünglich aus dem Eierstockgewebe der Raupe von *Spodoptera frugiperda* isoliert wurde. Vorteile der Insektenzelltechnik sind: 1. Die rekombinanten Proteine zeigen biologische Aktivität und ähnliche antigene, funktionelle und immunogene Eigenschaften wie die nativen Proteine. 2. BEVS ermöglichen die meisten posttranslationalen Modifikationen von Säugerzell-Expressionssystemen, wie Proteintransport, Disulfidbrückenbildung, Phosphorylierung, Glykosylierung, Einbau von Fettsäuren. 3. Hohe Sicherheit, da Baculoviren nur Zellen von Invertebraten infizieren. Ein Nachteil liegt im unterschiedlichen Einbau von Zuckerresten bei der N-Glykosylierung. Die maximale Proteinproduktionsleistung von Insektenzellen liegt momentan bei 1–5 g L^{-1}, bei 10^9 Zellen pro Liter Kulturmedium, im Vergleich zu 8 bis 13 g L^{-1} bei *E. coli*. Bisher wurden über 500 verschiedene rekombinante Proteine in Insektenzellen produziert.

2.4.5 Transfektion von Säugetierzellen

Mikroinjektion: Die Details der Methode wurden oben beschrieben (Kap. 2.4.3) Jedoch werden hierfür keine Protoplasten sondern die Säugetierzellen ohne spezielle Vorbehandlung eingesetzt.

Kalziumphosphat-Präzipitation: Sie ist weit verbreitet und wird wie folgt durchgeführt: Zuerst wird die zu übertragende DNA unter genauen Bedingungen mit Kalziumchlorid und Natriumphosphat versetzt, wobei eine möglichst feine Suspension entsteht, an die DNA über vorwiegend ionische Wechselwirkungen an Kalziumphosphat gebunden ist. Diese Suspension wird dann zu den Zellen gegeben, an deren Oberfläche das Kristall-DNA-Gemisch haftet. Durch Endocytose werden die Partikeln in das Cytoplasma aufgenommen. Ein Teil der DNA gelangt schließlich in den Zellkern.

Elektroporation: Die Details der Methode wurden oben beschrieben (Kap. 2.4.3). Allerdings müssen für jeden Zelltyp die genauen physikalischen Parameter wie Elektrodenabstand, Feldstärke und Impulsdauer separat ermittelt und optimiert werden, sodass die für Pflanzenzellen genannten Bedingungen auf tierische Zellen nicht übertragbar sind.

Lipofektion: Sie gewinnt immer mehr an Bedeutung, gerade auch für die Gentherapie, wo mithilfe dieser Methode DNA in Krebs- oder Stammzellen DNA eingeschleust werden kann. Die zu transfizierende DNA wird mit einem amphiphilen Lipid gemischt, das in Lösung Micellen oder Liposome mit einem Durchmesser von 100–500 nm ausbildet, wobei die lipophilen Molekülbereiche nach innen und die positiv geladenen, DNA-bindenden Gruppen nach außen zeigen. Nach Zugabe des Lipid-DNA-Gemisches zu den Zellen bindet die Micelle über elektrostatische Kräfte an die Zelloberfläche. Anschließend verschmelzen Zellmembran und Micellen miteinander und die DNA gelangt ins Cytoplasma. Die Lipide selbst werden in der Regel von cytoplasmatischen Enzymen abgebaut.

Virusinfektion: Eine Methode, die zurzeit in der Gentherapie eingesetzt wird, um DNA z. B. in Lymphozyten zu übertragen, wobei man die natürliche Infektionsfähigkeit der Viren für solche Zellen ausnutzt. Die Viren sind jedoch „verstümmelt", sodass sie nicht mehr pathogen sind. Dafür tragen sie in ihrem Genom ein fremdes Gen, z. B. für Interleukine, das durch die Infektion in die Zelle eingebracht wird. Verwendung finden vor allem retrovirale und adenovirale Vektoren.

Biolistic: Die methodischen Details wurden oben bereits erklärt (Kap. 3.4.3). Für Säugerzellen werden meistens Gold-Kügelchen eingesetzt und als Zielzellen dienen in der Regel Muskelzellen, Fibroblasten oder Tumorzellen. Die Methode ist bei Säugerzellen weniger erfolgreich als bei Pflanzen.

Von den sechs vorgestellten Methoden werden hauptsächlich die Kalziumphosphat-Präzipitation, Elektroporation und Lipofektion eingesetzt. Wie bei der Transformation tritt auch bei der Transfektion, bei der die DNA nicht in das Wirtsgenom integriert wird, das Phänomen der transienten Expression eines Fremdgens auf.

Die Konstruktion von entsprechenden Vektoren für den Transfer von Genen in Säugerzellen ist eine Wissenschaft für sich. Oft benutzt werden Schaukelvektoren (shuttle vectors), die sich sowohl in *E. coli* als auch in Säugerzellen replizieren. Allerdings ist eine genaue Kenntnis über die verschiedenen Möglichkeiten der Vektorkonstruktion zum Verständnis der folgenden Kapitel nicht notwendig, spezielle Lehrbücher der Gentechnik und Genetik vermitteln die Details.

2.5 Analytische Methoden in der Gentechnologie

2.5.1 Minigele

Für die analytische Anwendung sind Minigele in Gebrauch, die ca. 4 cm breit und 5 cm lang sind und die DNA-Proben auf 8 Spuren auftrennen können. Das zu Grunde liegende Prinzip wurde bereits beschrieben (Kap. 2.3.1). Es können Agarose- oder Acrylamidgele verwendet werden, und zwar sowohl als homogene Gele oder Gradientengele. Das Probenvolumen liegt zwischen 1 μL und 3 μL. Die Anfärbung der DNA erfolgt mit Silbernitrat (Kap. 2.3.5). Die Hauptunterschiede zu den präparativen Gelen (Kap. 2.3.1) liegen in dem kleineren Probenvolumen, der kurzen Laufzeit von ca. 25 Minuten und der schnellen Färbung innerhalb von ca. 30 Minuten. Die Empfindlichkeit liegt bei etwa 20–50 pg DNA pro Bande. Da viel Routine erforderlich ist, solche Mini-Gele fehlerfrei zu gießen und die DNA-Trennung und Färbung reproduzierbar durchzuführen, wurden Geräte entwickelt, in denen Fertiggele von höchster Qualität verwendet werden und Probenauftrag, DNA-Auftrennung, Färbung und Entfärbung weitgehend automatisiert sind. Die oben genannten Zeiten, Mengen und Empfindlichkeiten beziehen sich auf solche Geräte.

2.5.2 Southern-Blot

Bei der 1975 von E. M. Southern entwickelten Methode werden zunächst unterschiedliche DNA-Fragmente mittels Gelelektrophorese aufgetrennt und anschließend auf ein Trägermembran geblottet. Auf dieser erfolgt eine Hybridisierung mit markierten DNA-Sonden. Die Technik findet vielfältige Anwendung, z. B. bei der Identifizierung von DNA-Fragmenten nach DNA-Spaltung mit Restriktionsenzymen (Kap. 2.3.6), bei der Lokalisierung von Genen und bei der Identifizierung von Mutationen. Benötigt wird in jedem Fall eine spezifische Sonde, die zu dem DNA-Fragment, das detektiert werden soll, komplementär ist. Je nach Komplexität der Probe liegt die Menge an aufgetragener DNA zwischen 0,2 μg (rekombinierte Plasmid-DNA) bis 10 μg (genomische DNA). Im Einzelnen werden die im Kasten 2.6 genannten Schritte durchgeführt.

2.5.3 Northern-Blot

Mithilfe der Nothern-Blot-Technik kann RNA durch Hybridisierung mit bekannten DNA-Fragmenten nachgewiesen werden. Analog zur Southern-Technik werden RNA-Präparationen aus Zellen oder Geweben unter denaturierenden Bedingungen gelelektrophoretisch aufgetrennt, wobei die Gele zur Zerstörung von RNA-Sekundärstrukturen Alkali, Formaldehyd, Glyoxal oder Harnstoff enthalten. Nach dem Transfer der RNA auf Nitrocellulose- oder Nylon-Membranen und der Fixierung erfolgt der spezifische RNA-Nachweis durch Hybridisierung mit geeignet markierten **DNA-Sonden**. Mit dieser Methode kann nicht nur eine bestimmte RNA identifiziert werden, sondern es sind auch quantitative Aussagen über die Menge dieser RNA und damit die Stärke der Transkription möglich. Durch Verwendung von ribosomaler RNA als Molekülmassenstan-

Kasten 2.6 Versuchsprotokoll für den Southern-Blot

1. Auftrennung von DNA-Fragmenten mittels Agarose- oder Polyacrylamid-Gelelektrophorese (s. Kap. 2.3.6) in einem Southern-Gel.
2. Partielle Säurehydrolyse von großen DNA-Bruchstücken durch 15 min. Behandlung des Gels mit 0,25 M HCl bei Raumtemperatur. Dadurch wird eine bessere Transferausbeute auf die Membran erzielt.
3. Transfer der DNA-Fragmente, der sogenannte Southern-Transfer. Generelle Prinzipen der Blotting-Technik wurden bereits erklärt (s. Kap. 2.2.4). Der DNA-Transfer erfolgt entweder mit einer speziellen Apparatur im elektrischen Feld oder durch einfache Diffusion auf die Membran mit selbst zusammengestellten Komponenten, bestehend aus dem Gel, Filterpapier, Plastik-Trägermembran, saugfähigen Papiertüchern und einem schweren Gewicht. Ebenfalls benötigt wird ein spezieller, hochmolarer Transfer-Puffer (SSC-Puffer), der hauptsächlich aus NaCl und Na-Zitrat besteht. Der Puffer wird durch das Gel durchgesaugt und nimmt dabei die DNA-Fragmente mit, die auf der Membran gebunden werden. Die vorherige Säurebehandlung (Schritt 2) und auch der hochmolare SSC-Puffer bewirken, dass die DNA in denaturierter und einzelsträngiger Form vorliegt, eine wichtige Voraussetzung für die Hybridisierung (Schritt 4). Der Transfer dauert 12 bis 24 Stunden, je nach Größe der DNA-Fragmente. Fragmente < 1 kb benötigen 2 Stunden, solche > 15 kb 16 Stunden und mehr.
4. Fixieren der transferierten DNA-Fragmente. Entweder nicht-kovalent, durch „Backen" der Nitrocellulosemembran für 2 Stunden bei 80 °C im Vakuum oder kovalent durch Bestrahlung von Nylonmembranen mit UV-Licht von 254 nm.
5. Hybridisierung (Southern-Hybridisierung) mit der markierten DNA-Sonde in einem verschlossenen Plastikbeutel für 3 bis 16 Stunden, je nach Menge und Komplexität der DNA-Fragmente. Entscheidende Parameter sind Temperatur und Salzkonzentration des Hybridisierungspuffers. Je stringenter die Bedingungen gewählt werden, desto mehr werden unspezifische DNA-Sonden-Interaktionen vermieden und desto spezifischer ist der Nachweis. Zur Minimierung der unspezifischen Bindung wird die Membran in vielen Fällen zuerst mit unspezifischer DNA beladen (blockiert), gefolgt von der eigentlichen Hybridisierung.
6. Autoradiographie oder nicht-radioaktive Detektion der hybridisierten DNA.

dards kann auch die Molekülmasse der analysierten RNA bestimmt werden. Auch hierbei ist es wichtig, die Sekundärstrukturen der RNA zuvor durch denaturierende Bedingungen zu zerstören.

2.5.4 Restriktionsfragment – Längenpolymorphismus

Durch Mutation werden unter Umständen auch die Schnittstellen für Restriktionsenzyme verändert. Bei der Spaltung der veränderten DNA mit einem bestimmten Restriktionsenzym werden dann andere Spaltstücke und damit auch andere Spaltmuster erhalten, als bei der nicht mutierten Form. Dieses Phänomen bezeichnet man als Restriktionsfragment-Längenpolymorphismus (RFLP). Treten sehr feine Veränderungen auf, die mit dem bloßen Auge nicht erkennbar sind, können diese mittels spezifischer Sonden und der Southern-Technik (Kap. 2.5.2) erfasst werden. Die RFLP-Methode wird häufig angewandt in der Diagnostik zum Erfassen von Gendefekten, der Züchtungsforschung und der Kriminalistik.

Literatur

Diekmann, H., Metz, H. (1991): Grundlagen und Praxis der Biotechnologie. 1. Aufl., Gustav Fischer Verlag, Stuttgart

Herder (1995): Lexikon der Biochemie und Molekularbiologie. Spektrum Akademischer Verlag, Heidelberg

Jungermann, K., Möhler, H. (1984): Biochemie. Springer Verlag, Berlin

Kessler, C. (Ed.) (2000): Nonradioactive Analysis of Biomolecules. 2. ed., Springer Verlag, Berlin

Kindl, H. (1991): Biochemie der Pflanzen. 3. Aufl., Springer Verlag, Berlin

Knippers, R., Philipsen, P., Schäfer, K.P., Fanning, E. (1990): Molekulare Genetik. 5. Aufl., Georg Thieme Verlag, Stuttgart

Lehninger, A.L. (1972): Biochemistry. 6. Aufl., Worth Publishers Inc., New York

N.N. (1987): Praxis der Naturwisenschaften – Biologie 2, 36, Aules Verlag, Köln

Maniatis, T., Fritsch, E.F., Sambrook, J. (1986): Molecular Cloning. 13. Aufl., Cold Spring Harbour Laboratory

SINGER, M., BERG, P. (1992): Gene und Genome. Spektrum Akademischer Verlag, Heidelberg

STRYER, L. (1990): Biochemie. Spektrum der Wissenschaft Verlagsgesellschaft, Heidelberg

WATSON, J.D, GILMAN, M., WITKOWSKI, J., ZOLLER, MARK (1993): Rekombinierte DNA. 2. Aufl., Spektrum Akademischer Verlag, Heidelberg

3 Der biotechnologische Prozess

Jeder biotechnologische Prozess kann in **drei Phasen** unterteilt werden. Die 1. Phase umfasst die **Substratvorbereitung**, die 2. Phase stellt den eigentlichen Fermentations- oder **Produktionsprozess** dar, in der 3. Phase – der **Produktaufarbeitung** – werden die Zielprodukte der Fermentation isoliert und gereinigt (downstream processing) (Abb. 3.1).

Während man für eher klassische biotechnologische Prozesse die drei Teilbereiche isoliert betrachten kann, sind bei moderneren Ansätzen häufig zwei der drei Phasen so eng miteinander verknüpft, dass eine getrennte Darstellung wenig sinnvoll wird. Besonders deutlich wird dies bei biotechnologischen Verfahren mit **transgenen Tieren** (Kap. 6.7) und **Pflanzen** (Kap. 5.3). Hier sind Substratvorbereitung und Produktion untrennbar miteinander verknüpft. Eine Verknüpfung von Produktionsphase und Produktaufarbeitung ist in solchen Fällen gegeben, wo eine Manipulation des Produktionsprozesses (häufig bedingt durch eine Veränderung des Produzenten) dazu führt, dass Produkte in Kompartimente abgeschieden werden (Nährmedium, lipophile Phase eines Zweiphasen-Systems). Dort sind sie der weiteren Aufarbeitung einfacher zugänglich bzw. liegen schon in einer angereicherten Form vor. Bei Design und Entwicklung solcher Prozesse werden **gentechnische Methoden** eingesetzt um den Produzenten zu modifizieren (Kap. 2.4).

In einigen Bereichen der Biotechnologie können Produzent und Produkt identisch sein. Dies gilt besonders für die Teilbereiche der Pflanzenbiotechnologie, wo es darum geht, Pflanzen rasch zu vermehren oder genetisch einheitliche Pflanzen in großen Mengen bereitzustellen (Kap. 5.1).

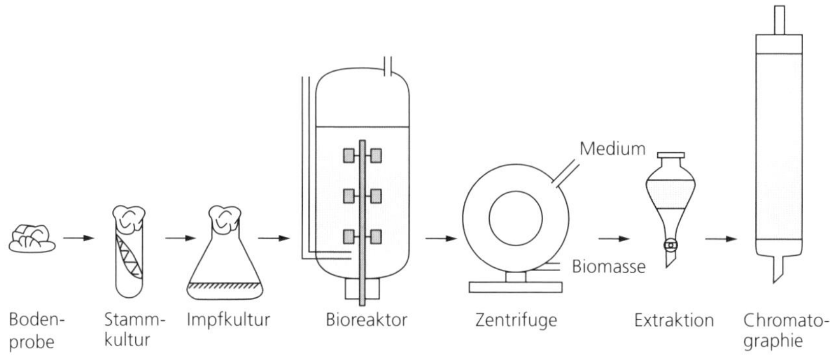

Abb. 3.1 Der biotechnologische Prozess. Produzenten werden aus geeigneten Quellen isoliert, gezüchtet und optimiert. Im Bioreaktor findet die Stoffproduktion im technischen Maßstab statt. Zellmasse und Medium werden z. B. durch Zentrifugation voneinander getrennt. Die Produkte werden extrahiert und schließlich gereinigt. Die ersten Schritte sind charakterisiert durch den Produzenten, die letzen Schritte durch das Produkt; im Zentrum steht der Bioreaktor.

3.1 Grundlagen für das Arbeiten mit Mikroorganismen, Zell- und Gewebekulturen

Voraussetzung für das Arbeiten mit Mikroorganismen, Zellen und Geweben ist deren selektive **Isolierung** bzw. **Anreicherung** aus ihrer natürlichen Umgebung. Bei **Mikroorganismen** kann dies aus Bodenproben geschehen. Die Isolierung und Anreicherung geschieht mithilfe selektiver Nährböden, die nur wenigen Mikroorganismen optimale Wachstumsbedingungen bieten. Zur Anlage **tierischer Zellkulturen** müssen die betreffenden Zellen zunächst aus Organen, Geweben oder Körperflüssigkeiten isoliert werden (Kap. 6.1). Bei der Herstellung **pflanzlicher Zellkulturen** werden bestimmte Pflanzenteile entnommen, in der Regel werden aber daraus keine Zellen isoliert, sondern die Pflanzenteile selbst werden auf Nährmedien kultiviert und Zellen des sich bildenden Wundkallus bilden das eigentliche „Isolat" für die Gewinnung einer Pflanzenzellkultur (Kap. 5.1).

Kasten 3.1 Die möglichen Beziehungen der Organismen zueinander

Konkurrenz: Verschiedene Lebewesen konkurrieren um das gleiche Substrat, wobei das Substrat anorganischen oder organischen Ursprungs sein kann.
Beute-Räuber-Verhältnis: Ein Lebewesen dient dem andern als Nahrung. Von den Räubern zu unterscheiden sind die Saprobionten, die sich von organischer Materie abgestorbener, zerfallener Lebewesen ernähren (wobei sie natürlich mit anderen in Konkurrenz treten können, s. oben).
Mutualismus: Lebewesen können sich gegenseitig nützlich sein, z. B. Nahrung sequenziell aufschließen oder Arbeitsteilung betreiben.
Parasitismus: Eine Art kann andere in langfristiger Assoziation schädigen.

Bei den meisten in Bioreaktoren durchgeführten Prozessen werden **Reinkulturen** verwendet. Mikroorganismen leben jedoch am natürlichen Standort in enger Gemeinschaft mit anderen Lebewesen (Kasten 3.1). Solche Zusammenhänge sind für die Selektion und Etablierung von Reinkulturen und die Formulierung von Nährmedien wichtig.

Bis zur Reinkultur eines Bakterien- oder Pilzstammes sind viele biochemische und mechanische Selektionsschritte erforderlich. Unter Umständen kann man auf die Isolate verschiedener Laboratorien und **Stammsammlungen** (Kap. 4.2.2) zurückgreifen. Wenn der Organismus oder die Zellinie mit der erwünschten Leistung nicht aus diesen Quellen bezogen werden kann, hilft ein **Screening** zur gezielten Suche in Bodenproben oder extremen Standorten wie heißen Quellen oder Abraumhalden.

Bei Zellisolaten, die aus vielzelligen Organismen stammen, sind zwar die Stoffwechselleistungen des Produzenten bekannt, daraus kann allerdings nur bedingt auf die Stoffwechselleistungen der Zellen in Kultur extrapoliert werden. Bei der Isolierung der Zellen ist auf steriles Arbeiten zu achten, anhaftende Mikroorganismen müssen durch geeignete Maßnahmen wie der Oberflächendesinfektion mit Ethanol oder Hypochlorit-Lösung entfernt werden. Während der Subkultivierung muss bei allen Organismengruppen steril gearbeitet werden um Infektionen auszuschließen. Zur Sicherheit setzt man besonders Pilzkulturen und tierischen Zellkulturen Antibiotika zu.

3.1.1 Nährmedien

Nährmedien zur Anzucht von Organismen und aus Organismen isolierten Zellen oder Geweben müssen alle für das Wachstum erforderlichen Substrate und Wuchsstoffe enthalten. Dazu gehören vor allem Substanzen, die den unverzichtbaren Kohlenstoff und Stickstoff liefern (C- bzw. N-Quelle), phosphat- und schwefelhaltige Verbindungen, anorganische Ionen wie Kalzium, Magnesium, Natrium oder Kalium und Spurenelemente wie etwa Zink oder Mangan. Meist wird man versuchen, zunächst ein Wachstum auf einem sogenannten **Komplettmedium** zu erzielen. Solche Medien, die man besser als „komplexe Medien“ bezeichnen sollte, enthalten eine oder mehrere schlecht definierte Substanzen wie etwa Pepton, Fleisch- oder Hefeextrakt, chemisch hydrolysiertes Casein oder aber auch Blutserum (s. unten). Man wird allerdings bestrebt sein, den besonderen Ansprüchen des Organismus bzw. der Zellen oder Organe gerecht zu werden und ein **synthetisches Medium** zu entwickeln, das chemisch exakt definiert ist. Ein solches Medium kann nun so zusammengestellt werden, dass es gerade die für das Wachstum unumgänglich notwendigsten Verbindungen enthält; man spricht dann von einem **Minimalmedium**. Dieses „Existenzminimum“ für einen Organismus muss empirisch ermittelt werden. Versieht man es mit Zusätzen, die der Organismus prinzipiell auch selbst synthetisieren könnte, erhält man ein **Vollmedium** (Tab. 3.1). Auf solchen Medien kann Energie und Syntheseleistung „eingespart“ und für andere Stoffwechselwege zur Verfügung gestellt werden. Daher ist das Wachstum auf Vollmedien besser als auf Minimalmedien. Durch Variation der Mediumszusammensetzung können Wachstumsraten und Stoffwechselleistungen beeinflusst werden.

Bakterien wachsen in der Regel am besten auf Nährböden mit einem pH von 6,5–7,5, dagegen bevorzugen Pilze und auch pflanzliche Zellkulturen ein schwach saures Milieu (pH 4–6). Optimales Wachstum ist häufig nur in einem sehr engen pH-Bereich zu beobachten. Die meisten Nährlösungen haben nach der Sterilisation einen anderen pH-Wert als davor. Die unterschiedliche Nutzung der Nährbodenbestandteile und die Produktion von Stoffen durch den Organismus führt oft nach dem Beimpfen zu einer Veränderung des pH-Wertes. Der Verwendung starker Puffer sind jedoch Grenzen gesetzt, weil viele Organismen keine hohen Ionenkonzentrationen vertragen.

Tab. 3.1 Beispiele für Nährmedien

Nährboden MA 1 für Pilze (pH 6,0): Malzextrakt 40,0 g; Difco-Hefeextrakt 4,0 g; Glucose 20,0 g; $(NH_4)_2HPO_4$ 1,0 g; H_2O ad 1000 mL.
Czapek-Dox-Agar für Pilze (pH 7,3): Saccharose 30,0 g; Na_2NO_3 3,0 g; $MgSO_4$ 0,5 g; K_2HPO_4 1,0 g; KCl 0,5 g; $FeSO_4$ 0,01 g; Agar 15,0 g; H_2O ad 1000 mL.
Komplexmedium für Bakterien (pH 7,0): Pepton aus Fleisch 5,0 g. H_2O ad 1000 mL.
PS 1-Agar für aerobe Sporenbildner (pH 7,0): Lösliche Stärke 20 g; Pepton aus Casein 3 g; NaCl 70 g; Agar 18 g; H_2O ad 1000 mL.
Plotho-Nährboden für Streptomyceten: Glyzerin 20 ml; Gykokoll 2,5 g; NaCl 1,0 g; K_2HPO_4 1,0 g; $MgSO4 \cdot 7\ H_2O$ 0,1 g; $CaCO_3$ 0,05 g; Spurenelementlösung 5,0 ml; H_2O ad 1000 mL.
Heller-Medium für Pflanzenzellkulturen: $NaNO_3$ 600 mg; $NaH_2PO_4 \cdot H_2O$ 125 mg; KCl 750 mg; $CaCl_2 \cdot 2\ H_2O$ 75 mg; $MgSO_4 \cdot 7\ H_2O$ 250 mg; $FeCl_3 \cdot 6\ H_2O$ 1,0 mg; $MnSO_4 \cdot 4\ H_2O$ 0,1 mg; $ZnSO_4 \cdot 7\ H_2O$ 1,0 mg; H_3BO_3 1,0 mg; KI 0,01 mg; $CuSO_4 \cdot 5\ H_2O$ 0,03 mg; $NiCl_2 \cdot 6\ H_2O$ 0,03 mg; $AlCl_3$ 0,03 mg; H_2O ad 1000 mL.

Kohlenstoffquellen

Den meisten Organismen dienen verschiedene **Zucker** als C-Quelle (Abb. 3.2). **Polysaccharide** hingegen können nur von solchen Organismen verwertet werden, die diese hydrolytisch zu spalten vermögen. Gute C-Quellen für Mikroorganismen

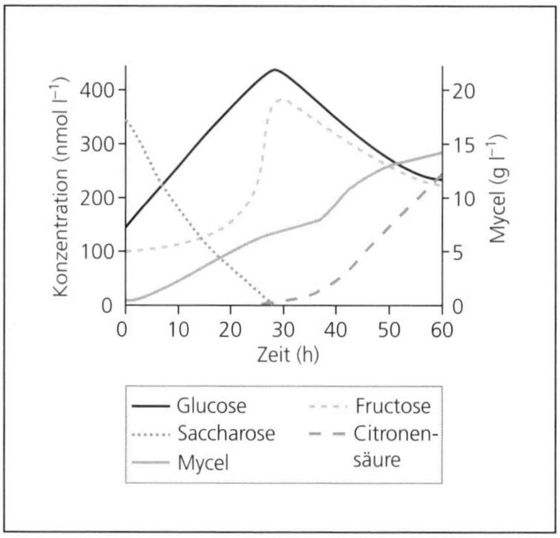

Abb. 3.2 Kohlenstoff-Quellen. Der zeitliche Verlauf von Substratverbrauch und Produktbildung in der Citronensäurefermentation

sind auch **Alkohole**, **Zuckeralkohole** und verschiedene kurzkettige **organische Säuren**. Säuren des Intermediärstoffwechsels, auch Lactat und Acetat, werden unter Umständen nicht oder nur schlecht aufgenommen und umgesetzt. $\mathbf{CO_2}$ kann von den meisten phototrophen Organismen und einigen chemolithotrophen Bakterien assimiliert werden.

In biotechnologischen Prozessen wird man versuchen, möglichst billige Kohlenstoffquellen wie **Maismehlextrakt**, **Sojamehlextrakt** oder **Polysaccharidhydrolysate** zu nutzen. Häufig finden daher natürliche oder komplexe Nährmedien Verwendung, wobei die „Kohlenstoffquelle" zusätzlich Stickstoff, Vitamine und wichtige Ionen enthalten kann. Beispiele hierfür sind:

- **Malzextrakt:** Malzextrakt wird durch wässrige Extraktion von Malz bei 50–60 °C und anschließende Konzentrierung der Lösung gewonnen. Er enthält etwa 50 % Maltose, daneben Glukose, Dextrine und Stärke. Vitamine und Mineralstoffe sind ebenfalls enthalten, während stickstoffhaltige Verbindungen fast fehlen.
- **Melasse:** Zur Kultivierung von Hefen im industriellen Maßstab wird häufig Melasse, der Rückstand aus dem Extrakt der Zuckerrüben nach Auskristallisation der Saccharose, verwendet. Melasse enthält etwa 50 % Saccharose und 20 % nicht den Zuckern zuzurechnende organische Verbindungen.
- **Pepton:** Peptone entstehen durch Einwirkung proteolytischer Enzyme auf tierisches oder pflanzliches Protein. Je nach Herkunft des Proteins und der Art und Dauer des fermentativen Abbaues gibt es verschiedene Peptone, die Aminosäuren, Peptide, Zucker, Vitamine und Salze in unterschiedlicher Zusammensetzung enthalten. Der Gehalt an fermentierbaren Zuckern ist gering. Proteine und Peptone sind als amphotere Substanzen auch gute Puffersysteme. Da ihre Konzentration während des Wachstums abnimmt, ist ihre Pufferkapazität jedoch begrenzt.
- **Caseinhydrolysat:** Caseinhydrolysat wird durch saure Hydrolyse aus Casein gewonnen und besteht hauptsächlich aus Aminosäuren (casamino acids) und NaCl, das bei der Neutralisation des Hydrolysats entsteht.
- **Fleischextrakt:** Fleischextrakt wird durch wässrige Extraktion von fettfreiem, enzymatisch vorverdautem Fleisch gewonnen. Er enthält unterschiedlich große Peptide, Purine, Harnstoff, mineralische Bestandteile und Vitamine.
- **Hefeextrakt:** Hefeextrakt ist ein wässriger Auszug aus der Hefe *Saccharomyces cerevisiae*, der unter schonenden Bedingungen getrocknet wird. Er dient in erster Linie als Wuchsstoff- und Vitaminquelle.

Stickstoffquellen

Molekularer Stickstoff kann zwar von einigen Bakterien aufgeschlossen werden, wird aber in technischen Prozessen nie als N-Quelle genutzt. Hingegen werden organische N-haltige Verbindungen von vielen

Organismen abgebaut. Einige der oben genannten natürlichen Substrate können daher gleichzeitig als C- und N-Quelle dienen. Außerdem werden die folgenden N-Quellen verwendet:

- **Ammoniumsalze:** Die meisten Mikroorganismen und pflanzlichen Zellen bzw. Gewebe können Stickstoff in anorganischer Form, bevorzugt als NH_4^+, nutzen.
- **Aminosäuren:** Besonders tierische Zellkulturen aber auch einige Mikroorganismen sind auf die Zufuhr „essenzieller" Aminosäuren angewiesen.
- **Nitrate:** Nitrat-Stickstoff (NO_3^{2-}) kann nur von Pflanzen, einigen Pilzen und Cyanobakterien als alleinige N-Quelle genutzt werden.

Anorganische Ionen

Schwefel wird meist als $\mathbf{SO_4^{2-}}$, Phosphor als $\mathbf{PO_4^{2-}}$ angeboten. Auch $\mathbf{Na^+}$, $\mathbf{K^+}$, $\mathbf{Mg^{2+}}$ und $\mathbf{Ca^{2+}}$ werden in relativ hohen Konzentrationen benötigt, man fasst entsprechende Salzzusätze in Nährmedien als **Makrosalze** zusammen und grenzt sie gegen die **Mikrosalze** ab, die Spurenelemente (z. B. Mo, Fe, Co, Cu) enthalten. Der Zusatz von Mikrosalzen kann bei Nährmedien auf der Basis komplexer Zusätze (siehe oben) entfallen.

Vitamine, Hormone, Wachstumsfaktoren

Den Nährmedien zur Züchtung tierischer Zellen und pflanzlicher Zellen oder Gewebe müssen lebenswichtige Vitamine, Hormone und Wachstumsfaktoren zugesetzt werden, weil die Zellen oder Gewebe diese nicht oder nicht in ausreichender Menge synthetiseren. Durch solche Zusätze kann auch die Zell- und Gewebedifferenzierung beeinflusst werden (Kap. 5.1 und Kap. 6.1).

Weitere Nährmediumzusätze

Nährlösungen für Algen und Pilze enthalten gelegentlich **Erdextrakt**. Die Anreicherung einiger Mikroorganismen gelingt oft nur auf Nährböden, die Extrakte des natürlichen Milieus enthalten (z. B. **Pflanzenextrakte** bei manchen Pilzen). Besonders in der medizinischen Mikrobiologie werden den Nährlösungen Blutbestandteile oder andere Körperflüssigkeiten zugesetzt. Medien für koprophile Pilze enthalten meist **Pferdedung**, der die Keimung von Sporen fördert. Wo feste Nährböden benötigt werden, können den Medien Geliermittel, z. B. **Agar-Agar**, zugesetzt werden. Dabei handelt es sich um ein aus Agarose und Agaropektin aufgebautes Heteropolysaccharid aus der Zellwand verschiedener Rotalgen. Je nach Qualität setzt man einem Liter Medium etwa 12 bis 20 Gramm Agar zu.

3.1.2 Wachstum und Vermehrung der Produzenten

Wachstum und Vermehrung

Wachstum in der Biologie bedeutet eine irreversible Zunahme an lebender Substanz, in Bezug auf Mikroorganismen wird sich dies häufig in einer Vermehrung der Zellzahl ausdrücken. Eine grundlegende Voraussetzung sind günstige Lebensbedingungen, also ein möglichst optimales Angebot an Nährstoffen, Temperatur, Sauerstoff und dergleichen mehr. Von diesen, in verschiedenen Vorversuchen zu ermittelnden Parameter hängt es ab, wie schnell sich beispielsweise eine Bakterienpopulation verdoppelt oder ein Pilzmycel sich ausbreitet.

Für alle biotechnischen Prozesse ist die schnelle Vermehrung der beteiligten Organismen zumindest in der Anzuchtphase wichig. Zellvergrößerung und Vermehrung sind eng miteinander verbunden und an das Nährstoffangebot und andere Prozessbedingungen (z. B. pH, Temperatur, Zusammensetzung der Gasphase) geknüpft. Die Beschreibung des Wachstums einer Zellkultur bezieht sich auf das gemeinsame Verhalten der Zellen (Kasten 3.2). Das

Kasten 3.2 Wachstum und Vermehrung

Unter Wachstum versteht man die irreversible Zunahme an Biomasse; es wird gemessen als Zunahme der Zellmasse pro Volumeneinheit. Massezunahme kann zwar ausschließlich durch Zellvergrößerung erreicht werden, ist aber im Allgemeinen auch auf eine Vermehrung der Organismen- bzw. Zellzahl durch Zellteilungen oder Sprossungen zurückzuführen. Die Wachstumsrate (μ) gibt die Anzahl der Zellverdoppelungen pro Zeiteinheit an, das Zeitintervall für die Verdoppelung der Biomasse ist die Verdoppelungszeit. Die Teilungsrate (ν) nennt die Anzahl der Verdoppelungen der Organismen bzw. Zellen pro Zeiteinheit. Die Zeit, die für die Verdoppelungen der Organismen- bzw. Zellzahlen benötigt wird, ist die Generationszeit (g).

Wachstum der Produzentenpopulation steht daher im biotechnologischen Prozess und bei dessen Beschreibung gegenüber dem Wachstum und der Entwicklung der einzelnen Zelle im Vordergrund. Während sich mikrobielle und pflanzliche Zellen in Kultur praktisch unbegrenzt und kontinuierlich vermehren lassen, ist dies bei tierischen Zellen nur bei bestimmten Zelltypen möglich (z. B. Krebszellen). Bei der Vermehrung der meisten Mikroorganismen steht die **asexuelle Vermehrung** im Vordergrund, genetische Rekombination kann durch **parasexuelle Vorgänge** (Bakterien) oder **sexuelle Vorgänge** erfolgen (Pilze, Pflanzen, Tiere). Sexuelle Vermehrung ist aber durch die Wahl der Kulturbedingungen in biotechnologischen Prozessen mit Mikroorganismen, Zellen und Geweben untypisch. Anders bei Pflanzen und Tieren, die zur Produktion rekombinanter Proteine genutzt werden. Dort kommen der Fertilität, der Kreuzbarkeit und dem Vererbungsgang der Transgene große Bedeutung zu (Kap. 5.3 und Kap. 6.7). Einblick in die große Vielfalt der sexuellen und asexuellen Vermehrungsvorgänge bei den verschiedenen Organismengruppen bieten Lehrbücher der allgemeinen Biologie. Hier sollen die biotechnologisch genutzten Organismengruppen nur steckbriefartig charakterisiert werden.

Bakterien sind haploid und vermehren sich ungeschlechtlich durch einfache Querteilung, wobei zwei gleichwertige Tochterzellen entstehen, die zu normaler Größe heranwachsen und sich wiederum teilen können. Nach der Verdoppelung und Trennung des Bakterienchromosoms und anderer Zellkomponenten wird von der Zellwand ausgehend nach innen fortschreitend eine Trennwand ausgebildet. Die Tochterzellen trennen sich dann vollständig oder bilden zunächst Ketten (z. B. Streptokokken) oder Zellhaufen (z. B. Staphylokokken), die sich zu einem späteren Zeitpunkt und in Abhängigkeit der herrschenden Scherkräfte aufteilen.

Ein **Teilungszyklus** kann unter günstigen Bedingungen in 15 bis 20 Minuten vollendet sein, unter ungünstigen Umständen dagegen Monate oder sogar Jahre beanspruchen. Dieses Extrem hat natürlich für biotechnische Prozesse keine Bedeutung, wohl aber am natürlichen Standort; eine der wohl ungünstigsten ökologischen Nischen stellen beispielsweise tiefergelegene Bereiche der Erdkruste dar, die man früher für nahezu steril hielt; heute weiß man, dass dort zum Teil reichhaltige Organismenpopulationen in einer Art suspendiertem Leben existieren.

Zellpopulationen setzen sich aus Zellen unterschiedlichen Alters zusammen. Durch spezielle Maßnahmen kann man eine Synchronisierung des Wachstums erreichen (**Synchronkultur**), was für das Studium grundlegender Wachstums- und Differenzierungsvorgänge hilfreich sein kann, im biotechnischen Prozess aber normalerweise nicht notwendig ist. Manche Bakterien (z. B. Streptomyceten) wachsen in mehr oder weniger langen Filamenten und bilden mycelähnliche, dichte Geflechte.

Pilze können sich geschlechtlich und ungeschlechtlich vermehren, zeichnen sich durch einen Kernphasenwechsel aus und besitzen im vegetativen Stadium Kerne mit haploidem Chromosomensatz. Hefen bilden nach Teilung des Zellkerns eine zunächst sehr kleine Tochterzelle aus (Knospung). Dieser Vorgang kann sich bei der gleichen Zelle mehrfach wiederholen, sodass Zellen ganz unterschiedlichen Alters nebeneinander vorliegen. Wenn sich die Tochterzellen, die etwa alle 1 bis 2 Stunden gebildet werden, nicht von der Mutterzelle lösen, bilden sich Zellketten oder **Pseudomycelien**. Bei echten Mycelien findet das Wachstum an den Spitzen der **Hyphen** statt; ein solches **Mycel** besteht daher aus sehr unterschiedlich alten Zellen. Das wiederum hat einen erheblichen Einfluss auf die Bildung von bestimmten Stoffwechselprodukten. Auch die Struktur des jeweils entstehenden Mycels ist sehr wichtig, von eher locker verbundenen Hyphenstückchen bis hin zu festen, geschichteten Gebilden (Pellets) sind alle Übergänge bekannt. Auf festen Nährböden entsteht ein **Substratmycel** (beispielsweise im Agar) und ein **Luftmycel**, das sich beim Übergang zur Sporenbildung verfärben und auch in artspezifisch charakteristischen Formen ausbilden kann.

Manchmal werden Sporen gebildet oder die Sporenbildung wird bewusst induziert, weil während dieses Vorgangs Gene für spezielle Biosynthesewege aktiviert werden. Das Wachstum mycelbildender Pilze kann nicht über die Zellzahl, sondern nur über die Zunahme der Zellmasse verfolgt werden, wobei die Verdoppelungszeit im Bereich von einigen Stunden liegt.

Pflanzliche Zell- und Gewebekulturen sind in Abhängigkeit vom Ausgangsmaterial und den Kulturbedingungen haploid, diploid, oligoploid oder aneuploid. Sie setzen sich aus weitgehend dedifferenzierten Zellen zusammen, die häufig mit dem bloßen Auge erkennbare Aggregate bilden. Auf festen Nährböden wachsen die Aggregate zu lockeren Kallushaufen heran, in der Suspension ist die Größe der Aggregate unter anderem abhängig von den auf sie einwirkenden Scherkräften. Die Verdoppelungszeiten liegen bei etwa 20–150 Stunden. Durch gezielten Einsatz von Phytohormonen können Zellen remeristematisieren und die meristematischen Bereiche dann zu Organen oder ganzen Pflanzen differenzieren. Auch pflanzliche Organe, etwa Wurzeln, können über lange Zeit in permanenter Kultur gehalten werden (Kap. 5.3).

Tierische Zellkulturen sind diploid und unterscheiden sich von mikrobiellen und pflanzlichen Zellen durch das Fehlen einer starren Zellwand. Dies stellt besondere Ansprüche an die Nährlösung, deren Osmolarität genau eingestellt sein muss, um einem Platzen der Zellen vorzubeugen. Die Kulturmedien sind außerdem recht komplex zusammengesetzt. Sie enthalten essenzielle und andere Aminosäuren, Serum, Vitamine und Antibiotika. Unter optimalen Bedingungen findet in Kultur etwa alle 24 Stunden eine Zellteilung statt. Man unterscheidet verschiedene Arten von tierischen Zellkulturen: **Primärkulturen** werden unmittelbar aus Gewebe gewonnen und lassen sich meist nur wenige Passagen am Leben erhalten. **Sekundärkulturen** zeichnen sich durch eine begrenzte Kultivierbarkeit (ca. 50 Passagen) aus. **Permanente Kulturen** können über lange Zeiträume kultiviert werden, stammen aus Tumorgewebe oder sind durch Fusion nichtentarteter Zellen mit Tumorzellen hervorgegangen (Hybridoma-Zellen). Tierische Zellkulturen werden häufig als Zellrasen (Monolayer) kultiviert, als Kulturgefäße dienen Petrischalen, Wannenstapel oder Rollerflaschen. Permanente Zellkulturen können als Suspension in Bioreaktoren gezüchtet werden (Kap. 3.2 und Kap. 6.1).

Kinetik des Wachstums

Die Züchtung von Zellen beginnt mit dem Beimpfen des sterilisierten Nährmediums aus einer **Stamm- oder Erhaltungskultur**. In einem geschlossenen System (**Batch-Verfahren**) vermehren sich die Zellen idealerweise durch ständige Zweiteilung,

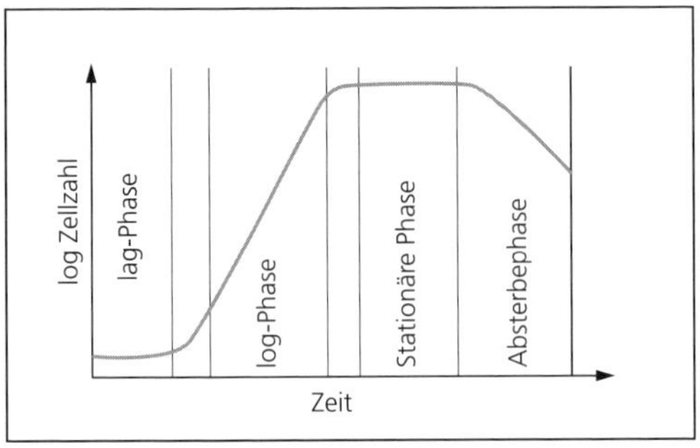

Abb. 3.3 Wachstumskurve einer bakteriellen Batch-Kultur

bis das Wachstum infolge von **Nährstoffmangel**, Anhäufung von **inhibierenden Stoffwechselprodukten** oder einer **Verschlechterung der Kulturbedingungen** aufhört. Dieser Verlauf sollte mathematisch relativ einfach zu beschreiben sein. Zellpopulationen setzen sich allerdings in der Regel aus genetisch uneinheitlichen Zellen unterschiedlichen Alters und unterschiedlicher biochemischer Aktivität zusammen; besonders bei eukaryontischen Zellen hängen viele Stoffwechselleistungen zudem stark vom Zellzyklus ab. Daher ist es in der Tat unmöglich mathematische Modelle zu entwickeln, die das Wachstum einer Zellkultur exakt beschreiben und vorhersagen würden.

Um Wachstumskinetiken aufnehmen zu können, wird man die Organismenzahl beispielsweise in einem Inokulum bestimmen müssen. Dazu gibt es eine Reihe von Methoden, neben der Messung (oder wenigstens Abschätzung) des Proteingehalts oder der Nukleinsäuremenge über Absorptionsmessungen (Trübungsmessungen) oder Farbreaktionen bis hin zur Zählung der Zellen etwa in einer Thoma-Kammer. Man kann auch eine definierte Menge eines Inokulums einer Verdünnungsreihe unterwerfen, bestimmte Mengen davon mit einem Drigalski-Spatel auf einer Kulturplatte verstreichen und ausdünnen und anschließend auf die ursprüngliche Zellzahl zurückrechnen.

Die einfachste Überlegung zur mathematischen Beschreibung der **Kinetik** des Wachstums geht davon aus, dass während des Wachstums in einem geeigneten Nährmedium Biomasse (x) und Wachstumsgeschwindigkeit (r_x) proportional zueinander sind: Eine Zelle teilt sich und mit jeder weiteren Teilung verdoppelt sich die Zellzahl. Der Proportionalitätsfaktor ist die spezifische Wachstumsrate (μ). Es gilt der folgende Zusammenhang:

$$r_x = \mu x \qquad (3.1)$$

In der ersten Phase der Batch-Kultivierung sind die Zellen allerdings noch so „erschöpft", dass ihr Wachstum diesem Zusammenhang noch nicht gehorcht. Meist werden die Zellen aus einem an Nährstoffen verarmten Medium in frische Nährlösung überimpft, die sich als Folge der veränderten Zusammensetzung auch bezüglich des pH-Werts und der Osmolarität vom verbrauchten Medium unterscheidet. Die verschiedenen Syntheseprozesse (Stoffwechselenergie, Bausteinsynthese, Polymersynthese) müssen erst wieder in Gang kommen. Diese Anlaufphase bezeichnet man auch als **lag-Phase**. Erst nach einer gewissen Zeit wird die **log-Phase** oder die Phase des exponentiellen Wachstums erreicht, wo der Zusammenhang aus Gleichung 3.1 gilt. Dieses optimale Wachstum ist aber nur eine gewisse Zeit lang möglich. Der Eintritt in eine Phase verzögerten Wachstums geht einher mit Veränderungen der Außenbedingungen, z. B. dem Verbrauch der Kohlenstoffquelle und leitet in die **stationäre Phase** des Wachstums über, in der keine Zunahme der Zellzahl mehr erfolgt. Falls die Zellen aus der stationären Phase einer Batch-Kultur nicht in frisches Medium überimpft werden, schließt sich eine **Absterbephase** des beschleunigten und schließlich exponentiellen Absterbens der Zellen an (Abb. 3.3).

Zwischen spezifischer Wachstumsgeschwindigkeit und der Konzentration eines limitierenden Substrats besteht ein funktioneller Zusammenhang, der in Analogie zur **Michaelis-Menten-Gleichung** für enzymkatalysierte Reaktionen (Kap. 3.2.1) folgendermaßen formuliert werden kann:

$$\mu = \frac{s}{s+K_S} \tag{3.2}$$

μ = spezifische Wachstumsgeschwindigkeit
s = Konzentration des „limitierenden" Substrats
K_s = Sättigungs- oder Affinitätskonstante des „limitierenden" Substrats

Dieses einfache **Monod-Modell** könnte den Übergang von der exponentiellen Phase in die stationäre Phase gut beschreiben, wenn K_s groß genug wäre. Leider ist dies für die meisten limitierenden Substrate nicht der Fall, sodass der Term $s/s+K_s$ fast während der gesamten Kulturzeit ≈ 1 ist, d. h. die Wachstumskurve müsste einen sehr scharfen Knick an der Stelle machen, wo ein bestimmtes Substrat s vollständig verbraucht ist.

Aus den bisherigen Überlegungen kann man jedoch ableiten, dass eine Wachstumskinetik nach dem Zusammenhang $r_x = \mu x$ dann näherungsweise erreicht wird, wenn zu keiner Zeit Substrate oder Produkte, die die Wachstumsrate beinträchtigen in limitierenden Konzentrationen vorliegen. Tatsächlich ist ein Wachstum mit vernachlässigbarer lag-Phase zu beobachten, wenn Zellen aus der Phase des logarithmischen Wachstums in frisches Medium überimpft werden. Eine andere Möglichkeit ist es, das System in kontinuierlichen, offenen Prozessen ständig mit neuen Nährstoffen zu versorgen.

Zurück zum Wachstum in der geschlossenen Batch-Kultur. Hier ändert sich mit fortschreitendem Wachstum die Konzentration von Zellen, Nährstoffen und Produkten im Medium. Die molare Stoffbilanz für eine Mediumskomponente i zeigt, dass die zeitliche Änderung der Komponente im Reaktionsgefäß (Bioreaktor) gleich der Menge der durch (bio)chemische Reaktion neugebildeten Komponente i sein muss. Es gilt also:

$$\frac{d(Vc_i)}{dt} = Vr_i \tag{3.3}$$

V = Volumen
c_i = molare Konzentration der Komponente i
r_i = Reaktionsgeschwindigkeit

Im geschlossenen System bleibt V konstant und darf daher aus dem Differenzial herausgestellt werden und die Formel 3.3 vereinfacht sich zu

$$\frac{dc_i}{dt} = r_i \tag{3.4}$$

Die Geschwindigkeit r_i (Geschwindigkeit der Produktbildung bzw. des Substratverbrauchs) hängt vom Zustand der Zellpopulation ab. Das Differenzial berücksichtigt diesem Zustand und die Wachstumsrate μ aus Gleichung 3.1 entspricht der maximalen Wachstumsrate μ_{max}, die nur während der logarithmischen Phase erreicht wird. Hier gilt daher:

$$\frac{dx}{dt} = r_x = \mu x \tag{3.5}$$

Für t_0 (Beginn der log-Phase) und x_0 (Biomasse zu Beginn der log-Phase) kann bei konstanter spezifischer Wachstumsrate μ die Gleichung 3.5 integriert werden:

$$ln \frac{x_t}{x_0} = \mu (t - t_0) \tag{3.6}$$

oder:

$$x_1 = x_0 e^{\mu t} \tag{3.7}$$

Die Zeit t_d, die zur Verdoppelung der Zellkonzentration notwendig ist, erhält man, wenn man in die Gleichung 3.6 für $x_t = 2x_0$ einsetzt :

$$t_d = \frac{\ln 2}{\mu} \tag{3.8}$$

Ein weiterer Modellparameter, der bei der Prozessbeschreibung berücksichtigt werden muss, ist der **Ausbeutekoeffizient** (Ertragskoeffizient) Y, der das Verhältnis von Biomassewachstum r_x zu Substrataufnahmegeschwindigkeit r_s darstellt und als konstant angenommen wird:

$$Y = \left|\frac{r_x}{r_s}\right| = \frac{\Delta x}{\Delta s} \qquad (3.9)$$

Für eine Abschätzung, wann ein bestimmter limitierender Nährstoff erschöpft ist, die Zellen also in die stationäre Phase eintreten, geht man davon aus, dass die Geschwindigkeit des Nährstoffverbrauchs proportional der Konzentration lebender Zellen ist und bis zum Erreichen der stationären Phase mit konstanter spezifischer Wachstumsgeschwindigkeit μ erfolgt. Dann gilt:

$$r_s = -\frac{\mu x}{Y} \qquad (3.10)$$

Wenn die Konzentration des limitierenden Nährstoffs S zu Beginn der log-Phase bekannt ist (s_0), kann die Zeitdauer t bis zum Erreichen der stationären Phase berechnet werden:

$$t = \frac{\ln(s_0 Y) - \ln(x_o)}{\mu_{max}} \qquad (3.11)$$

Analog zum Ausbeutekoeffizienten Y lassen sich andere Ausbeutekoeffizienten einführen, die sich auf die Zunahme der Biomasse und der damit verbundenen Bildung bestimmter Produkte P beziehen:

$$Y_{P/X} = \frac{\text{Masse an gebildetem Produkt}}{\text{Zunahme der Biomasse}} \qquad (3.12)$$

Diese Annahme setzt allerdings voraus, dass Wachstum und Produktbildung assoziiert sind, was nicht immer der Fall sein muss, bei Prozessen mit kontinuierlichem, offenem Betrieb aber angenommen werden darf. Im stationären Zustand (steady-state, Fließgleichgewicht) sind im kontinuierlichen Betrieb alle Konzentrationen im Bioreaktor unabhängig von der Zeit. Nachdem sich die Masse einer bestimmten Komponente im kontinuierlichen Betrieb nicht ändert, lässt sich die Massebilanz folgendermaßen angeben:

$$F_{zu} \cdot c_{zu} - F_{ab} \cdot c_{ab} + rV = 0 \qquad (3.13)$$

F_{zu} = Volumenstrom des Zulaufs
F_{ab} = Volumenstrom des Ablaufs
c_{zu} = molare Konzentration einer bestimmten Komponente im Zulauf
c_{ab} = molare Konzentration einer bestimmten Komponente im Ablauf
r = Reaktionsgeschwindigkeit
V = Reaktionsvolumen

Der Term *rV* für die im System umgesetzte Masse einer bestimmten Komponente ergibt sich aus Gleichung 3.3. bei konstantem Arbeitsvolumen gilt $F_{zu}=F_{ab}$. Man kann diesen Strom auf das Arbeitsvolumen beziehen (F/V) und damit die **Verdünnungsrate** D definieren. Die Gleichung 3.13 vereinfacht sich zu:

$$r = D(c_{ab} - c_{zu}) \qquad (3.14)$$

oder für das Substrat S zu:

$$r_s = D(s_{ab} - s_{zu}) \qquad (3.15)$$

Für $x_0=0$ gilt $\mu=D$. Zusammen mit den Gleichungen 3.1, 3.9 und 3.15 kann jetzt die aktuelle Biomassekonzentration im Fließgleichgewicht berechnet werden:

$$x = Y(s_{zu} - s) \qquad (3.16)$$

Die aktuelle Biomassekonzentration hängt daher vom Betriebsparameter s_{zu} und von der Zustandsvariablen s ab, deren Abhängigkeit von der Verdünnungsrate und den Kenngrößen K_s und μ_{max} des Produzenten unter Anwendung des Monod-Modells (Gleichung 3.2) folgendermaßen angegeben werden kann:

$$s = K_s \frac{D}{\mu_{max} - D} \qquad (3.17)$$

Für die kontinuierliche Biomasseproduktion sollte nie die maximal erreichbare Produktivität angestrebt werden. Wenn D

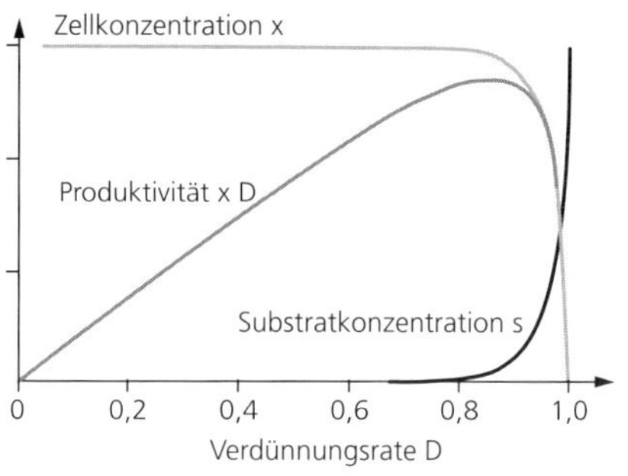

Abb. 3.4 Wash-out-Effekt. Zellkonzentration (**x**) und Substratkonzentration (**s**) als Funktion der Verdünnungsrate (**D**). Das Verhalten der Kultur entspricht dem Monod-Modell.

nämlich gegen μ_{max} geht, geht x gegen 0 und die Kultur verarmt ab einer kritischen Verdünnungsrate D_c an Zellen („wash out"). Die Produktivität an Zellmasse ist das Produkt aus D·x, sie durchläuft ein Maximum und fällt danach steil ab (Abb. 3.4).

Für exaktere Beschreibungen müssen auch noch Reaktionen des endogenen Stoffwechsels und der Einfluss von Inhibitoren berücksichtigt werden. Beide Einflüsse kann man über entsprechende Michaelis-Menten-Terme in der Beschreibung der Gesamtkinetik berücksichtigen. Außerdem gibt es alternative mathematische Beschreibungen der Wachstumsgeschwindigkeit. Modelle können nahezu beliebig komplex strukturiert sein, verschiedene Kompartimente der Zelle, verschiedene Stoffwechselwege und Molekülpools berücksichtigen. So verwendet man strukturierte Modelle, in denen die gesamte Biomasse in Komponenten unterteilt wird, z. B. in:

- Gespeichertes anorganisches Phosphat
- Phosphorylierte Biomassevorstufen
- Nicht phosphorylierte Biomassevorstufen
- Enzyme, die Biomassevorstufe in Biomasse bzw. Makromoleküle umwandeln
- Phosphorylierte Makromoleküle
- Nicht phosphorylierte Makromoleküle
- Gespeicherte Kohlenhydrate.

Um solche Modelle anwenden zu können, müssen sehr viele Parameter bestimmt oder geschätzt werden. Für einige kann dies im Vorfeld des Prozesses, für andere während des Prozesses geschehen. Zur Verarbeitung der Daten und den Modellvorhersagen sind Computer notwendig, da die Lösung der komplexen, nichtlinearen Differenzialgleichungs-Systeme nur iterativ, also durch schrittweise Näherung, möglich ist.

3.1.3 Stoffwechsel der Produzenten

Der Stoffwechsel eines Produzenten lässt sich in **drei Hauptabschnitte** gliedern:

- Im **Katabolismus** werden exogene Nährstoffe oder endogene Reservestoffe in kleine Bruchstücke zerlegt. Je nach Substrat können die **Abbauwege** einfach oder komplex sein,
- Die zentralen Stoffwechselwege des **Intermediärstoffwechsels** dienen der Bereitstellung von **Stoffwechselenergie** (ATP, NAD(P)H, FADH, etc.) und **Synthesebausteinen** (Aminosäuren, Purin- und Pyrimidinbasen, Zuckerphosphate, organische Säuren, etc.), die im
- **Anabolismus** zu **Makromolekülen** (Proteine, Nukleinsäuren, Moleküle mit Stützfunktion, Reservestoffe) zusammengefügt werden.

Von zentraler Bedeutung für die Ernährungsweise von Lebewesen sind **Kohlenstoffquelle** und **Energiequelle**. Entsprechend den Ansprüchen und Fähigkeiten kann man eine Einteilung in verschiedene Ernährungstypen vornehmen. Organismen sind **autotroph**, wenn das Wachstum auf einer C_1-Quelle wie CO_2, CH_4, CH_3OH oder CO möglich ist und **heterotroph**, wenn größere Kohlenhydrate wie Zucker, Polysaccharide oder Fette verwertet werden. Bezüglich der Energiegewinnung ergibt sich eine Gliederung in **phototroph**, wenn Licht in Energie umgewandelt werden kann bzw. **chemotroph**, wenn die Energie durch chemische Oxidation gewonnen wird. Können anorganische Elektronendonoren (H_2, NH_3, H_2S, Fe^{2+}, etc.) genutzt werden, bezeichnet man diese Lebensweise als **lithotroph**, sind Zucker oder andere organische Verbindungen notwendig, leben diese Organismen **organotroph**. Pflanzen und Cyanobakterien leben **photolithotroph**, nitrifizierende Bakterien **chemolithotroph** und Tiere sowie die meisten Mikroorganismen **chemoorganotroph** oder – wenn man die C-Quelle auch noch einbezieht – chemoorganoheterotroph. Die Herkunft des Kohlenstoffs wird allerdings nur in besonderen Fällen bei der Charakterisierung berücksichtigt, z. B. bei *Desulfovibrio desulfuricans*, einem chemolithoheterotrophen Organismus, der molekularen Wasserstoff oxidiert (Lithotrophie) und organische Substanzen assimiliert (Heterotrophie).

Der Stoffwechsel dient primär der **Erhaltung** und **Vermehrung** der Zellsubstanz. Alle dazu notwendigen Vorgänge, gerade auch die Prozesse der Energiegewinnung und der Bereitstellung von Biosynthesebausteinen, sind dem **Primärstoffwechsel** zuzurechnen. Durch diese Vorgänge werden C, O, H, N, P, S und andere Elemente, die z. B. für biochemische Katalysen notwendig sind (Metallionen), bereitgestellt.

Stoffe bei denen es schwierig ist eine unmittelbare Funktion für den Produzenten zu erkennen, die nur in manchen Taxa vorkommen und die sich insgesamt durch eine große strukturelle Vielfalt auszeichnen, nennt man Sekundärstoffe oder -metaboliten. Biosynthesewege, die zu solchen Produkten führen, sind Teile des **Sekundärstoffwechsels** eines Lebewesens. Die pharmazeutischen Produkte sind häufig dem Sekundärstoffwechsel (z. B. Antibiotika, Alkaloide) oder dem anabolen Primärstoffwechsel (z. B. rekombinante Proteine) zuzuorden (Kap. 4.3).

Bei der Entwicklung biotechnischer Verfahren, seien sie zur mikrobiellen Laugung, Abwasserreinigung oder Produktion von Arzneistoffen, müssen Ernährungstyp und Primärstoffwechsel des verwendeten Organismus bei der Auswahl und Konstruktion der Bioreaktoren, der möglichen Betriebsart und der Zusammensetzung von Kulturmedien berücksichtigt werden. Dazu müssen zunächst der Stoffwechsel und seine Regulation studiert und die individuellen Ansprüche der beteiligten Organismen erforscht werden, um dann Bedingungen beschreiben und vorschlagen zu können unter denen ein biotechnologischer Prozess möglich und sinnvoll ist.

Über Stoffwechselphysiologie, -biochemie und -regulation informieren die Lehrbücher der Pharmazeutischen Biologie und der Biochemie (z. B. Reinhard et al. 1995; Stryer 1996).

Aerobe Vorgänge

Atmung (Respiration, respiratorischer Stoffwechsel) ist ein ATP-erzeugender Prozess, in dem eine anorganische Substanz als terminaler Elektronenakzeptor dient. Bei den meisten Organismen ist dies molekularer Sauerstoff (O_2), auf den alle strikt aeroben Organismen angewiesen sind. Bei der Übertragung von Elektronen energiereicher Moleküle auf molekularen Sauerstoff wird Energie frei, die zur ATP-Synthese verwendet werden kann. Dieser Vorgang wird auch als **oxidative Phosphorylierung** bezeichnet (Kasten 3.3). Organische Substanzen werden dabei teilweise zu Wasser und Kohlendioxid endoxidiert und zum anderen Teil zum Aufbau der Zellsubstanz genutzt. Einige Gruppen von Bakterien können Energie auch durch **anaerobe Atmung** gewinnen (s. unten). Da die Atmung ein sehr effizienter Prozess der ATP-Regeneration ist, kann bei den aerob organotrophen Organismen ein großer Teil des Substrats in Biomasse umgesetzt werden. Aerob atmende Mikroorganismen können zugeführte Substrate auch unvollständig, z. B. zu Essigsäure oxidieren, wobei man wegen der Ähnlichkeit der ausgeschiedenen Produkte mit jenen, die bei Gärungsprozessen entstehen können, auch von „oxidativer Gärung" spricht. Pilze oxidieren organische Substrate meist zu H_2O und CO_2. Unter bestimmten Bedingungen (z. B. Sauerstoffmangel) können durch unvollständige Oxidation aber auch große Mengen organischer Säuren (Citronensäure, Oxalsäure, Äpfelsäure, Fumarsäure, Bernsteinsäure, etc.) gebildet und ausgeschieden werden. Manche aerobe Bakterien (*Corynebacterium, Brevibacterium, Arthrobacter*) lassen sich zu verstärkter Produktion von Aminosäuren anregen, wenn die Atmung wegen suboptimaler Sauerstoffversorgung limitiert ist. Viele aerob atmende Organismen sind wichtige Primär- und Sekundärstoffproduzenten (z. B. Proteine, mikrobielle und pflanzliche Sekundärstoffe; Kap. 4.5 und Kap. 5.2.3) oder sie können für Biotransformationen eingesetzt werden (z. B. Steroidbiotransformationen; Kap. 4.6 und Kap. 5.2.4).

Aerob chemolithotrophe Organismen gewinnen Reduktionsäquivalente und Energie durch Oxidation anorganischer Elemente, Verbindungen oder Ionen (z. B. NH_4^+, NO_2^-, S^{2-}, SO_3^{2-}, Fe^{2+}). Energie wird wiederum durch Elektronentransport-Phosphorylierung mit O_2 als terminalem Elektronenakzeptor gewonnen. Den Kohlenstoff zur Synthese der Zellsubstanzen beziehen solche Organismen durch Fixierung von CO_2. Einige Bakterien sind obligat andere jedoch fakultativ chemolithoautotroph. Die Letzteren können alternativ auch chemoorganoheterotroph wachsen.

- **Nitrifikation:** Bei diesem Vorgang wird NH_4^+ in NO_3^- umgewandelt. An dieser Oxidation sind zwei Bakteriengruppen beteiligt: Die Ammoniumoxidierer bilden NO_2^- und die Nitritoxidierer bilden daraus NO_3^-.
- **Schwefeloxidation:** Schwefelverbindungen werden von einigen wenigen aeroben Bakterien zu Schwefelsäure oxidiert.
- **Wasserstoffoxidation:** Die aeroben wasserstoffoxidierenden Bakterien nutzen H_2 als Energiequelle, CO_2 als Kohlenstoffquelle und O_2 als terminalen Elektronen-Akzeptor.
- **Kohlenmonoxidoxidation:** Carboxidobakterien können CO unter aeroben Bedingungen zu CO_2 oxidieren.

Kasten 3.3 Die oxidative Phosphorylierung

Bei der Glykolyse, der Fettsäureoxidation und im Citratzyklus entstehen NADH und $FADH_2$. Im Zuge der oxidativen Phosphorylierung werden Elektronen dieser Moleküle über eine Reihe von Proteinkomplexen, die bei Eukaryonten in der inneren Mitochondrienmembran und bei aeroben Bakterien in der Cytoplasmamembran lokalisiert sind, auf O_2 übertragen. Dabei werden Protonen über Membranen transportiert. Der gebildete Protonengradient stellt hierbei eine zentrale, umwandelbare Form von Energie dar. Die Umwandlung der elektronenmotorischen Kraft (der energiereichen Verbindungen NADPH und $FADH_2$) in protonenmotorische Kraft (des Protonengradienten) wird in der Atmungskette von elektronengetriebenen Protonenpumpen (NADH-Q-Reduktase, Cytochrom-Reduktase, Cytochrom-Oxidase) erreicht, die über mobile Elektronenüberträger miteinander verbunden sind. Die transportierten Protonen können durch einen Enzymkomplex vermittelt in die Bakterienzelle resp. die Mitochondrienmatrix zurückfließen. Bei diesem Vorgang wird ADP zu ATP phosphoryliert. Bei der oxidativen Phosphorylierung sind also Oxidation und ATP-Regeneration eng über einen Protonengradienten und Protonenflüsse durch Membranen aneinander gekoppelt.

Anaerobe Vorgänge

Anaerobe Atmung. Einige Gruppen von Mikroorganismen können in Abwesenheit von O_2 die Elektronentransport-Phosphorylierung zur Energiegewinnung nutzen, wenn geeignete Elektronenakzeptoren vorhanden sind. Wegen der Art und Weise der Energiegewinnung spricht man von „anaerober Atmung", obwohl der Begriff Atmung eher einem mit der Aufnahme von O_2 einhergehenden Prozess vorbehalten bleiben sollte. Besondere Formen der anaeroben Atmung stellen die „Schwefel-Atmung" und die „Eisen-Atmung" dar. Häufiger findet man folgende Varianten:

- **Denitrifikation und Nitratreduktion**: (Elektronenakzeptor: $\mathbf{NO_3^-}$; Elektronendonoren: $\mathbf{NO_2^-}$, $\mathbf{N_2O}$, $\mathbf{N_2}$; „Nitrat-Atmung"). Als Denitrifikation bezeichnet man den Vorgang der Nitratreduktion, bei dem N_2O und N_2 entstehen. Bei Nitratatmern handelt es sich in der Regel um aerobe Bakterien. Nur unter anaeroben Bedingungen werden die Elektronen auf Nitrat übertragen. Vertreter der Enterobacteriaceae reduzieren unter anaeroben Bedingungen Nitrat zu Nitrit; die weitere Reduktion von Nitrit zu Ammonium ist an die Gärung geknüpft, Nitrit dient als externer Elektronenakzeptor.
- **Schwefelwasserstoffbildung und Sulfatreduktion:** (Elektronenakzeptor: $\mathbf{SO_4^{2-}}$; Elektronendonor: $\mathbf{S^{2-}}$; „Sulfat-Atmung"). Einige Bakterien können unter anaeroben Bedingungen mit SO_4^{2-} als terminalem Elektronenakzeptor Energie gewinnen. Das Produkt der Sulfatreduktion ist H_2S; außerdem entsteht H_2. Beide Produkte tragen zur anaeroben Korrosion von Eisen und anderen Schwermetallen bei.
- **Methanbildung durch Carbonatreduktion:** (Elektronenakzeptoren: $\mathbf{CO_2}$, $\mathbf{HCO_3^-}$; Elektronendonor: $\mathbf{CH_4}$; „Karbonat-Atmung"). Die Hauptquellen für das durch mikrobielle Umsetzung gewinnbare Methan sind Essigsäure sowie Kohlendioxid und molekularer Wasserstoff. Zur Verwertung von H_2+CO_2 sind alle methanogenen Bakterien befähigt, während nur wenige Essigsäure zur Methanbildung nutzen können. Die methanogenen Bakterien kann man auch als anaerob chemolithoautotrophe Bakterien ansprechen; sie gewinnen Energie durch Oxidation von Wasserstoff zu Methan und fixieren CO_2 im Zuge einer assimilatorischen CO_2-Reduktion.
- **Essigsäurebildung durch Carbonatreduktion:** (Elektronenakzeptoren: $\mathbf{CO_2}$, $\mathbf{HCO_3^-}$; Elektronendonor: $\mathbf{CH_3COOH}$; „Karbonat-Atmung"). Anaerob chemolithoautotrophe, wasserstoffoxidierende Bakterien sind z. B. an der Essigsäurebildung in Faulschlammbehältern beteiligt.
- **Bernsteinsäurebildung durch Fumarsäurereduktion:** (Elektronenakzeptor: **Fumarat**; Elektronendonor: **Succinat**; „Fumarat-Atmung"). Viele fakultativ anaerobe Bakterien nutzen diesen Weg der Energiegewinnung.

Gärung. Als Gärungen bezeichnet man ATP-regenerierende Stoffwechselprozesse, bei denen die Spaltprodukte der organischen Substrate gleichzeitig als Elektronendonoren und als Elektronenakzeptoren dienen. **Gärungen erfolgen unter Sauerstoff-Ausschluss**. Die meisten Gärorganismen sind **obligate Anaerobier**, Sauerstoff ist für sie schädlich (z. B. Sporen bildende Clostridien). Andere Organismen können Sauerstoff bei niedrigen Partialdrücken tolerieren (mikroaerotolerant, z. B. Propionibakterien) oder auch verwerten (mikroaerophil, z. B. Milchsäurebakterien). Wieder andere sind **fakultativ anaerob** d. h. sie vermögen sowohl aerob durch Atmung Energie zu gewinnen und zu wachsen als auch anaerob zu gären (z. B. Enterobacteriaceae). Im Zuge der Gärung wird ein Teil des Substrats oxidiert und die dabei frei werdende Energie zur Regeneration von ATP genutzt. Der oxidierte Kohlenstoff wird meist als CO_2 ausgeschieden. Die bei der Oxidation freigesetzten Reduktionsäquivalente werden auf einen anderen Teil des Substrats übertragen, es entstehen energiehaltige, weiter oxidierba-

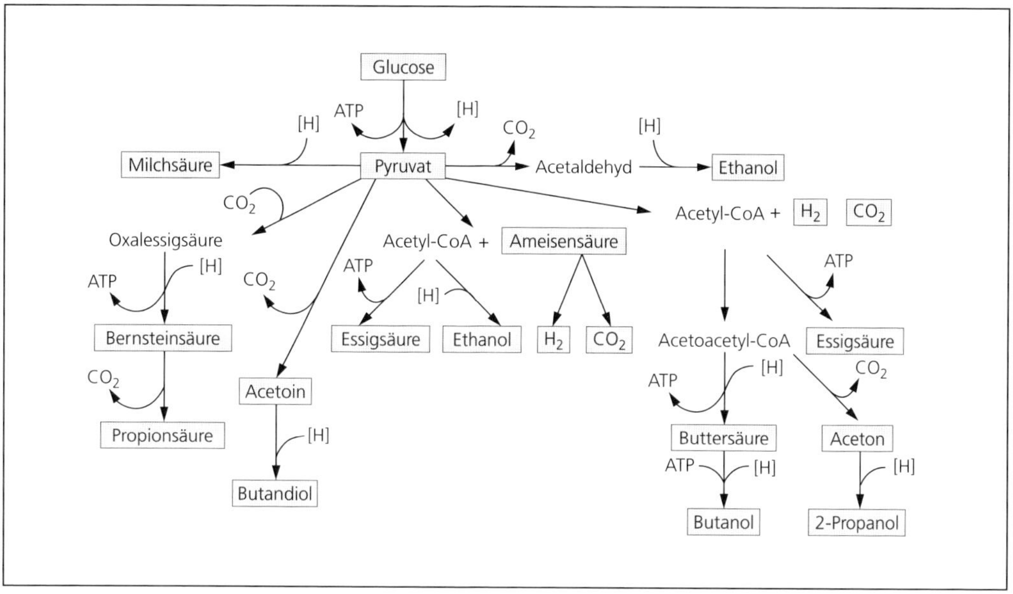

Abb. 3.5 Gärungen. Übersicht über Verlauf und Produkte der wichtigsten Gärungen

re Verbindungen (Abb. 3.5). Nach den dominierenden Gärungsprodukten unterscheidet man:

- **Alkoholgärung:** Ethanol wird vor allem von Hefen gebildet.
- **Milchsäuregärung:** Milchsäurebildende Bakterien können Lactose phosphorylierend oder hydrolysierend in Glucose und Galactose spalten und beide Produkte vergären. Zur Herstellung der Milchsäure benutzt man sogenannte **homofermentative** Milchsäurebakterien, die fast ausschließlich Milchsäure bilden. Im Gegensatz dazu treten bei der **heterofermentativen** Milchsäuregärung zusätzlich Essigsäure und/oder Ethanol auf.
- **Propionsäuregärung**: Propionsäure ist das Produkt der Vergärung von Milchsäure oder Zuckern z. B. durch Propionibakterien, die unter anaeroben Bedingungen Milchsäure zu Propionsäure und Bernsteinsäure vergären, bei Anwesenheit von Sauerstoff auch Essigsäure bilden.
- **Ameisensäuregärung:** Ameisensäure tritt als Gärungsprodukt verschiedener Bakterien unterschiedlicher Gruppen meist gemeinsam mit anderen organischen Säuren und Alkoholen auf. Man spricht daher auch von einer „gemischten Säuregärung“. Der Gärungstyp ist charakteristisch für die Enterobacteriaceae.
- **Buttersäuregärung:** Buttersäure, Butanol, Aceton, 2-Propanol sowie andere organische Säuren und Alkohole sind typische Produkte der Vergärung verschiedener Kohlenhydrate (Stärke, Glykogen, Cellulose, Hemicellulose, Pektine) und anderer Naturstoffe (Nukleinsäuren, Proteine, Aminosäuren, Purin- und Pyrimidinbasen) durch obligat anaerobe Sporenbildner (Clostridien).
- **Homoessigsäuregärung:** Homoessigsäuregärer nutzen CO_2 als Elektronenakzeptor und bilden aus einer Hexose fast 3 mol Essigsäure.

Photoautotrophie

Photoautotrophe Organismen nutzen Licht als Energiequelle zur Umwandlung von anorganischer in organische Substanz. Die Umwandlung der Strahlungsenergie des Lichtes in biochemisch verwertbare Energie und die damit verbundene Bildung von **Assimilaten** nennt man **Photosynthese** (Kasten 3.4).

Kasten 3.4 Photosynthese

Zur Gewinnung von Stoffwechselenergie wird zunächst das Licht in einem Reaktionszentrum absorbiert, das Chlorophyll (Pflanzen, Cyanobakterien), Bakterienchlorophyll (Chlorobiaceae, Rhodospirillaceae) oder Bacteriorhodopsin (Halobakterien) enthält. Durch die Anregung solcher Pigmente wird ein Elektron auf ein Niveau mit negativerem Potenzial gehoben und kann dann z. B. zur Bildung von ATP genutzt werden. Dies geschieht im Verlauf eines zyklischen Elektronentransports (auch zyklische Photophosphorylierung), bei dem die Elektronen vom negativen Redoxpotential wieder zu ihrem Ausgangspunkt zurückkehren.
Werden die Elektronen jedoch zur Reduktion von NADP genutzt und damit aus dem Lichtprozess der Photosynthese herausgeführt, muss der entstandene Elektronenmangel im Reaktionszentrum durch einen geeigneten Elektronendonor gedeckt werden (nichtzyklischer Elektronentransport). Die oxygenen phototrophen Organismen (Pflanzen, Cyanobakterien) nutzen hierfür H_2O und bilden dabei O_2.

Manche Bakterien (z. B. Purpurbakterien) betreiben eine anoxygene Photosynthese. Sie sind außer auf Licht auch auf reduzierte Elektronendonoren (H_2S, H_2, organische Verbindungen) angewiesen und entwickeln während der Photosynthese keinen Sauerstoff. Elektronentransport und Photophosphorylierung laufen, außer bei den Halobakterien, in Membranen ab. Es wird ein chemisches Potenzial aufgebaut, das beim Rückfluss der Protonen genutzt werden kann, um ADP zu ATP zu phosphorylieren.

3.2 Fermentationsprozesse

Als industrielle **Fermentationen** bezeichnet man Prozesse, bei denen Produkte mithilfe von Mikroorganismen hergestellt werden. Der Wortstamm Ferment, wie er sich auch in der älteren Bezeichnung für Enzyme oder in dem Begriff Fermenter findet, lässt sich vom Prozess des Gärens im Sinne von „Brodeln, Kochen" ableiten; er spielt somit auf die dabei häufig zu beobachtende Freisetzung von Gasen (z. B. CO_2) an. So dient der Ausdruck Fermentation als eine Sammelbezeichnung für alle Prozesse, bei denen organische Substrate durch Enzyme chemisch verändert werden. Fermentationsprozesse und andere biotechnische Herstellungsprozesse sind charakterisiert durch den **Produzenten**, den **Bioreaktor** und das **Verfahren**.

3.2.1 Produzenten

Zu den Produzenten zählen **Enzyme**, **einzellige Organismen**, **fädig organisierte Bakterien** und **Pilze**, aber auch aus Organismen isolierte und auf geeigneten Nährmedien **kultivierte Zellen**, **Organe** sowie **Pflanzen** und **Tiere** (Tab. 3.2). Enzyme, Zellen und Zellaggregate können in **freier** oder **immobilisierter Form** in biotechnologischen Verfahren genutzt werden.

Freie Enzyme

Trotz der Entdeckung der **Ribozyme** (Kasten 3.5), katalytisch wirksamer Ribonukleinsäuren (Cech 1987, Scott, Klug 1996), gilt weiterhin die Regel, dass die meisten biochemischen Umsetzungen von **Proteinen** katalysiert werden. Deren komplexe Tertiär- beziehungsweise Quartärstruktur bietet dabei die Voraussetzung für die hohe Wirkungs- und Substratspezifität, wie man sie bei den meisten Enzymen findet. Im Verlauf einer Reaktion tritt nur ein kleiner Teil des Enzymmoleküls mit den Substraten in Kontakt, das sogenannte **aktive Zentrum**. Hier liegt auch der grundlegende Unterschied zu unkatalysierten Umsetzungen, bei denen die Reaktanden mit genügend hoher Geschwindigkeit (also Energie) und aus den richtigen Richtungen kommend (also in geeigneter

Tab. 3.2 Beispiele für Produzenten und pharmazeutische Produkte

Produzent	Beispiel	Produkt
Enzyme	Penicillinacylase	Aminopenicillansäure
Einzellige Organismen	*Escherichia coli*	Insulin
	Saccharomyces cerevisiae	Hepatitis-B-Impfstoff
Fädig organisierte Bakterien	Actinomyceten	Antibiotika
Fädig organisierte Pilze	Deuteromyceten	Antibiotika
	Ascomyceten	Mutterkorn-Alkaloide
Tierische Zellen	*Homo sapiens*	Röteln-Impfstoff
Pflanzenzellen	*Taxus brevifolia*	Paclitaxel
Wurzelkulturen	*Panax ginseng*	Ginseng-Biomasse
Pflanzen	*Nicotiana tabacum*	Antikörper
Tiere	*Ovis aries*	Blutgerinnungsfaktor IX

Kasten 3.5 Ribozyme

Katalytisch wirksame Ribonukleinsäuren bezeichnet man in Anlehnung an Enzyme auch als Ribozyme. Bei dem Ciliaten *Tetrahymena* entdeckte man, dass eine 6,4 kb lange RNA ohne Beteiligung von Enzymen ein Intron von 414 Nukleotiden Länge aus ihrer Sequenz abspaltet, um so ein reifes 26S-rRNA-Molekül zu bilden.

Da solche Spleißreaktionen typisch für Eukaryoten sind und bei Prokaryoten nicht beobachtet werden (bei ihnen liegen keine gestückelten Gene vor), synthetisierte man eine dem 6,4-kb-Vorläufer entsprechende DNA, die in *E. coli* vermehrt und in vitro transkribiert wurde. Das Resultat war das Gleiche; wieder wurde präzise ein Intron aus 414 Nukleotiden Länge entfernt. Da keine entsprechenden Enzyme beteiligt sein konnten, musste die RNA sich selbst spleißen, wirkte also wie ein Enzym.
Eine Untersuchung des Mechanismus zeigte, dass es sich beim Reaktionsmechanismus um eine Reihe von Umesterungen handelt.

Wichtig für therapeutische Anwendungen sind zwei Tatsachen. Zum einen bildet die Ribonukleinsäure bestimmte dreidimensionale Strukturen (analog der Tertiärstruktur bei Proteinen) wie etwa Bindungstaschen. Zum anderen sorgen bestimmte Nukleotid-Sequenzen nach den Regeln der Basenpaarung für eine Substratspezifität. Daher finden derzeit Versuche statt, solche Ribozyme als maßgeschneiderte Genscheren einzusetzen, um beispielsweise virale Nukleinsäuren (HIV) oder bestimmte Transkriptionsprodukte von Onkogenen in Krebszellen zu zerstören.

Orientierung) zusammenstoßen müssen, um in der gewünschten Form miteinander reagieren zu können. Außerdem sind sie im Allgemeinen von einer Hülle aus Lösungsmittelmolekülen umgeben, in biochemischen Systemen überwiegend Wasser (Hydrathülle), die zunächst abgestreift werden muss. Kommt es zur Entstehung eines Stoßkomplexes, müssen die Reaktanden einen **Übergangszustand** durchlaufen, zu dessen Bildung in der Regel eine nicht unerhebliche **Aktivierungsenergie** erforderlich ist. Wenn nun eine Reaktion nicht in freier Lösung abläuft, sondern im aktiven Zentrum eines Enzyms, dann ergeben sich eine ganze Reihe gravierender Unterschiede. Zunächst einmal müssen die Reaktanden gebunden werden. Dabei werden sie aneinander angenähert und nehmen zudem die für eine Umsetzung ideale Stellung zueinander ein. Im Verlauf der Bindung wird zudem die **Hydrathülle** abgestreift; dies geht so weit, dass man Enzymumsetzungen sogar schon mit Reaktionen in der Gasphase verglichen hat. Das mag weit gegriffen sein, aber ganz sicher entsprechen die Bedingungen bei der Katalyse im aktiven Zentrum nicht denen in freier Lösung. Hier zeigt sich eine auffällige Parallele zu den **Wirt-Gast-Verbindungen** (Kap. 4, dort den Kasten 4.11). Ein dritter, vielleicht sogar der wesentlichste Faktor ist die **Stabilisierung des Übergangszustands** durch Wechselwirkungen zwischen einzelnen Aminosäureresten des Proteins und den Substraten. Nun kommt es zu **Gruppenübertragungen**; es werden also Atome oder Atomgruppen zwischen den Reaktanden und dem Enzym übertragen. Besonders häufig ist dabei der Protonentransfer. Die dabei stattfindenden Umsetzungen sind oft Säure-Base-Katalysen. Werden andere chemische Gruppierungen an Reste des Enzyms gebunden, spricht man von kovalenten Katalysen.

Für alle biotechnologischen Prozesse mit definierter Produktbildung (Aminosäure, Antibiotikum, organische Säure, etc.) kann es für die Optimierung des Herstellungsverfahrens hilfreich sein, die Eigenschaften der maßgeblich an der Biosynthese der betreffenden Verbindung beteiligten **Enzyme** (Kasten 3.6) zu kennen. Aufbauend auf diesem Wissen können Nährmedien optimiert, Modelle zur Kinetik der Produktbildung erarbeitet und Produktionsstämme zielgerichtet konstruiert werden.

Enzyme können innerhalb eines biotechnologischen Verfahrens entweder **Produkte** oder **Produzenten** sein. Als Produkte können sie z. B. in der organischen Chemie (chemo-, regio- und stereoselektive Synthese), in technischen Prozessen

Kasten 3.6 Enzyme

Enzyme sind von Organismen gebildete Katalysatoren, die dafür sorgen, dass die verschiedensten biochemischen Reaktionen einer Zelle unter physiologischen Bedingungen rasch und koordiniert ablaufen können. Sie bedingen die Lebensfähigkeit einer Zelle und ermöglichen ihr Überleben. Enzyme beschleunigen die Einstellung eines chemischen Gleichgewichts, wobei sie wesentlich effizienter und schneller arbeiten, als die bekannten chemischen Katalysatoren.
Um ihre katalytische Aktivität zu entfalten, benötigen manche Enzyme Coenzyme (resp. Cofaktoren), die, wenn sie kovalent mit dem Enzym verknüpft sind, auch als prosthetische Gruppen bezeichnet werden. Coenzyme nehmen auf stöchiometrische Weise am Stoffumsatz teil; während der Reaktion können sie das Enzym verändern und dabei selbst verbraucht werden. Manche Coenzyme werden im Verlauf der Reaktion regeneriert.

Tab. 3.3 Coenzyme (Beispiele)

Coenzym	Überträger von
Nicotinamid Adenin-Dinukleotid (NAD)	Hydridionen
Nicotinamid Adenin-Dinukleotid-Phosphat (NADP)	Hydridionen
Flavin-Mononukleotid (FMN)	Wasserstoff, Elektronen
Flavin-Adenin-Dinukleotid (FAD)	Wasserstoff, Elektronen
Coenzym Q	Wasserstoff, Elektronen
Coenzym A	Acylgruppen
Tetrahydrofolsäure	Formaldehyd
Cocarboxylase	Acetanhydrid
Pyridoxalphosphat	Aminogruppen

(Klärung von Fruchtsäften, Weichmachen von Fleisch, Zusatz in Reingungsmitteln), in der Therapie oder zu diagnostischen Zwecken zum Einsatz kommen. Sie werden in der Regel aus Mikroorganismen oder tierischen Zellkulturen gewonnen. Technische Pflanzenenzyme (z.B. Papain oder Bromelain) werden derzeit nicht biotechnisch hergestellt.

Enzyme als Katalysatoren. Nach den klassischen Definitionen sind Katalysatoren Stoffe, die ohne im Endprodukt der Reaktion zu erscheinen, deren Geschwindigkeit beschleunigen und sie in eine bestimmte Richtung lenken. Dabei genügen kleinste Mengen um unbestimmt große Mengen Edukt umzusetzen. Diese Anforderungen erfüllen Enzyme in hohem Maße: Viele sind millionenfach effizienter als chemische Katalysatoren. Gelegentlich wird gefordert, dass ein Katalysator in seiner Menge und in seiner Zusammensetzung während der Katalyse unverändert bleibt. Diese harten Maßstäbe dürfen an Enzyme nicht angelegt werden. Sie sind in der Zelle bezüglich ihrer Synthese und ihres Abbaus einer strikten Regulation unterworfen. Dies liegt daran, dass während des Zellzyklus oder im Zuge der Zelldifferenzierung nicht alle Enzyme zur gleichen Zeit und in gleich bleibenden Mengen benötigt werden. Außerhalb der Zelle sind Enzyme häufig nicht besonders stabil, was ihren Einsatz als Katalysatoren in technischen Prozessen einschränkt.

Manche Enzyme benötigen **Coenzyme** um katalytisch aktiv werden zu können. Coenzyme sind häufig sehr teure, niedermolekulare Verbindungen (Tab. 3.3), sodass ihre Verfügbarkeit einen wichtigen Faktor für die Entwicklung eines Prozesses mit isolierten Enzymen darstellt. Die Regeneration eines Coenzyms erfordert meist ein weiteres Enzym. In der Zelle gibt es mehrere Wege ein bestimmtes Coenzym anzuliefern bzw. zu regenerieren. Werden biotechnologische Prozesse mit isolierten Enzymen angestrebt, ist das Problem der Regeneration eventuell notwendiger Coenzyme zu berücksichtigen.

Struktur der Enzyme. Alle biochemischen Katalysatoren sind Polymere, die allerdings nicht zu statistischen Knäueln gefaltet werden, sondern deren dreidimensionale Struktur durch die Sequenz der Monomeren definiert ist. Eine durch Mu-

Kasten 3.7 Biotechnologische Anwendung isolierter Enzyme

Besondere Bedeutung haben isolierte Enzyme bei der Stärkeverarbeitung erlangt. Dabei werden Enzyme mit unterschiedlichen Eigenschaften eingesetzt: Die α-Amylase (1,4-*α*-D-Glucan-Glucanohydrolase; EC 3.2.1.1) hydrolysiert als Endoglucanase statistisch glykosidische Bindungen im Innern der Stärke. So werden die langen Ketten zu den kürzeren Dextrinen abgebaut. Die ursprüngliche, kleisterartige Struktur der gelösten Stärke geht verloren, man spricht auch von Stärkeverflüssigung.

Hierfür verwendet man ein außergewöhnlich stabiles Enzym, das auch bei Temperaturen über 100 °C noch aktiv ist. Die α-Amylase wird durch Kalziumionen stabilisiert und hat ein enges pH-Optimum zwischen 6,5 und 7,0. Damit sind die Bedingungen für diesen Verfahrensschritt festgelegt. Vor der nächsten Stufe muss das Stärkehydrolysat abgekühlt werden, weil die jetzt zum Einsatz kommende Glucan-1,4-*α*-Glucosidase („Glucoamylase"; 1,4-*α*-D-Glucan-Glucohydrolase; EC 3.2.1.3), die schrittweise Glukosereste vom nicht reduzierenden Ende der Dextrine abbaut, ihr Temperaturoptimum bei ca. 60 °C hat. Auch der pH-Wert muss den Ansprüchen des Enzyms für optimalen Umsatz bei pH 4,0 bis 4,5 angepasst werden. Die Kinetik der Produktbildung kann modelliert und so der Zeitpunkt für optimalen Umsatz nach ca. 48 bis 96 h vorausberechnet werden.

Zwar kann nach dieser Stufe bereits ein biotechnisch hergestelltes Produkt, die *β*-D-Glucose gewonnen werden, jedoch wird meist ein dritter enzymatischer Schritt angeschlossen, um ein Glucose-Fructose-Gemisch mit größerer Süßkraft zu erhalten. Das verwendete Enzym ist eine D-Xylose-Ketol-Isomerase (Xylose-Isomerase; EC 5.3.1.5), die in veschiedenen Mikroorganismen intrazellulär vorkommt und aus diesen isoliert und für die biotechnische Verwendung in der Flüssigzuckergewinnung aus Stärke bereitgestellt werden kann. Die Isomerisierung von D-Glucose zu D-Fructose stellt eine Nebenaktivität des Enzyms dar, das jedoch temperaturstabil und anspruchslos bezüglich zusätzlicher für die Katalyse notwendiger Faktoren ist.

Die Xylose-Isomerase ist ein vergleichsweise teures Enzym. Daher war man bestrebt Verfahren zu entwickeln, bei denen das Enzym möglichst lange verwendet bzw. wiederverwendet werden kann. Dies wird durch Immobilisierung des Enzyms an oder in einer geeigneten Matrix erreicht.

tagenese hervorgerufene Veränderung des katalytischen Polymers kann zum völligen Verlust der Enzymeigenschaft führen. Besonders Veränderungen im katalytisch aktiven Zentrum (Substratbindungsstelle) oder einer regulatorischen Stelle des Enzyms führen zu geplanten (site-directed mutagenesis, Kap. 4.4) oder eher zufälligen (auxotrophe Mutanten, Kap. 4.2) Veränderungen des katalytischen Potenzials eines Produzenten. Posttranslationale Veränderungen, z. B. *O*-Phosphorylierungen bestimmter Aminosäuren in Proteinenzymen (z. B. Serin, Tyrosin) können sich aktivierend oder hemmend auswirken.

Gewinnung und Systematik der Enzyme. Enzyme können durch Anwendung der verschiedenen Techniken der Proteinreinigung gewonnen werden (Kap. 2.1). Dabei ist darauf zu achten, dass während der gewählten Reinigungsschritte die katalytische Aktivität erhalten bleibt. Nicht alle Methoden der Enzymreinigung sind geeignet, aktives Enzym in guten Ausbeuten und mit vertretbarem Aufwand zu gewinnen. Meist genügt für ein enzymtechnisches Produktionsverfahren eine enzymangereicherte Proteinfraktion oder ein teilgereinigtes Enzym (Kasten 3.7). Hochreine Enzyme sind mit den klassischen Methoden der Enzymreinigung kaum im technischen Maßstab ökonomisch herstellbar. Dies ist mittlerweile jedoch durch den Einsatz gentechnischer Verfahren möglich (Kap. 2.3).

Technische Enzyme besitzen häufig Trivialnamen (z. B. Papain, Bromelain, Trypsin, Pepsin), während der korrekte Name eines Enzyms aus der Reaktion abgeleitet wird, die es katalysiert. Nach den Regeln der Enzyme Commission (EC) der Internationalen Union für Biochemie (IUB) kann aus Reaktionstyp, benötigtem Coenzym (manchmal auch weniger treffend als „Cofaktor" bezeichnet) oder Akzeptor und der funktionellen Gruppe am Substrat ein Ziffernschlüssel gebildet und damit jedes Enzym eindeutig bezeichnet und in ein klares System eingefügt werden. Enzymnamen, vor allem wenn sie mit -ase enden, sollen nur für ein Enzym verwendet werden, das eine einzige Reaktion katalysiert.

Tab. 3.4 Beispiele für die korrekte Bezeichnung von Enzymen

EC Nummer	Empfohlener Name	Systematischer Name	Andere Namen
1.1.1.1	Alkohol-Dehydrogenase	Alkohol: NAD^+-Oxidoreduktase	Aldehyd-Reduktase
1.1.3.4	Glucose-Oxidase	β-D-Glucose: O_2-Oxidoreduktase	Glucose-Oxyhydrase, Notatin, Nigerin
1.11.1.6	Katalase	H_2O_2:H_2O-Oxidoreduktase	
3.1.1.3	Triacylglycerol-Lipase	Triacylglycerol-Acylhydrolase	Lipase, Tributyrase, Triglycerid-Lipase
3.1.1.11	Pectin-Esterase	Pectin-Pectylhydrolase	Pectin-Methylesterase
3.2.1.1	α-Amylase	1,4-α-D-Glucan-Glycogenase,	Glucanohydrolase, Dextrinogen-Amylase
3.2.1.2	β-Amylase Maltohydrolase	1,4-β-D-Glucan-Glycogenase	Saccharogen-Amylase
3.2.1.3	Glucan-1,4-α-Glucosidase	1,4-α-D-Glucan Glucohydrolase	γ-Amylase, α-Glucosidase, exo-1,4-α-Glucosidase, Amyloglucosidase
3.2.1.4	Zellulase	1,4-(1,3;1,4)-β-D Glucan-4-Glucanohydrolase	Endo-1,4-β-Glucanase
3.2.1.7	Inulinase	2,1-β-D-Fructan-Fructanohydrolase	Inulase
3.2.1.11	Dextranase	1,6-α-D-Glucan-6-Glucanohydrolase	
3.2.1.23	β-Galactosidase	β-D-Galactosid-Galactohydrolase	Lactase
5.3.1.5	Xylose-Isomerase	D-Xylose-Ketol-Isomerase	Glukose-Isomerase
5.3.1.9	Glucose-6-phosphat-Isomerase	D-Glucose-6-phosphat-Ketol-Isomerase	Phophohexose-Isomerase, Glucose-Isomerase

Sind mehrere Enzyme an einer Umsetzung beteiligt, muss das Wort System beigefügt werden. Abhängig vom Reaktionstyp werden die Enzyme in Folgende sechs Klassen eingeteilt (Beipiele zur Nomenklatur, siehe Tab. 3.4):

- Klasse 1: **Oxidoreduktasen.** In dieser Klasse sind alle Enzyme zusammengefasst, die Oxidoreduktionen katalysieren. Das Substrat, das oxidiert wird, fungiert als Wasserstoffdonor. Die Sub-Klasse charakterisiert die Gruppe des Wasserstoffdonors, die oxidiert wird (z. B. Alkohol- oder Aldehydgruppe), die 3. Ziffer im EC-Code gibt den Akzeptortyp wieder (z. B. NADP, NAD).
- Klasse 2: **Transferasen.** Enzyme dieses Typs übertragen eine Gruppe (z. B. Methyl-, Acyl- oder Glykosylreste) von einem Donor auf einen Akzeptor. Häufig stellt der Donor ein Coenzym dar, das mit der zu übertragenden Gruppe beladen ist. Die Subklasse charakterisiert die zu übertragende Gruppe (z. B. Acyl- oder Glykosylreste), die 3. Ziffer im EC-Code charakterisiert diese genauer (z. B. Acetyl- oder Glucosylrest).
- Klasse 3: **Hydrolasen.** Diese Klasse beinhaltet Enzyme, die C-C, C-O, C-N und andere Bindungen hydrolytisch spalten können. Obwohl die Hauptfunktion dieser Enzyme die Hydrolyse ist, katalysieren viele „Esterasen“,

„Peptidasen“ oder „Glykosidasen“ (Trivialnamen für Ester-, Peptid- und Glykosid-Hydrolasen) unter geeigneten Bedingungen auch den Gruppentransfer. Die Subklasse gibt den Bindungstyp an (z. B. Ester oder Glykosid), mit der 3. Ziffer des EC-Codes wird das Substrat genauer charakterisiert (z. B. Thioester oder N-Glykosid).

- Klasse 4: **Lyasen.** Enzyme dieser Klasse spalten C-C, C-O, C-N und andere Bindungen. Die Subklasse gibt Auskunft über die Bindung, die gespalten wird, die 3. Ziffer des EC-Codes informiert über die eliminierten Gruppen (z. B. Carboxyl- oder Ammoniumreste).
- Klasse 5: **Isomerasen.** Diese Enzyme bewirken intramolekulare Umlagerungen und werden je nach Typ der Umlagerungsreaktion als Mutasen, Epimerasen, Isomerasen oder Racemasen bezeichnet. Die Subklasse nennt den Isomerisierungstyp, die 3. Ziffer des EC-Codes gibt Auskunft über den Substrattyp.
- Klasse 6: **Ligasen.** Ligasen oder Synthetasen verknüpfen zwei Moleküle miteinander, wobei gleichzeitig eine energiereiche Pyrophosphatbindung (z. B. aus ATP) hydrolysiert wird. Die Subklasse nennt den Typ der neu geschaffenen Bindung (z. B. C-O oder C-N), die 3. Ziffer des EC-Codes charakterisiert die Reaktionspartner genauer (z. B. Säure+Aminosäure oder Säure+Ammoniak).

Die wissenschaftlichen Namen sind zwar exakt aber manchmal etwas unhandlich, weshalb häufig Trivialnamen verwendet werden. Auch deren Gebrauch ist durch die Empfehlungen der IUB geregelt. Mittlerweile gibt es allgemein zugängliche Datenbanken, in denen Enzyme mit Namen, EC-Nummer und ihren Kenndaten gespeichert sind.

Enzymkinetik. Im Prinzip sind für chemische Reaktionen beschriebene Reaktionskinetiken auch auf enzymkatalysierte Reaktionen anwendbar. Eine Besonderheit ist allerdings das Phänomen der Substratsättigung, das bei nicht-enzymatischen Reaktionen in aller Regel nicht beobachtet wird. Bei niedrigen Substratkonzentrationen scheint die Reaktionsgeschwindigkeit proportional zur Substratkonzentrationen zu sein. Mit zunehmender Substratkonzentration nähert sich die Geschwindigkeit einem Maximalwert, der nicht überschritten werden kann. In diesem Bereich bleibt die Reaktionsgeschwindigkeit konstant und ist unabhängig von der Substratkonzentration. Hier scheinen Enzyme eine Leistungsgrenze erreicht zu haben. Das Michaelis-Menten-Modell erklärt dieses für viele Enzyme typische Verhalten. Die **Michaelis-Menten-Theorie** zur Enzymkinetik nimmt an, dass ein **Enzym (E)** zunächst mit dem **Substrat (S)** mit der **Geschwindigkeitskonstante k_1** einen **Enzym-Substrat-Komplex (ES)** bildet. Dieser Komplex kann einerseits mit der **Geschwindigkeitskonstante k_2** wieder in Produkt und Substrat zerfallen oder mit der **Konstanten k_3** zu Produkt und freiem Enzym umgesetzt werden:

$$\mathrm{E+S} \underset{k_2}{\overset{k_1}{\rightleftarrows}} \mathrm{ES} \xrightarrow{k_3} \mathrm{E+P} \tag{3.18}$$

Man nimmt an, dass zumindest zu Beginn der Reaktion der Zerfall des Enzym-Substrat-Komplexes zu E und S vernachlässigbar ist. Außerdem geht man davon aus, dass der schnellen Bildung des Enzym-Substrat-Komplexes ein vergleichsweise langsamer Zerfall in Produkt und freies Enzym folgt. Unter diesen Voraussetzungen gilt näherungsweise:

$$V = k_3\,[\mathrm{ES}] \tag{3.19}$$

Schließlich setzt man voraus, dass die Konzentration des Enzym-Substrat-Komplexes während der Gesamtreaktion konstant bleibt (steady state oder Fließgleichgewicht), die Bildungsrate:

$$k_1[E][S] \quad (3.20)$$

also gleich der Zerfallsrate:

$$(k_2+k_3)[E][S] \quad (3.21)$$

ist. Nach Umstellung der Gleichungen ergibt sich folgender Zusammenhang:

$$[ES]=\frac{[E][S]}{(k_2+k_3)/k_1} \quad (3.22)$$

Durch Definition einer neuen Konstanten K_M (**Michaelis-Menten-Konstante**) für den Term $(k_2+k_3)/k_1$ kann die Gleichung vereinfacht dargestellt werden:

$$[ES]=\frac{[E][S]}{K_M} \quad (3.23)$$

Geht man nun davon aus, dass sehr viel mehr Substrat als Enzym vorhanden ist, wird der relative Anteil enzymgebundenen Substrats vernachlässigbar klein. Dies gilt nicht für das Enzym, dessen freier Anteil [E] als Differenz zwischen Gesamtkonzentration $[E_T]$ und der Konzentration an substratkomplexiertem Enzym [ES] in die Berechnung eingeht. Nach dieser Überlegung muss die Formel (3.23) folgendermaßen modifizert werden:

$$[ES]=\frac{([ET]-[ES])[S]}{K_M} \quad (3.24)$$

Nach [ES] aufgelöst, erhält man:

$$[ES]=[ET]\frac{[S]}{[S]+K_M} \quad (3.25)$$

Und in die Gleichung 3.19 eingesetzt:

$$V=k_3[ET]\frac{[S]}{[S]+K_M} \quad (3.26)$$

Die Katalysegeschwindigkeit V kann, wenn [S] sehr viel größer als K_M ist und damit der Term $[S]/([S]+K_M)$ der Gleichung 3.26 gegen 1 geht, maximal den Wert $k_3[E_T]=V_{max}$ erreichen. Eingesetzt in Gleichung 3.26 ergibt sich die **Michaelis-Menten-Gleichung**:

$$V=V_{max}\frac{[S]}{[S]+K_M} \quad (3.27)$$

Tatsächlich beschreibt dieses Modell die eingangs erwähnte Beobachtung sehr gut: Bei geringer Substratkonzentration ($[S] << K_M$) gilt $V=[S]\ V_{max}/K_M$, d. h. die Geschwindigkeit ist der Substratkonzentration proportional (Reaktion 1. Ordnung); bei hohen Substratkonzentrationen gilt $V=V_{max}$ (Reaktion 0. Ordnung, bezogen auf das Substrat). V_{max} (Maximalgeschwindigkeit) und K_M sind wichtige Kenngrößen eines Enzyms. Bei $[S]=K_M$ wird $V=V_{max}/2$, d. h. die Michaelis-Menten-Konstante eines Enzyms gibt diejenige Substratkonzentration an, bei der die Reaktionsgeschwindigkeit halbmaximal abläuft.

V_{max} und K_M lassen sich durch Variation der Substratkonzentration experimentell ermitteln. Eine erste Charakterisierung kann dabei schon in Enzymrohextrakten oder sogar mit intakten Zellen erfolgen. Bei Enzymen, die Coenzyme benötigen, müssen V_{max} und K_M sowohl für mögliche Substrate als auch für die nutzbaren Coenzyme ermittelt werden. Die bei unterschiedlichen Substratkonzentrationen ermittelten Katalysegeschwindigkeiten werden meist in Diagrammen zusammengefasst, wobei linearisierte Darstellungen nicht nur besonders anschaulich sind und Abweichungen von der idealen Michaelis-Menten-Kinetik sofort auffallen, sondern auch hilfreich bei der Ermittlung von V_{max} und K_M. Trägt man z. B. den Kehrwert der Katalysegeschwindigkeit gegen jenen der Substratkonzentration auf, erhält man im sogenannten **Lineweaver-Burk-Diagramm** eine Gerade mit der Steigung K_M/V_{max} die die Ordinate bei $1/V_{max}$ und die Abszisse bei $-1/K_M$ schneidet. Ein Nachteil dieses häufig verwendeten Ver-

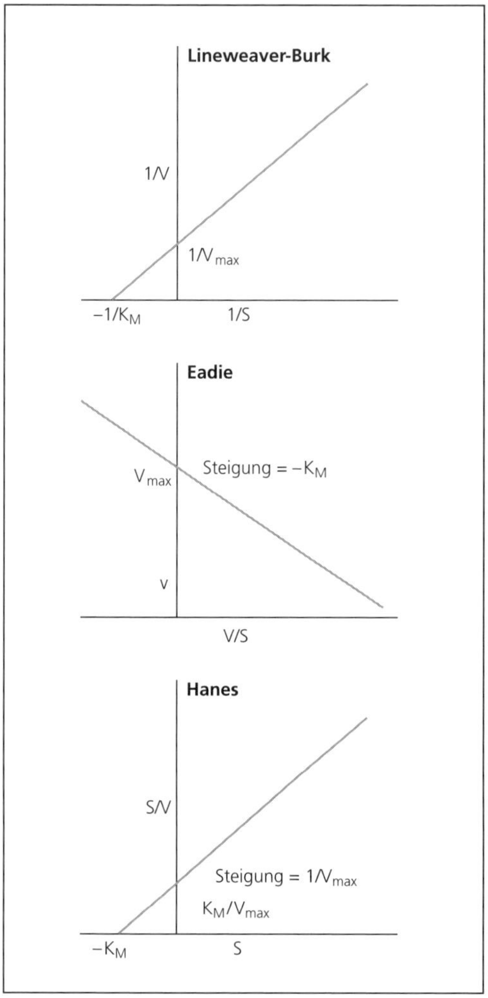

Abb. 3.6 Enzymkinetik. Möglichkeiten zur linearisierten Darstellung der Michaelis-Menten-Enzymkinetik

fahrens ist, dass Messwerte für niedrige Substratkonzentrationen durch die doppeltreziproke Auftragung mit einem relativ hohen Fehler behaftet sind und diese Abweichungen eventuell bei der Festlegung der Geraden überbewertet werden. Diesen Nachteil haben die Verfahren nach **Eadie** (Darstellung von V gegen V/S) oder **Hanes** (S/V gegen S) nicht (Abb. 3.6).

Die bisher für Enzyme und ihre Substrate ermittelten K_M-Werte variieren in einem breiten Bereich zwischen 10^{-1} und 10^{-7} M. Dabei hängen die K_M-Werte sowohl vom Substrat als auch von den experimentellen Bedingungen (Lösungsmittel, Pufferstärke, pH, Temperatur) ab. Mithilfe des K_M-Wertes kann man z. B. für die gewählte Substratkonzentration die Anzahl der besetzten katalytischen Zentren berechnen. Außerdem stellt der K_M ein Maß für die Stabilität des Enzym-Substrat-Komplexes dar. Je höher der K_M-Wert, desto schwächer die Bindung im Komplex. Diese Aussage gilt allerdings nur dann, wenn die Geschwindigkeitskonstante k_2 wesentlich größer ist als k_3 (siehe Gleichungen 3.20 bis 3.22). Nur dann kann K_M mit der **Dissoziationskonstante** des Enzym-Substrat-Komplexes näherungsweise gleichgesetzt werden.

Eine aus V_{max} abgeleitete Größe stellt die **Wechselzahl** eines Enzyms dar. Sie entspricht der Geschwindigkeitskonstante k_3 und ist definiert als die Anzahl von Substratmolekülen, die bei vollständiger Sättigung des Enzyms mit Substrat pro Zeiteinheit in das Produkt umgewandelt werden. Für die meisten Enzyme liegen die Wechselzahlen im Bereich von 1 bis 10^4 pro Sekunde.

Unter physiologischen Bedingungen werden die hohen Substratkonzentrationen, die für eine maximale Enzymkatalyse notwendig sind, nicht erreicht. Meist liegt das Verhältnis $[S]/K_M$ sogar weit unter eins. Unter diesen Bedingungen ist die Katalysegeschwindigkeit stark von der durch k_1 charakterisierten Geschwindigkeit für die Ausbildung des Enzym-Substrat-Komplexes abhängig. Die notwendige Diffusion von Substrat zu Enzym beschränkt die maximal erreichbare Geschwindigkeit auf 10^8 bis 10^9 $M^{-1}s^{-1}$. Diese Beschränkung gilt auch für die häufigen Zwei-Substrat-Reaktionen, bei denen Substrat und Coenzym das Enzym über Diffusion erreichen müssen. Eine weitere Konsequenz ist, dass die Reaktionszeit einer gerichteten, mehrstufigen Reaktion – einer Biosynthesesequenz also – nur durch Vermeidung langer Diffusionswege optimiert werden kann. Dies erklärt, warum solche Sequenzen häufig in Multienzymkomplexen oder in Mikrokompartimenten mit gerichtetem Metabolitfluss (metabolite channeling) ablaufen.

Regulation der Enzymaktivität. Bisher stand die Verfügbarkeit des Substrats bei der Charakterisierung der kinetischen Eigenheiten einer enzymkatalysierten Reaktion im Vordergrund der Darstellung. Die Katalysegeschwindigkeit eines Prozesses kann auch über die **Enzymkonzentration** und die **Enzymaktivität** reguliert werden. Die **Enzymkonzentration** ist zunächst natürlich abhängig von einer effektiven Synthese, initiiert durch die komplex geregelten Vorgänge bei der Transkription der genetischen Information zu RNA und der Translation von mRNA in funktionelles Enzym. Für die technische Anwendung isolierter Enzyme sind sie nicht relevant, weshalb hier auf eine Darstellung der Regulationsmöglichkeiten auf diesen Ebenen verzichtet werden kann (s. weiter unten und Lehrbücher der Biochemie). Enzyme sind innerhalb und außerhalb der Zelle verschiedenen Abbauvorgängen ausgesetzt. Für technische Enzyme sind vor allem oxidative Prozesse oder Verunreinigungen mit Proteasen für zeitabhängige Einbußen bei der katalytischen Aktivität verantwortlich.

Die **Enzymaktivität** selbst kann durch niedermolekulare Effektoren **kompetitiv** oder **nichtkompetitiv** reguliert werden. Eine **Enzymaktivierung** ist nur über nichtkompetitive Mechanismen oder im Sonderfall der **allosterischen Enzyme** durch **Kooperativität** denkbar. **Enzymhemmung** kann sowohl kompetitiv als auch nichtkompetitiv erreicht werden und dabei **reversibel** oder **irrversibel** sein.

Bei der **kompetitiven Regulation** konkurrieren verschiedene, strukturell ähnliche Substanzen um die Bindung an das katalytische Zentrum einer Proteins; entweder die eine oder die andere Substanz kann gebunden werden. Bezogen auf die Umsetzung des gewünschten Substrats resultiert daher eine Katalysehemmung. Bei einer kompetitiven Hemmung werden weder die Gesamtkonzentration an katalytischen Zentren noch die Geschwindigkeit des Zerfalls des Enzym-Substrat-Komplexes beeinflusst. Andrerseits gilt bei hohen Substratkonzentrationen $V_{max}=k_3$ $[E_T]$. V_{max} bleibt also von der Hemmung unbeeinflusst. Für die um die Bindung an das katalytische Zentrum konkurrierende Substanz kann analog dem K_M-Wert ein K_i-Wert, eine Inhibitor-Konstante, bestimmt werden. Für die Kinetik der Gesamtreaktion bedeutet dies, dass der apparente K_M-Wert durch den Inhibitor beeinflusst wird. Einfacher ausgedrückt: Bedingt durch die kompetitive Situation ist eine höhere Substratkonzentration notwendig um den halbmaximalen Umsatz zu erreichen. Grundsätzlich kann daher bei genügend hoher Substratkonzentration ($[S]>>K_M$) eine kompetitive Hemmung vollständig kompensiert werden.

Bei **nichtkompetitiver Hemmung** sind Substrat und Inhibitor gleichzeitig an ein und dasselbe Enzymmolekül gebunden; die Bindungszentren können daher nicht identisch sein. Bis auf wenige Ausnahmen, bei denen sich der Inhibitor in unmittelbarer Nachbarschaft der Substratbindungsstelle an das Enzym heftet und so die Substratbindung sterisch einschränkt, beeinträchtigt er, anders als bei der kompetitiven Situation, nicht die Ausbildung des Enzym-Substrat-Komplexes, dafür aber seine Dissoziation. Also ist die Katalysegeschwindigkeit k_3 und damit V_{max} betroffen, während der K_M-Wert, der ja gerade bei sehr kleinem k_3 dem Quotienten aus Geschwindigkeitskonstante k_2 (Dissoziation von ES zu E und S) und k_1 (Bildung des ES-Komplexes) ausgedrückt werden kann, nicht beeinflusst wird. Grundsätzlich ist natürlich auch eine nichtkompetitive Aktivierung des Enzyms, also eine Erhöhung von V_{max}, denkbar.

Durch Messung der Katalysegeschwindigkeiten bei verschiedenen Substrat- und Inhibitorkonzentrationen und der Darstellung der Ergebnisse in Lineweaver-Burk-Diagrammen, kann man zwischen der kompetitiven und nichtkompetitiven Hemmung unterscheiden.

Neben den beiden grundsätzlichen Möglicheiten der Enzymregulation durch die erläuterten kompetitiven und nichtkompetitiven Mechanismen, gibt es noch Sonderformen (z. B. unkompetitive Hemmung, Substratüberschusshemmung, Hemmung durch hochaffine Inhibitoren, irreversible Hemmung, Hemmung durch Coenzym-Antagonisten), die auf Grundlage der Michaelis-Menten-Theorie erklärt und abgeleitet werden können (s. Lehrbücher der Enzymkinetik).

Eine wichtige Besonderheit stellen **allosterische** Enzyme dar, deren kinetische Eigenschaften mit dem Michaelis-Menten-Modell nicht beschrieben werden können. Trägt man nämlich die Reaktionsgeschwindigkeit gegen die Substratkonzentration auf, ergeben sich keine hyperbolischen sondern sigmoide Kurvenverläufe, die nach dem **Modell von Monod, Wyman und Changeux** mit dem Vorliegen eines Gleichgewichts zwischen zwei Konformationen eines oligomeren Enzyms mit mehreren Bindungsstellen erklärt werden kann. Man nimmt an, dass die beiden Konformationen unterschiedliche Affinität zum Substrat, resp. einem spezifischen Effektor, zeigen und in Abhängigkeit von der Substratkonzentration das Gleichgewicht immer weiter in Richtung der Konformation mit der höheren Affinität für das Substrat verschoben wird. Die Ausprägung der sigmoiden Abhängigkeit der Reaktionsgeschwindigkeit von der Substratkonzentration kann als Maß für die Stärke der Wechselwirkungen der Bindungsstellen untereinander, der **Kooperativität**, gewertet werden. Auch allosterische Enzyme sind nichtkompetitiv regulierbar. Effektoren, die entfernt vom katalytischen Zentrum und in Abhängigkeit von der Konformation des Enzyms binden, bezeichnet man als **allosterische Effektoren**. Ein Effektor, der eine hohe Affinität zum Konformationszustand mit der geringeren Substrataffinität zeigt, wird zum Inhibitor der Enzymreaktion. Im Fall einer Bindung des Effektors an die Konformation mit der höheren Substrataffinität fördert der Effektor die Enzymreaktion; man nennt ihn dann **Aktivator**.

Immobilisierte Enzyme

Die Immobilisierung eines Biokatalysators wird durch die Anwendung geeigneter chemischer oder physikalischer Methoden erreicht. Über **Adsorption** oder **kovalente Bindungen** können Enzyme an polymere Träger fixiert werden. Auch eine **Polymerisierung** der Enzyme zu unlöslichen Komplexen ist denkbar. Da Enzyme verhältnismäßig große Moleküle sind, können sie in einer feinmaschigen Polymermatrix oder einem membranumschlossenen Kompartiment an der freien Diffusion gehindert und damit fixiert werden. Kombinationen chemischer und physikalischer Maßnahmen sind ebenfalls geeignet, um eine effiziente Immobilisierung bei gleichzeitiger guter Zugänglichkeit des Katalysators für Substrate und Cofaktoren zu ermöglichen (Kasten 3.8). Enzyme, die keine Coenzyme benötigen oder solche mit fest gebundener prosthetischer Gruppe sind vergleichsweise einfach zu immobilisieren. Anders die Situation, wo ein Coenzym notwendig ist und dieses durch Einwirkung eines weiteren Enzyms ständig regeneriert werden muss. Spezialfälle der praktischen Anwendung der Enzymimmobilisierung stellen diagnostische Systeme, Enzymelektroden, Biosensoren und einige Blotting-Techniken (z. B. Western-Blot-Technik; Kap. 2.2.4) dar.

Immobilisierungsmethoden. Die **Adsorption** an einen wasserunlöslichen Träger ist die einfachste Methode der Enzymimmobilisierung. Bei der echten Adsorp-

Kasten 3.8 Möglichkeiten und Grenzen des technischen Einsatzes immobilisierter Enzyme

Möglichkeiten

In einem Verfahren, das gelöste oder suspendierte Enzympräparationen nutzt, ist der Biokatalysator am Ende des Produktionsprozesses vom Produkt kaum trennbar und kann auch bei der Produktaufarbeitung in der Regel nicht wieder in aktiver Form rückgewonnen werden. Immobilisierte Systeme andrerseits können einfach von der produkthaltigen Fermentationsbrühe abgetrennt und direkt oder nach einem Regenerationsschritt wiederverwendet werden. Geeignete Bioreaktoreinheiten ermöglichen dann kontinuierliche oder semikontinuierliche Herstellungsverfahren.

Durch Immobilisierung wird eine hohe katalytische Aktivität pro Volumen und damit eine vergleichsweise hohe volumetrische Produktivität erzielt.

Grenzen

Das umzusetzende Substrat ist nicht löslich und kann den immobiliserten Katalysator nicht erreichen. Ein vergleichbares Verfahren mit freiem Enzym ist wirtschaftlicher.

tion wird der Biokatalysator ausschließlich über van-der-Waals-Kräfte an den Träger gebunden. Dem Vorteil einfacher Handhabbarkeit steht als Nachteil die relativ schwache Bindung an die Matrix gegenüber, die von verschiedenen Faktoren wie Temperatur, Pufferstärke und pH-Wert des Inkubationsmediums beeinflusst wird. Rein adsorptive Bindung ist allerdings selten. Meist wird die Adsorption durch hydrophobe Wechselwirkungen, Wasserstoffbrücken oder ionische Wechselwirkungen unterstützt.

Enzyme sind Ampholyte, die je nach ionischer Umgebung positiv geladen, ungeladen oder mit einer negativen Gesamtladung versehen vorliegen können und daher an geeignete Träger **ionisch gebunden** werden können. Viele der kommerziellen Ionenaustauschermaterialien kommen als Träger infrage, technisch verwendet werden vor allem **Anionenaustauscher**. Unter geeigneten Bedingungen erfolgt die Bindung schnell; sie kann durch einfaches Rühren des Trägers in der Enzymlösung erreicht werden. Das Enzym wird reversibel gebunden, sodass die Matrix bei Bedarf regeneriert und wiederverwendet werden kann.

Durch die Knüpfung **kovalenter Bindungen** kann eine sehr feste Bindung zwischen Enzym und Matrix erreicht werden. Einige funktionelle Gruppen des Proteins (Sulfhydryl-, ε-Amino-Reste) können direkt mit geeigneten Gruppen des Trägermaterials reagieren, andere potenzielle Knüpfungsstellen, etwa freie Hydroxylgruppen an Serin- oder Threonin-Resten müssen zuvor aktiviert werden. Manchmal ist es aus sterischen Gründen notwendig, **Spacermoleküle** zwischen Träger und Enzym einzufügen. Für eine erfolgreiche Immobilisierung sind vergleichsweise drastische Bedingungen und Maßnahmen erforderlich, weshalb die Gefahr besteht, dass die katalytische Aktivität des zu bindenden Enzyms beeinträchtigt wird. Bei einer gängigen Methode wird das infrage kommende Enzym an **aktiviertes poröses Glas** gebunden. Die Aktivierung des Trägers kann beispielsweise durch Behandlung mit Aminoalkylethoxysilanen erfolgen, die an die freien Silanolgruppen der Glasoberfläche binden. Dadurch wird das Trägermaterial mit freien Aminogruppen ausgestattet, die sich am Ende eines in seiner Länge variablen Alkylrests befinden. Mit bifunktionellen Reagenzien, z. B. Glutaraldehyd, kann dann eine Kupplung von aktiviertem Trägerglas und Enzym erfolgen (Kasten 3.9). Auch andere **anorganische Trägermaterialien**, z. B. Aluminiumoxid, **Biopolymere** wie **Zellulose**, **Stärke** oder **Agarose** und **synthetische Träger** können verwendet werden.

Biokatalysatoren können durch **Quervernetzung** so miteinander verknüpft werden, dass hochmolekulare, unlösliche katalytisch aktive Komplexe entstehen. Unter Umständen können durch Co-Immobilisierung einer zusätzlichen Komponente die mechanischen und katalytischen Eigenschaften des Polymers verbessert

Kasten 3.9 Immobilisierung durch kovalente Bindung

Prinzip der Kupplung von Enzymen an **A** poröses Glas und **B** natürliche bzw. synthetische Polymere über kovalente Bindung. Einen typischen Vertreter dieser Klasse stellen makroporöse Oxiran-Acrylharzperlen definierter Porosität dar **C** (Eupergit®).
Eupergit® hat eine spezifische Oberfläche von 180 $m^2\ g^{-1}$, wobei ca. 24 bis 40 m^2 globulären Proteinen zugänglich sind; die Bindekapazität für Proteine beträgt 30 bis 40 mg g^{-1} Feuchtgewicht. Man gibt die Proteinlösung einfach zu den Perlen und lässt das Gemisch über Nacht im Kühlschrank stehen; der Immobilisierungsvorgang über die Oxirangruppen ist dabei vom pH weitgehend unabhängig.

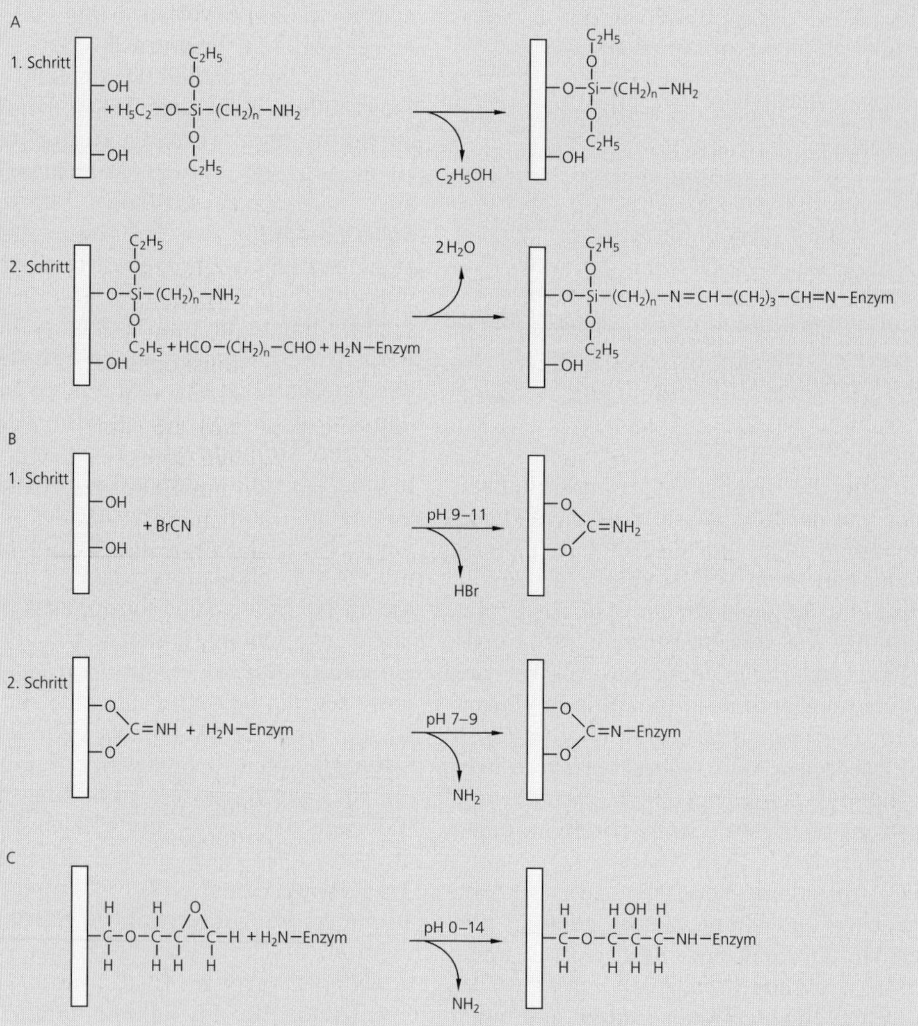

werden. Der Einfachheit des Verfahrens (z. B. Glutaraldehydbehandlung) stehen die folgenden Nachteile gegenüber:

- Es handelt sich meist um gelatineartige Partikeln, die in Biorekatoren nur bedingt einsetzbar sind.

- Die Hauptmenge des Katalysators ist im Innern der Partikeln lokalisiert, wo er unter Umständen für das umzusetzende Substrat schwer zugänglich ist.
- Während des Immobiliserungsvorgangs treten Konformationsänderungen auf, die zu Aktivitätsverlust führen können.

Durch **Einschlussimmobilisierung** können Biokatalysatoren in eine Polymermatrix eingebettet werden, wenn gewährleistet ist, dass die Polymerisation im Gemisch mit dem Katalysator erfolgen kann und dessen Aktivität dabei nicht beeinträchtigt wird. Das entstehende Polymer muss außerdem weitmaschig genug sein, um den Zugang potenzieller Substrate zum Biokatalysator zu gewährleisten. Die Methoden der Einschlussimmobilisierung werden relativ selten bei Enzymen, dafür umso häufiger bei Organellen oder ganzen Zellen eingesetzt. **Agar**, **Alginate**, **Carrageenan**, **Gelatine** und **Pektin** sind oft verwendete Biopolymere, mit deren Hilfe eine vergleichsweise schonende Immobiliserung erreicht werden kann. Man erhält allerdings relativ weiche Produkte.

Weitere Möglichkeiten der Immobilisierung bieten **Mikrokapseln** und **Liposome**. Bei der Mikroverkapselung sind Größe der Kapseln und Stärke der Kapselwand über das Herstellungsverfahren steuerbar. Bisher wurde die Mikroverkapselung jedoch relativ selten zur Immobilisierung von Biokatalysatoren eingesetzt. Enzyme können auch in Liposome verpackt werden. Die Anwendung solcher Immobilisate ist bisher auf die Pharmazie beschränkt, für biotechnologische Zwecke sind sie wegen schlechter Rückgewinnbarkeit und geringer Stabilität ungeeignet. Kombinationen der vorgestellten Methoden sind möglich. So kann z. B. nach einem ersten Schritt der Adsorption, durch anschließende Vernetzung der Enzymmoleküle untereinander, die Bindung dauerhaft gemacht werden. Der Katalysator umspannt dann die adsorptive Matrix wie eine Haut.

Kinetische Eigenschaften immobilisierter Enzyme. Grundsätzlich gehorchen immobilisierte Enzyme den für die freien Enzyme geltenden Gesetzmäßigkeiten (s. oben). Von zusätzlicher Bedeutung sind für immobilisierte Enzyme Diffusionsbarrieren, die auf die Immobilisierungsmatrix zurückzuführen sind. Der Substratumsatz wird durch eine verlangsamte Diffusion zum Katalysator beeinträchtigt.

Die Geschwindigkeit der Diffusion eines Substrats gehorcht dem **1. Fickschen Gesetz**:

$$v_d = D_e \frac{F}{r} \Delta S \tag{3.28}$$

Die Diffusionsgeschwindigkeit v_d ist eine Größe, die den Massentransfer pro Zeiteinheit beschreibt (mmol s^{-1}). D_e ist die effektive Diffusionskonstante (cm^2 s^{-1}), F die Querschnittsfläche (cm^2) und r die Diffusionsstrecke (cm). ΔS (nmol cm^3) ist die Differenz zwischen Substratkonzentration am Anfang und am Ende der Diffusionsstrecke; gewöhnlich entspricht sie der Differenz zwischen Substratkonzentration außerhalb der Matrix (S_{ex}) und jener am Enzym (S_{en}). Die Gleichung 3.28 kann daher entsprechend modifiziert werden:

$$v_d = D_e \frac{F}{r} (S_{ex} - S_{en}) \tag{3.29}$$

In einem System, bei dem D_e, F und r konstant bleiben, können diese Größen zum Permeabilitätsfaktor P zusammengefasst werden; es gilt:

$$v_d = P(S_{ex} - S_{en}) \tag{3.30}$$

S_{ex}, F, r und S sind messbare oder bekannte Größen. Unter Fließgleichgewichtbedingungen sind diffundiertes und umgesetztes Substrat identisch. Also entspricht die Diffusionsgeschwindigkeit v_d der Enzymaktivität v. Wenn man vereinfacht annimmt, dass alle Enzymmoleküle gleich tief in der Matrix sitzen, d. h. für alle Substratmoleküle immer identische Diffusionswege zu-

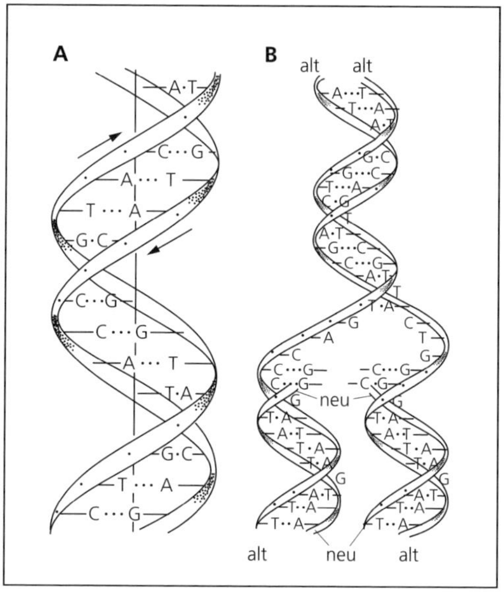

Abb. 3.7 Doppelhelixmodell der DNA (A) und DNA-Replikation (B). Die Pfeile geben die Strangpolarität an. Jeder elterliche DNA-Strang (**alt**) dient als Schablone zur Synthese eines komplementären Tochterstrangs (**neu**).

rückgelegt werden müssen, kann man die Enzymaktivität unter den „inhibitorischen" Bedingungen der Diffusion mithilfe einer erweiterten Michaelis-Menten-Gleichung berechnen. Die Gesetzmäßigkeiten der Diffusion gelten natürlich auch für Coenzyme, z. B. Sauerstoff und für bei der Enzymreaktion notwendige Cofaktoren. Aus diesem Grund kann es auch sinnvoll sein ein für die Enzymreaktion benötigtes Coenzym mit dem Enzym zusammen zu immobilisieren. So bekommt es beinahe den Charakter einer prosthetischen Gruppe. Noch anspruchsvoller, aber lösbar, ist die Aufgabe, ein Enzym zusammen mit Coenzym und einem Coenzym-regenerierenden Helferenzym zu immobilisieren.

Zellen

Gemeinsame Merkmale aller in biotechnologischen Prozessen eingesetzten Mikroorganismen und Zellen sind ein mehr oder weniger komplexer Stoffwechsel und die Fähigkeit zur Reproduktion und Vermehrung (Kap. 3.1.2). Die genaue Kenntnis von Aufbau und Funktion, ihrer Lebensbedingungen, des Stoffwechsels, ihrer Genetik und Taxonomie ist unerlässlich, kann an dieser Stelle aber nicht vermittelt werden. Hier muss auf die entsprechenden Lehrbücher der Biologie verwiesen werden. Einige Aspekte der Energiegewinnung, der Stoffwechselleistungen und des Wachstumsverhaltens verschiedener Organismengruppen wurden weiter oben beschrieben (Kap. 3.1.3).

Stoffwechselvorgänge laufen in der Regel nach den weiter oben vorgestellten Prinzipien der **enzymatischen Katalyse** ab. **Diffusionsvorgänge** sind ebenfalls zu berücksichtigen. Die Herstellung der Enzyme selbst benötigt im Zuge der **Transkription** und **Translation** wiederum Enzyme und auch die **Replikation** (Abb. 3.7) ist von ihnen abhängig.

Kompartimentierung. Enzyme können zu Komplexen zusammenfinden und auf diese Weise die Zelle in **Mikrokompartimente** unterteilen bzw. „biosynthetische Zentren" schaffen. Dies ermöglicht die Synthese unterschiedlicher Produkte zur gleichen Zeit. Gegenüber dem Außenmedium sind Zellen durch **Membranen** abgetrennt, bei Zellen höherer Organismen findet man auch im Innern der Zellen Membranen, dadurch wird eine weitere Kompartimentierung der Zelle und größere Vielfältigkeit der parallel ablaufenden Stoffwechselprozesse erreicht. **Transportprozesse über Membranen** gehorchen entweder den Gesetzmäßigkeiten der Diffusion oder wiederum jenen der Enzymkatalyse. Die biologische Energiegewinnung benötigt sowohl Enzyme als auch Membranen.

Diffusion und Transport. Membranen stellen sich dem freien Stoffaustausch zwischen Nährmedium, Cytoplasma und Zellorganellen als Barrieren entgegen. Die Durchlässigkeit der Membranen für bestimmte Substanzen wird durch deren Löslichkeit in der Membran bestimmt. Während biologische Membranen für lipophile Stoffe sehr gut durchlässig sind, bleibt ihre Grundmatrix, die Lipiddoppelschicht, für hydrophile Verbindungen und Ionen nahezu undurchdringbar. Lipophile Stoffe können daher durch **einfache Diffusion** in die Zelle gelangen. Sollen hydrophile Moleküle effizient über Membranen transportiert werden, sind **hydrophile Kanäle** oder **Carrier-vermittelte Transportsysteme** notwendig. Die treibende Kraft dieses Stofftransports ist ein Konzentrationsgefälle zwischen Cytoplasma und Zellsaft. Bei Beteiligung eines Carriers spricht man von **katalysierter Diffusion**; sie weist Merkmale der enzymatischen Katalyse auf. Wenn ein Carrier-vermittelter Transport gegen einen Konzentrationsgradienten erfolgt, muss dafür Stoffwechselenergie eingesetzt werden, der Träger also energetisierbar sein. Ein energieabhängiger, so genannter **aktiver Transport** über Membranen kann einerseits durch **primäre Transportsysteme** erfolgen, die z. B. über die Spaltung von ATP angetrieben werden, oder aber über **sekundäre Transportsysteme**, welche die elektrochemische Potenzialdifferenz zwischen Außen und Innen als Energiequelle nutzen können. Redoxreaktionen können auch direkt zur Energetisierung von Transportprozessen benutzt werden. Hauptanforderungen an einen aktiven Transport sind:

- **Akkumulation** eines Stoffes entgegen seines Konzentrationsgefälles
- **Aktivierungsenergie** größer als 20 bis 30 kJ Mol^{-1}
- **Empfindlichkeit gegenüber Inhibitoren des Elektronentransports.** Durch selektives Ausschalten des einen oder anderen energieliefernden Prozesses oder Teilreaktionen davon kann geschlossen werden, wie Energietransfer und Aufnahmemechanismus miteinander verknüpft sind.
- **Empfindlichkeit gegenüber Enzyminhibitoren.** Um die Beteiligung von Transportproteinen zu überprüfen.
- **Bestimmung kinetischer Parameter.** Stoffspezifitäten oder die Sättigbarkeit und Hemmbarkeit von Aufnahmeprozessen geben Hinweise auf die Beteiligung eines Carriers.

Regulation zellulärer Vorgänge. Zellen verfügen über komplexe sensorische und regulatorische Mechanismen um Nährstoffe (Kap. 3.1.1) zu **Grundbausteinen** des Stoffwechsels und schließlich zu **Makromolekülen** zusammenzufügen. Die Makromoleküle ihrerseits dienen als **Festigungs- und Transportelemente**, katalysieren die **Stoffumwandlung** und **-produktion**, steuern die Verfügbarkeit von Bauplänen und Matrizen und schließlich die **Vermehrung** des Produzenten. Regulation ist auf verschiedenen Ebenen des Stoffwechsels und im Reaktorbetrieb an verschiedenen Stellen möglich und durch exogene Faktoren beeinflussbar.

Alle Baupläne für zelleigene Strukturproteine und Enzyme sind in einer Abfolge von Basenpaaren auf der DNA festgelegt und nach **Transkription** in mRNA für die **Translation** verfügbar (Kasten 3.10). Im Zuge der Translation werden an den **Ribosomen** der Zelle Proteine synthetisiert. Die Geschwindigkeit der Enzymkatalyse ist von der Verfügbarkeit des Substrats, der Konzentration des Enzymproteins und dessen katalytischer Aktivität abhängig, die durch Veränderung der Proteinstruktur oder Kompetition beeinflusst werden kann. Die Konzentration des Enzyms selbst ist eine Funktion aus Synthese und Abbau, wobei beide Prozesse ihrerseits reguliert werden können. Bekannte **molekulare Schalter** der Enzymaktivität sind reversible **Proteinphosphorylierungen** oder irreversible Aktivierungen durch **Abspaltung** „inhibierender" Molekülteile, wie bei der Aktivierung der Proteine der Blutgerinnungskaskade. Komplizierter ist das Prinzip **der Regulation über Rückkopplung**, bei der Endprodukte eines Biosyntheseweges die ganze Biosynthesesequenz

Kasten 3.10 Transkription und Translation

Die Baupläne aller Lebewesen sind in deren doppelsträngiger Desoxyribonukleinsäure (DNA) verschlüsselt. Bei eukaryontischen Zellen findet man diese Makromoleküle im Zellkern und den Zellorganellen, bei prokaryontischen Zellen als Kernäquivalent und in Form der Plasmide. Die kleinsten Informationseinheiten der DNA sind die Codogene, Nukleosidtriplette, die aus den Desoxyribosiden der Basen Adenin, Cytosin, Guanin und Thymin zusammengefügt sind. Auf der DNA gibt es neben den Sequenzen, die die Information zur Proteinsynthese tragen, zusätzlich regulatorische Bereiche und Basenfolgen, die Matrizen für bestimmte RNA-Spezies (tRNA, rRNA) darstellen.
Die weitere Informationsverarbeitung zur Herstellung von Proteinen wird mit der Transkription eingeleitet. Das hierfür notwendige Enzym RNA-Polymerase heftet sich an die DNA und löst den Doppelstrang partiell, wodurch eine Teilsequenz der DNA abgelesen und in die – dieser Sequenz komplementären – mRNA umgeschrieben werden kann. Den Codogenen der DNA entsprechen die Codons der mRNA, aufgebaut aus Ribosiden der Basen Adenin, Cytosin, Guanin und Uracil. Die mRNA enthält neben den codierenden Bereichen auch regulatorische Abschnitte. Die einfachsten Sequenzen dieser Art sind die Start- und Stopcodons. Die kopierten Baupläne werden direkt oder nach weiterer Prozessierung an den Ribosomen nach den Übersetzungsregeln des genetischen Codes zur Herstellung von Proteinen genutzt.

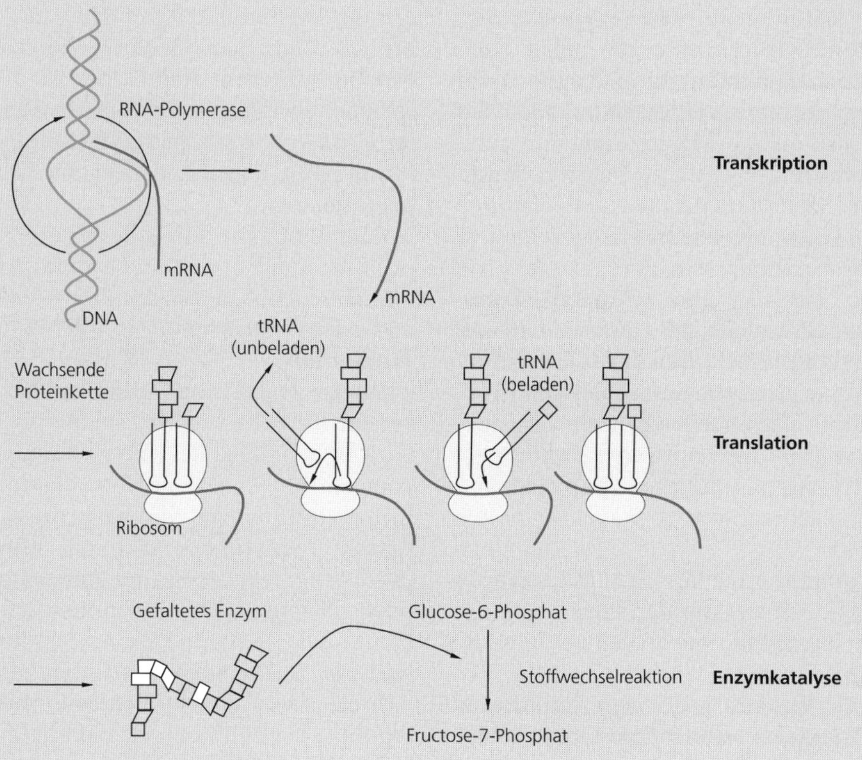

abschalten oder andere Biosynthesewege stimulieren können.

Die **Regulation der Proteinsynthese** erfolgt sowohl bei Prokaryonten als auch bei Eukaryonten in erster Linie auf der Ebene der DNA durch Kontrolle der Transkription. In Bakterien sind häufig mehrere Gene zu einer funktionellen Einheit zusammengefasst, die man als **Operon** bezeichnet. **Repressoren** hemmen, **Stimulatoren** aktivieren die Gene eines Operons. Bei den **Eukaryonten** bleiben die meisten

Kasten 3.11 Induktion der β-Galactosidase

Escherichia coli und andere Bakterien verfügen über einen molekularen Schalter, der die Anpassung an das Auftreten von Lactose im Nährmedium ermöglicht. Aufnahme und Abbau von Lactose werden durch verschiedene Gene möglich, die im lac-Operon zusammengefasst sind. Das Operon wird in Gegenwart anderer C-Quellen durch das Genprodukt eines Regulatorgens reprimiert. Dieses Repressorprotein lagert sich so an den Operator des lac-Operons an, dass die RNA-Polymerase zwar den Promotor erkennt, die dahinterliegenden Strukturgene aber nicht mehr ablesen kann (**A**). Lactose wirkt als Effektor, der das Repressorprotein durch Konformationsänderung inaktiviert. Für die RNA-Polymerase ist der Weg über das Operatorgen zu den für die Lactoseverwertung erforderlichen Strukturgenen nun frei (**B**). Ist die Lactose verbraucht, nimmt das Repressorprotein seine ursprüngliche Konformation wieder ein, bindet an den Operator und schaltet so den Stoffwechselweg ab (**A**).

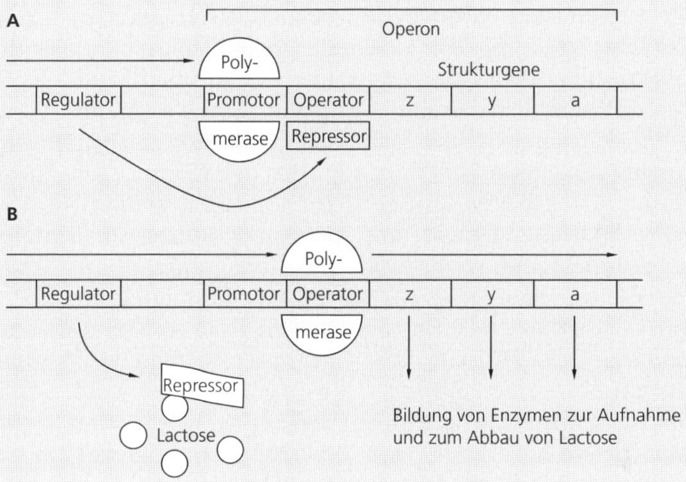

Gene inaktiv, bis sie durch die Bindung von **Transkriptionsfaktoren** an definierte Kontrollstellen der DNA aktiviert werden. In der Kombination der Regulationsmöglichkeiten ergeben sich komplexe zelluläre Regelkreise, in denen Konzentrationsgradienten wahrgenommen und gegebenenfalls in Signale umgewandelt werden. Diese werden weitergeleitet und verarbeitet, und sie führen zu einer Reaktion, z. B. der Umstellung des Stoffwechsels. Dadurch wird es möglich, dass bestimmte energieaufwändige Stoffwechselleistungen nur bei Bedarf erbracht werden (Kasten 3.11). Während der Anpassung an veränderte Wachstumsbedingungen werden innerhalb weniger Minuten RNA-Polymerasen und ribosomale Proteine gebildet, bevor unmittelbar danach geeignete Enzyme zur Bewältigung der veränderten Situation auftreten.

Insgesamt kann man Zellen im prozesstechnischen Sinne als **immobilisierte Multienzymsysteme** mit effizienter Cosubstrat-Regenerierung auffassen, in denen komplexe Stoffumwandlungen koordiniert und reguliert durchgeführt werden und die sich außerdem selbstständig vermehren.

Immobilisierte Zellen

Ähnlich wie weiter oben für Enzyme erläutert, lassen sich auch Zellen in oder an geeignete Matrices immobilisieren. Bei der Beschreibung der Stoffwechsel- und Transportvorgänge sind die Diffusionsvorgänge in der Matrix zu berücksichtigen. Besonders bei Organismen oder Zellen, die auf Sauerstoff angewiesen sind, sollten bei der

Einschlussimmobilisierung die resultierenden Partikeln möglichst klein sein. Eine geringe Partikelgröße erleichtert aber auch ganz allgemein den Zutritt von Nährstoffen zu den immobilisierten Strukturen bzw. den Produktexport ins Nährmedium.

Vorteilhaft ist die verringerte Empfindlichkeit gegenüber den im Bioreaktor auftretenden Scherkräften. Durch die Wiederverwertbarkeit immobilisierter Zellen nach Mediumsaustausch wird eine kontinuierliche Prozessführung möglich. Grundlegende Voraussetzung für ein Verfahren mit immobilisierten Zellen ist es, dass die interessierenden Produkte in das umgebende Nährmedium abgegeben werden, was bei Mikroorganismen häufig, bei Pflanzenzellen jedoch selten der Fall ist. Außerdem sollte die Produktbildung nicht mit dem Wachstum gekoppelt sein, weil sonst die Matrix durch Zellteilungen gesprengt wird. Vorteilhaft ist es, dass spezielle Bioreaktoren und Verfahren (z. B. Festbettreaktor im Perfusionsbetrieb, Kap. 3.2.2 Reaktoren für immobilisierte Enzyme) genutzt und so Mediumsaustausch und Produktgewinnung vereinfacht werden können. Produktionssysteme mit immobilisierten Zellen stellen aber auch höhere Anforderungen an Prozessdesign und -führung, sind also letztlich teurer als solche mt freien Zellen.

Organe

Pflanzliche Organe wie Wurzeln oder Sprosse können über lange Zeit in Kultur gehalten werden (Kap. 5.2.1), während dies bei Organen tierischer Herkunft bisher nur sehr begrenzt möglich ist. Es gelten die biochemischen Prinzipien, die für Zellen beschrieben wurden. Zusätzlich müssen morphologische Veränderungen und andere Differenzierungsprozesse berücksichtigt werden. Diese Vorgänge werden bei pflanzlichen Organkulturen z. B. durch **Phytohormone** gesteuert (Kap. 5.1).

3.2.2 Bioreaktoren

Reaktor nennt man in der chemischen Verfahrenstechnik ein Gefäß, in dem chemische Reaktionen ablaufen. Aus dieser Bezeichnung leitet sich der Ausdruck Bioreaktor ab, der für eine Vielzahl ganz unterschiedlich konzipierter und konstruierter Apparaturen verwendet wird, in denen Enzyme, Zellen, Organe oder Organismen für Produktionszwecke inkubiert bzw. kultiviert werden. In Anlehnung an den Begriff Fermentation, die als Veredelung von Produkten oder Rohstoffen durch enzymatische Vorgänge definiert ist, nennt man die Reaktionsgefäße auch Fermenter.

Bei der Planung und Konstruktion von Bioreaktoren stehen die Ansprüche der Biokatalysatoren im Mittelpunkt. Wegen der hohen Investitions- und Betriebskosten von Fermentationsanlagen müssen in der Praxis jedoch häufig Kompromisse eingegangen werden, weil bereits vorhandene Anlagen genutzt werden sollen oder universelle Verfahren mit wechselnden Produzenten benötigt werden. Für biotechnologische Produktionsprozesse werden am häufigsten zylinderförmige Kesselreaktoren verwendet. Allerdings gibt es auch eine ganze Reihe von Bioreaktoren, die für speziellere Anwendungen, z. B. der Kultvierung von tierischen Zellen, pflanzlichen Organen oder immobilisierten Biokatalysatoren entwickelt wurden. Bei der Konstruktion bzw. Auswahl eines Bioreaktors ist zu berücksichtigen, dass unterschiedliche Biokatalysatoren unterschiedliche Ansprüche an die Produktions- bzw. Lebensbedingungen stellen. Für die genauere Beschreibung biotechnologischer Prozesse in Bioreaktoren sollen zunächst die folgenden Begriffe eingeführt werden:

- **Oberflächen- und Submers-Verfahren**, wobei beim Oberflächenverfahren eine gleichmäßige Verteilung des Biokatalysators auf einer Fläche erreicht werden soll, während er beim Submersverfahren in einer Flüssigkeit suspendiert ist. Daraus ergeben sich unterschiedliche Anforderungen an die

- **Bioreaktor-Konfiguration**, weil zur effizienten Produktion entweder eine möglichst große Oberfläche geschaffen werden oder eine gute Durchmischung der Suspension gewährleistet sein muss. Getrennt zu betrachten sind dabei
- **Aerobe und anaerobe Prozesse.** Anaerobe Verfahren sind durchweg als Submersverfahren konzipiert. Sie stellen keine hohen technischen Ansprüche an den Bioreaktor, weil nur gemischt aber nicht begast werden muss. Viele biotechnologische Prozesse benötigen allerdings Sauerstoff, was besondere technische Anforderungen an die Belüftung der Bioreaktoren stellt. In der Regel erfolgt die Sauerstoffzufuhr in Form von Luft, die in speziellen Fällen mit Sauerstoff oder Kohlendioxid angereichert sein kann. Neben der Sauerstoffversorgung gibt es noch weitere
- **Prozessparameter**, die berücksichtigt und kontrolliert werden müssen. Dazu gehören Kohlenstoff-, Stickstoff-, Schwefel- und Phosphorquellen, die als Grundbausteine zur Produktbildung benötigt werden, verschiedene Spurenelemente, die einige Enzymreaktionen erst ermöglichen, außerdem pH und Temperatur. Wichtig ist die
- **Reaktorgröße und -dimension.** Sie ist abhängig von den gewünschten Produktionsraten, dem Marktpreis und dem Marktvolumen. Entscheidenden Einfluss auf die Produktivität eines Verfahrens hat die
- **Betriebsart**, z. B. kann die Produktion im Satzbetrieb (technisch einfach aber mit relativ langen unproduktiven Phasen) oder im kontinuierlichen Betrieb (technisch aufwändiger aber mit relativ hoher Produktivität) erfolgen.

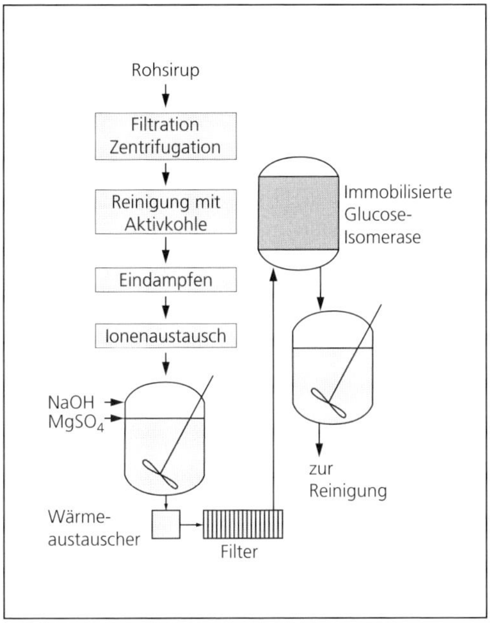

Abb. 3.8 Enzymreaktoren. Fließschema für die kontinuierliche Glucose-Isomerisierung. Der Rohsirup stammt aus der Verflüssigung von Stärke mit α-Amylase und anschließender Verzuckerung mit Glucoamylase.

Enzymreaktoren

Die effektivste Form der Nutzung eines technischen Enzyms ist sein kontinuierlicher Einsatz in einem Bioreaktor. Die Möglichkeit und Techniken der **Immobilisierung** von Enzymen wurden im Kap. 3.2.1 vorgestellt. Den Katalysator an einen geeigneten Träger zu binden und das Edukt in stetem Strom daran vorbeizuleiten, ermöglicht eine hohe volumetrische Produktivität. Dieser Vorteil wird z. B. beim Einsatz der Xylose-Isomerase zur Glucoseisomerisierung genutzt (Abb. 3.8). Für diesen Prozess erwies es sich als besonders vorteilhaft, das immobilisierte Enzym in ein **Festbett** zu schütten und eine kontinuierliche Umsetzung in einem Rohrreaktor zu betreiben. Penicillin wird mit immobilisierter Penicillinacylase in 6-Aminopenicillansäure umgewandelt, die dann zur Herstellung partialsynthetischer Penicilline genutzt wird (Tab. 3.5, Kap. 4.5.5).

Tab. 3.5 Beispiele für Enzymreaktoren in der industriellen Technik

Enzym	Prozess
Acylase	Racematspaltung von Aminosäuren
L-α-Amino-ε-caprolactamhydrolase	L-Lysin
Aspartase	L-Asparaginsäure
Aspartat-β-decarboxylase	L-Alanin
Fumarase	L-Äpfelsäure
Glucose-Isomerase	Flüssigzucker auf Stärkebasis
Hydantoinase	D-*p*-Hydroxyphenyl glycin
Penicillinacylase	6-Aminopenicillansäure

Für die Entwicklung von **Membranreaktoren** diente das Konzept der **semipermeablen biologischen Membran** als Vorbild. Die Poren solcher Membranen müssen so beschaffen sein, dass sie die Diffusion niedermolekularer Substrate und Produkte erlauben, katalytische Makromoleküle jedoch am Membrandurchtritt hindern. Einfache Membranreaktoren kann man mithilfe eines mit Enzymlösung gefüllten Dialyseschlauches herstellen. Dieses Enzym kann – entsprechende Stabilität des Katalysators vorausgesetzt – mehrfach bzw. kontinuierlich verwendet werden. Im technischen Betrieb haben sich Ultrafiltrationsmembranen auf der Basis organischer Polymere wie Polyamid bewährt (Kap. 3.3.1). Künstliche Membranen sind zwar nicht so selektiv wie die biologischen Vorbilder, sie können dafür aber mit definierter Stabilität, Porenform und -größe hergestellt werden.

Bioreaktoren für Mikroorganismen

Die Fermentation anaerober Organismen stellt relativ geringe Ansprüche an den Bioreaktor. Generell ist für Bioreaktoren zu fordern:

- Hohe Druckstabilität
- Regulierbare Kesseltemperatur
- Möglichkeit zur Abfuhr überschüssiger Wärme
- Sterilisation in situ möglich.

Die Temperierung des Reaktors kann über interne Wärmetauscher geschehen oder durch eine Mantelkonstruktion erreicht werden. Ummantelte Bioreaktoren werden in kleineren Anlagen eingesetzt, für große Reaktoren ist die Fläche für einen ausreichenden Wärmeaustausch zu gering. Bei Submersverfahren müssen Anschlüsse für die Zufuhr von Nährmedium, Antischaummittel, Säure- und Laugezufuhr ebenso vorhanden sein, wie Gaseinlass und -auslass, Sicherheitsventile für Überdrucksituationen und Installationsmöglichkeiten für pH-Elektrode, Sauerstoffelektrode und Thermometer. Schließlich sollte mindestens ein dampfsterilisierbares Probennahmeventil vorhanden sein (Abb. 3.9).

Für die Züchtung aerober Organismen in **Submersverfahren** muss ständig eine ausreichende Menge an gelöstem Sauerstoff im Nährmedium zur Verfügung stehen. Während der Fermentation müssen daher ständig **drei Phasen** miteinander umgesetzt werden:

- **Flüssigphase** mit gelösten Salzen, Substraten und Produkten
- **Festphase** mit den Zellen, Pellets und unlöslichen Substraten bzw. Stoffwechselprodukten
- **Gasphase** zur Sauerstoffversorgung und CO_2-Entsorgung.

Der Energie- und Stofftransport innerhalb des Reaktors wird durch eine geeignete Mischvorrichtung gewährleistet. Der Transport eines Substrates kann der geschwindigkeitsbestimmende Schritt für eine Fermentation sein. Da z. B. die Löslichkeit des Sauerstoffs im Nährmedium sehr gering ist, muss er kontinuierlich nachgeliefert werden. Alternativ können

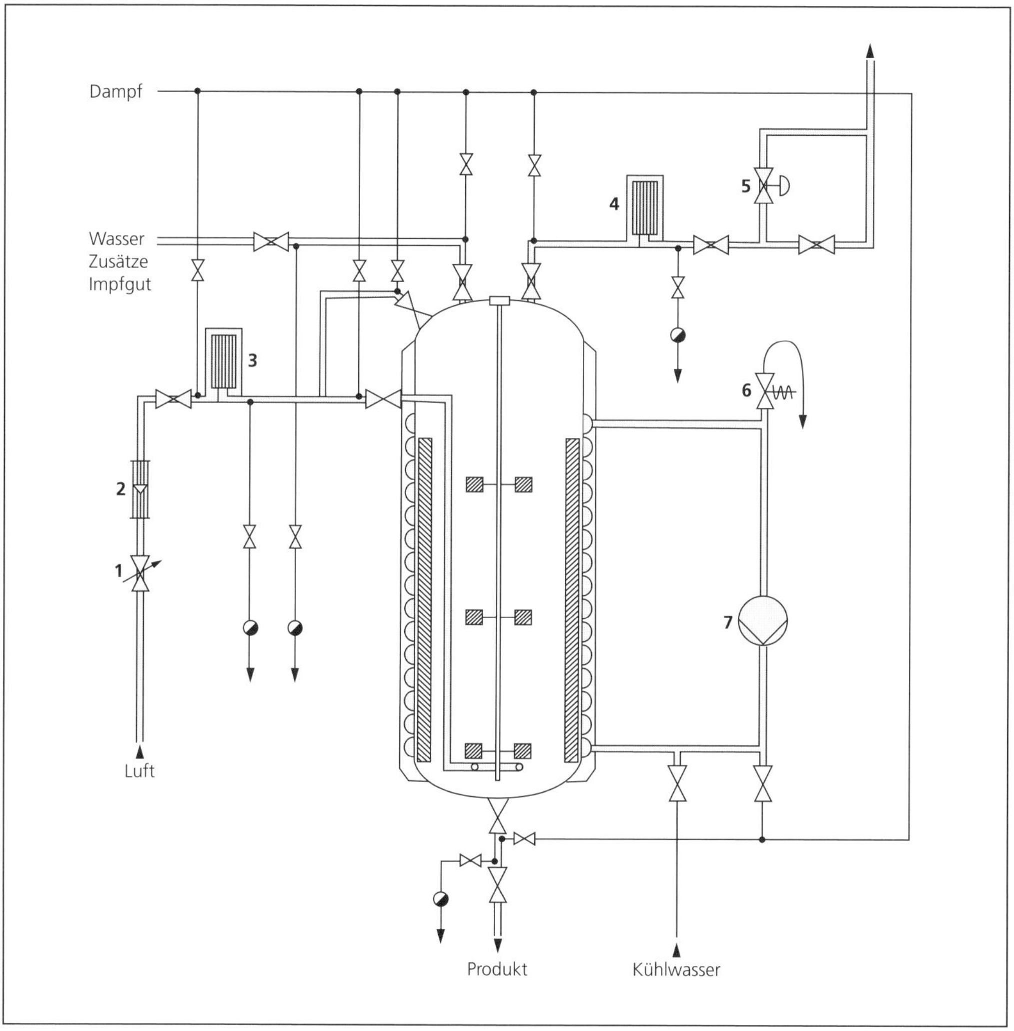

Abb. 3.9 Installationen am Bioreaktor (schematisch). **1** Regelventil für Zuluft, **2** Durchflussmesser, **3** Zuluft-Sterilfilter, **4** Abluft-Sterilfilter, **5** Abluft-(Druck-)Regelventil, **6** Überströmventil, **7** Umwälzpumpe. Die Darstellung ist stark vereinfacht; es fehlen Probenahme, Anschlüsse für Anti-Schaum, Säure und Lauge sowie Dampfschutz für Gleitringdichtung u. a. Aus Diekmann, Metz 1991

Oberflächenverfahren mit direkter Luftzufuhr angewandt werden.

Solche Systeme benötigen relativ wenig Wasser oder Energie, sind allerdings auch schwer zu kontrollieren und in ihrem Maßstab zu verändern (industrielles Scale-up). Der Transport von Gasen wie Sauerstoff und Kohlendioxid und von Wärme ist schwer zu beeinflussen. Als Bioreaktoren kommen, so sie überhaupt sinnvoll eingesetzt werden können, rotierende Trommeln oder entsprechend gearbeitete Tröge zum Einsatz.

Bioreaktoren, die in **aeroben Fermentationsprozessen** (Abb. 3.10) eingesetzt werden, lassen sich nach Art der Gaszufuhr und -verteilung in vier Grundtypen unterteilen:

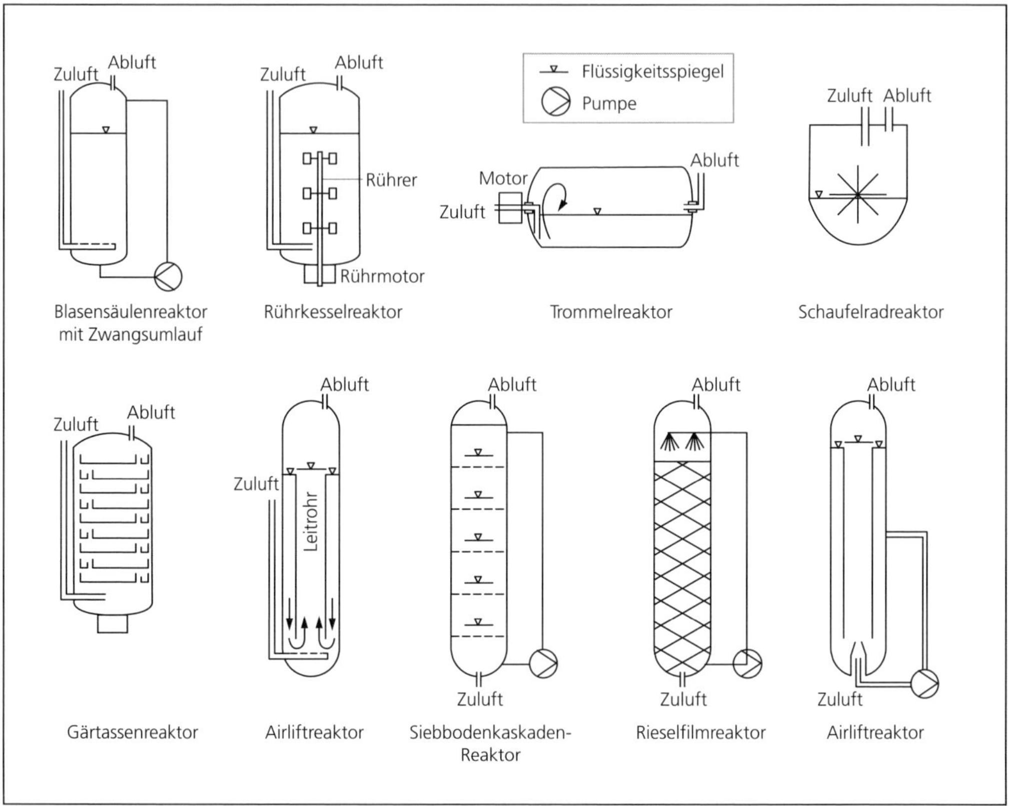

Abb. 3.10 Bioreaktoren. Erläuterungen im Text

- Gaseintrag **durch bewegte Einbauten** z. B. in Rührkesselreaktoren oder Reaktoren mit selbstansaugenden Rührern
- Gaseintrag **durch Vordruck** z. B. in einfachen Blasensäulen-, Mammut-Schlaufen- oder Airliftreaktoren
- Gaseintrag **durch Pumpen** z. B. in Blasensäulenreaktoren mit Zwangsumlauf oder im Treibstrahl-Schlaufenreaktoren
- **Kontinuierliche Gasphase** in Rieselfilm- oder Schaufelradreaktoren.

Gaseintrag durch bewegte Einbauten. Der gebräuchlichste Fermentertyp ist der belüftete, mechanisch gerührte Submersreaktor, auch **Rührkesselreaktor** genannt. Die Durchmischung und Gasblasenverteilung wird durch mechanisches Rühren erreicht; dies erfordert einen relativ hohen Leistungseintrag. Um die Strudelbildung zu verringern, werden meist Strombrecher in den Reaktor eingebaut. Eine große Palette unterschiedlicher Rührer ist verfügbar, womit unterschiedliche Strömungsmuster im Fermenter erzielt werden können. Typische Rührer für niederviskose Medien sind:

- Propellerrührer
- Schrägblattrührer
- Scheibenrührer
- Impellerrührer.

Für mittelviskose Medien werden verwendet:

- Mehrstufen-Impuls-Gegenstrom-Rührer (MIG-Rührer)
- Kreuzbalkenrührer
- Blattrührer.

In hochviskosen Medien werden eingesetzt:

- Ankerrührer
- Wendelrührer.

In großen Bioreaktoren werden mehrere Rührerblätter in unterschiedlicher Höhe an der Rührerachse installiert, um eine bessere Durchmischung zu erreichen. Typischerweise werden Rührkesselreaktor nur zu 70–80 % mit der zu fermentierenden Suspension gefüllt. Dadurch bleibt genügend Raum für Schaum, dessen Bildung während der Fermentation sich kaum vermeiden lässt. Falls notwendig, kann der Schaumbildung durch den Einsatz mechanischer oder chemischer Schaumbrecher entgegengewirkt werden. Weil chemische Antischaummittel die Vitalität der Produzenten und den Sauerstofftransfer negativ beeinflussen, werden mechanische Schaumbrecher bevorzugt.

Bei Reaktoren der chemischen Verfahrenstechnik liegt das Verhältnis von Höhe (H) zu Durchmesser (D) bei etwa eins und damit bei einem geringen Verhältnis von Oberfläche zu Volumen. Solche Kessel können auch für anaerobe Verfahren verwendet werden. Für aerobe Bioprozesse sollte jedoch ein Höhe-Durchmesser-Verhältnis von etwa 2:1 bis 3:1 gewählt werden, damit die am Fermenterboden einströmende, sich im Bioreaktor nach oben bewegende Luft ausreichend lange im Kontakt mit der Fermentationsbrühe steht, um einen effektiven Sauerstofftransfer zu gewährleisten. Dieser kann zusätzlich verbessert werden, wenn das zugeführte Gas mithilfe von gesinterten Materialien oder Siebplatten in feine Bläschen dispergiert wird. Bei den gerührten **Rühr-Schlaufenreaktoren** werden die Strömungen im Fermenter durch ein **Leitrohr** so gelenkt, dass eine Umlaufströmung entsteht.

Gaseintrag durch Vordruck. Im **Blasensäulenreaktor** werden Durchmischung und Belüftung ausschließlich durch Begasung erreicht. Große Luftblasen können wie beim Rührkesselreaktor durch Einbau von Sinterplatten dispergiert und so der Sauerstoffübergang ins Medium verbessert werden. Diese Reaktorvariante erfordert weniger Energie als das mechanische Rühren. Die vom Konstruktionsaufwand her einfachen und daher preiswerten Blasenreaktoren werden z. B. bei der Herstellung von Hefebiomasse, Bier und Essig verwendet. Höhe und Durchmesser stehen typischerweise im Verhältnis 1:3 bis 1:5 zueinander. Als Weiterentwicklungen der Blasensäulenreaktoren sind **Mammut-Schlaufen-** und **Airliftreaktoren** anzusehen. Nach dem Prinzip der Mammutpumpe wird durch hydrostatischen Antrieb und der daraus resultierenden Dichteunterschiede zwischen den Räumen innerhalb und außerhalb eines Leitrohres eine Umlaufströmung erzeugt. Airliftreaktoren werden häufig für die Kultivierung pflanzlicher und tierischer Zellen sowie bei der Fermentation immobilisierter Biokatalysatoren eingesetzt. Im Gegensatz zum Rührkesselreaktor ist die Mischung der Biokatalyten direkt mit der Belüftung gekoppelt. Bei hohen Zelldichten kann es daher sein, dass für die Umwälzung der Zellen höhere Belüftungsraten gewählt werden müssen, als für ausreichende Sauerstoffversorgung notwendig wären. Die Vorteile dieser Bioreaktoren gegenüber Rührkesselreaktoren sind:

- Geringerer Energieeintrag
- Geringere Scherkräfte
- Fehlen beweglicher Teile.

Für dichte Suspensionen hoher Viskosität hingegen sind Rührkesselreaktoren besser geeignet. Ihre Vorteile gegenüber den Reaktoren mit Gaseintrag durch Vordruck des Gases sind:

- Bessere Bioreaktordimension
- Höherer Sauerstoffeintrag
- Bessere Umwälzung durch Wahl geeigneter Rührer

- Keine Kopplung von Umwälzung an die Belüftungsrate
- Geringere Schaumbildung
- Möglichkeit der Kultivierung dichter Suspensionen.

Gaseintrag durch Pumpen. Bei **Treibstrahl-Schlaufenreaktoren** wird eine direkte Mischung von Gasphase und Fermentationsmedium nach dem Prinzip der Wasserstrahlpumpe erreicht.

Kontinuierliche Gasphase. Petrischalen mit festen oder flüssigen Nährmedien stellen einfache **Oberflächenreaktoren** dar. Im industriellen Prozess werden **Gärtassen** übereinander angeordnet und in sterilisierbaren Druckgefäßen untergebracht. Durch integrierte Überlauf- und Entleervorrichtungen wird die Zufuhr frischer Nährlösung und damit ein Betrieb im Zulaufverfahren ermöglicht. **Füllkörperreaktoren** (Rieselfilmreaktoren) zählen ebenfalls zu den Oberflächenreaktoren. Sie werden meist mit kontinuierlicher Gasatmosphäre betrieben. Die Mikroorganismen siedeln sich als Film auf der Packung, z. B. Buchenspäne, an. Luft wird im Gegenstrom zur Berieselung mit Nährlösung an der Fermenterunterseite eingebracht.

Bioreaktoren für immobilisierte Biokatalysatoren

Immobilisierte Biokatalysatoren können in einem Reaktor so dicht gepackt vorliegen, dass keine Umwälzung mehr möglich ist (**Festbettreaktoren**, packed bed). Das Nährmedium wird von unten durch die Partikelpackung gepumpt. Die Belüftung des Nährmediums erfolgt in der Regel in einem zweiten Gefäß. Bei hohen Flussraten ist ein guter Massentransfer gewährleistet. Festbett-Reaktoren eignen sich nicht für Prozesse bei denen große Gasmengen freigesetzt werden, weil diese die Packung zerstören könnten. Einen weiteren Fermentertyp stellt der **Wirbelschicht-** oder **Fließbettreaktor** dar. Der eigentliche Reaktor besteht aus einem senkrechten, partikelgefüllten Rohr, in dem der Nährmediumsstrom so hoch ist, dass die durchspülten Partikeln beispielsweise Sand, ins Schweben geraten, **fluidisiert** werden (fluidized bed). Der Flüssigkeitsstrom wird am Kopf des Reaktors abgezogen, durchläuft eine Pumpe und wird dem Reaktor von unten wieder zugeführt. Der Flüssigkeitsstrom muss möglichst gleichmäßig über den gesamten Querschnitt eintreten, damit Turbulenzen vermieden werden. Dies erreicht man z. B. durch Einbau von Siebböden. Wirbelschichtreaktoren werden direkt belüftet. Auf den fluidisierten Partikeln wachsen Mikroorganismen heran und werden durch die Bindung an die Partikeln im Reaktorsystem zurückgehalten. So können hohe Biomassekonzentrationen und hohe Produktivitäten erzielt werden. Sie werden erst in jüngster Zeit für biotechnische Zwecke eingesetzt, z. B. bei der anaeroben Abwasserreinigung.

Bioreaktoren für tierische Zellen

Für die Massenproduktion tierischer Zellen, etwa zur Produktion **monoklonaler Antikörper** oder bei der Herstellung von **Impfstoffen**, stehen mehrere etablierte Methoden zur Verfügung (Kap. 6.1). Um eine Batch-Kultur tierischer Zellen im 1000-L-Maßstab durchzuführen, sind etwa 50 Generationen erforderlich. Das ist etwa gerade die Lebenserwartung für **sekundäre Zellkulturen**. Folglich kommen für Massenkultivierung von tierischen Zellen nur **immortalisierte Zellstämme** infrage. Wenn die Zellen ohne Produktionsnachteile als Suspensionskultur etabliert werden können, ist das Wachstum in Standardreaktoren möglich. Viele Zellinien verlangen jedoch eine Verankerung an Trägersubstanzen, wobei die Zelladhäsion an Reaktoroberflächen genauso genutzt werden kann, wie die Adhäsion an Mikrocarrier, die Immobilisierung in geeignete makroporöse Matrices oder die Einkapselung (Kap. 3.2.1).

Alle tierischen Zellen sind vergleichsweise empfindlich gegenüber Scherkräften. Im Vergleich zu frei suspendierten Zellen reagieren dabei Mikrocarrier-gebundene Zellen empfindlicher, in poröse Materialien immobilisierte Zellen weniger empfindlich. Bioreaktoren für tierische Zellkulturen müssen aufgrund des Sauerstoffbedarfs der Zellen einerseits gute Mischleistung erbringen, andrerseits sollten wegen der Empfindlichkeit der Zellen die Schereffekte möglichst minimal sein. Dies ist in kleinen Reaktoren besser zu realisieren als in großen und in Airliftreaktoren eher zu erreichen als in Rührkesselreaktoren. **Humane Hybridomazellen** (Kap. 6.2) können bei guter Produktiviät z. B. über einen Monat in einem 300-L-Airliftreaktor kultiviert werden. Auch Schlaufenreaktoren mit achsialfördernden Rührern entwickeln nur geringe Scherkräfte, sodass sogar Mikrocarrier-immobilisierte tierische Zellen erfolgreich kultiviert werden können.

Kontinuierlich mit Nährlösung perfundierte Bioreaktoren mit hoher Packungsdichte gleichen am ehesten der Situation tierischer Zellen in vivo. Tatsächlich sind mit entsprechenden Systemen Produktionszeiträume von mehreren Monaten möglich. Weitere Reaktorkonzeptionen sind **Festbett-** und **Fließbettreaktoren** mit der Besiedlung der Zellen auf geeigneten Trägern.

Bioreaktoren für pflanzliche Zell- und Organkulturen

Zellsuspensionskulturen. Für die Kultivierung pflanzlicher Zellen benutzt man meist Rührkesselreaktoren oder Airliftfermenter. Im gerührten Reaktor wurden verschiedene Rührsysteme mit Erfolg benutzt. Unabhängig vom Rührertyp sind niedere Rührgeschwindigkeiten von etwa 100 bis 300 Upm zu wählen, weil die voluminösen Zellen und Zellaggregate recht empfindlich gegenüber Scherkräften reagieren. Da Pflanzenzellen wegen ihrer vergleichsweise geringen metabolischen Aktivität keine so hohen Anforderungen an den Sauerstoffeintrag in das Nährmedium stellen wie submers kultivierte Mikroorganismen, genügen in der Regel niedrige Rührgeschwindigkeiten. Wegen der vielen Vorteile wird in neuerer Zeit der Rührkesselreaktor bevorzugt. Vereinzelt werden auch andere Systeme, wie etwa **Trommelreaktoren** (Abb. 3.10) oder Oberflächenverfahren gewählt.

Wurzelkulturen. Die Kultivierung von Wurzeln in skalierbaren Wachstums- und Produktionssystemen ist schwierig. Pflanzenwurzeln wachsen ohne die Ausbildung von Stengeln, Blättern oder anderen Strukturen in Kultur zu großen Klumpen oder verfilzten Wurzelmatten heran. Die Umwälzung dieser Massen ist nicht möglich, es sei denn, die wachsenden, sich verzweigenden Wurzeln werden während der Kultivierung im Bioreaktor nach geeigneten Zeitintervallen mithilfe einer Turbine zerkleinert. Die Biomasse ist relativ inhomogen und wachstumsaktive Bereiche mit jüngeren Wurzeln und solche stagnierenden Wachstums wechseln sich ab. Jüngere Wurzeln sind häufig produktiver aber auch empfindlicher gegenüber Scherkräften als die älteren. Die inneren Bereiche der Wurzelmassen werden nicht optimal mit Gasen und Nährstoffen versorgt, die Entnahme von repräsentativen Biomasseproben ist kaum möglich und zur Ernte der Biomasse muss der Bioreaktor geöffnet werden. Eine homogenere Verteilung der Wurzelmasse kann mithilfe einer Gitter-Haken-Konstruktion aus rostfreiem Edelstahl erreicht werden (Abb. 3.11). Dort bleiben bei der Umwälzung immer wieder einige Wurzeln hängen und bilden so im ganzen Bioreaktor gleichmäßig verteilte Wachstumszentren. Wurzelkulturen können als immobilisierte Biokatalysatoren aufgefasst werden. Daher eignen sich auch **Festbettreaktoren** oder **Rieselfilmreaktoren** für die Kultivierung von Pflanzenwurzeln.

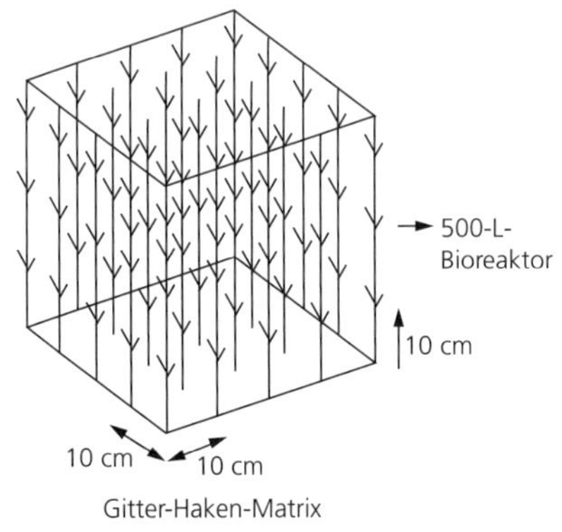

Abb. 3.11 Gitter-Haken-Matrix zur Kultivierung pflanzlicher Wurzelkulturen

Sprosskulturen. Die Kultivierung von Sprossen in großvolumigen Bioreaktoren ist bisher nicht befriedigend gelungen. Dies ist auf die besonderen Eigenschaften und Anforderungen der Sprosskulturen zurückzuführen:

- In Flüssigkultur sind Sprosse häufig vitrifiziert und wegen dieser glasig-brüchigen Struktur besonders anfällig gegenüber Scherkräften.
- Sprosse wachsen zu kleinen Rosetten heran, die schlecht umgewälzt werden und Leitungssysteme verstopfen können.
- Sprosse müssen, um ihre besonderen Biosyntheseleistungen erbringen zu können, belichtet werden, was in größeren Bioreaktoren nur aufwändig zu realisieren ist.

Bioreaktoren zur Vermehrung von Viren

Die jeweiligen Kulturgefäße (Kap. 6.1) werden zu Beginn mit virusinfizierten Zellen, in der Regel tierischer oder humaner Herkunft, angeimpft. Die Viren werden dann von den Zellen kontinuierlich produziert und können nach Beendigung der Zellvermehrung aus dem Nährmedium bzw. zum Teil auch noch aus den Zellen isoliert werden, die dann durch Zugabe von bestimmten Agenzien (Detergenzien, Enzyme) lysiert werden, um die Viren aus dem Zellinneren zu entlassen. Unabhängig von der verwendeten Technologie erfolgt die Massenproduktion der Viren in speziellen Reinräumen, um optimale Reinheits- und Qualitätsbedingungen zu garantieren, die gerade bei der Herstellung von Impfstoffen essenziell sind und von behördlicher Seite detailliert vorgeschrieben sind (Fenyves 1995).

3.2.3 Verfahren

Die **Verfahren** oder die **Betriebsart** legt fest, in welchem zeitlichen Ablauf dem Bioreaktor Inokulum und Substrate zugeführt bzw. Suspension oder Fermentationsbrühe entnommen werden. Die geeignete Betriebsart ergibt sich aus der Kinetik des Wachstums bzw. der Produktbildung:

- Typ I: Wachstum und Produktbildung laufen parallel als Ergebnis des Energiestoffwechsels – Biosynthese einfacher Metaboliten
- Typ II: Wachstum und Produktbildung sind strikt getrennt und nicht direkt vom Energiestoffwechsel ableitbar – Biosynthese komplexer Metaboliten.

Die Betriebsart hängt außerdem von der **Stabilität** der verwendeten Produzenten ab. Nur solche, die ausreichend stabil sind, können in kontinuierlichen Verfahren eingesetzt werden. Berücksichtigt werden muss außerdem, ob der Produzent unter **aeroben** oder **anaeroben** Bedingungen die gewünschten Syntheseleistungen erbringt.

Wenn in einem geschlossenen System zusammen mit dem Zellinokulum alle Substrate und Nährstoffe vorgelegt werden und nach einer bestimmten Zeit der Prozess durch Ernte der Suspension abgebrochen wird, spricht man von **Satzbetrieb** oder einem **Batch-Verfahren** (Abb. 3.12).

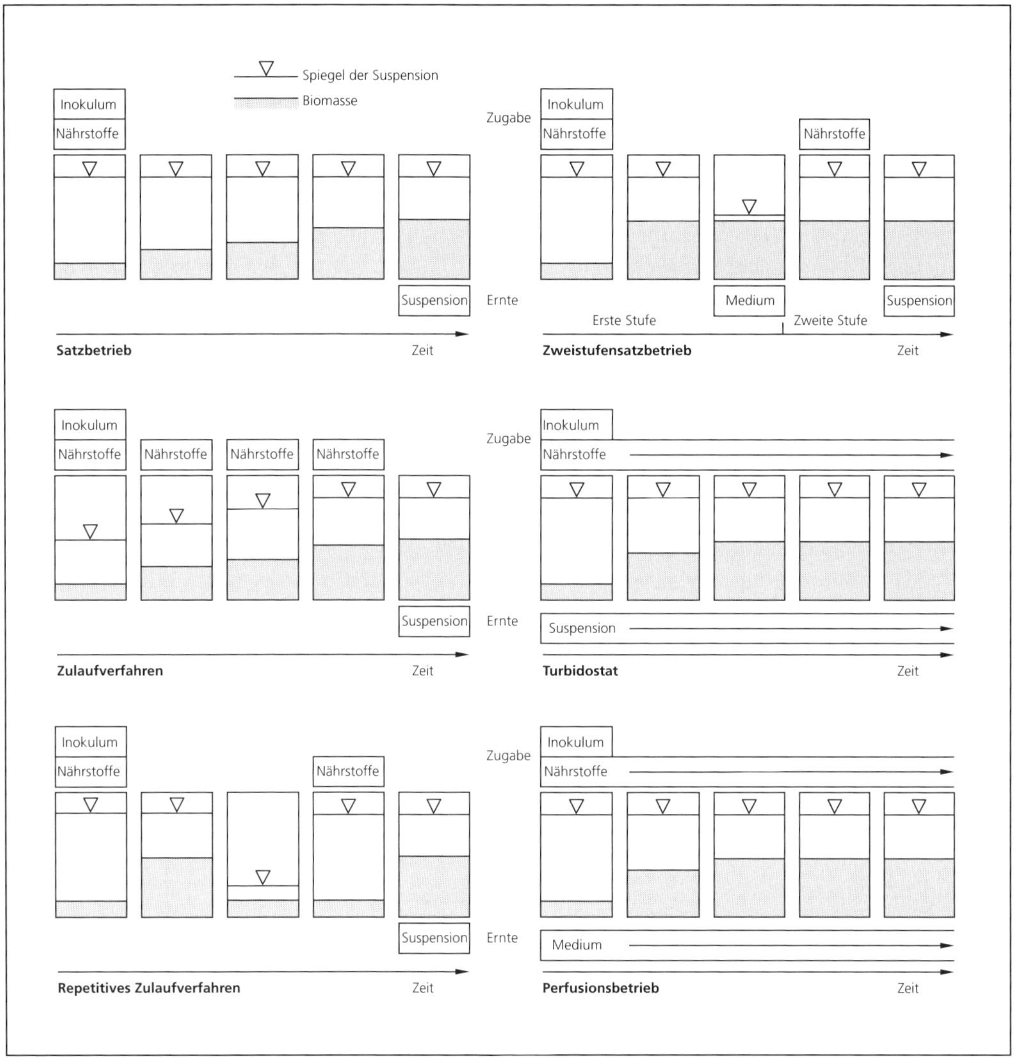

Abb. 3.12 Betriebsarten von Bioreaktoren. Erläuterungen im Text

Eine Batch-Kultur ist dementsprechend ein geschlossenes System, dem nach dem Beimpfen weder Nährstoffe zugeführt noch Zellen entzogen werden. Die Zellen vermehren sich dann solange, bis ein Nährstoffmangel auftritt oder wachstumsinhibierende Stoffwechselendprodukte sich anhäufen. Auf diese Weise werden die meisten Kulturen im Labor und in der Technik gezüchtet. Geschlossen bleibt das System allerdings nicht in Bezug auf gasförmige Substrate, die wegen ihrer geringen Löslichkeit in Wasser kontinuierlich zugeführt bzw. abgezogen werden.

Das **Zulaufverfahren** (fed-batch), Abb. 3.12, wird dann eingesetzt, wenn ein Satzbetrieb mit hohen Anfangskonzentrationen einer bestimmten Mediumskomponente schädlich für den kultivierten Organismus ist. In diesem Falle werden solche Komponenten – bei pflanzlichen Zellsuspensionen können das beispielsweise auch

Elicitoren oder zur Biotransformation anstehende Substrate sein – portionsweise oder kontinuierlich nachgefüttert.

Erntet man am Ende eines Produktionslaufes nicht die gesamte Zellsuspension ab, sondern füllt einen verbleibenden Teil nach und nach oder sofort mit frischem Nährmedium auf, dann spricht man von einem **repetitiven Zulaufverfahren** (repeated fed-batch), Abb. 3.12. In solch einem teiloffenen System kann damit eine semikontinuierliche Betriebsführung mit höherer Produktivität realisiert werden.

Bei einem Prozess, in dem Wachstum und Naturstoffakkumulation nicht miteinander gekoppelt sind, wird zu einem bestimmten Zeitpunkt ein teilweiser oder völliger Austausch des Nährmediums notwendig. Man kann solch einen **Zweistufenprozess** nach dem eigentlichen Produktionszyklus abbrechen (Zweistufensatzbetrieb, two-stage batch, Abb. 3.12) oder durch Anwendung des repetitiven Prinzips semikontinuierlich betreiben (Repetitives Zweistufen-Zulaufverfahren, two-stage repeated fed-batch).

Bei den völlig offenen Systemen tritt laufend Nährmedium in den Bioreaktor ein und es wird gleichzeitig Nährmedium (Perfusion) bzw. Biosuspension abgeführt. Man grenzt die **Chemostat-Anordnung**, bei der durch Verdünnung die Konzentration einer Mediumskomponente (z. B. die Kohlenhydratquelle) konstant gehalten wird, gegen die **Turbidostat-Anordnung** ab, bei der man die Biomasse konstant hält. Im **Perfusionsbetrieb** ist nur die Chemostat-Anordnung möglich. Offene Systeme bieten die Möglichkeit kontinuierlich arbeitende Prozesse zu entwickeln (Abb. 3.12).

Grundsätzlich sind die Betriebsartoptionen der mikrobiellen auch für tierische und pflanzliche Zellen denkbar. Offene Verfahren kommen dabei in kleineren Bioreaktoren mit hohen Zelldichten zum Einsatz.

3.2.4 Scale-Up und Modellierung biotechnologischer Prozesse

Unter **Scale-up eines Prozesses** versteht man die Übertragung eines im Labor entwickelten biotechnologischen Verfahrens auf den Produktionsmaßstab. Vielfalt und Komplexität der Parameter gestalten diesen Schritt schwierig. Während sich für die verfahrenstechnischen Einflussgrößen allgemein gültige Beziehungen aufstellen lassen, werden die Einflüsse des Produzenten mit zunehmender Komplexität immer schlechter kalkulierbar. Für die Maßstabsübertragung gibt es daher keine streng definierten Kriterien; diese werden fast immer am Beispiel spezieller Prozesse entwickelt.

Vorschläge für ein Scale-Up können auf der Basis unterschiedlicher Analysen und Überlegungen erarbeitet werden. Ein Scale-up über Lösung der vollständigen **Energie-** und **Stoffbilanzgleichungen** gestaltet sich für komplexe Prozesse äußerst schwierig. Dennoch ist die Anwendung vereinfachter Bilanzgleichungen hilfreich. Eine klassische Scale-up-Methode stellt die **Dimensionsanalyse** dar. Aus den relevanten Einflussgrößen folgt eine Zahl von dimensionslosen Größen (π-Größen), die mit Gesetzmäßigkeiten aus der Ähnlichkeitstheorie Scale-up Kriterien liefert. Die einfachste, aber in biotechnologischen Systemen kaum anwendbare Übertragungsregel, ist die Forderung nach der Unveränderlichkeit aller für das Problem relevanten dimensionslosen Kenngrößen. Da es in der Regel nicht möglich ist alle π-Größen bei gleichem Zahlenwert zu halten, muss man sich auf partielle Ähnlichkeiten beschränken. Dabei kommt dem geschwindigkeitsbestimmenden Reaktionsschritt die größte Bedeutung zu, d. h. aus der Vielzahl der einflußnehmenden Größen (Nährstoffansprüche, Wachstumsbedingungen, Transportvorgänge) müssen die limitierenden Einflussgrößen bestimmt werden. Eine Vereinfachung der Scale-up-

Kriterien ist das Einhalten gleicher Betriebsbedingungen beim Maßstabswechsel. Als einfache Regeln gelten:

- Gleicher **spezifischer Leistungseintrag** (Rührleistung pro Volumen). Fast alle hydrodynamischen Vorgänge und Stofftransportphänomene lassen sich über diese Größe korrelieren.
- Gleiche **Umfangsgeschwindigkeit** des Rührers (konstante Scherung). Insbesondere bei scherempfindlichen Produzenten ist ein Scale-Up nach dieser Regel erfolgreich.
- Gleiche **Sauerstoffeintragsrate (OTR)**. Das Scale-up aerober Prozesse kann häufig erfolgreich mit diesem einfachen Kriterium durchgeführt werden.
- Gleicher volumetrischer **Stoffübergangskoeffizient** k_La. Bestimmung des Sauerstoff-Transportkoeffizienten nach **dynamischer Methode** unter Fermentationsbedingungen (Kasten 3.12) oder mit der **Sulfit-Methode** als Modellsystem.
- Gleiche **Reynoldszahl** (R_e). In diese Zahl gehen Rührerdurchmesser und Drehzahl sowie Dichte und Viskosität der lüssigkeit ein (Kasten 3.13).

Für den biotechnologischen Einsatz von Enzymen, Mikroorganismen, tierischen oder pflanzlichen Zellkulturen wäre es wünschenswert, alle Gesetzmäßigkeiten bei der Produktbildung beschreiben zu können. Diese Gesetzmäßigkeiten ergeben in ihrer Gesamtheit die Kinetik der Fermentation. Die vollständige Beschreibung von Fermentationskinetiken hat sich bisher allerdings wenig über das Stadium der Definition und Klassifikation hinaus entwickelt. Auch bei wichtigen und intensiv bearbeiteten Prozessen, etwa der Produktion von Antibiotika durch Pilze und Bakterien, gibt es immer noch Parameter, die zwar bekannt, aber nicht oder nicht genau genug messbar sind. Bei der Beschreibung solcher Prozesse und der angestrebten Verfahrensoptimierung helfen geeignete Modelle. Ein Modell ist „eine alternative Form eines Objekts bzw. Konzepts, wobei mit dem Modell Einsichten in die Natur dieses Objektes oder Konzepts gewonnen werden sollen". In der Regel ist ein Modell kein genaues Abbild des Objekts, sondern es spiegelt nur bestimmte, wichtig erscheinende Aspekte des Objektes wieder. Zur Klassifizierung von Modellen ist eine Unterteilung in **Analogiemodelle**, **Anschauungsmodelle**, **mathematische Modelle** und **Computersimulationen** üblich.

Energie- und Sauerstoffeintrag, Zusammensetzung von Flüssig- und Gasphase einerseits und Zellmasse andrerseits beeinflussen sich gegenseitig. Die Interaktionen zwischen Zellbiologie und Reaktorphysik sind nicht exakt mess- und berechenbar, weshalb für den Verfahrenstechniker häufig die „makroskopische" Prozessbeschreibung genügen muss. Das makroskopische Prinzip fordert bei möglichst exakter Beschreibung des Prozesses die Berücksichtigung möglichst weniger Parameter. Eine umfassende Darstellung ist im Rahmen dieser kurzen Einführung nicht möglich; es muss auf Lehrbücher der Bioprozesstechnik verwiesen werden. Zur Modellierung des Zellwachstums siehe Kapitel 3.1.2.

3.2.5 Messtechnik am Bioreaktor

Ziele der Bioprozessanalytik sind die Beschreibung des Prozessablaufs anhand direkt oder indirekt messbarer Größen als Grundlagen für die Überwachung und Steuerung von Fermentations- und Aufarbeitungsprozessen. Die meisten der interessierenden Parameter können nicht direkt gemessen werden, weshalb physikalische, chemische und biochemische Effekte ausgenutzt werden, aus denen die eigentlichen Parameter abgeleitet werden. Der Messung elektrischer Größen kommt die größte Bedeutung zu. Der übliche Messaufbau besteht aus:

Kasten 3.12 O_2-Stoffübergangskoeffizient

Unter Fermentationsbedingungen kann dieser Wert bestimmt werden, indem man die Geschwindigkeit der Konzentrationszunahme nach Unterbrechung der Belüftung misst. Es gilt folgender Zusammenhang:

$$\frac{dC_L}{dt} = k_L a(C_{L*} - C_L) - q_O x \quad (3.31)$$

C_{L*} = Sättigungswert an der Phasengrenzfläche
C_L = Konzentration des gelösten Gases
q_O = Spezifischer Sauerstoffverbrauch ($m^3\ kg^{-1}\ s^{-1}$)
x = Konzentration der Zellmasse ($kg\ m^3$)
k_La = Stoffübergangskoeffizient

Der Term $q_O \cdot x$ ist die Rate des Sauerstoffverbrauchs der Zellen. In der Steady-state-Situation $C_L = C_{L\ steady\ state}$ ändert sich die Konzentration des gelösten O_2 nicht, d. h. $dC_L/dt = 0$ und es gilt:

$$q_O x = k_L a(C_{L*} - C_{L\,steady\,state}) \quad (3.32)$$

Nach Einsetzen von Gleichung (3.32) in Gleichung (3.31) und Lösung des Integrals zwischen den Zeiten t_1 und t_2 unter der Annahme, dass k_La konstant ist, resultiert die folgende Gleichung:

$$k_L a = \frac{\ln\left(\frac{C_{L\,steady\,state} - C_{L1}}{C_{L\,steady\,state} - C_{L2}}\right)}{t_2 - t_1} \quad (3.33)$$

wobei C_{L1} und C_{L2} die Konzentrationen des gelösten Gases zu den Zeiten t_1 und t_2 angeben. Daten können der Messkurve entnommen und in die Gleichung eingesetzt werden.

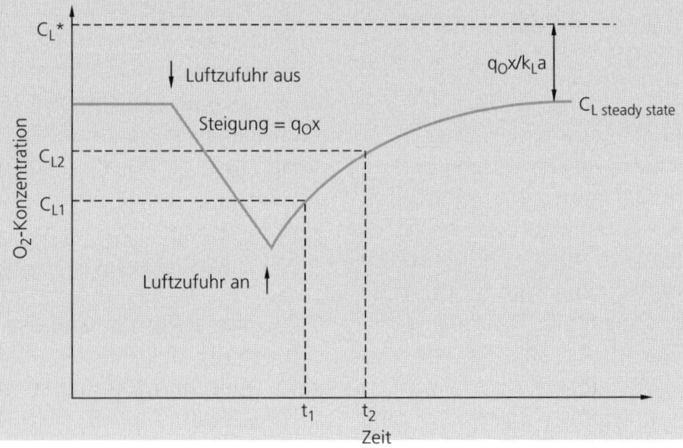

- Messfühler
- Messwertumformer
- Anzeige- oder Registriergerät.

Zur umfassenden **Prozessbeschreibung** gehören auch die Erfassung von Infektionen, Mutationen, Inhibitoren und anderen Größen, die für die biologischen Regulationen wichtig sind, deren Messung aber schwierig oder so zeitaufwändig ist, dass sie bei der **Prozessführung** nicht direkt bestimmt und berücksichtigt werden können. Solche Veränderungen des Prozessablaufes müssen aus anderen Messgrößen indirekt erkannt werden. Beispielsweise bedingen Infektionen mit Fremdorganismen häufig einen untypischen pH-Verlauf.

Ideal wäre die **kontinuierliche Messung** aller relevanten Größen (On-line-Messung). Leider sind nicht für alle Messgrößen kontinuierlich messende Geräte verfügbar. Chemische und biologische Zusammensetzungen sind daher oft nur aus Proben bestimmbar, die in größeren Zeitabständen entnommen werden (Off-line-Messung). **Messwerte** können im Reaktor (z. B. sterilisierbare Mess-Sonden), am Reaktor (z. B. Rührerdrehzahl, Temperatur) und außerhalb des Reaktors (z. B. Ab- und Zuluftanalysen) genommen werden. Entscheidend für die verzögerungsarme Steuerung der Prozessgrößen sind kurze Ansprech- und Taktzeiten, Zuverlässigkeit und Genauigkeit. Komplexe **Probennahmesysteme** erfüllen folgende Funktionen:

- Probennahme
- Probenaufarbeitung
- Verdünnung
- Transport zum Analysen- und Mess-System.

Messfühler müssen an repräsentativen Messorten angebracht werden, da sich in den Reaktoren Profile und Gradienten der Messgrößen bilden. Wichtige Aspekte des In-line-Einsatzes spezifischer Sonden und Sensoren betreffen deren Stabilität, Sterilisierbarkeit und Widerstandsfähigkeit gegenüber Nährlösung, Produzenten, Ablagerungen, Druck und Scherkräften. Die **Temperatur** lässt sich mit Kontaktthermometern einfach messen und über Thermostaten regeln. Eine Messung des **Druckes** ist z. B. bei der Sterilisation erforderlich. Die Messung bereitet keine Schwierigkeiten, da Manometer direkt an den Reaktor angebaut werden können. **Gasströme** werden zumeist mit Rotametern außerhalb des sterilen Bereiches gemessen. **Flüssigkeitsströme** werden z. B. über Füllstandsmessung oder Gewichtsbestimmung reguliert.

Zur Messung anderer Parameter kommen vor allem verschiedene **Elektroden** zum Einsatz, die man nach ihrem Messprinzip einteilen kann in:

Kasten 3.13 Reynoldszahl

Ein Parameter, um das Strömungsverhalten von Flüssigkeiten zu beschreiben, ist die dimensionslose Reynoldszahl. Bei schneller Bewegung entstehen Turbulenzen, d. h. die Flüssigkeitsmoleküle weichen von der laminaren Bewegung entlang der Stromlinien ab. Der Übergang von laminarem zu turbulentem Fluss ist außer von der Fließgeschwindigkeit abhängig von Dichte und Viskosität der Flüssigkeit sowie der Geometrie des Strombildners. In gerührten Bioreaktoren kann die Reynoldszahl nach folgendem Zusammenhang berechnet werden:

$$Re = \frac{D_i^2 \cdot N \cdot \varrho}{\eta} \quad (3.34)$$

D_i = Rührerdurchmesser (cm)
N = Rührerdrehzahl (s^{-1})
ϱ = Dichte ($g\ cm^{-3}$)
η = Dynamische Viskosität ($g\ cm^{-1}\ s^{-1}$) der Flüssigkeit

- Potenziometrische Elektroden
- Amperometrische Elektroden
- Kapazitäts- oder leitfähigkeitmessende Elektroden.

Viele ionensensitive Elektroden und pH-Elektroden messen Potenziale. Diese Sonden sind wenig empfindlich gegenüber der Rührgeschwindigkeit und Viskosität der Messlösung, während Temperatur und Ionenstärke die Messwerte beeinflussen. Bei den **amperometrischen Elektroden,** z. B. den Sauerstoffelektroden, basiert die Konzentrationsbestimmung auf einer Strommessung. Elektrodengeometrie, Rührgeschwindigkeit und Viskosität der Messlösung beeinflussen die Messung. **Kapazitäts-** und **leitfähigkeitsmessende** Elektroden werden gelegentlich für Füllstandsmessungen oder zur Schaumhöhenabtastung eingesetzt.

Zellmasse und Zellzahl

Die Bestimmung der **Zellmasse** erfolgt häufig off-line, wobei die Probennahme selbst die größte Fehlerquelle darstellt, weil die Entnahme einer repräsentativen Probe technisch nicht einfach, bei manchen Prozessen sogar unmöglich ist. Andrerseits hängen von ihrer Quantifizierung eine ganze Anzahl Größen ab, die für die Prozessführung und -bewertung wichtig sind, wie etwa **spezifische Wachstumsrate**, **Produktivität**, **Umsatzraten** und **Stoffbilanzen**. Durch Filtration der Zellen unter standardisierten Bedingungen lässt sich in kurzer Zeit das Nassgewicht („Frischgewicht") bestimmen. Das Trockengewicht der Zellmasse lässt sich nach Trocknung bei 105 °C ermitteln. Wenn diese Methode nicht geeignet erscheint, weicht man auf die Bestimmung von Phosphor, Stickstoff oder Gesamtprotein aus, wobei die Korrelation mit der Biomassebildung gegeben sein muss.

Die genaue Bestimmung der **Zellzahl** mithilfe von Zählkammern oder elektronischen Zählgeräten ist aufwändig. Zählgeräte, die auf der Messung der Leitfähigkeit beruhen, ermitteln neben der Zahl auch das Volumen der Zellen. Unterschieden werden muss außerdem zwischen **Gesamt-** und **Lebendzellenzahl**. Die Zahl der lebenden Zellen kann z. B. durch spezifische Färbungen bestimmt werden. Photometrische Messungen liefern Werte, die sich bei einzelligen Organismen oder kleinen Zellaggregaten in geringen Zelldichten gut mit dem Wachstum korrelieren lassen. Obwohl einbaubare Messfühler mit integrierter Lichtquelle und Photozelle verfügbar sind, bereitet die Messung direkt in der Reaktionslösung wegen der vielen störenden Einflüsse durch Luftblasen und Flocken große messtechnische Schwierigkeiten.

Gase

Für Stoffbilanzen muss neben dem Medium auch die Zusammensetzung des Abgases bekannt sein. Meist werden Kohlendioxid und Sauerstoff gemessen. Außerdem können andere flüchtige Anteile für die Beurteilung des Prozessverlaufs wichtig sein. **Wärmeleitfähigkeit**, **Paramagnetismus** und **Infrarotabsorption** sind physikalische Eigenschaften, die für die Gasanalyse ausgenutzt werden können.

Sauerstoff. Die Sauerstoffmessung erfolgt in der Regel amperometrisch, verwendet werden Gasdiffusionselektroden, gemessen wird der Sauerstoff-Partialdruck. Der Sauerstoff diffundiert in eine membranverschlossene Elektrodenkammer, in der eine Platin-Kathode und eine Silber-Anode das Mess-Signal erzeugen. Der durch chemische Reaktion erzeugte elektrische Strom wird verstärkt und als Spannung zur Verfügung gestellt. Die Spannung ist dem Partialdruck proportional. Die Messung ist relativ, als Bezugswert wird die Sättigung der Flüssigkeit mit Sauerstoff angenommen.

Die Bestimmung von Gelöstsauerstoff in der Reaktionslösung ergibt Anhaltspunkte über die für die Zelle verfügbare Menge Sauerstoff. Wegen der schlechten Löslichkeit in Wasser und des raschen Verbrauchs ist nur durch verzögerungsfreie Messwerterfassung und effiziente Regulation der O_2-Versorgung die Grundlage für optimales Wachstum gegeben. Basierend auf der pO_2-Messung lässt sich ein Regelkreis aufbauen, der über die Rührerdrehzahl oder Belüftungsrate pO_2 konstant hält.

Kohlendioxid. CO_2 wird meist in der Abluft bestimmt. Spezielle Elektrodenkonstruktionen ermöglichen aber auch die Bestimmung in der Flüssigphase. CO_2 diffundiert durch eine gasdurchlässige Membran und einen Bikarbonatelektrolyten geringer Schichtdicke zwischen Membran und pH-Elektrode. Der pH-Wert stellt sich dann als Funktion der CO_2-Konzentration dar.

Ionen

Wasserstoffionenkonzentration. Die Kontrolle des optimalen Wertes für die Wasserstoffionenkonzentration ist unbedingt notwendig, weil während der Fermentation praktisch immer pH-Änderungen auftreten. Die Wasserstoffionenkonzentration kann potenziometrisch gemessen werden. Aus der Spannung gegenüber einer Bezugselektrode lässt sich der pH-Wert errechnen. Die Messkette besteht aus einer pH-aktiven Glaselektrode und einer Bezugselektrode. An der Glasmembran baut sich ein Potenzial auf, das vom pH-Wert der Messlösung abhängt. Das Ableitsystem der Glaselektrode besteht aus Silber/Silberchlorid in chloridhaltigem Puffer. Das Ableitungssystem der Bezugselektrode besteht ebenfalls aus Silber/Silberchlorid, aber in konzentrierter KCl-Lösung. Ein Diaphragma aus poröser Keramik stellt den elektrischen Kontakt zwischen Glas- und Bezugselektrode her. Verwendet werden sterilisierbare Messgeber, bei denen Glas- und Bezugselektrode kombiniert in einem Fühler untergebracht sind. Das gebildete Signal kann genutzt werden um Förderpumpen für Säure oder Lauge zu aktivieren.

Andere Ionen. Ähnlich wie die Wasserstoffionen üben auch andere Ionen auf die biologische Reaktion charakteristische Wirkungen aus. Sie stellen daher für die Prozessführung unter Umständen wichtige Parameter dar. Bestimmt werden sie **spektroskopisch**, **kolorimetrisch** oder mithilfe **ionenselektiver Elektroden**. Für die Messung sind definierte Bedingungen einzuhalten, was on-line im Allgemeinen nicht möglich ist. Nach entsprechender Probenvorbereitung können Ionen aber off-line bestimmt werden, wobei vor allem zwei Elektroden zum Einsatz kommen:

- Die **Ammonium-Elektrode** besteht aus einer Glaselektrode mit spezieller Glasmembran; sie ist sterilisierbar. Die Selektivität gegenüber Kalium und Natrium ist gering, der pH-Wert muss zwischen 6 und 9 liegen.
- Die **Kalzium-Elektrode** ist eine nicht sterilisierbare Flüssigmembranelektrode. Die Membran besteht aus einem organischen Lösungsmittel, welches ein organisches Kalziumphosphat enthält. Als Träger der flüssigen Membran werden Mikroporenfilter, silikonisiertes poröses Keramikmaterial oder PVC verwendet. Die hauptsächlichen Störionen sind: H^+, Cu^{2+},Pb^{2+}, Fe^{2+}, Zn^{2+}.

Andere Messungen mit Elektroden

Glucose. Einige organische Verbindungen wie Glucose können mithilfe immobilisierter Enzymzusätze in Elektrodenform so bestimmt werden, dass ein elektrisches Mess-Signal entsteht. In einer sogenannten Glucose-Elektrode wird Glucose an immobilisierter Glucose-Oxidase zu Gluconsäure oxidiert. Das dabei entstehende H_2O_2 wird durch eine Platinelektrode oxidiert, wobei ein Strom fließt, der sich proportional zur Konzentration der Glucose verhält. Nachteile entsprechender Elektroden sind deren mangelnde Stabilität und ihre Temperaturempfindlichkeit. Für Messungen off-line sind enzymatische Messanordnungen erhältlich, die innerhalb von Sekunden zuverlässige Werte liefern.

Redoxpotential. Das Redoxsystem besteht aus zwei Komponenten, von denen die eine durch Elektronenabgabe oxidiert und die andere durch Elektronenaufnahme reduziert wird. In einem Redoxsystem lässt sich ein Potenzial messen, das vom Mengenverhältnis der beiden Komponenten abhängt. Die Zahl der ausgetauschten Elektronen ist meist Sauerstoff- und pH-abhängig. Die praktische Messung ist sehr einfach, da eine handelsübliche sterilisierbare Platin-Elektrode genügt. Sie wird als Einstabmesskette entweder mit Bezugselektrode (z. B. Ag/AgCl) oder zusammen mit der Bezugselektrode einer pH-Elektrode eingesetzt. Als Messverstärker eignen sich die üblichen pH-Geräte.

Andere Messmethoden

Gaschromatographie, Massenspektrometrie. Zwischenprodukte des Kohlenhydratabbaus sind nicht leicht spezifisch messbar. Flüchtige Metaboliten wie Ethanol, Methanol usw. lassen sich **gaschromatografisch** im Abgas des Belüftungsstromes bestimmen. Auch Gashalbleiter können genutzt werden. Sie verändern ihre elektrische Leitfähigkeit, wenn sie mit brennbaren Gasen oder organischen Dämpfen in Kontakt kommen. Die Änderung der Leitfähigkeit ist direkt proportional zur Gaskonzentration. Die Messung wird beeinflusst von Temperatur und Wasserdampf. Die Gaschromatographie kann ideal mit einer massenselektiven Detektion (**Massenspektrometrie**) gekoppelt werden.

Photometrie. Viele Komponenten einer Fermentationsbrühe lassen sich **kolorimetrisch** bestimmen, für Spurenelemente werden häufig **Emmissionsspektren** ausgemessen. Bei sehr großem Probenanfall, aber kleiner Zahl verschiedener Bestimmungen, ist die automatisierte Analyse vorteilhaft. Glucose, Nukleotide und ATP lassen sich heute auf diese Weise relativ billig und schnell analysieren.

Fluorometrie. Im Gegensatz zur Photometrie im sichtbaren Bereich kann fluorometrisch ohne Störung durch Luftblasen direkt in der Reaktionsflüssigkeit gearbeitet werden. Spezielle Fluorometer können direkt am Reaktor angebaut werden. Fluorometersignale können z. B. zur Bestimmung der **Biomasse**, von **Mischzeiten** und von **k_La-Werten** genutzt werden.

3.2.6 Regelungstechnik

Die Regelungstechnik hat die Aufgabe, Störungen oder auch ungewollte Entwicklungen im Prozess auszugleichen. Sie unterscheidet sich von einer Steuerung dadurch, dass die Stellgröße in Abhängigkeit von der Abweichung des Istwertes vom Sollwert einer Prozessgröße verändert wird, d. h. das Signal der Messgröße wird mit dem Sollwert verglichen und auf die Stellgröße zurückgeführt. Eine einfache Form der Regelung ist die **Grenzwertregelung**, die erst bei Überschreiten eines vorgegebenen Wertes anspricht (z. B. pH), wobei die Steilheit der Regelabweichung keine Rolle spielt. Für viele Aufgaben sind Grenzwertregler durchaus ausreichend. Eine Verbesserung der Regelung kann erreicht werden, wenn die **Regelabweichung**, also die Differenz zwischen Ist- und Sollwert, berücksichtigt wird. Noch besser ist es, wenn die Geschwindigkeit der Veränderung der Prozessgröße berücksichtigt wird und sich so bei langsamer Veränderung auch der Stellwert langsam verändert. Ganz allgemein kann eine Regelung umso günstiger aufgebaut werden, je mehr Information aus dem Zeitverhalten des Prozesses, also der Dynamik, ausgenutzt wird. Oftmals zeigt die Dynamik allerdings eine starke Zeitabhängigkeit. Das trifft bei fast allen Fermentationen zu, insbesondere bei Batch-Prozessen. Dann ist es sinnvoll die Reglerparameter laufend einzustellen. Somit hätte man ein adaptives Regelsystem, das aus den drei Komponenten Identifikation, Entscheidungsphase und Modifikation bestehen sollte. Die **Identifikation** ist ein mehr oder weniger aufwändiges System zur Berechnung oder Schätzung der Differenzialgleichung, der Ordnung des Systems, der Koeffizienten und möglicherweise Berücksichtigung einer Totzeit. In der **Entscheidungsphase** muss zwischen verschiedenen Modellen unterschieden werden; dazu können statistische Kriterien herangezogen werden. Die **Modifikation** schließlich wirkt auf die Stellgröße, berechnet also aus den Koeffizienten für das beste Modell die Reglerparameter.

3.2.7 Steriltechnik

Die Anzucht von Organismen für Produktionsprozesse erfolgt in der Regel als Reinkultur. Bioreaktoren müssen sich daher für den sterilen Betrieb eignen. Diese Forderung betrifft nicht nur das Reaktorgefäß allein, sondern auch sämtliche Zu- und Ableitungen für Flüssigkeiten und Gase, d. h. Mediums- und Substratzufuhr, Probennahmeventile, Be- und Entlüftung und Vorrichtungen für das Anbringen von Mess-Sonden (Abb. 3.13). Besonders kri-

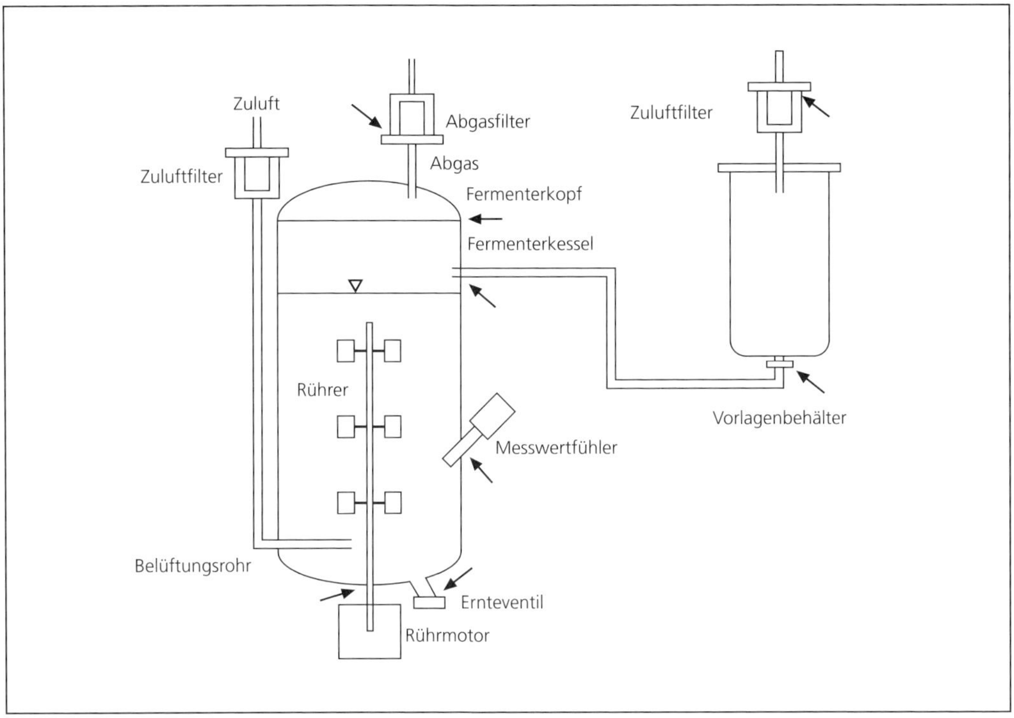

Abb. 3.13 Rührkesselreaktor mit Vorlage. Die Dichtstellen zur insterilen Umgebung sind durch Pfeile markiert.

tisch ist die Führung der Rührerachse in Rührkesselreaktoren und der Trommelachsenlager in Trommelreaktoren. Sterile Bereiche sind solche, in denen keine Lebewesen oder Viren – also auch nicht der Produzent – vorhanden sind. Wenn man im Reaktor selbst nur den Produzenten vorfindet ist die Kultur **axenisch**, wenn Fremdorganismen bzw. Viren vorhanden sind, ist sie **infiziert**. Das Beseitigen von Keimen nennt man **Sterilisation**. Maßnahmen zur Sterilisation der eigentlichen Anlage oder Apparatur sind getrennt zu betrachten von Maßnahmen, die Infektionen während des Prozesses verhindern. Die Steriltechnik nutzt Methoden des **Abtötens** und des **Abtrennens von Keimen**:

- Erhitzen unter Sattdampfbedingungen bei 121 °C und 1 bar Überdruck (Kasten 3.14)
- Erhitzen unter atmosphärischen Bedingungen im Trockenschrank bei 180 °C
- Sterilfiltration.

Zur chemischen Sterilisation werden Ethanol, Formaldehyd, β-Propiolacton oder andere mikrobizide Substanzen eingesetzt. Auch Strahlenquellen wie UV- und γ-Strahlen können in Sonderfällen genutzt werden.

Hitzesterilisation von Bioreaktoranlage und Nährmedium

Die meisten Mikroorganismen sterben ab, wenn man sie für wenige Minuten Temperaturen von 50 bis 70 °C aussetzt. Davon macht man beim **Pasteurisieren** vor allem in der Lebensmittelindustrie Gebrauch. Eine besondere Gruppe von Mikroorganismen, die es in der Biotechnologie zu inaktivieren gilt, sind die **Sporenbildner**.

Kasten 3.14 Praktische Aspekte der Sterilisation

Der mit Nährlösung gefüllte Fermenter wird aufgeheizt, dabei wird durch Rühren für gleichmäßigen Temperaturanstieg gesorgt. Das Abluftventil muss dabei voll geöffnet sein, damit sich kein Überdruck aufbauen kann. Auch nach Erreichen des Siedepunktes bleibt es zunächst noch offen, um die Luft vollständig aus dem Reaktor zu verdrängen. Nach Schließen des Abluftventils wird bis zur vorgesehenen Sterilisationstemperatur aufgeheizt. Gleichzeitig können die Zu- und Abluftleitungen mit Dampf sterilisiert werden.
Nach Ablauf der vorgesehenen Sterilisationszeit wird Kühlwasser durch die Wärmeaustauscher gegeben um den Fermenterinhalt so schnell wie möglich abzukühlen. Bei Erreichen von 100 °C wird die Abluftleitung geöffnet, der Betriebsdruck eingestellt und sterile Luft in den Fermenter geleitet. Während der Sterilisationsphase müssen alle Ventile mit Kontakt zum Innenraum zeitweise geöffnet werden, damit sie selbst und zugehörige Leitungsteile ebenfalls den erforderlichen Sterilisationsbedingungen ausgesetzt werden.

Sie sind etwa 10^6mal resistenter gegenüber Hitzeeinwirkung als z. B. *Escherichia coli.*

Der Sterilisationserfolg hängt vom Wassergehalt der Umgebung ab: In trockener Umgebung sind längere Sterilisationszeiten und höhere Temperaturen erforderlich als in feuchter, wobei man annimmt, dass die Strukturen der Makromoleküle im hydratisierten Zustand leichter zerstört werden können. Die Abtötung von Mikroorganismen bei gleich bleibender Temperatur verläuft nach einer Kinetik 1. Ordnung, die für den Sterilisationserfolg maßgeblichen Parameter sind demnach die Temperatur, die Zeit und die Ausgangskeimzahl. Sind sie für verschiedene Messpunkte bekannt, können daraus Abtötungsgeschwindigkeiten bestimmt werden.

In biotechnologischen Anlagen erfolgt die Sterilisation nicht ausschließlich bei einer konstanten Temperatur. Besonders bei großen Reaktoren müssen nämlich lange Aufheiz- und Abkühlphasen mit Temperaturen unter 100 °C in Kauf genommen werden. Tatsächlich hat es sich aber gezeigt, dass diese Phasen in Abschätzungen zur Übertragung von Sterilisationskriterien im biotechnologischen Scale-up nicht berücksichtigt werden brauchen.

Die am weitesten verbreitete Methode der Hitzesterilisation ist die **Sterilisation im gespannten, gesättigten Wasserdampf**. Dazu wird der zu sterilisierende Reaktor bzw. der Behälter, in dem sich das Sterilisationsgut befindet, bei 100 °C geschlossen, wobei sich ein dem temperaturabhängigen Dampfdruck entsprechender Druckanstieg ergibt. Die zur Sterilisation mit gespanntem Dampf erforderliche Zeit verkürzt sich drastisch mit der Höhe der gewählten Temperatur. Bevorzugt wird bei 121 °C für 20 bis 30 Minuten sterilisiert, was einem Überdruck von 1 bar entspricht. Luftanteile im Wasserdampf bewirken, dass die Temperatur langsamer ansteigt und damit auch die Abtötungszeiten für Organismen verlängert werden. Der Druck ist also kein sicherer Indikator für das Erreichen der erforderlichen Temperatur. In der Fermentationsanlage sind besonders sogenannte Lufttaschen zu fürchten, z. B. in Rohrleitungen, aus denen die Luft beim Aufheizen zur Sterilisation nicht vollständig entweichen kann. Wie im Gasraum können sich auch im Bereich der Füllung einer Anlage Taschen und Nischen ausbilden.

Die thermische Behandlung tötet nicht nur Mikroorganismen ab, sondern wirkt sich auch auf das Sterilisationsgut aus. Alle Gefäße, Leitungen, Ventile usw. müssen der wechselnden Druck- und Temperaturbelastung standhalten. Die Temperatur wirkt sich auch auf die Nährmediumsbestandteile aus. Zucker können karamellisieren oder mit Aminosäuren reagieren. Vitamine und Hormone können teilweise zerstört werden. Zu erkennen gibt sich eine übermäßige thermische Belastung häufig an der dunkleren Färbung des autoklavierten Nährmediums.

Kleinere Laborbioreaktoren können mit Nährlösung gefüllt und zusammen mit Zu- und Ableitungen in großen Autoklaven sterilisiert werden. Größere Fermenter werden entweder leer sterilisiert und anschließend mit sterilem Medium gefüllt oder befüllt sterilisiert. Bereits gefüllte Fermenter können durch Einblasen von Dampf über die Luftleitung in die Flüssigkeit sterilisiert werden. Dieses schnelle und billige Verfahren hat aber gewisse Nachteile: Das Volumen des Fermenterinhalts erhöht sich, außerdem können Verunreinigungen des Dampfes in das Nährmedium gelangen. Häufiger wird daher die Sterilisation über einen Wärmeaustauscher vorgenommen: Der Bioreaktor ist von einem Mantel oder einer Halbrohrschlange umgeben, durch die Dampf zur Sterilisation und nachfolgend Kühlwasser geleitet wird. Wegen der relativ zum Volumen geringen Reaktoroberfläche muss in großvolumigen Fermentern ein interner Wärmetauscher, meist in Form einer Rohrschlange, eingebaut werden. Wenn bei sehr großen Reaktoren auch interne Wärmetauscher nicht mehr ausreichend sind, muss der Fermenter leer mit Dampf sterilisiert und dann mit extern sterilisiertem Medium befüllt werden. Dies geschieht am besten in kontinuierlichen Sterilisationsanlagen, in denen im Bereich des Wärmemeaustauschers jeweils nur relativ geringe Flüssigkeitsmengen aufzuheizen sind. Damit wird die mit zunehmender Reaktorgröße mit Standardsterilisationsverfahren immer länger werdende Hitzebelastungen erheblich verkürzt. Für die kontinuierliche Sterilisation werden **Plattenaustauscher**, **Spiralaustauscher** oder **konzentrische Röhren** eingesetzt, durch die die Lösung gepumpt und mit Dampf erhitzt wird. Nach kurzer Haltezeit bei der vorgegebenen Sterilisationstemperatur wird sie gekühlt und anschließend dem Bioreaktor zugeführt.

Vermeidung von Infektionen

Während der Fermentation muss der Reaktor „steril" bleiben, d. h. dem Eindringen von Fremdorganismen in die Anlage muss vorgebeugt werden. Dies erfordert besondere Vorkehrungen und Sorgfalt

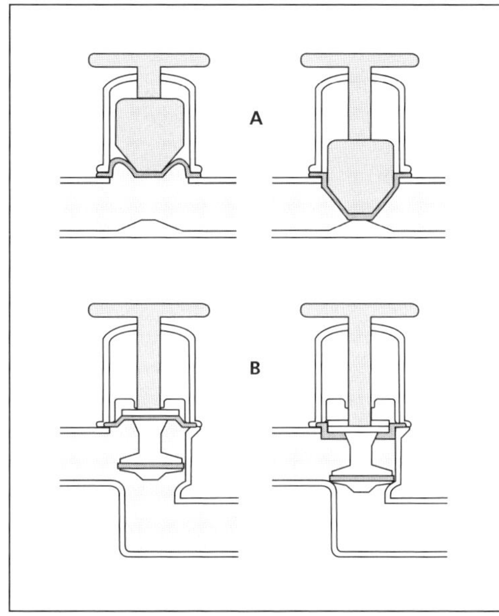

Abb. 3.14 Membranventile. Der Ventilantrieb ist durch eine Membran vom Innenbereich getrennt. Bei **A** dient die Membran selbst als Verschluss des Lumens (links: Geöffnet, rechts: Geschlossen). Aus Diekmann, Metz 1991

z. B. bei der Probenentnahme. Auch wenn der Reaktor an keiner Stelle leckt, muss er nicht mikrobiologisch dicht sein. Mikroorganismen können sich in einer Verschraubungsstelle oder Schweißnaht festsetzen und zwischen Metall und Dichtungsmaterial eines Ventils allmählich in den Fermenter durchwachsen. Leitungen und Ventile mit Verbindung zum Fermenter müssen deshalb z. B. nach der Probennahme sofort wieder mit heißem Dampf sterilisiert werden. Man bevorzugt geschlossene Ventile, die keinen Kontakt nach außen zulassen wie **Membranventile** oder **Schlauchventile** (Abb. 3.14) oder man sorgt dafür, dass die gefährdete Ventildichtung durch den Einbau von **Dampfsperren** ständig heiß gehalten wird. Für die Durchführung von Rührerwellen werden sterilisierbare Gleitringdichtungen verwendet, die Rührer kleinerer Fermenter können über leistungsfähige **Magnetkupplungen** betrieben werden.

Tab. 3.6 Fehler, die zu Infektionen im Bioreaktor führen können

Bedienungsfehler
▪ Falsches Öffnen und Schließen der Ventile
▪ Falscher oder zu kurzer Einsatz der Dampfsperren
▪ Verklumpungen im Nährmedium
Technisch oder bedienungsbedingte Fehler
▪ Verschmutzungen in Fermenter und Rohrleitungen
▪ Feuchte Zu- und Abluftfilter
Konstruktions- und abnutzungsbedingte Mängel
▪ Spalten und Hohlräume Poröse Dichtungen

Sofern der Fermenter begast wird – in der Regel mit Luft – muss das Gas keimfrei gemacht werden. Man verwendet dazu sterilisierbare Filter (Tiefen- oder Siebfilter).

Um den Sterilisationserfolg zu überprüfen, können die sterilisierten Lösungen vor einer Beimpfung auf verschiedene Nährböden ausplattiert und so eventuell vorhandene Keime nachgewiesen werden. Eine Methode der Laborpraxis ist es, den Fermenter mit der sterilisierten Nährlösung unter Betriebsbedingungen mehrere Tage lang zu beobachten, bevor das Inokulum zugesetzt wird. Im biotechnischen Herstellungsverfahren ist diese Vorgehensweise zu teuer.

Der erfahrene Fermenteur erkennt Infektionen während des Infektionslaufes an mehreren Symptomen zu einem Zeitpunkt, wo die Infektion, z. B. durch Inspektion der Suspension mithilfe eines Mikroskops, noch kaum nachweisbar ist: Veränderter Sauerstoffverbrauch und pH-Wert, untypischer Geruch der Abluft, veränderte Färbung der Suspension bzw. der Nährlösung oder verändertes Produktionsverhalten. Der bakteriologische Nachweis von Fremdorganismen ist in der Anfangsphase der Infektion schwierig, außerdem ähneln die unerwünschten Organismen in ihren Wachstums- und Mediumsansprüchen häufig dem Produzenten, u.U. besitzen sie sogar dessen Struktur und Größe.

Das relativ späte Auftreten einer Infektion deutet auf ein Eindringen von außen hin. Das Einschleppen der Infektion mit der Impfkultur muss natürlich ausgeschlossen werden, bevor weitere Maßnahmen ergriffen werden. Vor dem nächsten Fermentationslauf sollten dann die Luftfilter geprüft und gegebenenfalls erneuert und Flansche und Verschraubungen auf Dichtigkeit überprüft werden. Bei wiederholtem Auftreten einer Infektion während der Fermentation kann es notwendig werden, sämtliche Dichtungen zu erneuern.

Außer der PCR und ihren Modifikationen (Kap. 2.3.7) gibt es derzeit wohl keine Methode, mit der wenige Fremdorganismen im Reaktor sicher nachweisbar sind. Dieser Nachweis wäre allerdings recht aufwändig und könnte den Produktionslauf nicht retten.

Treten in einem bisher sicheren Bioreaktor Infektionen auf, können technische Fehler oder Bedienungsfehler die Ursache sein. Bei manueller Bedienung sind gelegentliche Fehlbedienungen kaum auszuschließen (Tab. 3.6).

Fehler sind oft nur schwierig zu lokalisieren und aufzuklären. Nur sehr wenige der in einen Fermenter gelangten unerwünschten Mikroorganismen haben wirklich die Chance, darin anzuwachsen. Vielen sagen die vorgegebenen Lebensbedingungen nicht zu. Andere brauchen eine minimale Keimdichte zum Anwachsen, die eingeimpfte Kultur behindert wieder andere an der Vermehrung, z. B. durch Konkurrenz. Zudem haben viele Prozesse eine relativ kurze Laufzeit, sodass wenige eingedrungene Organismen nicht zu einer nachweisbaren Infektion heranwachsen. Besonders langwierige Prozesse mit vielen Fermentationsstufen in einer Reaktorkaskade oder kontinuierliche Kulturen sind naturgemäß besonders gefährdet.

3.3 Produktisolierung und -reinigung

Bei vielen biotechnologisch hergestellten Produkten, besonders aber bei Enzymen und Biochemikalien, handelt es sich um empfindliche Verbindungen, deren Struktur und biologische Aktivität nur unter geeigneten Bedingungen aufrechterhalten werden können, weshalb auch die Bedingungen ihrer Gewinnung und Aufarbeitung sich z. B. bezüglich Temperatur oder pH-Wert nur in engen Grenzen bewegen dürfen. Wegen der Gefahr der Denaturierung durch organische Lösungsmittel ist man für die Aufarbeitung von Enzymen zudem meist auf wässrige Lösungen angewiesen. Besonders für pharmazeutische Produkte sind Aufarbeitungsmethoden wünschenswert, die unter sterilen Bedingungen durchgeführt werden können.

3.3.1 Abtrennung

Der Dichteunterschied zwischen abzutrennenden Produzenten und Nährmedium ist vor allem bei Bakteriensuspensionen minimal, wodurch eine vollständige Abtrennung erschwert wird. Eine Abtrennung von Bakterien erfordert deshalb in der Regel eine Vorbehandlung der zu separierenden Suspension. Günstiger liegen die Verhältnisse schon bei Hefezellen oder den verhältnismäßig großen Aggregaten der pflanzlichen Zellkulturen. Die mechanische Abtrennung von Zellen und die Konzentrierung von Stoffen für nachfolgende Reinigungsschritte kann auf unterschiedliche Weise erfolgen:

- Filtration (Partikelgröße um 1 µm)
- Ultrafiltration (Molekülgröße 0,1 nm-1 µm)
- Reverse Osmose (Moleküle < 0,1 nm)
- Zentrifugation
- Flotation

Flockung und Flotation

Die Abtrennung von Zellen aus Kulturlösungen kann durch Agglomeration von Einzelzellen zu größeren Flocken erleichtert werden. Die Ausflockung von Zellen ist von verschiedenen Faktoren abhängig, wie Temperatur, Ionenumgebung, physiologisches Alter der Zellen, Oberflächenscherkräfte und Art der Organismen. Eine reversible Ausflockung kann durch Neutralisation von auf der Zelloberfläche vorhandenen Ladungen durch entgegengesetzt geladene polyvalente Ionen erreicht werden, die Verwendung von polymeren Verbindungen führt dagegen zu irreversibler Flockenbildung. Die Zelloberfläche ist normalerweise negativ geladen, kann aber durch Adsorption von Ionen aus der Fermenterbrühe insgesamt eine positive Gesamtladung aufweisen, wodurch die gute Wirkung negativ geladener Polyelektrolyte erklärlich wird. Als Flockungsmittel in Betracht kommen:

- Anorganische Salze
- Mineralische Hydrokolloide
- Organische Polyelektrolyte
- Polymere, die bei der Zelllyse freigesetzt werden, z. B. Proteine, Polysaccharide oder Nukleinsäuren.

In den Fällen, in denen Flockungsreaktionen nicht zur Ausbildung von stabilen Zellagglomeraten führen, können Mikroorganismen durch **Flotation** angereichert werden. Bei der Flotation werden Partikeln an Gasblasen adsorbiert, die in die Suspension eingeblasen oder in der Suspension erzeugt werden. Die abgetrennten Partikeln sammeln sich in einer Schaumschicht und können abgetrennt werden. Die Ausbildung einer stabilen Schaumschicht wird z. B. durch Zusatz langkettiger Fettsäuren unterstützt.

Filtration

Bei der Filtration unterscheidet man je nach dem Abscheidungsmechanismus der Partikeln zwischen

- Oberflächenfiltration
- Tiefenfiltration
- Siebfiltration.

Über Grundlagen der Filtration informieren die Lehrbücher der Pharmazeutischen Technologie.

Oberflächenfiltration: Hier werden die Teilchen auf dem Filtermedium abgeschieden. Während die Flüssigkeit durch das Filtermittel hindurchströmt, werden die Feststoffteilchen auf dem Filtermittel abgeschieden und bilden einen **Filterkuchen**. Der Durchfluss durch die Filterschicht ist u. a. abhängig von der wirksamen Druckdifferenz, der Filterfläche sowie vom Filtrationswiderstand des Filtermediums und des Filterkuchens. Vakuumfilter werden für die Filtration von Biomasse häufiger eingesetzt als Druckfilter. Die wirtschaftliche Durchführung einer Kuchenfiltration erfordert einen relativ hohen Feststoffanteil (ca. 3 bis 5 %).

Für die Klärung kleiner Volumina eignen sich **Plattenfilter**, während für die Abtrennung von Biomasse häufig **Vakuumtrommeldrehfilter** verwendet werden. Die Abnahme des sich bildenden Filterkuchens kann hier kontinuierlich oder diskontinuierlich z. B. mithilfe eines Messers so erfolgen, dass für sich anschließende Filtrationszyklen wieder eine saubere Filterschicht zur Verfügung steht. Dadurch wird einer Erhöhung des Durchflusswiderstandes entgegen gewirkt. Einflüsse auf die Filtration haben z. B. das Filterhilfsmittel, die Trommelgeschwindigkeit, die Vorschubgeschwindigkeit des Messers, die Vakuumqualität und die Temperatur der zur Filtration anstehenden Suspension. **Druckdrehfilter** ermöglichen eine kontinuierliche Abtrennung von Feststoffen. **Bandfilter** eignen sich besonders gut zur kontinuierlichen Filtration kristalliner Niederschläge.

Tiefenfiltration: Die abzutrennenden Partikeln müssen in ein geeignetes Filtermittel eindringen. Die Methode eignet sich zur Klärung von Lösungen mit geringem Trübegehalt.

Siebfiltration: Die Trennung wird durch die Größe der Poren des Filtermittels erzielt, wobei die abgelagerten Teilchen sofort von der Filteroberfläche entfernt werden müssen. Mit dieser Methode können grobe Partikeln abgetrennt werden. Sonderfälle der Siebfiltration stellen Ultrafiltration und Membranfiltration dar.

Zentrifugation

Partikeln, die sich in ihrer Dichte, Größe oder Gestalt unterscheiden, sedimentieren in einem angelegten Zentrifugalfeld und in Abhängigkeit von der Viskosität des Suspensionsmediums unterschiedlich schnell. Dieses Verhalten wird bei der Zentrifugation ausgenutzt. Die Zeit, die bis zur Sedimentation einer bestimmten Teilchenpopulation vergeht, ist gegeben durch:

$$t = \frac{9}{2} \frac{\eta}{\omega^2 r^2{}_p(\varrho_p - \varrho)} \ln \frac{r_b}{r_t} \qquad (3.35)$$

t = Sedimentationszeit (in s)
η = Viskosität des Suspensionsmediums
ϱ = Dichte des Suspensionsmediums
r_p = Radius des Partikels
ϱ_p = Dichte des Partikels
r_t = Radialer Abstand zwischen Rotorachse und Flüssigkeitsmeniskus
r_b = Radialer Abstand zwischen Rotorachse und Becherboden

Das Zentrifugalfeld wird üblicherweise als relatives Zentrifugalfeld (RZF), d. h. als Vielfaches der Gravitationskonstanten g (980 cm s^{-1}), angegeben:

$$t = \frac{9}{2} \frac{\eta}{\omega^2 r^2_p(\varrho_p - \varrho)} \ln \frac{r_b}{r_t} \qquad (3.36)$$

Wenn die Bedingungen für die Trennung bestimmter Teilchen mit einer Zentrifuge wiedergegeben werden, müssen **Rotorgeschwindigkeit**, **Rotorradius** und **Laufzeit** genannt werden. Die Leistung einer Zentrifuge kann sowohl durch die Vergrößerung der Länge als auch durch Erhöhung der Drehzahl oder die Vergrößerung des Durchmessers der Trommel erhöht werden. In der Biotechnologie werden zur Abtrennung von Biomasse und zur Klärung von Suspensionen die unterschiedlichsten Zentrifugentypen verwendet, wobei einige als Kombinationen von Zentrifuge und Filtrationseinheit aufgefasst werden können.

Filter- und Siebzentrifugen: Korbzentrifugen sind nur zur Abtrennug relativ großer Partikeln geeignet, mit **Schälschleudern** kann ein kontinuierlicher Austrag des Pellets („Kuchen") erreicht werden, mit geeigneten **Siebzentrifugen** ist neben der Entwässerung auch eine Auftrennung der Teilchen nach Korngrößen möglich (Abb. 3.15).

Dekantier- und Absetzzentrifugen: Beim **Dekanter** erfolgt die Sedimentation der Feststoffteilchen an der rotierenden Trommelwand. Durch eine Schnecke wird der abgeschiedene Feststoff ausgetragen. In **Vollmantelzentrifugen** werden Suspensionsbestandteile nach ihren spezifischen Gewichten getrennt und an der Trommelwand abgeschieden. Die zu trennende Suspension wird während der Zentrifugation kontinuierlich zugegeben. Die leichtere Phase läuft nach der Trennung stetig über den inneren Trommelrand über; die schwere Phase kann kontinuierlich oder diskontinuierlich ausgetragen werden. **Se-**

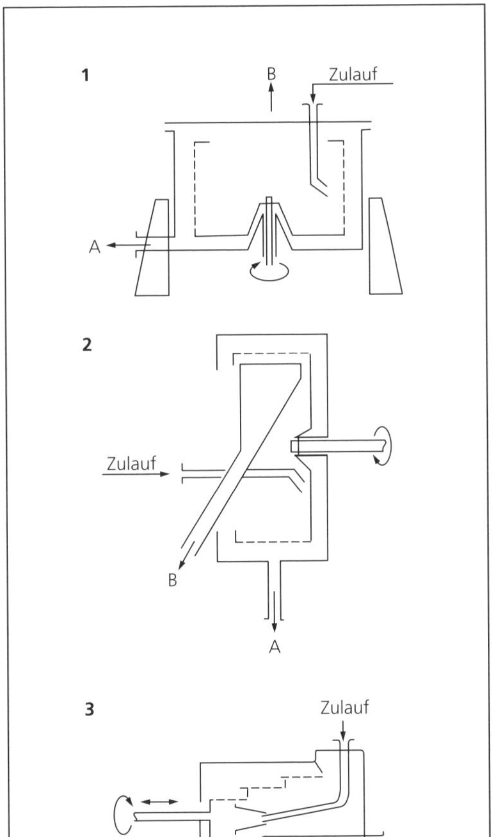

Abb. 3.15 Schematische Darstellung von Filterzentrifugen. **1** Zentrifuge mit Siebkorb, **2** Schälschleuder, **3** Schubzentrifuge, **4** Siebschneckenschleuder, **A** Ablauf Flüssigkeit, **B** Entnahme Feststoff. Aus Präve et al. 1984

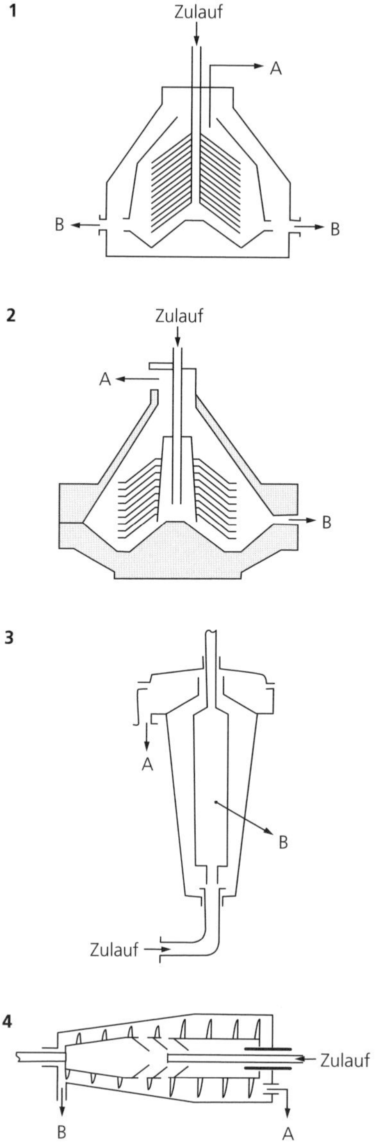

Abb. 3.16 Schematische Darstellung von Vollmantelzentrifugen. **1** Drüsenseparator, **2** Selbstentschlammender Separator, **3** Röhrenzentrifuge, **4** Dekanter, **A** Ablauf leichte Phase, **B** Entnahme bzw. Ablauf schwere Phase Aus Präve et al. 1984

paratoren werden zur Klärung von Fermentationsbrühen eingesetzt, wobei zur Abtrennung von Bakterien aus Suspensionen mit hoher Zelldichte meist **Düsenseparatoren** verwendet werden. **Kammerseparatoren** eignen sich eher für die Klärung von Flüssigkeiten mit geringem Feststoffanteil. Sie werden z. B. bei der Aufarbeitung von Blut- und Plasmafraktionen eingesetzt. Die relativ einfach aufgebauten **Röhrenzentrifugen** erlauben sehr hohe *g*-Zahlen und ermöglichen damit die Abtrennung auch sehr kleiner Teilchen (Abb. 3.16).

Zellaufschluss

Viele Fermentationsprodukte werden von den Produzenten gespeichert und nicht oder nur unvollständig in das umgebende Nährmedium abgegeben. In diesem Fall müssen in einem weiteren Schritt der Aufarbeitung Zellen schonend zerstört werden, um die Zielprodukte, häufig Proteine, unbeschädigt freizusetzen.

Tierische Zellen sind normalerweise wegen des Fehlens einer Zellwand problemlos mithilfe geeigneter Mühlen und Brechapparate zu zerkleinern. Aus dem gleichen Grund können sie auch einfach durch **osmotischen Schock** zerstört werden. Der eigentlichen Zerkleinerung kann ein **Aufschluss durch Gefrieren** und anschließendem Vermahlen im gefrorenen Zustand vorausgehen. Durch **Enzymbehandlung** können Zellen aus Organstrukturen gelöst werden.

Trotz ihrer rigiden Zellwand sind auch **pflanzliche Zellen** wegen ihrer relativen Größe und der damit verbundenen Empfindlichkeit gegenüber Scherkräften gut aufschließbar. Eine **schonende Trocknung** kann dem eigentlichen Aufschluss und der Extraktion vorausgehen.

Bei **Mikroorganismen** gestaltet sich der Aufschluss schwieriger, da sie sehr stabil und außerdem sehr klein sind, sodass in entsprechenden Mühlen sehr große Kräfte angreifen müssen. Man wendet daher **me-**

chanische Methoden an, bei denen der Zellaufschluss durch in Lösung auftretende **Scherkräfte** erfolgt (z. B. Homogenisator, Ultraschallstab). Der **Ultraschallaufschluss** wird hauptsächlich im Laborbereich verwendet. Die Wirkung wird überwiegend auf Kavitation in der Lösung zurückgeführt. Mikrobielle Zellen können aber auch in **Industriemühlen** z. B. unter Zusatz von Glaskugeln erfolgreich aufgeschlossen werden. Eine andere Methode verwendet **hohen Druck** und nachfolgende Entspannung beim Durchtritt der Zellsuspension durch eine Düse. Der Zellaufschluss erfolgt dabei durch hydrodynamische Scherkräfte und Kavitation.

Trocknen verändert die Struktur von Zellen und Organismen und macht sie unter Umständen einer anschließenden Extraktion zugänglicher. Selbst bei schonender **Lufttrocknung** können aber Zielprodukte zerstört werden, weshalb **Gefriertrocknung** vorzuziehen ist. Wasserentzug durch Zugabe eines hohen Überschusses an Aceton bei tiefen Temperaturen hat den zusätzlichen positiven Effekt, dass Proteine ausgefällt werden und unerwünschte lipophile Begleitstoffe herausgelöst werden. Die Lyse mikrobieller Zellen kann auch durch andere Methoden erfolgen:

- Toluol/Papain – z. B. bei der Invertasegewinnung aus Hefe
- Salzinduzierte Autolyse – z. B. bei der Produktion von *Clostridium*-Toxinen
- Triton-X-100-Behandlung – z. B. bei der Gewinnung von Cholesteroloxidase
- Inhibierung der Zellwandsynthese – bei Bakterien
- Lysozym-Behandlung – bei grampositiven Bakterien
- Lysozym/EDTA-Behandlung – bei gramnegative Bakterien.

Anreicherung

Thermische Verfahren: Da die meisten Bioprodukte thermolabil sind, kommen nur Apparate mit relativ kurzer Verweilzeit in Betracht. **Durchlaufverdampfer** ermöglichen die Konzentrierung von Lösungen in einmaligem Durchgang bei moderater Verweilzeit. Im **Fallfilmverdampfer** ist die Produktverweilzeit gegenüber Durchlaufverdampfern weiter reduziert. Auf Grund der Bauart steht eine große Wärmeaustauschfläche für die Verdampfung zur Verfügung. **Dünnschichtverdampfer** mit mechanisch erzeugtem Flüssigkeitsfilm eignen sich zur Konzentrierung von hochviskosen Lösungen. Der Flüssigkeitsfilm wird durch rotierende Wischerblätter erzeugt. Der Wärmeübergang ist sehr gut, die Produktverweilzeiten dementsprechen kurz. **Zentrifugaldünnschichtverdampfer**, bei denen der Transport der Flüssigkeit über die Heizfläche erfolgt, arbeiten noch schonender und eignen sich besonders zur Konzentrierung temperaturempfindlicher Stoffe.

Extraktion

Wirkstoffe können schon in einer frühen Phase der Aufarbeitung durch Extraktion von störenden Begleitstoffen befreit werden. Die weitere Reinigung kann durch **Flüssig-Flüssig-Extraktion** oder nach Entfernung des Lösungsmittels durch **chromatographische Verfahren** erfolgen. Nach der Extraktion erhält man den **Extrakt** und einen Rückstand, der im Idealfall keinen extrahierbaren Stoff mehr enthalten soll. Dieses Ziel ist kaum zu erreichen, weil die Verteilung des zu extrahierenden Stoffes zwischen Trägerphase und Extraktionsmittel durch das Nernstsche Verteilungsgesetz bestimmt wird (siehe Lehrbücher der Pharmazeutischen Technologie).

Mischer-Abscheider, die aus einer Mischkammer mit nachgeschaltetem Absetzbehälter bestehen, können ebenso benutzt werden, wie **Gegenstromkolonnen** oder **Extraktionszentrifugen**, wobei wegen der geringen Trennleistung häufig mehrere Apparate hintereinander geschaltet werden müssen. Eine schonende Extraktion

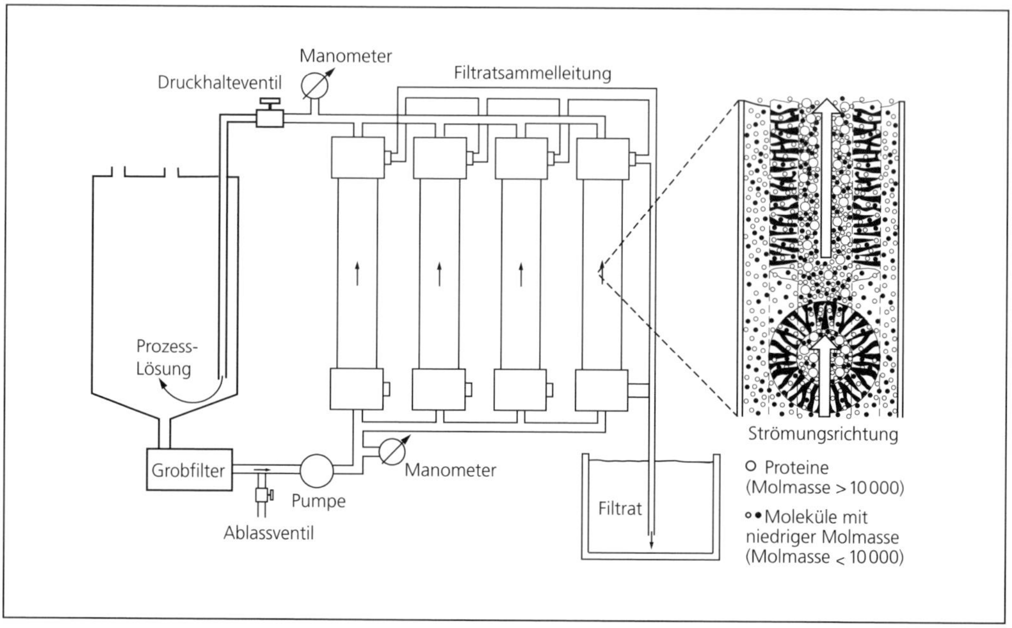

Abb. 3.17 Konzentrierung von Proteinen durch Ultrafiltration. Die Membranen tragen innen, auf der dem Produkt zugewandten Seite, eine sehr dünne, wirksame Filterschicht mit einem Porendurchmesser von wenigen µm, die die Proteine nicht mehr passieren können. Um Ablagerungen zu vermeiden, wird die Proteinlösung im Kreislauf gepumpt und strömt dabei schnell über die Membran. Durch den angelegten Druck wird ein Teil des Wassers mit den kleinen gelösten Stoffen herausfiltriert und im Filtratbehälter gesammelt. Um eine ausreichende Druckfestigkeit zu erzielen, wird die extrem dünnen Filterschicht durch ein Stützgewebe gehalten. Aus Gottschalk et al. 1986

von Proteinen gelingt häufig mit wässrigen Polyethylenglykol - Dextran - Gemischen. Bei geeignetem Mischungsverhältnis bilden sich zwei Phasen aus, die in einem **Separator** voneinander getrennt werden können.

Für weiterführende Informationen hinsichtlich der mathematischen Grundlagen und der Beschreibung verschiedener Apparatetypen sei auf die pharmazeutisch-technologische Literatur verwiesen.

Membranfiltration

Der grundlegende Vorgang bei der Membranfiltration besteht im Transport von gelösten Partikeln an die Membranoberfläche durch Konvektion. Unter dem Einfluss eines hydrostatischen Drucks können bestimmte Partikeln die Membran passieren, während andere Partikeln an der Membran zurückgehalten werden. Die entscheidende Größe bei Membranprozessen stellt der osmotische Druck dar. Mit zunehmender Teilchengröße fällt dieser jedoch stark ab, weshalb die Situation für große Moleküle anders betrachtet werden muss als für kleine und man zwischen **Ultrafiltration** von **Umkehrosmose** zu unterscheiden hat. Für beide Prinzipien gilt, dass leistungsfähige Membranen sehr dünn sein müssen. Um eine gewisse mechanische Stabilität zu gewähren, werden daher die eigentlichen Membranen mit einer Stützschicht versehen.

Durch **Ultrafiltration** werden Moleküle unterschiedlicher Molekülgröße mit Molekülmassen >1000 voneinander getrennt (Abb. 3.17). Man kann sich dabei die Membran als Sieb mit sehr kleinen Poren vorstellen. Die Stofftrennung beruht auf einem geometrischen Siebeffekt, wobei der Trenneffekt theoretisch allein vom Betriebsdruck abhängig ist. Bei der **Umkehrosmose** werden Moleküle vergleichbarer Masse voneinander getrennt. Die Trennung erfolgt auf Grund von Wechselwirkungen zwischen den zu trennenden Molekülen und der Membran durch unterschiedliche Löslichkeit in der Polymermembran. Die Permeation eines gelösten Stoffs ist daher einerseits durch das Konzentrationsgefälle und andrerseits durch den Diffusionskoeffizienten in der Membran bestimmt und praktisch unabhängig vom Lösungsmitteldurchgang und damit vom Betriebsdruck. Einige Anwendungsgebiete der Ultrafiltration und umgekehrten Osmose in der Biotechnologie nennt die Tab. 3.7.

Zur Herstellung von Membranfiltern benutzt man Kunststoffe, die zunächst in einem geeigneten organischen Lösungsmittel gelöst werden. Kommt die Lösung mit Wasser in Berührung, entstehen an der Berührungsfläche zwei nicht miteinander mischbare Phasen. Die lösungsmittelarme Polymerphase erstarrt zur Membran, die lösungsmittelreiche Phase bleibt flüssig und kann ausgewaschen werden; es entstehen Poren, deren Größe durch den Herstellungsprozess definiert ist. Neben **Flachfiltermembranen** können auch schlauchförmige Membranen hergestellt werden. Dazu wird die Polymerlösung durch eine Ringspaltdüse gepumpt, bevor sie mit dem Fällungsmittel in Kontakt kommt (Abb. 3.18).

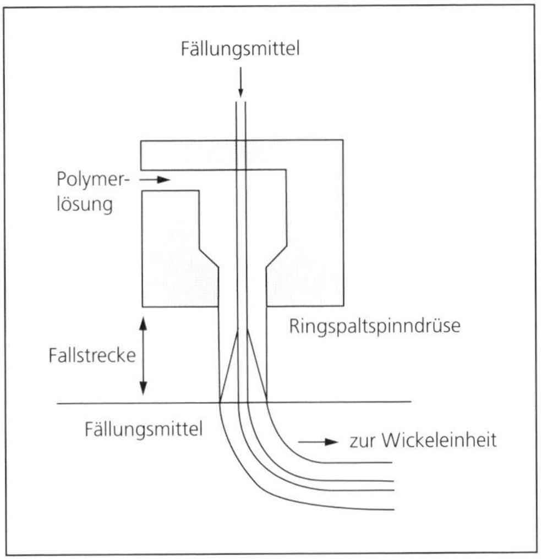

Abb. 3.18 Herstellung von Hohlfasermembranen

Tab. 3.7 Beispiele für Anwendungen von Ultrafiltration und Umkehrosmose in der Biotechnologie

Membrantyp	Verwendung	Ausschlussgrenze
Hyperfiltrationsmembran	Wirkstoffkonzentrierung (niedermolekulare Naturstoffe) Teilentsalzung	M_r >0,22 kDa
Ultrafiltrationsmembran	Fraktionierung Dialyse Wirkstoffgewinnung (Pharmazeutische Proteine)	M_r >10 kDa

Ionenaustausch und Adsorption

Zur Isolierung von hydrophilen Metaboliten, die nicht mit organischen Lösungsmitteln extrahierbar sind, kommen **Ionenaustauscher** oder **Polymerharze** mit speziellen Adsorptionseigenschaften in Betracht. Außer zur Anreicherung von Wirkstoffen können Ionenaustauscher und Polymerharze auch zur Abtrennung unerwünschter Nebenprodukte und zur Bindung unerwünschter Ionen, die z. B. bei der Konzentrierung von Produkten stören würden, verwendet werden. Chromatographische Verfahren auf der Basis von Ionentauschern und Adsorberharzen wurden an anderer Stelle vorgestellt (Kap. 2.1.2).

Feste Ionenaustauscher können über ihre **funktionellen Gruppen**, das **Grundgerüst** sowie ihre **makroskopische** und **mikroskopische Form** charakterisiert werden. Wirkstoffe, die in das Nährmedium ausgeschieden werden, können aus diesem direkt oder nach vorausgehender Filtration isoliert werden, bei intrazellulärer Speicherung müssen geeignete Aufschlussverfahren vorausgehen (s. oben). Der feste Ionentauscher kann dazu der Nährlösung bzw. den aufgeschlossenen Zellen oder dem Zellextrakt zugesetzt und nach einer gewissen Einwirkzeit wieder entfernt werden. Die Alternative besteht darin Fermentationsbrühe oder Extrakt über Säulen zu führen, die das Ionentauscherharz enthalten. In beiden Fällen muss das Produkt wieder vom Ionentauscher gelöst werden, was durch Waschen mit Salzlösungen erreicht werden kann.

Bei **flüssigen Ionenaustauschern** wird ein gelöster Stoff aus einer wässrigen in eine organische Phase übertragen, die den Austauscher enthält. Typische flüssige Ionenaustauscher sind monofunktionelle Amine und organische Säuren mit Molekülmassen von 250 bis 500 Da.

Adsorberharze: Einige Ionenaustauscher auf Polymerharzbasis können auf Grund ihrer selektiven Adsorptionsfähigkeit auch zur Konzentrierung bzw. Abtrennung ungeladener Naturstoffe eingesetzt werden. Außerdem wurden für diesen Zweck eine ganze Reihe von **makroporösen** und **makroretikulären Adsorberharzen** ohne funktionelle Gruppen entwickelt. Wichtige Kenngrößen dieser Harze sind Porenvolumen, spezifische Oberfläche, mittlerer Porendurchmesser und Porenverteilung. Man unterscheidet:

- unpolare Polystyrol-Harze
- mittelpolare Polyacrylester-Harze
- polare Polysulfoxid- oder Polyamid-Harze.

Jede Substanz, die aus wässriger Lösung mit einem organischen Lösungsmittel extrahiert werden kann, lässt sich prinzipiell auch an geeignete Adsorberharze binden und durch organische Lösungsmittel wieder von diesen lösen.

Fällung

Einige Produkte können durch Zusatz von **Salzen** oder **organischen Lösungsmitteln** ausgefällt und auf diese Weise angereichert werden. Durch Zugabe organischer Lösungsmittel wird die Dielektrizitätskonstante des Mediums verändert und damit werden die Coulombschen Anziehungskräfte zwischen verschieden geladenen Molekülen vergrößert, wodurch deren Löslichkeit abnimmt. Außerdem wird die Solvatation des Moleküls durch organische Lösungsmittel verändert. Die Löslichkeit von **Proteinen** sinkt in Lösungen zunehmender Ionenstärke; die verschiedenen Fällungsmethoden zur Anreicherung von Proteinen wurden bereits dargestellt (Kap. 2.1).

Bei **niedermolekularen Verbindungen** werden hauptsächlich **organische Säuren** durch Ausfällung als Salze angereichert, z. B. bei der technischen Gewinnung von Zitronensäure.

3.3.2 Reinigung

Zur Reinigung von Bioprodukten stehen verschiedene Verfahren der **Chromatographie**, **Gegenstromverteilung**, **Elektrophorese**, **Elektrodialyse** und **Kristallisation** zur Verfügung, von denen einige, z. B. die Elektrophoreseverfahren bisher hauptsächlich im Labormaßstab nicht jedoch im technischen Maßstab eingesetzt werden. Die Hauptverfahren zur Reinigung von Bioprodukten stellen Chromatographie und Kristallisation dar.

Chromatographie

Bei der Reinigung von Stoffen durch chromatographische Verfahren werden die Komponenten eines Gemisches nach bestimmten Gesetzmäßigkeiten zwischen einer stationären und einer mobilen Phase verteilt und in die Einzelkomponenten getrennt. Meist werden dazu Säulen unterschiedlicher Dimension verwendet, die das jeweilige Trägermaterial enthalten. Das zu trennende Gemisch wird einer **Säulenchromatographie** unterzogen, wobei in einigen Verfahren durch schrittweise oder kontinuierliche Aufhebung der Bindungskräfte eine Auftrennung der Komponenten erreicht wird.

- Gelfiltration
- Ionenaustauschchromatographie
- Hydrophobe Chromatographie
- Isoelektrische Fokussierung
- Affinitätschromatographie

sind chromatographische Verfahren, die man vor allem zur Gewinnung pharmazeutischer Proteine einsetzt und die im Kap. 2.1.2 bereits vorgestellt wurden.

Kristallisation

Durch Kristallisation und Umkristallisation werden z. B. verschiedene Antibiotika aus organischen Lösungsmitteln gereinigt. Auch für die Reinigung von Proteinen kann die Kristallisation eingesetzt werden, sie erfolgt dann oft aus mit Ammoniumsulfat gesättigter Lösung.

3.3.3 Trocknung

Bei den meisten Arzneistoffen, die mithilfe biotechnologischer Verfahren hergestellt werden, kommen nur sehr schonende Trocknungsmethoden in Betracht. Nach der Art der Wärmezufuhr unterscheidet man:

- Kontakttrockner
- Konvektionstrockner
- Strahlungstrockner.

Kontakttrockner

Eine chargenweise Trocknung erfolgt in vielen **Kontakttrocknern** mit mechanisch bewegter Schicht, wobei die Bewegung des Gutes durch rotierende Einbauten vor sich geht. Der Vorteil dieser Trockner gegenüber einem einfachen Kammertrockner liegt in der gleichmäßigen thermischen Belastung des Trockengutes, höherer Durchsätze sowie der Möglichkeit zur automatischen Beschickung und Entleerung der Apparate. Dem Trocknungsprozess kann ein Granuliervorgang vorgeschaltet sein. Die Arbeitsweise beim **Tellertrockner** ist kontinuierlich. Für spezielle Fälle stehen **Dünnschichttrockner** mit extrem kurzer Produktverweilzeit zur Verfügung.

Konvektionstrockner

Bei den Konvektionstrocknern erfolgt die Bewegung des zu trocknenden Gutes in vielen Fällen durch einen Gasstrom. Sie gestatten die Trocknung großer Produktströme in relativ kurzer Zeit. Der für die Trocknung von Bioprodukten wichtigste Konvektionstrockner ist der **Sprühtrockner**. Das zu trocknende Gut wird als konzentrierte Lösung, als Suspension oder als feuchter, noch rieselfähiger Feststoff in den Trockner eingebracht. Durch Düsen oder rotierende Zerstäuberscheiben werden feinste Partikeln erzeugt, die sofort mit einem Strom heißer Luft in Berührung kommen. Durch die schlagartig abzuführende Verdampfungswärme wird die Temperatur der Partikeln so niedrig gehalten, dass eine thermische Schädigung der Bioprodukte vermieden wird. Sprühtrockner werden u. a. bei der Gewinnung von Antibiotika eingesetzt. Für diskontinuierliche Prozesse, bei denen kleine Mengen an Produkt anfallen, finden auch heute noch sehr oft **Kammertrockner** (Vakuumtrockenschränke) Verwendung. Die Produktaufgabe erfolgt auf Blechen, die Wärmeübertragung erfolgt teilweise durch Kontakt, in der Hauptsache aber durch Konvektion. Mechanisch wird das zu trocknende Gut praktisch nicht beansprucht, allerdings ist die thermische Belastung sehr ungleichmäßig, es können deshalb nur relativ geringe Trocknungstemperaturen angewandt werden.

Gefriertrockner

In der pharmazeutischen Industrie wird die Gefriertrocknung u. a. bei der Herstellung folgender Biopharmazeutika eingesetzt: Impfviren, Bakterien zur Impfstoffherstellung, Serum, Plasma, Hormone und Proteine. Während der Gefriertrocknung muss Energie von außen zugeführt werden. Die Wärmezufuhr erfolgt über Kontakt, Strahlung und in Abhängigkeit vom Vakuum in der Trockenkammer durch Konvektion. Die Druckregulierung solcher Anlagen muss sehr genau sein. Um ein Auftauen des Produkts zu verhindern, müssen zudem zugeführte Wärmemenge und Sublimationswärme im Gleichgewicht stehen. Der sublimierte Wasserdampf kann durch Absaugen, Ausfrieren oder chemische Bindung entfernt werden. In der Regel arbeiten die Gefriertrocknungsanlagen diskontinuierlich.

Grundlagen und weitere Anwendungen der verschiedenen Trocknungsverfahren sind in den Lehrbüchern der Pharmzeutischen Technologie beschrieben.

Literatur

Grundlagen

ATCC (1988): ATCC Microbes and Cells at Work. American Type Culture Collection, Rochville MD

Bergmeyer, H.U., Grass, M. (1963–86): Methods of Enzymatic Analysis, Vol. I-XII, VCH, Weinheim

Demaine, A.L., Solomon, N.A. (1985): Biology of Industrial Microorganisms. Benjamin Cummings, Menin Park CA

Diekmann, H., Metz, H. (1991): Grundlagen und Praxis der Biotechnologie, Gustav Fischer Verlag, Stuttgart

Dörfelt, H. (1989): Lexikon der Mykologie. Gustav Fischer Verlag, Stuttgart

Drews, G. (1976): Mikrobiologisches Praktikum. 3. Aufl., Springer Verlag, Berlin

Esser, K., Kuenen, R. (1987): Genetik der Pilze. Springer Verlag, Heidelberg

Frirsche, W. (1978): Biochemische Grundlagen der Industriellen Mikrobiologie. VEB Gustav Fischer Verlag, Jena

Gerhardt, P. (ed.) (1981): Manual of methods for general bacteriology. American Society for Microbiology, Washington DC

Gottschalk, G. (1986): Bacterial Metabolism. 2nd ed., Springer Verlag, New York

Gottschalk, G., Beyreuther, K., Fritz, H.J., Gronenborn, B., Hammes, W., Kula, M.R., De Meijere, A., Vogel, S., Wandrey, Ch. (1986): Biotechnologie: Das ZDF-Studienprogramm als Buch. Verlagsgesellschaft Schulfernsehen, Köln

Günther, E. (1990): Lehrbuch der Genetik. 6. Aufl., Gustav Fischer Verlag, Stuttgart

Hecker, M., Babel, W. (1988): Physiologie der Mikroorganismen. Gustav Fischer Verlag, Stuttgart

Hartmeier, W. (1986): Immobilisierte Biokatalysatoren. Springer Verlag, Heidelberg

Luckner, M. (1989): Secondary Merabolism in Microorganisms, Plants, and Animals. 3rd ed., Springer Verlag, Heidelberg

Mantell, S.H., Metthews, J.A., McKee, R.A. (1985): Principles of Plant Biotechnology. Blackwell, Oxford

Reinhard, E., W. Kreis, H. Rimpler (1995): Pharmazeutische Biologie 1. 5. Aufl. Wiss. Verlagsgesellschaft, Stuttgart 1995

Schlegel, H.G. (1992): Allgemeine Mikrobiologie. 7. Aufl., Georg Thieme Verlag, Stuttgart

Seitz, H.V., Seitz, U., Alfermann, W. (1985): Pflanzliche Gewebekultur – Ein Praktikum. Gustav Fischer Verlag, Stuttgart

Starr, M.P., Stolp, H., Trüper, H.G., Ballows, A., Schlegel, H.G. (eds.) (1981): The Procaryotes. Vol. 1 and 2. Springer Verlag, Berlin

Stryer, L. (1996): Biochemie. 4. Aufl., Spektrum Akademischer Verlag, Heidelberg

Fermentationsprozesse, Bioverfahrenstechnik

Bailey, J.E., Ollis, D.F. (1986): Biochemical Engineering Fundamentals. 2nd ed., McGraw-Hill, Singapore

Brauer, H. (ed.) (1985): Fundamentals of Biochemical Engineering. Vol. 2 of Rehm, H.J., Reed, G. (eds.): Biotechnology. VCH, Weinheim

Bühler, H. (1985): Messen in der Biotechnologie. Alfred Hüthig Verlag, Heidelberg

Cech, T.R. (1987): RNA als Enzym. Spektrum d. Wiss., Heft 1, 42–51

Chmiel, H. (1991): Bioprozesstechnik I. Gustav Fischer Verlag, Stuttgart

Chmiel, H., Hammes, W.P., Bailey, J.E. (eds.) (1987): Biochemical Engineering. Gustav Fischer Verlag, Stuttgart

Crueger, W., Crueger, A. (1989): Biotechnologie – Lehrbuch der Angewandten Mikrobiologie. 3. Aufl., Oldenbourg, München

Dellweg, H. (1987): Biotechnologie. VCH, Weinheim

Demain, A.L., Solomon, N.A. (1986): Manual of Industrial Microbiology and Biotechnology. American Society for Microbiology, Washington DC

DORAN, P.M. (1995): Bioprocess Engineering PrincipleAcademic Press, London
FENYVES, A. (1995): Die Herstellung und Prüfung von Impfstoffen. Praxis der Naturwissenschaften 44:13–15
MOO-YOUNG, M. (ed.) (1985): Comprehensive Biotechnology. Vol. 1–4. Pergamon Press, Oxford
PAYNE, G.F., BRINGI, V., PRINCE, C., SHULER, M.L. (1991): Plant Cell and Tissue Culture in Liquid Systems. Hanser Publishers, Munich, New York
PONS, M.-N. (ed.) (1991): Bioprocess Monitoring and Control, Hanser Publishers, Munich, New York
PRÄVE, P., FAUST, U., SITTIG, W., SUKATSCH, D.A. (eds.) (1987): Basic Biotechnology. VCH, Weinheim
REHM, H.J., REED, G. (eds.) (1991): Biotechnology. A Comprehensive Treatise in 8 Volumes. Completely revised edition. VCH, Weinheim
RUTTLOFF, H., HUBER, J., ZICKLER, E., MANGOLD, K.H. (1979): Industrielle Enzyme. Dietrich Steinkopf Verlag, Darmstadt
SCHÜGERL, K. (1985): Bioreaktionstechnik. Band 1: Grundlagen, Formalkinetik, Reaktortypen und Prozessführung. Otto Salle Verlag, Frankfurt
SCOTT, W.G., KLUG, A. (1996): Ribozymes: structure and mechanism in RNA catalysis. Trends Biochem. Sci. 21:220–224
WEBB, C., MAVITUNA, F. (eds.) (1987): Plant and animal cells: Process possibilities. Ellis Horwood, Chichester

Produktisolierung und Reinigung

AUIA, A.A. (Hrsg.) (1987): Process Technology Proceedings. Vol. 4: Flocculation in Biotechnology and Separation Systems, Elsevier Science Publishers, Amsterdam
PRÄVE, P., SCHLINGMANN, M., CRUEGER, W., ESSER, K., THAUER, R., WAGNER, F. (Hrsg.) (1986–1992): Jahrbuch Biotechnologie. Band 1–4. Carl Hanser Verlag, München
STOWELL, J.O., BAILEY, P.J., WINSTANLEY, D.J. (eds.) (1986): Bioactive Microbial Products 3, Downstream Processing. Academic Press, London 1986.

4 Mikrobielle Produkte

Im Britischen Museum in London kann man einen unscheinbaren, etwa fünf Zentimeter großen versiegelten Glasbehälter besichtigen, dessen hoher Wert nicht unmittelbar einleuchtet. Dennoch hat man einen Teil des Inhalts vor einiger Zeit bei der bekannten Auktionsfirma Sotheby's für £ 14950 versteigert, immerhin etwa DM 45000. Dabei handelt es sich um einen Rest jenes Schimmelpilzes *Penicillium notatum*, aus dem das erste, von Alexander Fleming (1881–1955) isolierte Penicillin stammt. Dieser enorme Betrag für ein kleines Stückchen Pilzmycel spiegelt eindrucksvoll die Bedeutung wider, die man den Antibiotika auch heute noch zumisst.

Der Weg von der **Beobachtung der Antibiose** bis zur **großindustriellen Produktion des Penicillins** war jedoch weit und hart. Zunächst wurde mit Rohfiltraten in verschiedenen Verdünnungsstufen gearbeitet, da es sich beim damaligen Stand der chemischen Analysentechnik als nahezu unmöglich erwies, die Wirksubstanz zu isolieren. Schließlich gelang es dem australischen Pathologen Howard Florey und dem Biochemiker Ernst Chain, durch die Anwendung neuer Methoden wie etwa der Gefriertrocknung (Kap. 3.3.3) oder der Säulenchromatographie (Kap. 2.1.2) das Antibiotikum rein darzustellen. Eine amerikanische Forschergruppe um Andrew J.

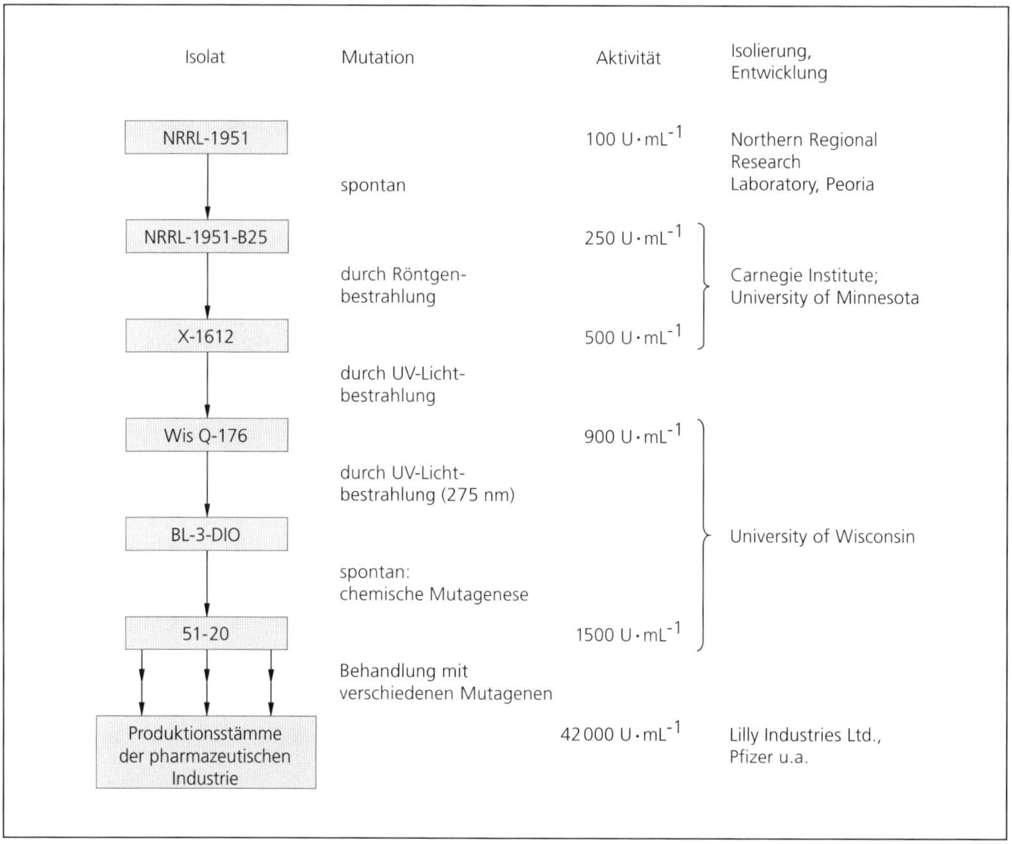

Abb. 4.1 Optimierung der Syntheseleistung. Der Produktionsstamm NRRL-1951 von *Penicillium chrysogenum* musste in mühsamer Arbeit durch viele Mutations- und Screeningschritte weiter optimiert werden. So entstanden dann jedoch Stämme mit einer gegenüber dem Ausgangsisolat vielfach erhöhten Syntheseleistung. Verändert nach Hanssen 1993

Kasten 4.1 Nutzung von Mikroorganismen

- Als Lieferanten von Enzymen wie Proteasen, Amylasen, Pektinasen und Lipasen.
- Als eine Quelle pharmazeutisch interessanter Sekundärstoffe
- Nach gentechnischer Manipulation als Produzenten therapeutisch wichtiger Peptide und Proteine.
- Als Katalysatoren, um bestimmte Vorstufen umzusetzen, deren chemische Umwandlung zu schwierig wäre (Biotransformationen), oder sie liefern komplexe Vorstufen, bei denen dann relativ einfache Derivatisierungen zu den letzten Endes gewünschten Produkten führen (chemische Halbsynthesen).
- Als Antigene zur aktiven Immunisierung von Mensch und Tier wie auch zur Produktion von Impfstoffen und Immunseren.

Moyer vermochte dann die Ausbeute an Penicillin um das 34-fache zu steigern. Entscheidend dafür waren eine ganze Reihe von Faktoren. Zum einen entwickelten die Amerikaner ein Submersverfahren; erstmals wurden Rührreaktoren mit steriler Luftzufuhr verwendet. Da sie Maisquellwasser zum Kulturmedium zugaben und auch Vorstufen wie Phenylessigsäure zufügten, entstand hauptsächlich Benzylpenicillin (Penicillin G), während das ursprüngliche Produkt eine Mischung aus mehreren Penicillinen mit unterschiedlichen Acyl-Seitenketten darstellte.

Inzwischen interessierten sich mehrere Firmen für das Verfahren. Ein wesentlicher Schritt zur breiten Verfügbarkeit des Penicillins und damit auch zur Senkung der Therapiekosten war die Suche nach und Isolierung von geeigneten Produktionsstämmen (Abb. 4.1).

Fleming, Florey und Chain wurden 1945 mit dem Nobelpreis geehrt; Moyer erhielt im gleichen Jahr ein britisches Patent auf das Herstellungsverfahren, das ihm viele Millionen Dollar einbrachte. Es wäre sicher falsch, wollte man Fleming, der die Bedeutung seiner Entdeckung zunächst kaum richtig eingeschätzt hat, Begriffsstutzigkeit unterstellen. Man traf damals bereits eine Unterscheidung zwischen **synthetischen** und **biogenen Arzneistoffen**. Dabei dachte man allerdings vorwiegend an die klassischen Arzneipflanzen, den Mikroorganismen traute man einfach keinen **Sekundärstoffwechsel** zu (Kap. 4.3). Erst Flemings Beobachtungen leiteten hier einen Umdenkprozess ein, und die Zahl neu isolierter und in ihrer Struktur aufgeklärter Antibiotika steigt ständig. Ging man 1984 beispielsweise noch von zirka 5500 Antibiotika aus (Luckner 1984), lagen die Schätzungen ein paar Jahre später schon fast doppelt so hoch, nämlich bei 8000 bis 10000 (Weide et al. 1991). Doch über solche möglicherweise auch pharmazeutisch interessanten Sekundärstoffe hinaus lassen sich Mikroorganismen noch auf vielfältige andere Weisen nutzen (Kasten 4.1).

4.1 Biotechnisch wichtige Mikroorganismen

4.1.1 Bakterien

Im ungewöhnlich vielgestaltigen Reich der Mikroorganismen (Brock 1997) wird eine Problematik besonders deutlich, die zwar prinzipiell auch für höhere Lebewesen gilt, dort jedoch leichter zu übersehen ist. Seit langem bezeichnet man Organismen, die sich äußerlich und morphologisch gleichen, als Angehörige einer Art.

Ein bedeutendes Ordnungsprinzip ist das Vorhandensein bzw. Fehlen eines echten, von einer Membran umschlossenen Zellkerns, dementsprechend unterscheidet man die **Eukaryonten** von den einfacheren **Prokaryonten** (Kasten 4.2).

Die bei Tieren und Pflanzen noch sehr aussagekräftigen morphologischen Merkmale versagen jedoch beispielsweise bei Bakterien, deren äußere Form keine sehr weit gehenden Differenzierungen zulässt: Der Gestalt nach kann man bis auf wenige Ausnahmen alle Bakterien von der Kugel (Kokken), dem gestreckten (Stäbchen)

Kasten 4.2 Morphologische und biochemische Merkmale der Prokaryonten

Bakterien und Blaualgen sind durch eine ganze Reihe morphologischer und biochemischer Charakteristika gekennzeichnet:

- Keine intrazellulären Kompartimente. Kein Zellkern, sondern Kernäquivalente oder Nukleoide. Neuerdings wurden aber einige Bakterien isoliert, deren DNA in einem zentralen, membranumschlossenen Kompartiment abgegrenzt vorliegt.
- Vorhandensein von Plasmiden (ringförmige DNA-Doppelstränge von 0,5 bis 70 µm Länge und $1,5 \times 10^3$ bis 3×10^5 Basenpaaren Länge).
- Gene ungeteilt statt in codierende und nicht codierende Abschnitte (Exons bzw. Introns) eingeteilt wie bei Eukaryoten.
- Vorhandensein von Transposons, DNA-Sequenzen, die an verschiedenen Stellen in das Genom eingebaut werden können.
- Komplex aufgebaute Zellwand. Bei grampositiven Bakterien zirka 30 nm dicke, mehrschichtige Hülle, durch Zwischenraum (periplasmatischer Raum) von Zellmembran getrennt, dickes Mureinnetz (Murein-Sacculus, etwa 40 Schichten, 30–70 % der Trockenmasse der Zellwand), kovalent gebundene Polysaccharide, wenig Proteine, charakteristisch sind Teichonsäuren. Bei gramnegativen Bakterien nur ein- bis wenigschichtiges Mureinnetz (etwa 10 % der Trockenmasse), nach außen hin große Mengen an kovalent gebundenen Lipoproteinen, Lipopolysacchariden und anderen Lipiden (bis zu 80 % der Trockenmasse der Zellwand), Einlagerung von Kalzium-Ionen zur Stabilisierung.
- Oft Kapseln aus Homo- oder Heteropolysacchariden (bei *Bacillus anthracis* Polypeptidkapsel aus D-Glutamat) und Schleimhüllen (beispielsweise aus Dextran bei *Leuconostoc mesenteroides*).
- Bei manchen Arten Bildung von Endosporen mit Nukleoid und bis zu neunschichtiger Sporenhülle.
- Fortbewegung mittels Geißeln, 12 bis 18 nm dick, bis 20 µm lang, einfacher Bau aus einem Protein (Flagellin). Tragen die sogenannten H-Antigene (von „Hauch“, da begeißelte Bakterien einen Nährboden mit einem hauchförmig feinen Wachstumsrasen überziehen), gegen die Antiseren zu Diagnosezwecken hergestellt werden können. Bei unbegeißelten Arten entsprechend O-Antigene („ohne Hauch“, Antigene der Zelloberfläche).
- Manchmal Fimbrien, das sind pro Zelle meist um 300 bis zu 2 µm lange und 3–25 nm durchmessende gestreckte Fäden und einige Pili, d. h. 20 µm lange, 7–14 nm starke Gebilde, die zur Übertragung von DNA-Stücken oder Plasmiden dienen.

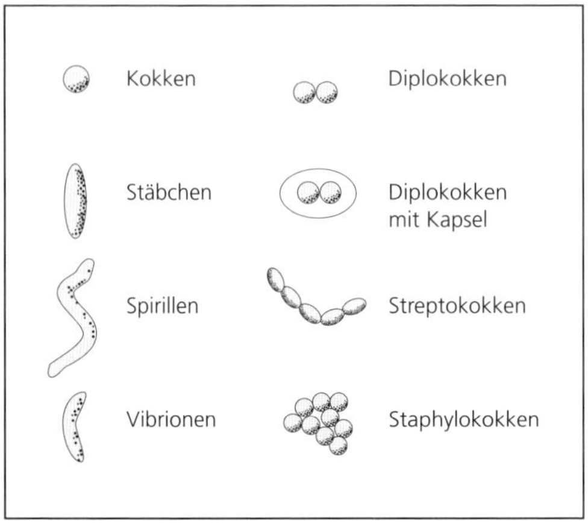

Abb. 4.2 Bakterienformen. Die Morphologie von Bakterien kann nur als ein sehr grobes Einteilungsprinzip dienen; sie leiten sich in all ihrer Vielfalt von nur wenigen Grundformen ab. Aus Reinhard et al. 1995

Kasten 4.3 Unterscheidungsmerkmale bei Bakterien

- **Morphologische Merkmale:** äußere Form, gegebenenfalls Existenz von Zellverbänden (Filamente, Tetraden etc.), Vorhandensein und Art der Begeißelung, Bildung von Endosporen, Gramfärbung.
- **Physiologisch-biochemische Kriterien:** Wachstum unter aeroben, anaeroben oder beiden Bedingungen, Art der Energiegewinnung (Atmung, Gärung, Photosynthese), Toleranzgrenzen und Optima von pH- und Temperaturabhängigkeit des Wachstums, verwertbare Nährstoffe, Zelleinschlüsse, Pigmentierung, spezielle Reservestoffe, Zusammensetzung der Zellwand, serologische Differenzierungen, Basenzusammensetzung der DNA (prozentualer GC-Gehalt), DNA-Hybridisierung, Sequenz der ribosomalen RNA, Empfindlichkeit gegen bestimmte Antibiotika.
- **Ökologisch-evolutionäre Besonderheiten:** Vorkommen an bestimmten Standorten, symbiotische oder parasitäre Beziehungen zu anderen Organismen.

und dem gekrümmten Zylinder (Vibrionen, Spirillen) ableiten (Abb. 4.2). Weitere zum Teil sehr unterschiedliche Merkmale zur Unterscheidung einer Art sind im Kasten 4.3 zusammengestellt.

Diese Kriterien müssen oft noch durch andere Charakteristika ergänzt werden, ehe sie eine einigermaßen stichhaltige Einordnung erlauben. Auch für Bakterien hat man eine **binäre Nomenklatur** eingeführt, obwohl sich die Ansätze zum Aufbau eines natürlichen Systems für Mikroorganismen erst in den Anfängen befinden. Während ein solches natürliches System die evolutive Verwandtschaft der einzelnen Arten widerspiegeln sollte, ist der Anspruch einer künstlichen Klassifikation nicht so hoch; hier geht es zunächst „nur“ um eine einigermaßen sichere Abgrenzung verschiedener Organismen voneinander zum Zweck der Identifizierung. Entsprechend schwierig sind die Abschätzungen, wie viel Protozoen, Bakterien und Viren es wohl gibt, vermutlich stellen sie nur 5 % der registrierten existenten Arten.

Ein weiteres Problem für die Kategorisierung von Bakterien oder Viren (Kap. 4.8) liegt in deren hoher genetischer Vielfalt. Zwischen Varianten unterschiedlicher Entwicklungslinien kann Erbmaterial ausgetauscht werden und aus einem einzigen Organismus durch Klonen, also vielfache identische Teilung, eine ganze Population entstehen (May 1992). Eine Einführung in die wichtigsten Eigenschaften von Mikroorganismen kann hier nicht gegeben werden, dafür sei auf die entsprechenden Lehrbücher und Monographien verwiesen (Reinhard et al. 1995, Schlegel 1992 u. a.). Ausführliche Informationen zu einzelnen Gruppen und die derzeit gültige Einteilung der Bakterien finden sich in umfangreichen Handbuchreihen (Holt 1984–1988). Es muss allerdings hinzugefügt werden, dass – basierend vor allem auf der Sequenzanalyse ribosomaler RNA, gestützt aber auch durch weitere Befunde – eine Revolution in der Bakteriensystematik stattgefunden hat, die noch nicht in alle Lehr- und Handbücher Eingang gefunden hat. Sie geht auf Ergebnisse zurück, die Carl Woese von der University of Illinois zusammengetragen hat (Olson et al. 1994, Woese 1981) und die heute zunehmend Anerkennung finden (Pace 1997).

Streitpunkt ist die systematische Stellung einer Vielzahl von Mikroorganismen, zu denen beispielsweise Methanbildner, thermophile oder halophile Arten zählen, also solche, die in Lebensräumen mit entweder extrem hohen Temperaturen (heiße Quellen, unterseeische Tiefseeschlote) oder außerordentlich hohen Salzkonzentrationen (Salinen, Totes Meer) vorkommen. Da es sich dabei sicher um außergewöhnliche ökologische Nischen handelt, spricht man auch von **Extremophilen** (Madigan, Mars 1997), entsprechend bei biotechnischer Nutzung ihrer Enzyme von Extremozymen (Adams et al. 1995). Da diese Organismen zwar prokaryontisch organisiert sind, sich in vielen Eigenschaften jedoch von den normalen Bakterien unterscheiden und teilweise sogar den Zellen von Säugetieren ähneln, trennt man sie mittlerweile als **Archaebakterien (Archaea)** von den Bakterien im engeren Sinne, den **Eubakterien (Bacteria)** als eigenes Organismenreich ab. Auch die **Pilze (Fungi)** weisen Besonderheiten auf, die eine Abtrennung von den **grünen Pflanzen (Plantae)** sinnvoll erscheinen lässt.

4.1.2 Pilze

Pilze unterscheiden sich von den anderen Mikroorganismen-Gruppen (Kasten 4.4), die in diesem Abschnitt besprochen werden, durch den Besitz eines **Zellkerns**, sie sind also **Eukaryonten**. Sie haben eine **Zellwand** (aus Chitin, Cellulose, Glucanen), Vakuolen und membranumgrenzte Organellen, aber keine Plastiden (Chloro-, Leuko- oder Chromoplasten). In Bezug auf den Kohlenstoff sind sie heterotroph, sie leben als Saprophyten oder Parasiten. Die Energiegewinnung erfolgt durch Oxidation organischer Substanzen. Pilze können die verschiedensten Reservestoffe einlagern, bilden jedoch nie Stärke.

Die besonderen Wuchsformen der Pilze stehen in enger Beziehung zu ihrer biotechnischen Nutzung. Typische Pilzzellen wachsen in Form farbloser Fäden, der **Hyphen** (Abb. 4.3). In ihrer Gesamtheit bilden sie den Vegetationskörper des Pilzes, das **Mycel**. In bestimmten Entwicklungsstadien bildet das Mycel gewebeartige Differenzierungen (Scheingewebe oder **Plektenchyme**). Zu diesen Plektenchymen zählen beispielsweise die Fruchtkörper höherer Pilze. Die Hyphen niederer Pilze weisen keine Querwände auf, die höherer Pilze dagegen sind durch Querwände gegliedert (Septen). Durch zentrale Poren in diesen Septen sind benachbarte Protoplasten miteinander verbunden; der Ausdruck „Nachbarzellen" wäre in diesem Zusammenhang falsch, da diese Bereiche meistens mehrkernig sind. Das Wachstum erfolgt an den Hyphenspitzen, also apikal. An dieser Stelle sei darauf hingewiesen, dass sich das Mycel eukaryontischer Pilze von dem der Actinomyceten wie etwa *Streptomyces* oder *Nocardia* morphologisch teilweise deutlich unterscheiden kann, zum Teil sind aber diese Mycelien in Bezug auf Hyphenaufbau und Gliederung noch nicht gut genug erforscht.

Inzwischen stehen eine ganze Reihe von Kulturmethoden zur Verfügung, um Pilze auf festen oder flüssigen Medien anzuziehen (Kap. 3.1.1). Dabei lassen sich zum Teil beachtliche Produktausbeuten (im Bereich von Kilogramm pro Liter) erzielen, allerdings stellen die besonderen Wachstumsformen der Pilze die Verfahrenstechnik immer wieder vor spezielle Probleme. Dennoch dürfte die biotechnologische Bedeutung gerade der filamentösen Pilze noch zunehmen, in Anbetracht der Entwicklung effektiver Transformationssysteme und der Rolle von Organismen wie *Aspergillus niger* als Produzenten beispielsweise heterologer Proteine.

Auf Grund des Wachstums in Hyphenform können Nährstoffe im Mycel verteilt werden, außerdem stehen an den Hyphenspitzen stets neue Nährstoffe zur Verfügung. Da ein Mycel das Kulturmedium durchdringen kann, werden auch Substrate

Kasten 4.4 Wichtige Charakteristika von Pilzen

- Kern mit einem Durchmesser von 2 bis 3 µm, Kernplasma und Nukleolus als Ort der Ribosomensynthese vorhanden, Kernmembran als Doppelmembran mit Poren.
- In den Chromosomen ist die DNA-Doppelhelix auf Histonpartikel aufgewunden, diese Gesamtstruktur außerdem weiterhin verdrillt. Transponierbare Elemente kommen vor.
- Vorhandensein von Plasmiden, (meist) ringförmige DNA-Doppelstränge, bis zu 2 µm lang, etwa 6200 Basenpaare, extrachromosomal, bei *Saccharomyces cerevisiae* 50 bis 100 Kopien pro Zelle.
- Eine besondere Eigenschaft ist das Vorkommen eines als Killer-Nukleinsäure-System bezeichneten Doppelstrang-RNA-Virus (Killer-Plasmid), das beispielsweise bei *Saccharomyces* für extrazelluläre Glykoproteine kodiert. Diese Proteine wirken auf Zellen ohne dieses System toxisch.
- Im Cytoplasma Ribosomen von 80S (Untereinheiten 60S und 40S), teilweise am endoplasmatischen Retikulum angeordnet.
- Viele Zellen mit mehreren, unterschiedlich großen Vakuolen, von einem Tonoplasten umgrenzt.
- Cytoplasmamembran durch das Vorkommen von Sterolen bei vielen Formen gekennzeichnet. Bei *Saccharomyces cerevisiae* führt man die Ethanoltoleranz (und somit die Produktausbeute) auf den Gehalt der Membran an ungesättigten Sterolen zurück.
- Ausscheidung großer Mengen von Enzymen und Sekundärstoffen.

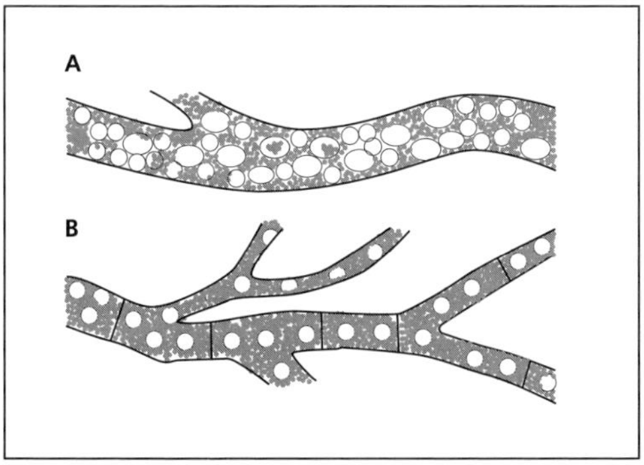

Abb. 4.3 Die Fäden eines Mycels, die sogenannten Hyphen, können ungeteilt sein (**A**), bei höheren Pilzen aber auch durch Septen mit Poren unterteilt sein (**B**). Damit bleibt in jedem Fall der Austausch von cytoplasmatischen Komponenten gewährleistet. Aus Reinhard et al. 1995

erreicht, die in ihrer Ausbreitung durch Diffusion (im Gegensatz zu einem Flüssigmedium) eingeschränkt sind. Außerdem konnte gezeigt werden, dass das Ausmaß der Verzweigung an den Hyphenspitzen mit der Verfügbarkeit von Nährstoffen korreliert ist. Auch in ihren Stoffwechselfunktionen sind Pilze an diese besondere Art des Wachstums angepasst; sie scheiden beispielsweise eine ganze Reihe lytisch wirkender Proteine wie Proteasen, Lipasen und kohlenhydratspaltende Enzyme aus. Unter geeigneten Bedingungen können sie enorme Mengen solcher Proteine produzieren (bis zu 50 g L^{-1}) und in ihre Umgebung sezernieren. In ihrer stationären Wachstumsphase bilden sie außerdem große Mengen an Sekundärstoffen wie etwa Penicilline (Kap. 4.5.5).

In der biotechnischen Kultur von (filamentösen) Pilzen werden im Wesentlichen zwei verschiedene Systeme unterschieden. Bei der **Fermentation auf festen Substraten** (Kap. 3.2.2) wird ein fester Nährboden vom Pilz überwachsen. Das Substrat wird dabei von Pilzenzymen zersetzt, ein oft nach dem japanischen Ausdruck als Koji-Prozeß bezeichneter Vorgang. Solche Prozesse findet man meist im Bereich der Nahrungsmittelindustrie, beispielsweise bei der Herstellung mancher Käsesorten durch *Penicillium roquefortii* oder *P. camembertii*. Auch die Produktion von Champignons (*Agaricus bisporus*) fällt in diese Kategorie.

Seit den 40er Jahren erlauben Rührfermenter (Kap. 3.2.2.) den Einsatz von **Submerskulturen.** Solche Systeme sind mit den gängigen Techniken leichter zu überwachen und zu kontrollieren, die Sauerstoff-Transferraten sind hoch und die Umgebungsbedingungen für den Pilz können leichter optimiert werden. All das führt zu entsprechend höheren Produktivitäten, sodass solche Systeme heute eingesetzt werden, wo immer es sich anbietet. Der historisch bedeutendste dieser Prozesse ist die Herstellung von Zitronensäure mit *As-*

pergillus niger, gleichfalls wichtig ist die Produktion von Penicillin G und V beispielsweise durch *Penicillium chrysogenum*. Auf dem Gebiet der Enzymproduktion (meist Hydrolasen) kommen besonders Arten der Gattung *Aspergillus* zum Einsatz, ein Marktsegment, auf dem weltweit immerhin etwa 600 Millionen US-Dollar umgesetzt werden. Inzwischen wächst auch das Interesse an einer Reihe von Pilz-Polysacchariden, die im Tierversuch das Immunsystem beeinflussen (Immunmodulatoren). Zu diesen Verbindungen, die man auch als Biological Response Modifiers (BRM) bezeichnet, gehören beispielsweise die Polyglukane Lentinan und Skleroglucan, die die Aktivität von Makrophagen erhöhen.

Obwohl die Verfahren zur Pilzkultur inzwischen schon sehr lange fortentwickelt wurden und viele Informationen gesammelt werden konnten, gilt es doch noch erhebliche Probleme zu überwinden, die vorwiegend auf die besondere Art des Pilzwachstums zurückzuführen sind. Die Bildung eines verzweigten Mycels in einem Fermenter erhöht die Viskosität der gesamten Kultur natürlich beträchtlich, sodass die Fließeigenschaften der Fermentationsflüssigkeit (Rheologie) beträchtlich verändert werden: Es findet ein Wechsel von wenig viskosen Newtonschen Flüssigkeiten zu hoch viskosen Nicht-Newtonschen Flüssigkeiten statt. Die Effizienz der Mischung, der Transport von Gasen und Wärme sowie Nährstoffen wird dadurch beeinflusst; es kommt zu Heterogenitäten innerhalb des Fermenters und damit zu Einschränkungen der Produktivität. Wo immer möglich, greift man daher auf weniger ausgeprägt filamentös wachsende Produzenten zurück. Trotz dieser Probleme bleibt jedoch die biotechnische Nutzung von Pilzen gerade im Bereich der **Biotransformationen**, der **Bioremediation** und der **Produktion rekombinanter Proteine** ein viel versprechender Forschungszweig.

4.2 Reinkulturen und Stammverbesserung

Heute arbeitet man in der Mikrobiologie ganz überwiegend mit **Reinkulturen**; nur in seltenen Fällen werden ganz gezielt Mischkulturen verschiedener Mikroorganismen eingesetzt, beispielsweise bei Versuchen zum Abbau anthropogen erzeugter, toxischer Chemikalien im Rahmen der Umweltbiotechnologie (Fetzner, Lingens 1994, Ramos et al. 1994).

Für pharmazeutische und medizinische Zwecke ist man dagegen auf eine möglichst homogene und reine Kultur angewiesen, die nur Vertreter einer einzigen Art enthält, sei es zum Zweck der Diagnostik und des Nachweises eines pathogenen Erregers oder zur biotechnischen Erzeugung bestimmter Produkte. Um dies zu gewährleisten, muss man einen Mikroorganismus vereinzeln, oft aus einer komplexen biologischen oder auch nichtbiologischen Matrix (Kap. 3.1.1). Der vereinzelte Organismus muss dann in Kultur genommen, vermehrt und identifiziert, gegebenenfalls auch neu beschrieben werden, falls es sich um eine bislang unbekannte Art handelt. Sowohl der Versuch der Kultivierung wie auch der Identifizierung geben schon viele Hinweise auf interessante Eigenschaften der Spezies, besondere Stoffwechselwege, Bildung bestimmter Substanzklassen und Ähnliches. So ist es denkbar, dass ein Mikroorganismus ein gewünschtes Produkt wie etwa ein Antibiotikum schon von sich aus in großer Menge, leicht isolierbar und aus reichlich vorhandenen Ausgangssubstanzen herstellt; die Regel ist dies allerdings nicht. Meist wird man versuchen, die Produktivität des Organismus zu erhöhen, beispielsweise durch die Erzeugung neuer Stämme. Dazu kann man mutagene Stoffe zugeben, um so eine Reihe von Mutanten zu erzeugen. Davon werden wiederum Einzelne isoliert und auf die gewünschten Fähigkeiten hin getestet (Stammverbesserung). Solche neu erzeugten Stämme müssen dann ebenfalls wieder kultiviert und wie die Ausgangsstämme auch immer wieder auf ihre Identität hin überprüft werden. Diese Arbeitsgänge sollen im Folgenden kurz beschrieben werden; für weiter gehende Informationen und vor allem auch experimentelle Details sei beispielsweise auf die im Literaturverzeichnis angeführten Lehr- und Praktikumsbücher verwiesen.

4.2.1 Inkulturnahme und Kultivierung

Zur Kultivierung von Mikroorganismen ist zunächst ein geeignetes **Kulturmedium** notwendig, das alle für das Wachstum der betreffenden Art notwendigen Stoffe enthalten muss. In diesen Gemischen finden die meisten Mikroorganismen alles vor, was sie zum Wachstum benötigen (Kap. 3.1.1). Auf einem festen Kulturmedium wachsen die Mikroorganismen meist in Form diskreter Kolonien, die eine bestimmte, für die Art oft charakteristische Form und Farbe aufweisen, somit also auch als Bestimmungsmerkmal eingesetzt werden können. Außerdem erlaubt ein festes Medium die Auszählung von Kolonien in einer Verdünnungsreihe und damit den Rückschluss auf die Menge an Organismen im eingesetzten Inokulum. Durch eine besondere Form des Ausstrichs mit einer

Impföse kann man beispielsweise Bakterien vereinzeln.

Diese Vorteile begründen insgesamt die Vorliebe für feste Medien, doch gibt es noch weitere Aspekte zu berücksichtigen. Gerade im biotechnologischen Bereich wird man immer wieder im Verlauf der Stammverbesserung darauf angewiesen sein, Mutanten zu isolieren, eine Technik, die feste Nährböden voraussetzt. Anders beim oftmals ersten Schritt, der Verwendung von **Anreicherungsmedien** zur Gewinnung von Organismen mit bestimmten Fähigkeiten wie etwa dem Abbau organischer Verbindungen. In den komplex zusammengesetzten, meist flüssigen Anreicherungsmedien sollen sich möglichst viele Arten vermehren können, um die Chance zu erhöhen, besonders geeignete Organismen aufzufinden. Dabei kann oft auch ein zunehmender Grad an Selektivität durch spezielle Zusätze erzielt werden, beispielsweise indem man verschiedene Antibiotika zugibt.

Schließlich seien hier noch die **Differenzierungsmedien** erwähnt, die sowohl fest wie auch flüssig sein können und durch ihre besondere Zusammensetzung den Nachweis charakteristischer Eigenschaften der Mikroorganismen ermöglichen.

4.2.2 Stammerhaltung

Ganz gleich ob es gelungen ist, einen einzelnen Mikroorganismus aus einer Mischung von Arten zu isolieren oder ob eine Organismenkultur vor Verunreinigungen geschützt werden soll, die verschiedenen Techniken des sterilen Arbeitens müssen beherrscht werden (Kap. 3.2.7). Dies gilt umso mehr, wenn mit möglicherweise pathogenen Organismen gearbeitet werden muss. Hierzu ist eine Kenntnis der entsprechenden Fachliteratur ebenso unabdingbar wie eine umfassende praktische Ausbildung. Risiken nicht nur für den Produktionsprozess, sondern auch für die Umwelt und die Gesundheit müssen unbedingt ausgeschlossen werden (Kap. 8). Aus diesem Grund können hier nur einige grundlegende Begriffe geklärt werden.

Meist wird man in Sicherheitswerkbänken oder Sterilkabinetten arbeiten (clean bench), in denen entkeimte Luft über die Arbeitsfläche hinweggeleitet wird. Zum Überimpfen von Kulturen verwendet man beispielsweise **Impfösen** aus Edelstahl- oder Platin-Iridium-Draht. Mit geeigneten Ausstrichtechniken kann man dann Organismen auf Kulturplatten vereinzeln. Lösungen oder Gase kann man einer Sterilfiltration unterwerfen.

Hat man eine Stammkultur eines bestimmten Mikroorganismus angelegt, so wird man sie immer wieder auf eine zufällige Kontamination mit eingedrungenen Fremdorganismen überprüfen müssen. Dazu kann man eine ganze Reihe von Techniken einsetzen. Neben der einfachen Beobachtung im **(Licht-)Mikroskop** kommen hier die verschiedensten **Färbeverfahren** zum Einsatz (z. B. Gramfärbung, Anfärbung spezifischer Zellkomponenten). Weiterhin sind wichtig:

- Das Wachstum auf Selektivnährböden, etwa unter Zusatz verschiedener Antibiotika
- Serologische Tests, wenn Antikörper gegen spezielle Organismen zur Verfügung stehen
- Der Nachweis bestimmter biochemischer Leistungen.

Ein weiterer wichtiger Arbeitsschritt besteht in der Anlage einer **Sammlung von Mikroorganismenkulturen**. Dazu ist ein zum Teil erheblicher Aufwand notwendig, der sich nach der Überlebensdauer, der genetischen Stabilität der jeweiligen Organismen und nach den anfallenden Kosten richtet. Um den Pflegeaufwand in Grenzen zu halten, kann man Kulturen beispielsweise in flüssigem Stickstoff bei -196 °C einfrieren, unter Paraffinöl oder gefriergetrocknet in abgeschmolzenen Glasröhrchen aufbewahren. Eine ganze Reihe von

Institutionen wie die Deutsche Sammlung von Mikroorganismen (DSM) oder die American Type Culture Collection (ATCC) bieten eine Vielzahl häufig benötigter Arten oder Stämme zu einem relativ günstigen Preis an; über diese und andere Anbieter bzw. deren Adressen informiere man sich beispielsweise in den jeweils neuesten Auflagen von Praktikumsbüchern.

4.2.3 Mutantenerzeugung und -selektion

In der Mikrobiologie spielen Mutanten eine große Rolle, z. B. auxotrophe Mutanten, die zur Aufklärung von Biosynthesewegen dienen können, aber auch bei der Prüfung bestimmter Verbindungen auf Kanzerogenität oder bei der Suche nach Mikroorganismen mit verbesserten Produktionsleistungen in der Biotechnologie. Aus diesem Grund wird man häufig versuchen, gezielt Mutationen auszulösen, die entstandenen Stämme auf bestimmte Leistungen hin zu selektieren und geeignete Organismen in Reinkultur zu nehmen.

Mutationen können sowohl durch Strahlung (meist UV) als auch durch Chemikalien ausgelöst werden. Dabei unterscheidet man

- **Rasterverschiebungsmutagene** („frameshift", durch Deletion oder Insertion) wie Acridinorange und
- **Basenaustauschmutagene** (Transversion, also Purin gegen Pyrimidin bzw. umgekehrt, oder Transition, also Purin gegen Purin bzw. Pyrimidin gegen Pyrimidin) wie das *N*-Methyl-*N'*-nitro-*N*-nitrosoguanidin (MNNG) oder das Ethylmethansulfonat.

In den letzten Jahren hat darüber hinaus auch die Mutationsauslösung mit **Transposons** an Bedeutung gewonnen. Bei der Herstellung von Mutanten sollte man sich möglichst nicht auf ein einziges Mutagen beschränken. Der Natur dieser Stoffe entsprechend ist auf strikte Kontrolle der Arbeitssicherheit zu achten. MNNG beispielsweise besitzt kanzerogene, cytostatische und Allergie auslösende Eigenschaften. Interessanterweise kommt ein β-D-Glucosaminderivat dieser Verbindung als Antibiotikum in der Natur vor, das von *Streptomyces achromogenes* synthetisierte Streptozotocin. Die Wirkung von MNNG beruht auf einer je nach pH-Wert am N-7 oder O-6 stattfindenden Methylierung von Guanin, die bei der Replikation durch die DNA-Polymerase zu einer Falschpaarung und damit einer Veränderung der Erbinformation führt.

Bei einer Mutationsauslösung wird man zunächst eine **Inaktivierungskurve** aufnehmen. Dazu bestimmt man die Bedingungen, unter denen die Zellen keine Vermehrungsfähigkeit mehr aufweisen, wohl aber noch eine Stoffwechselaktivität zeigen. Dann kann man sicher sein, dass eine Reaktion des Mutagens mit Zellbestandteilen und wohl auch der DNA stattgefunden hat. Meist wird man für die Mutationsauslösung eine Inaktivierung von 80 bis 99 % wählen, um eine vertretbare Mutantenausbeute zu erhalten. Bei zu starker Inaktivierung muss man mit dem Vorliegen von Mehrfachmutanten rechnen.

Während es bei der Verwendung von MNNG auf Grund der relativ hohen Ausbeuten von 1 bis 10 % meist nicht notwendig ist, kann es in anderen Fällen doch sinnvoll sein, eine **Mutantenanreicherung** durchzuführen, vor allem bei Rasterverschiebungsmutanten ist es sogar unumgänglich. Diesem Verfahren liegt das Prinzip zu Grunde, Zellen in einer Suspension, die mit einem mutationsauslösenden Agens behandelt wurden, geeigneten Bedingungen auszusetzen, unter denen Wildtypzellen wachsen und daher durch zugegebene Antibiotika abgetötet werden können, während die gewünschten Mutanten wegen der Wachstumshemmung nicht zu Grunde gehen. Dazu wird meist Penicillin eingesetzt, wobei im Wesentlichen zwei experimentelle Varianten zur Verfügung stehen. Bei der **Penicillintechnik nach Lederberg und Davis** wird nach der Mutationsauslösung und der Zugabe des Antibiotikums in Suspension eine Inkubation in Stickstoff-freiem Glucose-Medium durchgeführt, eine Art Hungerperiode, bei der Mutanten und Wildtypzellen im Wachstum gehemmt sind. Gibt man dann beispielsweise Ammoniumsulfat zu, wachsen die Wildtypzellen und werden daher abgetötet. Anschließend wird das Antibiotikum durch Zusatz von Penicillinase zerstört. Nun plattiert man die Bakterien auf festem Komplettmedium aus und bebrütet ausreichend lange, damit Kolonien heranwachsen können. Mit der noch zu besprechenden Stempeltechnik überträgt man die Bakterien auf Minimal- und Komplettmedium und kann dann durch Vergleich der Platten die Mutanten identifizieren. Die **Penicillintechnik nach Adelberg und Myers** wird prinzipiell gleich durchgeführt, allerdings erfolgen die Arbeitsgänge in einem Vielschichtverfahren auf Agarplatten.

Um auxotrophe Mikroorganismen aus einer Population isolieren zu können, setzt man die **Replika-Technik nach Lederberg** ein. Dazu verwendet man einen Stempel, der aus nicht viel mehr als einem zylinderförmigen Block besteht, über den ein Stückchen autoklavierter Samt gespannt wird. Nun drückt man die Samtfläche auf das Kolonienmuster einer Petrischale und impft mit dem Samt zuerst auf Minimalagar, dann auf Komplettmedium über. Nach Bebrüten kann man durch Vergleich der Muster auf beiden Platten auxotrophe Mutanten erkennen, die auf Komplettmedium wachsen können, nicht jedoch auf dem Minimalmedium. Für Actinomyceten und filamentöse Pilze verwendet man statt des Samtes einen Nagelstempel.

Die so aufgefundenen Mutanten müssen in weiteren Tests geprüft und charakterisiert werden. Zunächst sollte das zu prüfende Merkmal über mehrere Überimpfungsschritte stabil erhalten bleiben. Ein weiterer wichtiger Test ist der **Blättchentest**. Auf Minimalmedien werden Bakterien aus den isolierten Kolonien ausplattiert und Blättchen mit mehreren darauf aufgebrachten Stoffen oder Stoffgruppen aufgelegt. Ein Wachstum um die Blättchen zeigt dann, dass den Mutanten die Fähigkeit fehlt, den Teststoff selbst herzustellen. Dabei findet man **monoauxotrophe Mutanten**, die also nur eine Substanz zum Wachstum benötigen. Dann gibt es Auxotrophe mit sich gegenseitig vertretendem Nährstoffbedarf, bei denen ein Block in einer Biosynthesekette durch die Zulieferung eines später in der Kette liegenden Stoffes ausgeglichen wird. Wenn beispielsweise die Glutamin-Synthese blockiert ist, dann können andere Biosynthesewege Glutamin liefern, das dann zu Glutamat desaminiert werden kann. **Polyauxotrophe Mutanten** benötigen mehrere Nährstoffe zum Wachstum. Bei **inhibierbaren Mutanten** liegen Regulationsphänomene vor. Sie verraten sich durch Hemmhöfe um ein Testblättchen innerhalb der Wachstumszone.

Die eben beschriebenen Verfahren können in vielfachen Varianten durchgeführt werden, um ganz unterschiedliche Mutantentypen zu isolieren:

- Zum Aufspüren bestimmter auxotropher Mutanten vergleicht man zusätzlich Minimalmedien mit und ohne den zu untersuchenden Stoff.
- Reversionsmutanten sind solche, die wieder zum ursprünglichen „Wildtyp“ zurückmutieren. Sie kommen vor allem bei der Mutagenitätsprüfung zum Einsatz.
- Resistente Mutanten selektiert man durch Zusatz etwa eines Antibiotikums, toxischer Stoffe oder von Phagen.
- Auch sensitive Mutanten lassen sich indirekt mithilfe der Stempeltechnik erfassen. Dazu gehören beispielsweise auch temperatursensitive Mutanten, die bei höheren Temperaturen nicht wachsen.

4.3 Mikrobieller Primär- und Sekundärstoffwechsel

Sehr viele Produkte, die Mikroorganismen, aber auch höhere Pflanzen so wertvoll für uns machen, sind, wie beispielsweise die Antibiotika, Stoffe des sogenannten **Sekundärstoffwechsels**. Dieser Begriff birgt die Gefahr einer Wertung in sich und muss daher sauber definiert werden. Unter dem **Primär- oder Grundstoffwechsel** versteht man all jene biochemischen Reaktionsketten, die bei Mikroorganismen, Pflanzen und Tieren in etwa gleich ablaufen, so die Glykolyse oder der Citratzyklus. Sie dienen dazu, die wichtigsten Zellfunktionen wie den Bau- und Energiestoffwechsel aufrechtzuerhalten. Da sie tatsächlich bei allen Organismen recht ähnlich sind, spricht man oft von einer „grundlegenden Einheitlichkeit alles Lebendigen" in der Biochemie (Stryer 1996). Insgesamt zählen dazu wohl nur rund 1000 Substanzen, vor allem Monosaccharide, Fettsäuren und Aminosäuren sowie bis zu einem gewissen Grad deren Polymere.

So weitgehend dies auch zutreffen mag, darf man doch nicht übersehen, dass darüber hinaus eine Vielzahl von Stoffwechselvorgängen ablaufen, die zu **artspezifischen Produkten** führen und bei vielzelligen Lebewesen oft auch auf bestimmte Organe, Gewebe oder Zellen beschränkt sind. Diese so entstehenden **sekundären Naturstoffe** lassen sich biosynthetisch von Verbindungen des Primärstoffwechsels ableiten, sind oft ohne einen erkennbaren Nutzen für den sie bildenden Organismus, haben aber im Verlauf der Evolution durchaus eine Bedeutung erlangt (Harborne 1995), etwa bei Differenzierungs- und/oder ökologischen Prozessen. Sie zeichnen sich durch eine ganze Reihe charakteristischer Eigenschaften aus (Luckner 1984):

Sie sind in ihrer **chemischen Struktur stark heterogen**. So zählen hierzu etwa die Alkaloide, Terpene, phenolische Naturstoffe (die wohl wichtigsten niedermolekularen Verbindungsklassen auch bei höheren Pflanzen), außerdem cyanogene Glykoside, Polyine, Polyketide und eine Vielzahl weiterer Substanzgruppen (Tab. 4.1).

Tab. 4.1 Wichtige Gruppen sekundärer Naturstoffe und ihre Vorkommen. Verändert zusammengestellt nach Luckner 1984

Stoffgruppe (bekannte Substanzen)	Mikroorganismen	Tiere	Pflanzen
Alkaloide (6500)	x	x	x
Antibiotika (10 000)	xx	(x)	(x)
Cyanogene Glykoside (30)		x	x
Cumarine (800)			x
Flavonoide (2000)	(x)		x
Nichtproteinogene Aminosäuren (400)	x	x	x
Terpene, Steroide (5000)	x	x	x

Sie sind in ihrer **Verbreitung eingeschränkt**, kommen also nur in bestimmten Teilen eines Organismus und zu ganz bestimmten Zeiten (Entwicklungszuständen) vor. Ein besonders schönes Beispiel dafür, wie sich die Bildung bestimmter Sekundärstoffe in ein Differenzierungsprogramm integriert, bietet die Sporulation bestimmter *Bacillus*-Arten: Im Verlauf dieses Prozesses lassen sich ganz bestimmte Phasen unterscheiden und Sekundärstoffe wie Peptidantibiotika, Dipicolinsäure oder braune Pigmente werden während ganz bestimmter dieser Phasen synthetisiert. Daraus folgt zwingend, dass die zu ihrer Synthese notwendigen Enzyme und die entsprechenden Strukturgene in ihrer **Aktivität strikt reguliert** sind. Diese Kontrolle kann auf sämtlichen Ebenen innerhalb der zellulären Regulationshierarchie erfolgen: am Gen selbst, auf der Ebene der mRNA, durch Kontrolle der Menge oder Aktivität der Enzyme.

Eine weitere Regulationsebene bietet die räumliche **Kompartimentierung** innerhalb der Zelle, die sowohl die Enzyme wie auch Vorstufen, Zwischen- und Endprodukte von Biosynthese-, Speicher- und Abbauwegen betrifft.

Sekundärstoffwechsel ist ein Ausdruck **zellulärer Differenzierung**, die meist erst nach Abschluss der Wachstumsphase (Trophophase) in der sich anschließenden Phase der Zellspezialisierung (Idiophase) stattfindet.

Die Enzyme des Sekundärstoffwechsels unterscheiden sich von jenen des Primärstoffwechsels, beruhen also auf eigenen Genen. Die entsprechende DNA entsteht im Verlauf der Evolution durch **Genduplikation** und anschließende **Diversifikation**; daher ist es auch möglich, Ähnlichkeiten zwischen den verschiedenen Enzymen nachzuweisen (**Sequenzhomologie**). So hat beispielsweise die 6-Methylsalicylat-Synthase, deren Produkt sowohl in Pilzen wie auch in höheren Pflanzen nachgewiesen wurde, in ihrem Reaktionsmechanismus wie auch in ihrer Struktur viele Ähnlichkeiten mit dem Fettsäure-Synthasekomplex, hat sich also sehr wahrscheinlich im Verlauf der Evolution aus diesem Enzymkomplex entwickelt.

Neben diesem normalen Mechanismus zur Bildung des entsprechenden genetischen Materials findet man immer wieder Fälle, in denen ein **horizontaler Gentransfer** stattgefunden haben könnte. Eines der vielen Beispiele dafür bilden die Indolalkaloide vom Ergolin-Typ, zu denen als pharmazeutisch wichtige Stoffe unter anderem die Lysergsäure-Derivate gehören, die in Pilzen der Gattung *Claviceps*, aber auch in Vertretern der Gattungen *Aspergillus*, *Rhizopus* und *Penicillium* sowie in höheren Pflanzen (Familie Convolvulaceae, z. B. der Prunkwinde *Ipomoea tricolor*) nachgewiesen wurden. Die Biosynthese solcher Substanzen ist äußerst kompliziert und erfordert eine ganze Reihe spezifischer Enzyme; eine zufällige Parallelevolution ist daher unwahrscheinlich. In solchen Fällen muss man davon ausgehen, dass genetisches Material zwischen verschiedenen Arten übertragen wurde. Das wohl bekannteste Beispiel für ein biologisches System, in dem ein solcher natürlicher Gentransfer vorkommt, ist die Entstehung von Wurzelhalsgallen bei höheren Pflanzen durch *Agrobacterium tumefaciens* (Kap. 2.4.3, Kap. 5.3.1).

In Kulturen von Mikroorganismen kann die **Bildung sekundärer Stoffe** oft durch die Gabe von Nährstoffen im Überschuss wie Glucose und anderen leicht verwertbaren Kohlenstoffquellen, Stickstoff- oder Phosphatverbindungen unterdrückt werden. Das gilt etwa für die Produktion von Polyketiden, Antibiotika wie Streptomycin, Penicillinen, Cephalosporinen oder Chloramphenicol und bestimmter Alkaloide wie den Ergolinderivaten. Die Mechanismen, die dieser Suppression zu Grunde liegen, sind erst in Ansätzen bekannt, wobei oft auch die Wachstumsbedingungen eine entscheidende Rolle spielen.

Während ihrer Bildung können sekundäre Naturstoffe in vielfältiger Art und Weise modifiziert werden, sei es durch **Epoxidierung**, **Methylierung** oder **Hydroxylierung**. Solche Reaktionen können in biotechnischen **Biotransformationsprozessen** genutzt werden (Kap. 4.6). Außerdem können weitere Umwandlungen stattfinden, beispielsweise Umlagerungen, Spaltungen von Ringsystemen oder die Ankopplung bestimmter funktioneller Gruppen.

4.4 Gentechnische Veränderung von Mikroorganismen

Die moderne Biotechnologie baut auf den weiter oben beschriebenen, klassischen Methoden auf, entwickelt diese ständig weiter und integriert die Methoden der Molekularbiologie. Für einen Fermentations- und Herstellungsprozess ist es letztlich gleichgültig, ob der anwachsende Mikroorganismus gentechnisch verändert ist oder nicht. Gerade im Pharmabereich hat die moderne Biotechnologie bislang ihre größten Erfolge erzielt (Kap. 4.5, Kap. 6.2, Kap. 6.4 bis Kap. 6.6). So ist beispielsweise die Gewinnung von Insulin von tierischen Quellen – den Bauchspeicheldrüsen von Schweinen und Rindern – unabhängig geworden und das gentechnisch in *E. coli* hergestellte Humaninsulin ist eigentlich als ein mikrobielles Produkt aufzufassen.

Die bisher schon bei der Produktion von Proteinen erreichbaren Vorteile lassen sich grundsätzlich auch bei der Herstellung niedermolekularer mikrobieller Produkte erzielen. In diesem Bereich wird beispielsweise intensiv daran gearbeitet, Produktionsstämme zu entwickeln, die das Biosynthesepotenzial verschiedener Organismen in sich vereinen. So konnte etwa ein Verfahren zur Herstellung von Vitamin B2 entwickelt werden, bei dem rekombinanten Produzenten unter Nutzung gentechnischer Methoden neue biosynthetische Fähigkeiten übertragen wurden. Der Einsatz neuer, gentechnisch veränderter Mikroorganismen kann ökonomisch interessante Alternativen zur chemischen Synthese bieten. Analysen gehen davon aus, dass in den nächsten Jahren rund 20–25 % des gesamten Pharmamarktes von Produkten beansprucht werden, die unmittelbar gentechnisch hergestellt werden.

Bevor pharmazeutisch genutzte mikrobielle Produkte vorgestellt werden sollen, scheint daher ein Exkurs in die Gentechnik bei Mikroorganismen sinnvoll.

4.4.1 Produzenten

Bei dieser Entwicklung hat sicherlich das Bakterium *Escherichia coli* und hier vor allem der Stamm K12 eine entscheidende Rolle gespielt. Eine Vielzahl von Arbeitsschritten, sei es die Klonierung, Charakterisierung und Modifizierung von spezifischen DNA-Fragmenten, wird grundsätzlich in *E.-coli*-Systemen durchgeführt und selbst dann, wenn die eigentlichen gentechnischen Veränderungen in anderen Organismen stattfinden, kommen beispielsweise Vektorsysteme zum Einsatz, die an *E. coli* entwickelt wurden oder bei diesem Bakterium zumindest ebenfalls einsetzbar sind (Kap. 2.4).

Nicht immer ist *E. coli* jedoch ideal geeignet: Eine ganze Reihe von medizinisch oder industriell interessanten Eigenschaften anderer gramnegativer Bakterien, beispielsweise bestimmte symbiotische oder pathogene Charakteristika sowie spezielle Stoffwechselwege, können in *E. coli* nicht ausgeprägt werden. So wurden einige andere Mikroorganismen gleichfalls besser charakterisiert, darunter *Haemophilus influenzae* und Arten der Gattungen *Neisseria*, *Agrobacterium*, *Pseudomonas* oder *Vibrio*. Unter den grampositiven Bakterien nimmt die Gattung *Bacillus* wohl die hervorragendste Stellung ein. Hier ist vor allem *B. thuringiensis* wichtig wegen seiner Fähigkeit zur Bildung von Proteinen mit insektizider Wirkung; mehrere *Bacillus*-Arten produzieren Proteasen, Glucanasen oder Amylasen.

Ein besonders auch bei *E. coli* häufiger anzutreffendes Problem besteht darin, dass die gewünschten Proteine nicht ins Kulturmedium abgegeben werden, sondern sich anreichern und in denaturierter Form als Einschlusskörperchen (Rudolph, Lilie 1997) in der Bakterienzelle abgelagert werden. Dies gilt besonders dann, wenn eine Überproduktion stattfindet, wie sie in der industriellen Synthese ja erwünscht ist. Dabei kommt es zu einer kinetischen Konkurrenz zwischen zwei Vorgängen: der korrekten Faltung der Zielproteine in die native Struktur und der Aggregation verschiedener Proteine zu unlöslichen Aggregaten. Die so entstandenen **Proteineinschlusskörper** (inclusion bodies) ermöglichen zwar einerseits eine rasche und einfache Anreicherung des Zielproteins; nach Lyse der Zellen und Zentrifugation liegt es meist schon in einer Homogenität von über 90 % vor. Andererseits aber ist das Protein denaturiert, befindet sich also nicht in seiner biologisch nativen Konformation. Es muss daher nach der Reinigung durch die Wahl geeigneter physikalisch-chemischer Parameter und Zusatz verschiedener Additive (z. B. Arginin, Guanidinhydrochlorid oder Harnstoff) in vitro in die ursprüngliche Konformation zurückgefaltet werden. Die Wirkung dieser faltungsunterstützenden Additive kann eine ganze Reihe von Ursachen haben: Eine Erhöhung der Löslichkeit oder der Stabilität der entfalteten Proteine, der Faltungsintermediate oder der endgültigen, nativen Struktur. Darüber hinaus können sie die Faltungsgeschwindigkeit oder auch die Aggregationskinetik beeinflussen. Unter Umständen ist es sogar notwendig, am N- oder C-Terminus Peptidsequenzen anzuhängen und somit Fusionsproteine zu bilden, die dann beispielsweise an geeigneten Trägern gebunden und dort besser gefaltet werden können.

In einer lebenden Zelle wird die Proteinfaltung oft durch **Faltungshilfsproteine** (Chaperone) unterstützt; ein bei *E. coli* gut untersuchtes Chaperon ist das GroE-System. Im Labormaßstab konnten solche Chaperone ebenfalls schon zur Unterstützung der Faltung eingesetzt werden, eine industrielle Nutzung steht noch aus. Ein weiteres Enzym, die Proteindisulfid-Isomerase (PDI), sorgt für korrekte Ausbildung von **Disulfidbrücken**. Im technischen System muss dazu häufig ein Zusatz von reduzierenden Thiolreagenzien erfolgen. Dabei entstehen gemischte Disulfide, die dann wieder zu den nativen Disulfidbrücken zurückgebildet werden müssen. Außerdem sind viele Proteine glykosyliert, tragen also in einem mehr oder weniger starken Maß **Kohlenhydratketten**, die für die biologische Funktion und die korrekte dreidimensionale Konformation wichtig sind (Reuter, Gabius 1997). In prokaryontischen Organismen kann diese Glykosylierung nicht stattfinden und nachträgliche chemische Derivatisierungen sind oft zu schwierig oder gar nicht durchführbar.

Unter diesen Umständen kommen dann eukaryontische Organismen zum Einsatz und hier vor allem die Bäckerhefe *Saccharomyces cerevisiae*. Ihr haploides Genom besteht aus 17 Chromosomen, die zusammen $1{,}4 \times 10^7$ Basenpaare umfassen, etwa das Dreifache von *E. coli*. Die Sekretionswege der Bäckerhefe entsprechen denen höherer Organismen. Proteinfaltung und posttranslatorische Modifikationen bis hin zur Ausbildung von Disulfidbrücken und der Glykosylierung verlaufen problemlos. Dabei ist es meist nicht allzu bedeutend, dass die Zucker in ihrer Natur unter Umständen leicht verändert sein können. Im Vergleich zu Säugerzellkulturen sind sie billiger, leichter zu handhaben und meist in der Produktausbeute ergiebiger. Auch andere Hefen werden eingesetzt,

Tab. 4.2 Vor- und Nachteile einiger Standardsysteme für die biotechnische Produktion von Arzneimitteln auf Proteinbasis. CHO-Zellen sind eine Zelllinie aus dem Ovar des chinesischen Hamsters (s. Kap. 6)

Zellen	Vorteile	Nachteile
Escherichia coli	Kurze Generationszeit Kurze Fermentationszeiten Relativ einfache Kultivierung Kostengünstige Ausgangsstoffe Sicherheitsstämme verfügbar	Bildung von Einschlusskörperchen (kann aber auf Grund leichterer Reinigung wieder vorteilhaft sein) Keine posttranslationalen Modifikationen
Saccharomyces cerevisiae	Relativ einfache Kultivierung Keine Einschlusskörperchen Modifikationen möglich	Andere Glykosylierung als bei Säugern Proteine evtl. immunogen
CHO-Zellen	Div. Vektorsysteme etabliert Genamplifikation möglich Glykosylierung der beim Mensch ähnlich	Kultur aufwändig und teuer Ausbeuten eher niedrig

etwa *Schizosaccharomyces pombe* oder methylotrophe Hefen wie *Hansenula polymorpha* oder *Pichia pastoris*. Unter den filamentösen Pilzen sind sicher *Aspergillus nidulans* und *Neurospora crassa* die wichtigsten. Falls auch diese Organismen nicht eingesetzt werden können, muss man beispielsweise auf Zellkulturen von Säugetieren oder Insekten zurückgreifen (Kap. 6.1). Als Faustregel kann gelten, dass Proteine mit Molmassen unter 30000 Dalton, die wenig Disulfidbrücken und keine für die Funktion entscheidenden Glykosylierungen aufweisen, in Bakterien hergestellt werden können; Proteine mit höherer Masse, vielen Disulfidbrücken oder wichtigen Zuckerseitenketten sollten besser in Säugerzellkulturen produziert werden. Hefen nehmen dabei eine Zwischenstellung ein, da sie als einfache eukaryontische Zellen zwar auch zu einer Glykosylierung in der Lage sind, sich die dafür notwendige biochemische Maschinerie jedoch von der bei Säugern unterscheidet. Vor- und Nachteile einiger häufig eingesetzter Produktionssysteme sind in Tabelle 4.2 einander gegenübergestellt.

4.4.2 Expression artfremder Gene

Restriktionsendonukleasen. Zur Erzeugung eines rekombinanten Mikroorganismus geht man prinzipiell immer ähnlich vor, die verwendeten Methoden wurden bereits vorgestellt (Kap. 2). Das Gen, das ein gewünschtes Protein kodiert, wird aus menschlichen Zellen isoliert, mittels eines Vektors in den Mikroorganismus übertragen und zur Expression gebracht. Zunächst gilt es die DNA zu zerkleinern. Das kann entweder rein mechanisch durch Scherkräfte geschehen oder gezielt durch den Einsatz verschiedener **Restriktionsenzyme** (Kap. 2.3.6, Kasten 4.5). Im Allgemeinen kommen Restriktionsenzyme vom Typ II zum Einsatz, da sie die DNA an definierten Stellen schneiden und passende Enden erzeugen, die mit anderen Strangstücken durch Basenpaarung gekoppelt werden können.

Da die Restriktionsenzyme meist in den periplasmatischen Raum sezerniert werden, können sie durch osmotischen Schock freigesetzt werden. Ein zusätzliches Problem für die Produktion dieser Enzyme besteht darin, dass sie, kaum entstanden, natürlich auch die DNA des Produktionsorganismus zerstören. Daher muss ihrer Synthese die Bildung einer Methylase vorausgehen, die zunächst die DNA schützt, indem sie die Erkennungsstellen für das Restriktionsenzym durch Anhängen von Methylgruppen schützt.

Man erstellt eine Genbank von der chromosomalen DNA des Produzenten, um nach Transformation von *E. coli* mit den

Kasten 4.5 Restriktionsendonukleasen

Mehr als 300 verschiedene dieser wertvollen Werkzeuge für den Molekularbiologen sind derzeit erhältlich. Meist werden sie gentechnisch hergestellt. Man unterscheidet drei Klassen:

- Typ I: Mit Nuklease- und Methylase-Aktivität; ATP, Mg-Ionen und S-Adenosylmethionin werden als Cofaktoren benötigt. Spaltung findet etwa 1000 Nukleotide von der Erkennungssequenz entfernt statt.
- Typ II: Benötigen nur Mg-Ionen, Spaltung findet an der Erkennungssequenz statt, typischerweise ein Palindrom von 4 bis 8 Basenpaaren Länge. Dabei können stumpfe Enden ebenso entstehen wie 3'- oder 5'-vorspringende Enden. Keine Methylase-Aktivität.
- Typ III: Komplexe Enzyme, die in fester Entfernung von der Erkennungssequenz schneiden (meist 25 Basenpaare).

in ein Plasmid (pBR322) eingebauten DNA-Fragmenten jene Klone zu isolieren, die gegen eine Infektion beispielsweise mit dem Phagen λ resistent sind, weil sie dessen DNA abbauen können.

Speziell für *E. coli* wurden eine ganze Reihe von Plasmidvektoren entwickelt, die meist auf dem Plasmid pBR322 beruhen. Im Prinzip muss ein solcher Vektor drei Bereiche enthalten: Ein Replikationssystem zur Vermehrung des Plasmids, ein oder mehrere Markergene, auf die hin selektiert werden kann, und eine Klonierungsstelle, in die das isolierte Gen eingebaut werden kann. Neben Plasmiden kommen aber auch Cosmide oder Bakteriophagen zum Einsatz (Kap. 2.4).

Nach der Anlage einer Gen- oder cDNA-Bibliothek kann über die Polymerasekettenreaktion eine Vervielfältigung des Gens erfolgen. Das ist vor allem dann wichtig, wenn das Gen auch verändert werden soll, um so das Produkt mit speziellen gewünschten Eigenschaften zu versehen. Hier setzt man meist die **ortsgerichtete Mutagenese** ein. Durch gezielte Veränderung im Gen kann man Rückschlüsse ziehen auf die Funktion des Genprodukts im Organismus, aber auch auf die Struktur und Funktion des Proteins selbst. Für die Biotechnologie ist dabei interessant, dass man auf diese Weise oft zu sehr produktiven Erzeugerstämmen gelangt. Außerdem hat diese Technik das Protein-Engineering geradezu revolutioniert.

Im Prinzip unterscheidet man drei Arten der ortsgerichteten Mutagenese:

- Deletion oder Insertion größerer Fragmente an einer Restriktionsstelle
- Willkürliche Veränderungen in einem bestimmten Abschnitt
- Definierte Änderungen an besonderen Stellen.

Deletionen oder Insertionen können unter Umständen sehr einfach dadurch erzeugt werden, dass man die DNA mit einem Restriktionsenzym schneidet und Stücke entfernt oder einfügt. Zur in-vitro-Mutagenese setzt man jedoch im klassischen Fall synthetische Oligonukleotide ein, die bereits die gewünschte Veränderung aufweisen, seien es eine einzelne Baseninsertion oder Deletionen auch größerer Bereiche. Das ursprüngliche Wildtyp-DNA-Fragment wird in einen Vektor eingebaut, der es leicht möglich macht, Einzelstrang-DNA zu erzeugen. Jetzt wird das veränderte Oligonukleotid eingefügt, das als Primer für die In-vitro-Synthese des zweiten DNA-Stranges dient. Jetzt liegt ein Doppelstrang-DNA-Plasmid vor, das aus einem Wildtyp- und einem Mutantenstrang besteht. Nach Einbringen in eine Wirtszelle (z. B. *E. coli*) beginnt die Vermehrung des Plasmids, das im Verlauf der Replikation und Segregation bei der Zellteilung in verschiedene Tochterzellen gelangt. Nun müssen noch die Zellen mit den Mutantenplasmiden selektiert und zur Expression des Proteins gebracht werden. Inzwischen existieren eine ganze Reihe von Varianten dieses Grundprinzips, die zum Teil auf chemischer Mutagenese oder einer ortsgerichteten Mutagenese beruhen.

Ist ein entsprechend verändertes Gen in eine Wirtszelle eingefügt, muss es auch zur Expression gebracht werden. Für *E. coli* K12 sind eine ganze Reihe von **Expressionsvektoren** entwickelt worden, zudem kann man auf verschiedene Mutantenstämme für unterschiedliche Zwecke zurückgreifen, und es ist problemlos, *E. coli* in großer Dichte heranzuzüchten. So wurde es möglich, eine ganze Reihe heterologer Proteine mit ihm zu erzeugen bis hin zu funktionellen Fragmenten menschlicher Antikörper. Dass dies auch für die Grundlagenforschung außerordentlich wichtig ist, liegt auf der Hand. Im Wesentlichen sind es vier Faktoren, die für eine gute Expression wichtig sind:

- Ein starker, gut regulierbarer **Promotor** für die Initiation der Transkription und eine geeignete Shine-Dalgarno-Sequenz am 5'-Ende des Strukturgens für die Initiation der Translation
- Ein für die Aufgabe geeignetes **Vektorsystem,** das in Bezug auf das Replikationssystem, die Zahl der Kopien, die Stabilität und seine weiteren Eigenschaften passt
- Ein geeigneter **Wirtsstamm** (die Ausbeuten können je nach Stamm erheblich variieren)
- Ein geeigneter **Kulturprozess**. Die Fermentationsbedingungen, die Induktion der Synthese oder auch der Zeitpunkt der Ernte des Produkts sind von entscheidender Bedeutung (Kap. 3.2).

Nun ist es einerseits möglich, das Expressionssignal für *E. coli* direkt mit dem Strukturgen zu verbinden, sodass das intakte native Protein gemäß der klonierten Gensequenz direkt entsteht (**Transkriptionsfusion**). Das in dem Bakterium synthetisierte Polypeptid beginnt dann mit einem N-Formylmethionin, das in vielen interessierenden Proteinen normalerweise nicht vorliegt. Dann muss entweder die Formylgruppe oder sogar die ganze Aminosäure anschließend noch entfernt werden; ein bislang schlecht kontrollierbarer Schritt. Außerdem werden bei dieser Variante kleinere Peptide oft schnell durch Proteolyse abgebaut, was die Ausbeute schmälert.

Daher bedient man sich häufig einer anderen Strategie, der **Translationsfusion**. In diesem Fall steuern die Expressionssignale die Synthese eines bakteriellen Gens (oder von Teilen davon), wobei die gewünschten Sequenzen für die Produktion des Polypeptids in den Rahmen dieses Gens eingebaut werden. Die Expression führt dann zu einem Fusionsprotein, aus dem man das gewünschte Polypeptid durch proteolytische Abspaltung des aminoterminalen Teils erhält. Diese Technik lässt eine Reihe nützlicher Varianten zu; so kann man das Protein mit Signalsequenzen für die Sekretion koppeln, mit spezifischen Polypeptiden, die die physikochemischen Eigenschaften ändern oder eine leichte Reinigung durch Affinitätschromatographie (Kap. 2.1.2) erlauben.

4.4.3 Stabilität artfremder Gene

Die (möglichst) starke Expression eines in eine Wirtszelle eingebrachten fremden Gens stellt eine große Belastung dar, die nicht selten dazu führt, dass die Ursache dieser Belastung entfernt wird. Besonders einfach ist das im Fall eines Plasmidvektors, der sehr leicht ausgestoßen werden kann. Dieser sogenannten genetischen Instabilität steht eine strukturelle gegenüber; so kann beispielsweise das Expressionssystem durch Mutationen inaktiviert werden, wie sie bei *E. coli* etwa durch Insertionselemente verursacht werden. Und selbst bei einer unvollständigen Inaktivierung ist unter Umständen das Expressionsniveau sehr niedrig.

Treten in der Kultur plasmidfreie Zellen auf, hat das negative Auswirkungen auf die Ausbeute an dem gewünschten Endprodukt. Zumindest im Labormaßstab kann man hier einen Selektionsdruck ausüben, indem man dem Medium jenes Antibiotikum zusetzt, dessen entsprechendes Resistenzgen sich auf dem zugegebenen Plasmid befindet. In diesem Fall haben jene Zellen einen Überlebensvorteil, die das Plasmid besitzen bzw. behalten. Für industrielle Prozesse ist diese Methode dagegen nicht anwendbar und eine Reihe von Strategien wurden entwickelt, um das Aufkommen plasmidfreier Zellen weitgehend zu unterdrücken. Ein besonders kritischer Zeitpunkt im Zellzyklus, an dem es häufig zum Verlust von Plasmiden kommt, ist die Teilung und Trennung der Tochterzellen.

In diesem Zusammenhang müssen zwei Begriffe gegeneinander abgegrenzt werden: Plasmidinkompatibilität und Plasmidkurierung. **Plasmidinkompatibilität** umschreibt die Beobachtung, dass bestimmte Plasmide (die man dann der gleichen „Inkompatibilitätsgruppe“ zuordnet) nicht gleichzeitig in derselben Bakterienzelle stabil erhalten, also repliziert werden können. Die Ursache für dieses Phänomen ist oft im Mechanismus der Initiation der Plasmidreplikation zu suchen. Im Bereich des Replikationsursprungs wird zunächst ein RNA-Transkript gebildet, das als Primer für die anschließende DNA-Synthese benötigt wird. Liegt nun in derselben Zelle ein in diesen Bereichen weitgehend ähnliches Plasmid vor, können diese Primer zumindest teilweise komplementär sein, miteinander interagieren und dann nicht mehr zur Initiation der DNA-Synthese dienen.

Der Begriff **Plasmidkurierung** (plasmid curing) bezeichnet den Verlust eines Plasmids aus einer Bakterienzelle, meist im Verlauf der Teilung. Dies geschieht im Verlauf vieler Zellgenerationen bisweilen spontan, kann gegebenenfalls aber auch durch bestimmte Substanzen wie Ethidiumbromid oder Mitomycine induziert werden. Sie stören die Replikation von Plasmiden stärker als diejenige der genomischen DNA, sodass sich die Plasmide mit zunehmender Zahl von Teilungen immer mehr ausdünnen. Trägt das betreffende Plasmid ein Gen für eine Antibiotikaresistenz, lässt sich dieser Prozess auf Grund der neuen Sensitivität leicht nachweisen.

Um solche Vorgänge zu verhindern, kann man stabilisierende Elemente in die Plasmide einführen, wie sie sich teilweise schon auf den natürlichen Plasmiden finden. Ein Vektor mit einem sehr weiten Wirtsbereich, der beispielsweise nicht nur bei *E. coli*, sondern bei vielen gramnegativen Spezies angewandt werden kann, ist das Plasmid RP4, ein konjugativer R-Faktor mit einer Größe von 56 kb, der für Resistenz gegen Ampicillin, Tetracyclin und Kanamycin kodiert. Er lässt sich durch Konjugation in fast alle gramnegativen Bakterien übertragen und stabil replizieren. Dies lässt sich auf die *par*-Region zurückführen, die auch unter erhöhtem Expressionsdruck Stabilität verleiht. Eine weitere Möglichkeit besteht darin Gene anzuwenden, die all jene Zellen abtöten, die nach der Trennung das Plasmid verloren haben.

Am sinnvollsten erscheint daher zunächst die Möglichkeit, die Expressionskassette in das Bakterienchromosom einzugliedern, und in der Tat ist es so möglich, eine hohe Stabilität bei der Trennung der Tochterzellen zu erreichen. Allerdings steht dann immer nur eine Kopie des gewünschten Gens zur Expression zur Verfügung. Ein bei *E. coli* anwendbares Integrationssystem basiert auf dem Einbau des Bakteriophagen λ. Dieser bei weitem bestuntersuchte Phage integriert sich als Prophage in das Bakterienchromosom und bringt von daher schon die geeignete Voraussetzung als Genfähre mit.

4.4.4 Peptid- und Proteindesign, Muteine

In den letzten zehn Jahren sind rekombinante Proteine für die Therapie immer wichtiger geworden; eine Vielzahl von Präparaten sind inzwischen auf dem Markt, die sich im Wesentlichen auf etwa 20 verschiedene Proteine zurückführen lassen. Diese rekombinanten Arzneimittel sind meist den authentischen Biomolekülen sehr ähnlich, können jedoch auch in stärker modifizierter Form als **Muteine** vorliegen. Beispiele für solche Muteine sind etwa das Insulin-Derivat Lispro oder die Reteplase, eine Modifikation des Gewebsplasminogen-Aktivators (tPA). Auch monoklonale Antikörper sollte man zu den rekombinanten Wirkstoffen zählen (siehe Kap. 6.2), obwohl die Arzneibuchmonographie diese eigentlich ausschließt (Kap. 7.4). Da diese Substanzen in vivo mittels Zellsystemen produziert werden, ergeben sich ganz besondere Probleme für die Qualitätskontrolle und die Arzneimittelsicherheit. Von herkömmlichen chemisch-synthetischen Wirkstoffen unterscheiden sie sich in einer Reihe von Eigenschaften:

- Sie haben deutlich höhere Molekülmassen.
- Sie sind weniger stabil.
- Sie bestehen meist nicht nur aus einem einzelnen Molekül, sondern einer ganzen Molekülgruppe.

Um eine Qualitätssicherung durchzuführen, muss man meist eine Vielzahl unterschiedlicher Tests durchführen; vor allem aber muss der Herstellungsprozess sorgfältig kontrolliert und validiert sein. Hierbei gilt es grundsätzlich fünf Kriterien zu beachten:

- Die Produktionszellen müssen umfassend charakterisiert werden.
- Der Fermentationsprozess ist sorgfältig zu kontrollieren.
- Fermentation und anschließende Aufreinigung müssen so geführt werden, dass reproduzierbare Produktausbeuten garantiert sind.
- Das Endprodukt muss im Hinblick auf Reinheit, Wirksamkeit, Sicherheit und Stabilität geprüft werden.
- Klinische Studien müssen die Sicherheit und Wirksamkeit bei der therapeutischen Anwendung am Patienten garantieren.

Vor allem der **Stabilität rekombinanter Wirkstoffe** kommt dabei erhebliche Bedeutung zu. Auf Grund ihrer Größe und ihrer chemischen Natur sind sie sehr viel anfälliger für Denaturierung, Proteolyse, Oxidation oder andere Abbauprozesse. Proteine werden oft auch in stark verdünnter Form sehr instabil. Daher muss man sie ab einem bestimmten Reinigungsstadium durch Zusatz anderer Proteine, beispielsweise durch humanes Serumalbumin, stabilisieren; anders ausgedrückt „verunreinigt“ man das gewünschte Produkt um der Stabilität willen. Damit aber beeinträchtigt man gleichzeitig wieder die Analytik zur Gehaltskontrolle.

Trotz dieser Nachteile widmet man solchen Pharmaproteinen zunehmende Aufmerksamkeit, da sie auch verschiedene Vorteile aufweisen (Blohm et al. 1988, Buckel 1996). Mitte 1995 waren immerhin 234 rekombinante Produkte in der klinischen Prüfung. Das Interesse an diesen Substanzen speist sich aus einer ganzen Reihe von Ursachen. Der vielleicht wichtigste Grund besteht darin, dass von den neu entwickelten niedermolekularen Substanzen kaum 10 % den langen Weg von der präklinischen Entwicklung bis zur Marktfreigabe durchlaufen, während es von den Proteinwirkstoffen (Biopharmazeutika) bis zu 40 % sind. Sie sind meist weniger toxisch, weder karzinogen noch teratogen und auf Grund ihrer spezifischen Wirkung oft mit weniger Risiken behaftet.

Die größten Anstrengungen gelten dabei derzeit den verschiedenen Krebsarten, viel Forschung widmet man aber auch der Anwendung bei AIDS, Asthma, Diabetes, multipler Sklerose, Herz-Kreislauf-, rheumatischen sowie viralen Erkrankungen. Weiterhin versucht man die Wundheilung zu fördern und die Abstoßung von Transplantaten zu unterdrücken. Die derzeit wohl größte Gruppe solcher Substanzen sind die monoklonalen Antikörper (Kap. 6.2), modifizierte Antikörper (humanisierte oder bispezifische Antikörper), aber auch Vakzine (Kap. 4.8).

4.5 Produkte von Mikroorganismen

Die Trennung zwischen Primär- und Sekundärstoffwechsel ist eher physiologisch begründet, der Biochemiker wird schärfer zwischen nieder- und hochmolekularen Stoffwechselprodukten unterscheiden. Bevor in diesem Abschnitt eine Reihe wichtiger Produkte des mikrobiologischen Stoffwechsels besprochen werden, müssen noch die Begriffe **Fermentation** und **Biotransformation** definiert werden (Tab. 4.3).

Als **mikrobielle Fermentationen** bezeichnet man Prozesse, bei denen Produkte mithilfe von Mikroorganismen hergestellt werden. Davon abzugrenzen sind **mikrobielle Stoffumwandlungen** (Kap. 4.6). Häufig wird hier auch der Begriff **Biotransformation** verwendet, was allerdings zu Missverständnissen Anlass geben könnte, da in der Pharmakologie der Begriff für Umwandlungsprozesse von Fremdsubstanzen, z. B. Arzneistoffen, verwendet wird. Mikrobielle Stoffumwandlungen werden gelegentlich auch als **Biokonversion** bezeichnet, womit allerdings auch vielstufige Prozesse wie etwa die Laugungsverfahren zur Metallgewinnung eingeschlossen sind. In vielen Fällen können jedoch auch die Werkzeuge solcher Prozesse, die mikrobiellen Enzyme oder Proteine, selbst das gewünschte Produkt sein (Kap. 4.5, Kap. 4.6). Zu den niedermolekularen Produkten von Mikroorganismen, die für den Menschen von Bedeutung sind, zählen vor allem einfache Stoffe wie Methan, Ethanol, verschiedene andere Alkohole und Glyzerin. Einige andere Stoffgruppen sind in der Medizin allerdings wichtiger.

4.5.1 Organische Säuren

Die einfacheren organischen Säuren (Abb. 4.4) führen uns an den Beginn der wissenschaftlichen Mikrobiologie zurück. Louis Pasteur war es, der die Entstehung der bereits 1780 von Carl Wilhelm Scheele entdeckten **Milchsäure** genauer untersuchte und dann auch die beteiligten Bakterien (heute meist *Lactobacillus del-*

Tab. 4.3 Unterschiede zwischen Fermentationen und mikrobiellen Transformationen, stark vereinfacht. Nach Yamada, Shimizu 1988

Parameter	Fermentation	Mikrobielle Transformation
Mikroorganismen	Wachsende Zellen	Wachsende oder ruhende Zellen
Umsetzung	Komplexe Reaktionskette	Einfache katalytische Reaktion
Reaktionszeit	Lang	Kurz
Ausgangssubstanzen	Billige C- oder N-Quellen	Teure Substrate
Produkt(e)	Natürlich	Auch nicht-natürlich
Produktkonzentration	Niedrig	Hoch
Produktisolierung	Aufwändig	Einfach

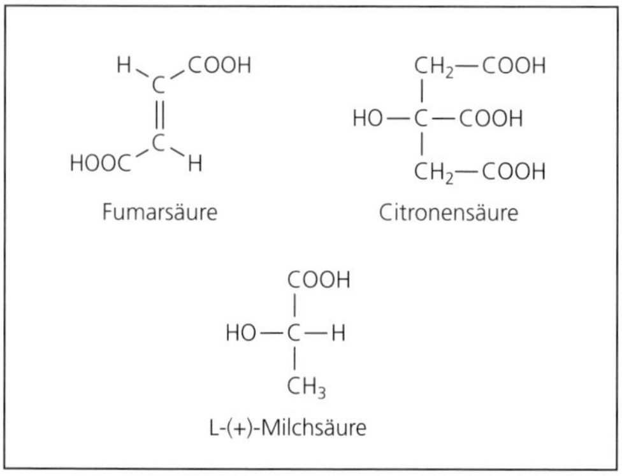

Abb. 4.4 Biotechnologisch gewonnene einfache organische Säuren

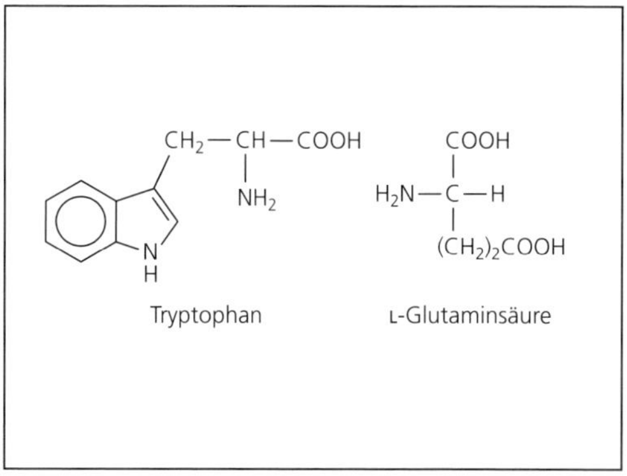

Abb. 4.5 Wichtige biotechnologisch gewonnene Aminosäuren

brückii, L. leichmannii) beschrieb. Damit wurde es möglich, schon 1881 in den USA die erste Milchsäure erzeugende Fabrik zu eröffnen; diese Substanz war somit das erste gezielt mit Bakterien hergestellte Produkt. Milchsäure und ihre Salze werden heute in den verschiedensten Bereichen eingesetzt. Die **Citronensäure** wird vorwiegend mithilfe von *Aspergillus niger* und *A. wentii* gewonnen, die Rohrzucker mit Ausbeuten um 60 % in das Zielprodukt umwandeln. Sie wird beispielsweise als Antidot bei Laugenvergiftungen oder zur Substitutionstherapie bei Störungen des Magensäurehaushalts eingesetzt. Da Zitrat Ca^{2+}-Ionen binden kann, wird es zur Verhinderung der Blutgerinnung bei der Herstellung von Blutkonserven angewandt. Die **Fumarsäure** kann fermentativ mithilfe des Pilzes *Rhizopus nigricans* aus Glucose gewonnen werden; sie wird – meist in Form ihrer Ester – bei Psoriasis eingesetzt.

4.5.2 Aminosäuren

Die Produktion von Aminosäuren im industriellen Maßstab begann im Jahre 1908, als der japanische Chemiker K. Ikeda eine besondere Eigenschaft der L-**Glutaminsäure** (Abb. 4.5) entdeckte: Sie verleiht Speisen, die mit getrocknetem Kelp („konbu") zubereitet werden, ihren charakteristischen, in Japan sehr geschätzten Geschmack. Zirka 50 Jahre wurde Natriumglutamat chemisch hergestellt, ein teurer, aufwändiger Prozess, der zudem eine Mischung des D- und L-Isomers lieferte, aus der anschließend das geschmacklose D-Glutamat abgetrennt werden musste. 1957 entdeckten dann Wissenschaftler der Firma Kyowa Hakko Co. ein Bodenbakterium (*Corynebacterium glutamicum*), das große Mengen L-Glutamat in das Kulturmedium abgibt. Damit begann die Entwicklung eines neuen Industriezweigs, der **Aminosäurefermentation**. Heute stellt man die meisten Aminosäuren durch Fermentation oder mit immobilisierten Zellen her. Sie zählen (nach Ethanol und den Antibiotika) zu den wichtigsten Produkten der industriellen Mikrobiologie und werden ganz überwiegend als Geschmacksverbesserer oder als Zusätze zu Nahrungs- und Futtermitteln verwendet (Kircher, Leuchtenberger 1998).

Pharmazeutisch bedeutsam sind die in Proteinen natürlich vorkommenden L-Aminosäuren vor allem als Bestandteile von Infusionslösungen zur parenteralen oder Sondenernährung. Dazu werden sie mit Zuckern oder Zuckeralkoholen und Fetten als Energieträgern und mit Vitaminen, Mineralstoffen und Spurenelementen kombiniert. Darüber hinaus gibt es eine ganze Reihe besonderer, teilweise in ihrer Wirksamkeit umstrittener Einsatzmöglichkeiten für Aminosäuren. Dazu gehört beispielsweise die Gabe von L-Glutaminsäure. Da diese Substanz selbst wie auch die aus ihr gebildete γ-Aminobuttersäure als Neurotransmitter im Zentralnervensystem wirken, ist sie Bestandteil mancher Arzneimittel zur Behandlung körperlicher und geistiger Leistungsschwäche, mit wohl eher fraglicher Wirksamkeit.

L-**Tryptophan** (Abb. 4.5) wird bei Schlafstörungen und Depressionen gegeben, eine zeitweise eingestellte Anwendung, da als Folge der Therapie – wohl auf Grund der Verunreinigung mit 1,1'-Ethylidenditryptophan – ein Eosinophilie-Myalgie-Syndrom (EMS) auftrat. Die erwähnte Verunreinigung war auf die Nutzung eines veränderten, nicht genügend charakterisierten Produktionsstamms und -verfahrens zurückzuführen. Inzwischen wurde L-Tryptophan jedoch wieder auf dem Pharmamarkt eingeführt.

Die Tryptophan-Synthese bei *E. coli* ist ein außerordentlich komplex regulierter Vorgang. Die aus den einfachen Vorstufen des Primärstoffwechsels Phosphoenolpyruvat und Erythrose-4-phosphat erfolgende Biosynthese weist mehrere Verzweigungsstellen auf, an denen Isoenzyme in ihren regulatorischen Eigenschaften beeinflusst werden müssen. Außerdem gilt es die Synthese anderer aromatischer Aminosäuren (Tyrosin, Phenylalanin) zu unterdrücken. Darüber hinaus muss die Tryptophanase, ein katabolisches Enzym, inaktiviert werden, um hohe Produktausbeuten zu erzielen.

4.5.3 Vitamine

Diese Gruppe von Substanzen ist auf Grund ihrer Bedeutung für den menschlichen Organismus definiert und chemisch daher außergewöhnlich heterogen. Dementsprechend unterscheiden sich die Herstellungs- oder Gewinnungsverfahren sehr stark. Manche Vitamine sind durch eine chemische Synthese zugänglich, andere werden aus pflanzlichem Material oder fermentativ gewonnen. Eine gewisse Bedeutung in der mikrobiellen Biotechnologie haben im Wesentlichen drei Verbindungen, nämlich **β-Caroten**, **Riboflavin** und **Cobalamin**. Die in relativ großen Mengen hergestellte **Ascorbinsäure** (Vitamin C) ist zwar nicht direkt durch eine Fermentation zugänglich, sondern wird synthetisch hergestellt, doch können Vorstufen auf biologischem Weg gewonnen werden: Eine Reihe von *Acetobacter*-Arten wandelt Sorbit in L-Sorbose um, die dann chemisch über 2-Oxo-L-gulonsäure zur Ascorbinsäure umgewandelt wird. Inzwischen wurde auch ein rein fermentatives Verfahren für Vitamin C aus Glucose beschrieben. Die Herstellung gelingt mit einem einzigen gentechnisch veränderten Produktionsstamm und soll deutlich billiger sein als das konventionelle Reichstein-Verfahren.

Carotinoide werden lediglich in höheren Pflanzen und Mikroorganismen gebildet; ihre Biosynthese wurde vor allem an der Hefe *Neurospora crassa* untersucht. In der Lebensmitteltechnologie kommt besonders dem **β-Caroten** eine wichtige Stellung als Farbstoff zu. Im Säugerorganismus wird es oxidativ zu zwei Molekülen Retinol gespalten, dem Vitamin A_1. Voraussetzung für die Wirkung einer Substanz als Provitamin A ist das Vorhandensein eines β-Ionon-Rings. Durch seine Doppelbindungen ist Vitamin A leicht oxidierbar; im Handel sind daher meist die stabileren Ester (Acetat, Palmitat). Eine ganze Reihe von Mikroorganismen erzeugen β-Caroten mit einigermaßen vernünftigen Ausbeuten, am besten bewährt hat sich bislang die Synthese mittels gemeinsamer Anzucht von (+)- und (-)-Stämmen von *Blakesleea trispora*. Dabei erreicht man Produktmengen von 3 bis 4 g L^{-1}, unter Förderung der Carotinoidsynthese mit einer ganzen Reihe von Zusätzen (z. B. Trisporsäuren, Thiamin

u. a.). In diesem Fall sind die chemisch-synthetischen Verfahren aber kostengünstiger als die mikrobielle Produktion. Für therapeutische Zwecke verwendetes Vitamin A wird fast ausschließlich synthetisch hergestellt.

Das **Riboflavin** (Vitamin B_2, 7,8-Dimethyl-D-ribityl-isoalloxazin) ist der wirksame prosthetische Cofaktor einer Reihe von Redoxenzymen (Flavinenzyme). Der Tagesbedarf beim Menschen beträgt 1,5 bis 2 mg, Mangelerscheinungen sind dementsprechend sehr selten. Die Synthese ist auf Pflanzen und Mikroorganismen beschränkt; wesentliche Quelle in der Nahrung sind vor allem Getreidevollkornprodukte, Gemüse und Obst. Riboflavin wird häufig prophylaktisch angewendeten Multivitaminpräparaten zugesetzt, nur selten muss es bei Mangelerscheinungen peroral oder parenteral verabreicht werden. Auch hier konkurrieren chemische Synthese und biotechnische Gewinnung beispielsweise aus den Ascomyceten *Eremothecium ashbyii* und vor allem *Ashbya gossypii* (ca. 5 g L^{-1} Nährlösung).

Ein ausschließlich mikrobiell gewonnenes Vitamin ist das **Cobalamin** (Vitamin B_{12}). 1925 stellte man fest, dass sich in der Leber ein Faktor der Vitamin-B-Gruppe befindet, dessen Fehlen zum Auftreten der perniziösen Anämie führt. Bald zeigte sich, dass diese Substanz letzten Endes aus Bakterien stammt. Bis 1973 entwickelten die Arbeitsgruppen um Robert B. Woodward und A. Eschenmoser eine chemische Totalsynthese (Eschenmoser 1988), die vollständige Aufdeckung des Biosynthesewegs vor allem durch die Arbeitsgruppe um Alan R. Battersby dauerte bis 1993 (Blanche et al. 1995). Man sprach deshalb auch vom „Mount Everest der Biosyntheseforschung". Der Grundkörper der Cobalamine ist das Corrin, ein zyklisches Tetrapyrrolsystem mit Cobalt als Heteroatom. Im Gegensatz zu den sehr ähnlichen Porphyrinen sind allerdings die Ringe A und D direkt miteinander verbunden. Beim Vitamin B_{12} (Abb. 4.6) ist die fünfte Koordinationsstelle des Co-Zentralatoms ein Stickstoffatom des 5,6-Dimethylbenzimidazol-α-D-ribofuranosids, das über eine Phosphorsäurediester-Bindung an 1-Aminopropan-2-ol gebunden ist.

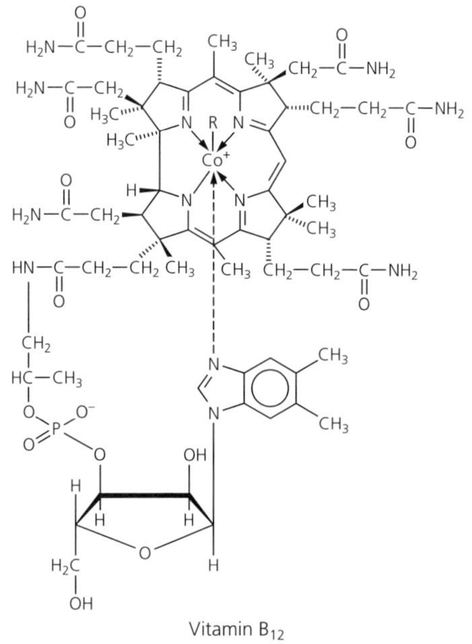

Abb. 4.6 Vitamin B_{12} (Cyanocobalamin). Die nach Röntgenstrukturanalyse durch D. Crowfoot-Hodgkin postulierte Struktur wurde 1974 durch eine Totalsynthese bestätigt. Der sechste Ligand R kann eine Methyl-, eine Hydroxy- oder eine 5'-Desoxyadenosineinheit sein.

Die Gewinnung von Vitamin B_{12} erfolgt mithilfe von *Streptomyces griseus*, *Propionibacterium shermanii*, das auch bei der Aufklärung der Biosynthese eine zentrale Rolle gespielt hat, *Propionibacterium freudenreichii* oder *Pseudomonas denitrificans.* In den 50er Jahren hat man zur Isolierung vor allem auf Faulschlamm zurückgegriffen, der bis zu 10 mg Corrinoide pro kg enthält. Heute kultiviert man die Produzenten in submersen Fermentationsansätzen, dabei erreicht man Ausbeuten zwischen 40 und 80 mg L^{-1} Nährlösung. So

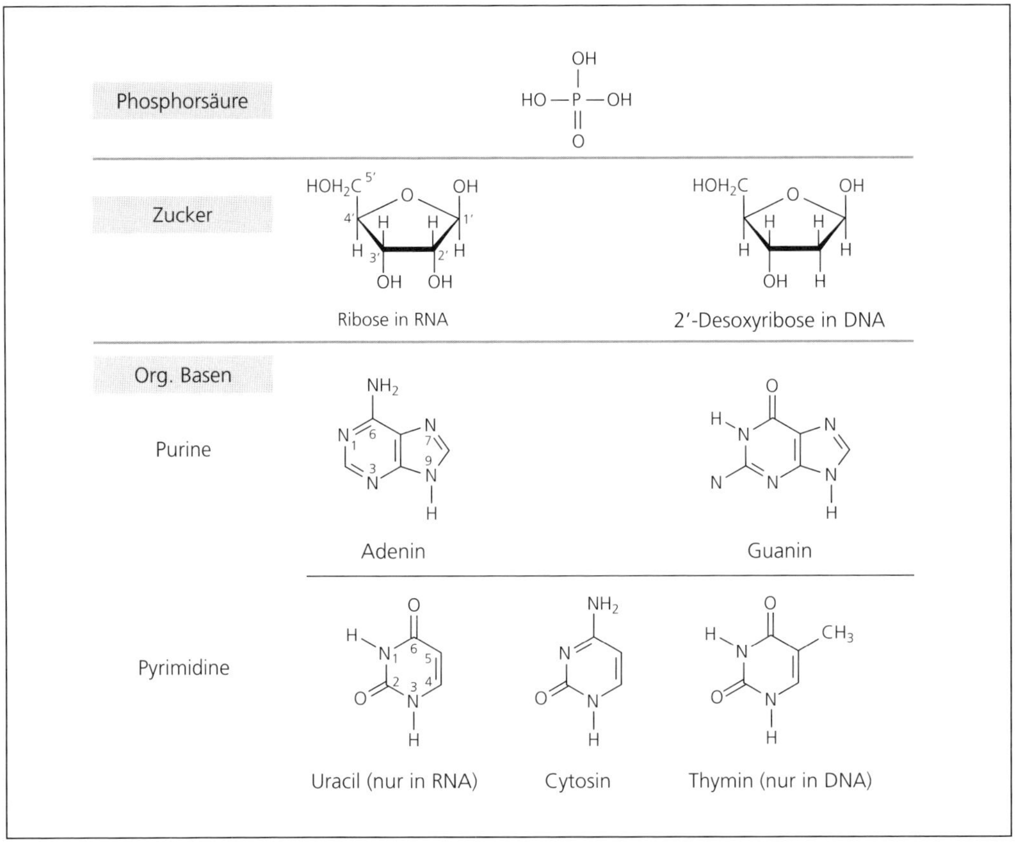

Abb. 4.7 Riboside und Desoxyriboside als Bausteine von Nukleinsäuren

beispielsweise bei *P. denitrificans*, der bei pH 7,0 und 28 °C auf einem Medium mit Zuckerrübenmelasse angezogen wird. Unter Rühren, Belüften und Zugabe von Cobaltsalzen werden so vor allem Adenosyl-Cobalamine gebildet. Zur Extraktion versetzt man das Zellmaterial dann mit Cyanid, wobei die stabilen Cyanocobalamine entstehen. Bei besserer Kenntnis der Archaea ist es denkbar, dass in Zukunft methanogene Bakterien unter Verwendung von Methanol als Kohlenstoffquelle zur Produktion eingesetzt werden.

4.5.4 Nukleotide und Nukleoside

Als Bausteine der Nukleinsäuren bestehen Nukleoside aus jeweils einer Purin- oder Pyrimidinbase und einem Zucker, es handelt sich also entweder um *N*-Riboside oder *N*-2'-Desoxyriboside (Abb. 4.7). In einem erweiterten Sinn versteht man heute unter Nukleosiden die *N*-Glykoside heterocyclischer Systeme. Außer den Nukleinsäurekomponenten gehören zu den natürlich vorkommenden Nukleosiden einige Nukleosid-Antibiotika wie das Cordycepin oder das Puromycin sowie verschiedene Bausteine von Vitaminen und Coenzymen wie das Nicotinsäureamidribosid.

Wird nun noch eine Phosphatgruppe angehängt, kommt man zu den 5'-Mononukleotiden, die eine gewisse Bedeutung in der mikrobiellen Biotechnologie besitzen, vor allem Guanosin-5'-monophosphat (GMP), Inosin-5'-monophosphat (IMP) und Xanthosin-5'-monophosphat (XMP). Neben ihrer pharmakologischen Wirkung sind diese Stoffe – ökonomisch betrachtet – aber eher als Geschmacksverstärker von Bedeutung. Die Verbindungen selbst sind zwar an sich geschmacklos, verstärken aber den Geschmack der Glutaminsäure. Neben enzymatischen Produktionsverfahren kommen auch fermentative Methoden zum Einsatz, bei denen auxotrophe und regulationsdefekte Mutanten beispielsweise von *Brevibacterium ammoniagenes*, aber auch von *Micrococcus*- und *Bacillus*-Arten eine Überproduktion von Purin-Ribonukleotiden aufweisen. XMP muss dabei oft noch durch eine Mutante von *Bacillus ammoniagenes* in einer Mischkultur zum GMP umgewandelt werden; Ausbeuten bis zu 9 g L^{-1} können so erzielt werden. Inzwischen stehen auch eine ganze Reihe von Verfahren zur Verfügung, bei denen Nukleotide und Derivate mit Coenzymfunktion aus Vorstufen gewonnen werden, beispielsweise liefert *Saccharomyces cerevisiae* aus AMP schließlich ADP und ATP, kann aber auch bei Zugabe von CMP und Zuckern CDP-Cholin herstellen. *Brevibacterium ammoniagenes* erzeugt aus Adenin und Nicotinsäureamid NAD, *Torulopsis candida* aus UMP und Galactose die UDP-Galactose.

4.5.5 Antibiotika

„Machen Sie die Injektion", sagte Paul Ehrlich. „Und die klare gelbe Flüssigkeit der Lösung von 606 floss in die Ohrvene des Kaninchens, um zum ersten Male gegen die Krankheit mit dem anrüchigen Namen zu kämpfen. Am nächsten Tage war im Hodensack des Kaninchens nicht ein einziger jener korkenzieherförmigen Teufel mehr zu finden..."

So anschaulich beschrieb Paul de Kruif in seinem berühmten Buch „Mikrobenjäger" das entscheidende Experiment am 31. August 1909, mit dem der Wirkungsnachweis für das **Salvarsan** erbracht wurde: Paul Ehrlich (1854–1915), der im Jahr zuvor zusammen mit Elie Metschnikoff den Nobelpreis für Medizin für grundlegende Forschungen zur Immunologie erhalten hatte, war auf seine „magische Kugel" gestoßen, eine Verbindung, die ganz gezielt Bakterien abtötete, ohne dem Wirt zu schaden.

In den frühen 30er-Jahren des zwanzigsten Jahrhunderts testete Gerhard Domagk (1895–1964, Nobelpreis für Medizin 1939) den roten Farbstoff Prontosil auf seine Wirksamkeit gegen Streptokokken. Diese Verbindung gehört zu den **Sulfonamiden**, deren bakteriostatische Wirkung auf die kompetitive Hemmung der Folsäure-Biosynthese zurückgeführt wird: Sie verdrängen das natürliche Substrat *p*-Aminobenzoesäure aus dem aktiven Zentrum der Dihydropteroat-Synthase. Dieser von Donald D. Woods 1940 aufgeklärte Mechanismus löste eine ausgedehnte Suche nach weiteren, ähnlich wirkenden Verbindungen aus. Allerdings musste man auch feststellen, dass die Sulfonamide rasch ihre Wirksamkeit verloren. Heute kommt nur noch das Dapson (4,4-Sulfonyldianilin) gegen *Mycobacterium leprae*, den Erreger der Lepra, zum Einsatz; auch Kombinationen von Sulfonamiden mit dem Bakteriostatikum Trimethoprim, einem Hemmstoff der Dihydrofolat-Reduktase, sind häufig. Dennoch wurden die Sulfonamide in den Industrieländern von den **Antibiotika** verdrängt. Dafür gibt es im Wesentlichen zwei Gründe. Zum einen sind Sulfonamide nur in sehr viel höheren Dosierungen wirksam als die Antibiotika, sodass entsprechend hohe, oft nur schwer verträgliche Konzentrationen verabreicht werden müssen. Außerdem bewirken sie durch ihren Wirkmechanismus die Anhäufung des natürlichen Substrats bis zu Konzentrationen, an denen die kompetitive Hemmung wieder aufgehoben wird. Natürlich ist es möglich, durch chemische Derivatisierung immer neue Strukturvarianten zu entwickeln, die man dann wieder austesten und optimieren, am Tiermodell und schließlich am Patienten erproben muss; ein ebenso mühseliger wie zeit- und kostenintensiver Weg. So sprachen schließlich auch ganz klare ökonomische Gründe gegen die Weiterentwicklung solcher Verbindungen. Antibiotika dagegen wurden im Verlauf der Evolution sozusagen für ihren Zweck optimiert; man muss sie „nur" noch isolieren.

Gemessen am ökonomischen Wert stehen die Antibiotika sicher an erster Stelle unter den Produkten der Biotechnologie, wenn man auch die unterschiedlichsten Zahlen zu ihrer wirtschaftlichen Bedeutung findet. Schon allein die Schätzungen darüber, wieviele dieser Stoffe es geben mag, gehen weit auseinander. Zirka 3500 Antibiotika sind einigermaßen ausführlich charakterisiert; etwa neunzig davon werden kommerziell gewonnen, wobei halbsynthetische Derivate wie bei den β-Lactam-Antibiotika nicht berücksichtigt sind. Die Anzahl der natürlich vorkommenden Stoffe mit antibiotischer Wirkung dürfte bei 10 000 liegen; manche Schätzungen gehen von 8000 solcher Verbindungen von Pilzen und prokaryotischen Actinomyceten und etwa 3000 von anderen Organismen wie Flechten, Algen sowie höheren Pflanzen und Tieren aus. Die Weltjahresproduktion liegt zwischen 50 000 und 100 000 t zum Einsatz in Medizin, Pflanzenschutz und Tierernährung. Angaben zum jährlichen Bruttoumsatz schwanken zwischen 5 und 16 Milliarden US-$.

Weltweite Screening-Programme und der Einsatz gentechnischer Methoden sorgen dafür, dass jedes Jahr etwa 100 bis 200 neue Antibiotika entdeckt werden, doch nur ein bis zwei Prozent davon werden schließlich in das Arsenal der Medizin übernommen. Hier kann die DNA-Rekombinationstechnik dazu beitragen, Wirkstoffe mit neuartigen Strukturen, höherer Aktivität und geringeren Nebenwirkungen zu entwickeln.

Nach der klassischen Definition von **Selman A. Waksman** werden Antibiotika von **Mikroorganismen gebildet** und haben ohne Enzymcharakter zu besitzen selbst in starker Verdünnung eine **hemmende** oder **zerstörende Wirkung** auf **andere Mikroorganismen**. Andere antibiotisch wirksame Verbindungen (z. B. Gyrasehemmer, Hemmstoffe der Tetrahydrofolsäure-Synthese) wären dementsprechend als **Chemotherapeutika** zu bezeichnen. Nach einer breiteren Definition sind Antibiotika biogene Stoffe bzw. auf chemosynthetischem oder biochemischem Wege erhaltene Derivate biogener Stoffe, die in der Lage sind, die Vermehrung von Mikroorganismen zu verhindern oder Mikroorganismen abzutöten, d. h. bakteriostatisch bzw. bakterizid oder fungistatisch bzw. fungizid zu wirken, ohne Menschen oder Tiere in nicht vertretbarem Maße zu schädigen.

Die meisten kommerziell bedeutenden Antibiotika werden von Pilzen oder Bakterien produziert, wobei vor allem Vertreter der Actinomyceten (vorwiegend der Gattung *Streptomyces*) und *Bacillus*-Arten von Bedeutung sind (Tab. 4.4). In erweiterten Definitionen des Begriffs „Antibiotika" kommt zum Ausdruck, dass solche Verbindungen wohl auch bestimmte Funktionen in der natürlichen Umwelt des betreffenden Mikroorganismus haben. Einer einfachen Hypothese zufolge könnte diese Funktion darin bestehen, das Wachstum konkurrierender Organismen zu hemmen. Dagegen hat man eine Reihe von Einwänden erhoben, die sich jedoch relativ leicht entkräften lassen. So wurde beispielsweise darauf hingewiesen, dass Antibiotika nur in geringsten Mengen hergestellt werden, doch da die meisten der sie produzierenden Mikroorganismen Bodenbewohner sind, genügt es auch völlig, wenn sie den relativ kleinen, sie umgebenden Raum in den Bodenpartikeln „vergiften". Ein weiteres Argument ging dahin, dass ja auch Verbindungen ohne eine einsichtige biologische Funktion ausgeschieden werden, beispielsweise Antitumoragenzien. Doch dabei gilt es zu beachten, dass diese Ein-

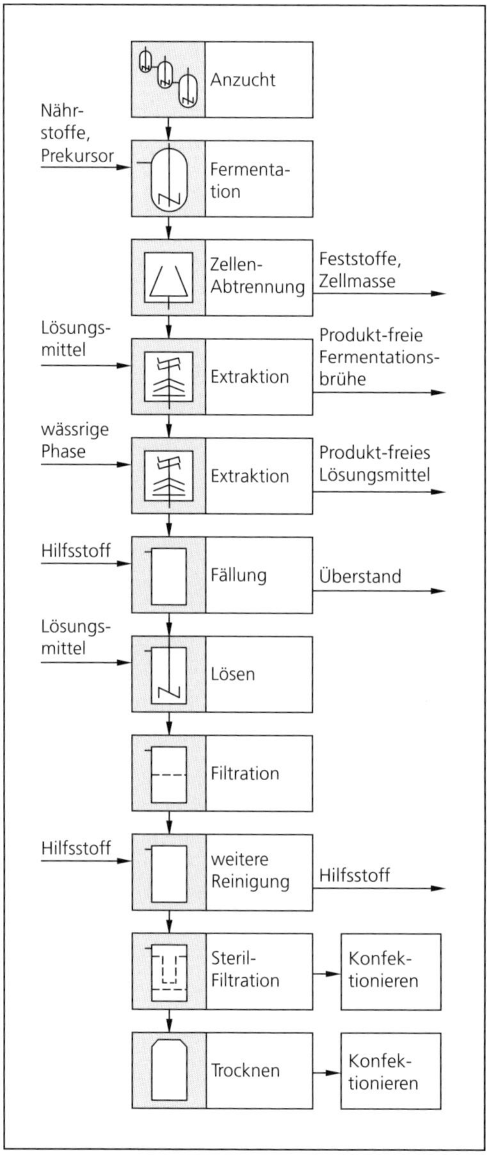

Abb. 4.8 Flussschema der industriellen Produktion von Antibiotika. Nach Diekmann und Metz 1991

ordnung in verschiedene Wirkstoffgruppen rein anthropozentrisch ist und keinerlei Rückschlüsse auf ökologische Funktionen dieser Stoffe im natürlichen Habitat zulässt. Man kann auch vermuten, dass eine Reihe solcher „Antibiotika" mit eher schwachen, völlig fehlenden oder zumindest bisher unbekannten antimikrobiellen Wirkungen regulatorische Funktionen in einer Population von Mikroorganismen haben.

Die Grundprinzipien der **Antibiotikaproduktion** (Abb. 4.8) sind bei aller Variantenfülle im Detail doch mehr oder weniger ähnlich. Man arbeitet im Batch-Verfahren in einem normalen Fermenter (Kap. 3.2), der zwischen 100 und 300 m^3 fassen sollte, um den gewünschten Ausbeuten zu genügen. Die Produktionsstämme müssen ständig betreut und überprüft werden. Die Ansprüche an die Nährmedien sind exakt einzuhalten und kontinuierlich zu überwachen, außerdem kontrolliert man das Wachstum und die Anhäufung an Produkt. Dabei kann es notwendig werden, weitere Nährstoffe und Synthesevorstufen zuzugeben. Die Bildung der Antibiotika erfolgt meist erst in der stationären Phase des Wachstums, kann also durchaus 5 bis 8 Tage beanspruchen. Nach dieser Fermentation wird die Zellmasse abgetrennt und später gegebenenfalls gesondert extrahiert. Meist aber liegt das Antibiotikum in der wässrigen Phase vor, aus der es durch mehrere Extraktionsschritte abgetrennt wird (Kap. 3.3). Je nach Substanz folgen nun eine Reihe spezifischer Reinigungsschritte. Zum therapeutischen Einsatz, beispielsweise als Injektionspräparat, muss es letztendlich sehr rein vorliegen, um eine definierte Wirkung zu erzielen. Darüber hinaus muss es pyrogenfrei sein, darf also keine fiebererzeugenden Stoffe enthalten und muss außerdem aseptisch konfektioniert werden.

Da Antibiotika nicht nur als Therapeutika, sondern auch als Hilfsmittel in der Grundlagenforschung von herausragender Bedeutung sind und in diesem Rahmen bei weitem nicht alle Details ihrer Wirkmechanismen (Kasten 4.6) diskutiert werden können, sei hier auf eine Reihe weiterführender Literaturstellen verwiesen: Präve et al. (1994) mit Einführungen und Referenzwerken, Auterhoff et al. (1991) zum Mechanismus, Heizmann et al. (1996) und Teuscher (1997) zur therapeutischen Anwendung, Friedrich, Müller-Jahncke (1996) zur Geschichte, Nuhn (1997) zur Chemie, Stryer (1996) zur Biochemie. In Zukunft werden bei der nicht mehr zu überblickenden Vielzahl von Antibiotika, aber auch anderen Naturstoffen computergestützte Datenbanken mit Sicherheit an Bedeutung gewinnen.

β-Lactam-Antibiotika

Zu dieser Gruppe rechnet man die **Penicilline** und **Cephalosporine**. Kennzeichnend ist jeweils ein β-Lactam-(Azetidin-2-on-)Ring, an den meist ein zweiter Ring ankondensiert ist. Daraus ergeben sich zwei hypothetische Stammverbindungen, das Penam (mit einem Thiazolidin-Ring) als Grundsubstanz für die Penicilline bzw. das Cepham (Perhydro-1,3-thiazin-Ring) für die Cephalosporine. Eine keineswegs vollständige und nur teilweise repräsentative Auswahl an β-Lactamantibiotika ist in Tabelle 4.4 und Abb. 4.9 zusammengestellt.

Tatsächlich leiten sich die Penicilline von der **6-Aminopenicillansäure** (6-APA) ab, die bei natürlich vorkommenden Derivaten amidartig mit aliphatischen oder aromatischen Säuren verknüpft ist, beim Penicillin G beispielsweise mit Phenylessigsäure. Dieses Strukturmerkmal erlaubt die Herstellung einer Vielzahl „biosynthetischer" Derivate, denn durch die Zugabe einer bestimmten Säure zum Fermentationsmedium im Überschuss kann man die Entstehung spezifischer Produkte fördern. Auf diese und andere Weisen sind Unmengen halbsynthetischer Penicillin-Derivate dargestellt worden, von denen jedoch insgesamt keine zwei Dutzend Eingang in die Therapie gefunden haben.

Eine chemische **Totalsynthese** von Penicillin-Derivaten wurde zwar schon durchgeführt, ist aber wirtschaftlich bedeutungslos. Besser ist eine **Partialsynthese**: Meist erfolgt eine Bildung natürlicher Penicilline, die dann enzymatisch mithilfe der Penicillin-Amidase (EC 3.5.1.11; oft kurz als Acylase oder 6-APA bezeichnet) in die jeweilige Säure und 6-APA gespalten werden. Dieses Enzym kann aus einer ganzen Reihe von Pilzen isoliert oder in Form abgetöteter Bakterien, die es enthalten, zugesetzt werden. Die 6-APA muss dann noch gereinigt und schonend acyliert werden. Zum Teil können die jeweiligen Penicillin-Derivate aber auch durch **Isolierung** aus Kulturansätzen bestimmter Produzentenstämme direkt erhalten werden.

Penicilline werden von Arten der Gattungen *Penicillium*, *Aspergillus*, *Tricho-*

Kasten 4.6 Wirkweise der Antibiotika

Die β-**Lactam-Antibiotika** und eine Reihe anderer Verbindungen greifen in die **Bildung der Zellwand** ein. So kann durch **Hemmung der Peptidoglykan-Transpeptidase** die Quervernetzung des Peptidoglykans verhindert werden.
Cycloserin und **Bacitracin** greifen auf einem frühen Stadium der Zellwandbildung ein; Cycloserin beispielsweise verhindert als D-Alanin-Antagonist die Synthese der D-Alanin enthaltenden Pentapeptidketten.
Einige Antibiotika **wirken direkt an der DNA**, entweder indem sie wie die **Mitomycine** alkylieren und zu Quervernetzungen führen oder sich wie die **Actinomycine** und **Anthracycline** zwischen die Basen der DNA einschieben. Actinomycin D beispielsweise wird bevorzugt an GC-Paare gebunden und so im Abstand von fünf bis zehn Basenpaaren in die Doppelhelix eingelagert.
Wieder andere Wirkstoffe **hemmen die Proteinbiosynthese**. **Chloramphenicol**, **Tetracycline** oder **Aminoglykosid-Antibiotika** stören selektiv die Funktion der bakteriellen 70-S-Ribosomen. Aminoglykoside verursachen Fehlablesungen der mRNA und führen zu funktionslosen Proteinen. **Tetracycline** stören die Bindung der Aminoacyl-tRNA an die Ribosomen, **Rifamycine** unterbrechen die Transkription durch Hemmung der DNA-abhängigen RNA-Polymerase.
Schließlich beeinflussen eine ganze Reihe von Antibiotika die **Funktion der Membranen**. **Gramicidin A** ist ein ungewöhnlich aufgebautes Peptid; je 2 Moleküle lagern sich zusammen und bilden in Membranen einen Kanal, durch den selektiv einwertige Kationen wie Kalium oder Natrium die Lipiddoppelschicht durchdringen können. Die Polyen-Antibiotika komplexieren Sterole und verändern damit die Membranpermeabilität von Pilzen.

Tab. 4.4 Wichtige Produzenten von Antibiotika (Auswahl)

Familie, Klasse	Mikroorganismus	Antibiotikum
Bacillaceae	*Bacillus brevis*	Tyrothricine
	B. subtilis, B. licheniformis	Bacitracin
Actinomycetaceae	*Actinomyces antibioticus*	Actinomycine
Streptomycetaceae	*Streptomyces aureofaciens*	Tetracycline
	S. erythreus	Erythromycine
	S. griseus	Streptomycin
	S. kanamyceticus	Kanamycine
	S. nodosus	Amphotericin B
	S. noursei	Nystatin
	S. orientalis	Vancomycin
	S. peuceticus	Daunorubicin, Doxorubicin
	S. venezuelae u. a.	Chloramphenicol
	S. viridifaciens	Tetracyclin
Deuteromycetes	*Penicillium chrysogenum*	Penicilline
	P. griseofulvum u. a.	Griseofulvin

phyton, *Epidermophyton* und *Streptomyces* gebildet, wobei man allerdings zur Herstellung im industriellen Maßstab nur Mutanten von *Penicillium chrysogenum* einsetzt. Die diskontinuierliche Produktion erfolgt in bis zu 200000 L fassenden Fermentern im Submersverfahren. Dabei gewinnt man zwischen 20 und 30 g pro Liter.

Die **Biosynthese der β-Lactam-Antibiotika** (Abb. 4.10) geht vom Aminosäurestoffwechsel aus (Nosek et al. 1997); man könnte sie chemisch auch als Derivate zyklischer Dipeptide auffassen. Charakteristisch ist der *β*-Lactam-Ring (Azetidin-2-on), an den weitere Ringe und Reste ankondensiert sind. Aus L-α-**A**minoadipinsäure, L-**C**ystein und L-**V**alin entsteht über einen sogenannten „Thiotemplat"-Mechanismus zunächst das lineare ACV-Tripeptid, eine von der ACV-Synthase katalysierte Reaktion. Durch Zyklisierung wird das **Arnstein-Tripeptid** mit einem *β*-Lactam-Ring gebildet. Durch weitere Zyklisierung, Konfigurationsumkehr am C-*α* des Valins und Austausch des Aminoadipylrests leiten sich die weiteren Penam- oder Cepham-Antibiotika von diesem Tripeptid ab. Eine Zwischenstufe von zentraler Bedeutung ist dabei das Isopenicillin N, an dem sich die Synthesewege zu den eigentlichen Penicillinen bzw. den Cephalosporinen trennen. Die Synthese dieser Substanz obliegt der Isopenicillin-N-Synthase, eine etwa 38 kDa große Dioxygenase. Dieses Enzym wurde inzwischen aus einer ganzen Reihe von Organismen isoliert und charakterisiert, oft sind auch die zugehörigen Gene bekannt.

Bei *Aspergillus nidulans* und *Penicillium chrysogenum* führt ein zweistufiger Prozess zur Entstehung von Penicillin G. Dabei wird zunächst die Aminoadipyl-Seitenkette abgespalten, dann werden durch Coenzym A aktivierte Phenylacetylgruppen auf die dabei gebildete 6-Aminopenicillansäure übertragen.

Die antibiotische Wirkung der **Cephalosporine** entspricht im Wesentlichen jener der Penicilline, erfasst jedoch auch eine Reihe penicillinresistenter Erreger. Aller-

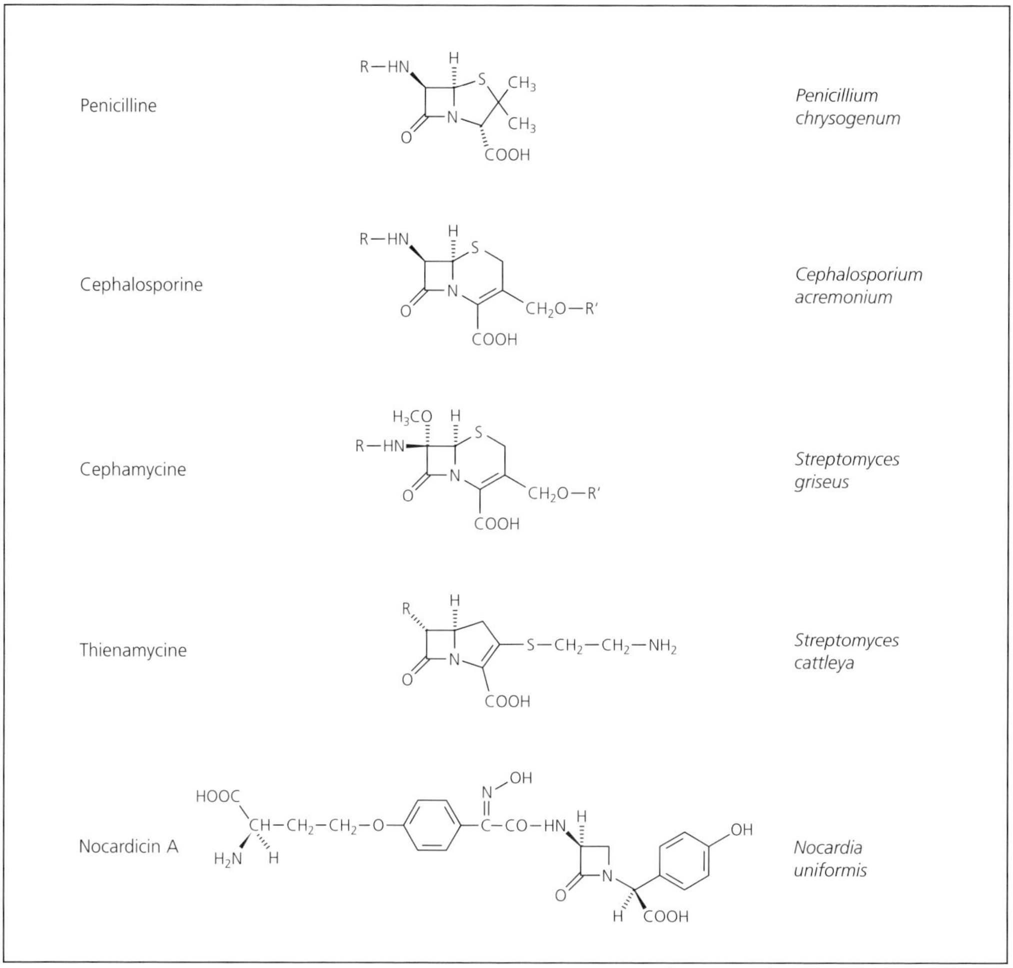

Abb. 4.9 Strukturformeln einiger wichtiger Vertreter der β-Lactam-Antibiotika

dings kommen nur halbsynthetische Derivate in der Therapie zur Anwendung. Sie leiten sich von der 7-Aminocephalosporansäure (7-ACS) ab, die mit chemischen Methoden aus Cephalosporin C freigesetzt und amidartig mit synthetischen Säuren verbunden wird. Weitere Veränderungen betreffen vor allem die jeweils unterschiedlichen Reste am C-3. Durch Veresterung der Cephalosporine an der Carboxylgruppe an C-4 erhält man sogenannte **Prodrugs**, die auf Grund ihrer Lipophilität besser resorbiert werden und gegen β-Lactamasen stabiler sind.

Biosynthetisch entstehen Substanzen mit einem Cepham-Grundkörper über die Bildung von Penicillin N aus Isopenicillin N. Dafür ist eine Epimerase verantwortlich, die sich bislang als relativ labil erwiesen hat und nur aus *Streptomyces clavuligerus* isoliert werden konnte. Im nächsten Schritt wird der schwefelhaltige Heterozyklus zum Sechsring erweitert (Desacetoxycephalosporin, daher die Bezeichnung DAOC-Synthase oder Expandase). Diese Epimerase ist beim Pilz *Acremonium chrysogenum* offenbar ein bifunktionales Enzym, da bei der Reinigung eine andere

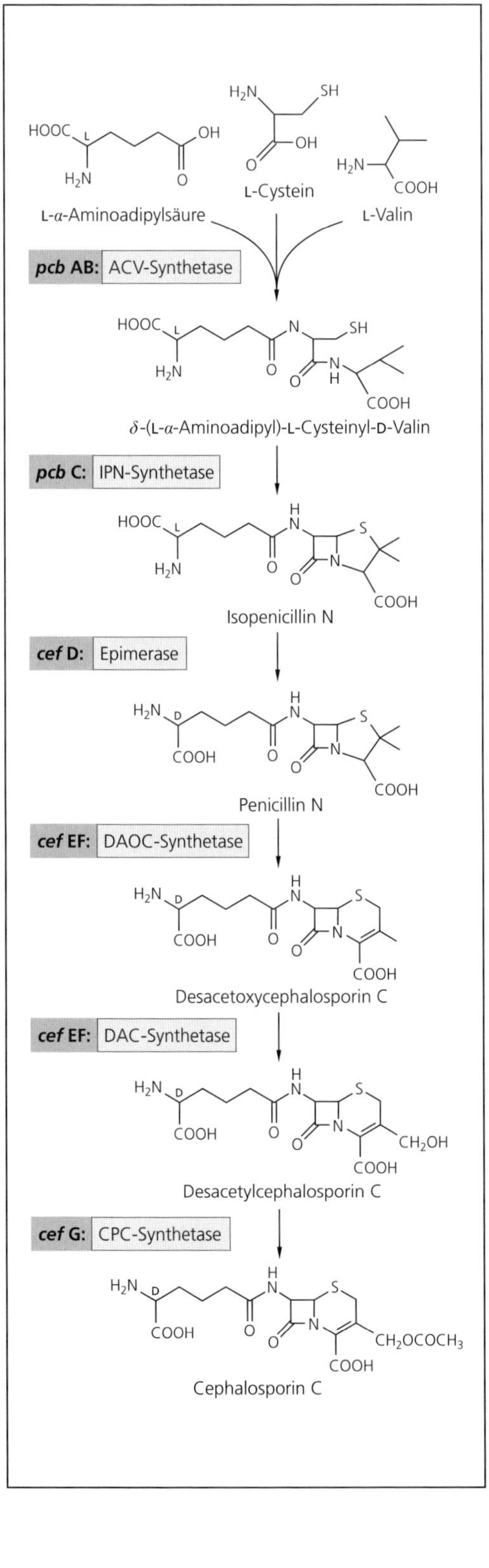

Abb. 4.10 Biosynthese der β-Lactam-Antibiotika. Sie Verläuft bis zum Isopenicillin N identisch. Danach teilt sich der Reaktionsweg zu den Penam- bzw. Cephamantibiotika. Das Desacetylcephalosporin C ist die gemeinsame Vorstufe für Cephamycine und Cephalosporine. Mit kursiven Buchstaben sind die Gene für die verschiedenen Biosyntheseenzyme gekennzeichnet. Nach Nosek et al. 1997

enzymatische Aktivität nicht abgetrennt werden konnte, die Desacetylcephalosporin-C-Synthase (DAC-Synthase oder Hydroxylase). An diesem Enzym lassen sich somit Unterschiede zwischen der Cephalosporin-Synthese bei Pro- und Eukaryonten erkennen, denn beim Bakterium *S. clavuligerus* liegen hier zwei eigenständige Polypeptide mit getrennten Genen vor. Weitere Unterschiede zeigen sich im Abschluss der Biosynthesekette. Während bei *A. chrysogenum* durch die Addition einer Acetylgruppe Cephalosporin C entsteht, wird bei *Streptomyces*-Arten oder Flavobakterien in einem dreistufigen Prozess Cephamycin C gebildet.

Interessant ist die Organisation der Gene für die β-Lactam-Synthese. Schon bei ersten Klonierungsversuchen zeigte sich, dass die Information für die Enzyme auf einem relativ kleinen Bereich der DNA von etwa 33 Kilobasen Länge lokalisiert war. Die Gene sind also offensichtlich in Form eines Clusters zusammengefügt. Die Kopplung der Biosynthesegene geht teilweise so weit, dass die Information benachbarter Loci in eine gemeinsame RNA umgeschrieben wird. Bei Hochleistungsstämmen mit erhöhter Produktion liegen mehrere solcher Cluster vor. Diese Genvervielfachung führt zu einer verstärkten Biosynthese, da mehrere Kopien gleichzeitig exprimiert werden können.

Viel Aufmerksamkeit gilt auch der **Physiologie der β-Lactam-Biosynthese**. So weiß man, dass beispielsweise eine Änderung des pH-Werts im Kulturmedium die Transkription bestimmter Gene beeinflusst. Dass andererseits hohe Konzentrationen an leicht metabolisierbaren Kohlenstoffquellen die Ausprägung des Sekundärstoffwechsels verzögern, wurde bereits angesprochen (Kap. 4.3); dabei verlängert sich die Trophophase, wodurch die Idiophase später eintritt. Aminosäuren im Medium beeinflussen die Synthese in zweifacher Weise, einerseits als Vorstufen für die Produktion des ACV-Tripeptids, andererseits als Stickstoffquellen. Da einige der Enzyme für die Bildung der β-Lactame Dioxygenasen sind, ist auch die Konzentration an Sauerstoff von erheblicher Bedeutung.

Um nun auch mit gentechnischen Methoden in die Antibiotikaproduktion eingreifen zu können, wurde ein für die Hefe *Saccharomyces cerevisiae* entwickeltes Transformationssystem auf Hyphenpilze übertragen. Dabei wird zunächst die Zellwand durch Chitinasen abgedaut. Mithilfe von Polyethylenglykol (PEG) kann man eine Protoplastenfusion auslösen; bei diesem Vorgang wird DNA, damit auch rekombinante Vektor-DNA aufgenommen. Um transformierte Zellen selektieren zu können, baut man in die Vektor-DNA Resistenzgene gegen bestimmte Antibiotika wie etwa Hygromycin B ein. Auf entsprechenden Selektionsmedien können dann nur Zellen mit Fremd-DNA überleben und wachsen. Zuletzt werden resistente Stämme noch molekularbiologisch charakterisiert. Damit werden neue Möglichkeiten zur Erhöhung der Antibiotikabildung zugänglich, beispielsweise durch eine erhöhte Gendosis (Erhöhung der Kopienzahl von Synthesegenen) oder eine veränderte Regulation (Veränderung des Expressionsmusters der Gene oder Kopplung an besonders gut regulierbare Promotoren).

Aminoglykoside

Die Aminoglykosid-Antibiotika, von denen etwa 150 bekannt sind, sind basische Verbindungen (Oligosaccharide), die aus einem Diaminocyclitol und glykosidisch daran gebundenen Monosacchariden oder Aminozuckern bestehen (Abb. 4.11). Dabei können die Aminogruppen der einzelnen Komponenten durch Methylierung oder Amidierung verändert sein. Während die Cyclitole bei den therapeutisch eingesetzten Substanzen meist Streptidin, 2-Desoxy-D-streptamin oder Actinamin sind, können die Zuckerreste wesentlich stärker variieren (z. B. Glucosamine, Glucosediamine, Mannose, Ribose und andere Derivate). Da die freien Aminoglykoside meist wenig beständig sind, werden gut wasserlösliche, stabile Sulfate eingesetzt.

Zu den produzierenden Mikroorganismen gehören Actinomyceten wie *Streptomyces*, *Micromonospora* oder Nocardia. Dementsprechend erfolgt auch die Benennung: Bei Substanzen aus Vertretern der erstgenannten Gattung wird die Endung -mycin, bei solchen aus der zweiten ein -micin angehängt. Als Beispiele können das 1944 von Waksman aus *Streptomyces griseus* isolierte **Streptomycin** und die 1963 erstmals aus *Micromonospora purpurea* gewonnenen Gentamicine dienen. Auf Grund einer ganzen Reihe von Nebenwirkungen und Resistenzentwicklungen muss die Anwendung der Aminoglykosid-Antibiotika auf schwere Infektionen beschränkt bleiben. Da sie zudem plazentagängig sind, dürfen sie im ersten Schwangerschaftstrimenon nicht zum Einsatz kommen. Sie werden oft parenteral gegeben, meist durch intramuskuläre Injektion.

Bei der Produktion der Aminoglykoside kam zum ersten Mal die Technik der **Mutasynthese** zum Einsatz. Dazu werden Mutanten von produzierenden Organismen erzeugt, die das am Ende der Synthesekette stehende Antibiotikum nicht mehr herstellen können. Bei solchen geblockten Mutanten reichern sich meist die entsprechenden Zwischenstufen an. Sie können allerdings nach Zufütterung geeigneter Substanzen die Synthese zu Ende führen (idiotrophe Mutanten). Da die beteiligten Enzyme jedoch oft nicht sehr substratspez-

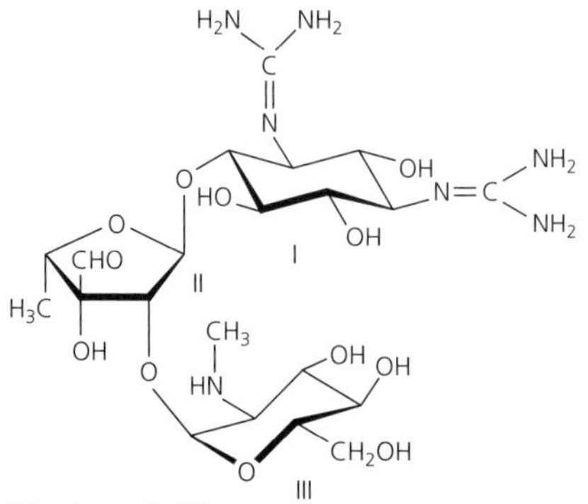

Streptomycin (A)

I = Streptidin
II = L-Streptose
III = N-Methyl-2-D-glucosamin

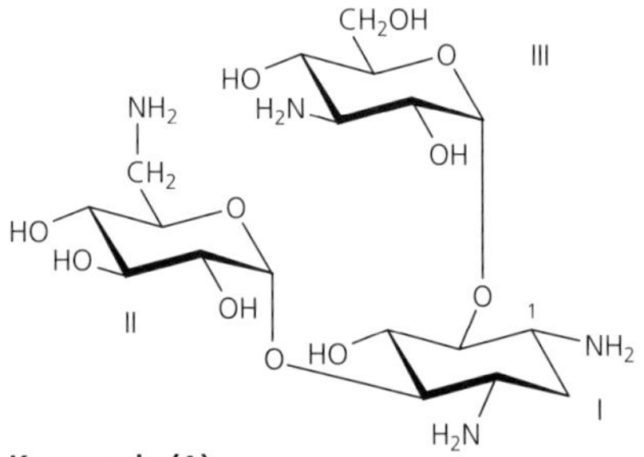

Kanamycin (A)

I = 2-Desoxystreptamin
II = 6-D-Glucosamin
III = Kanosamin

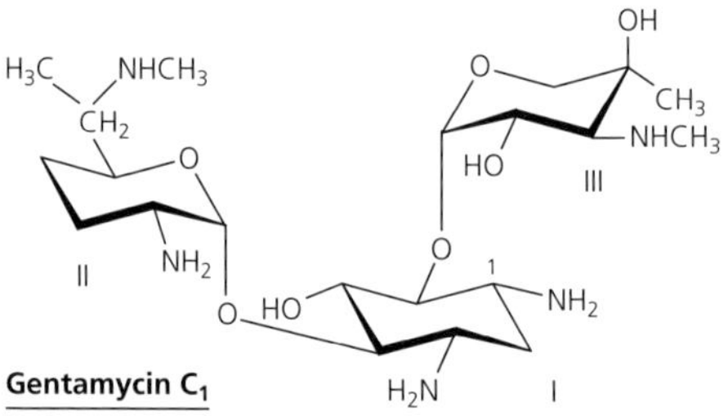

Gentamycin C_1

I = 2-Desoxystreptamin
II = Purpurosamin A
III = Garosamin

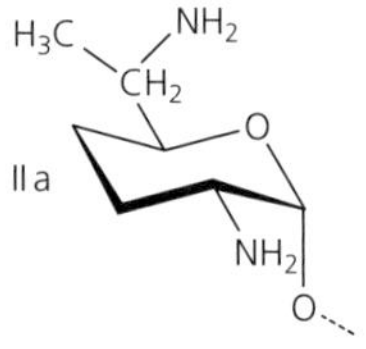

Gentamycin C_2

IIa = Purpurosamin B

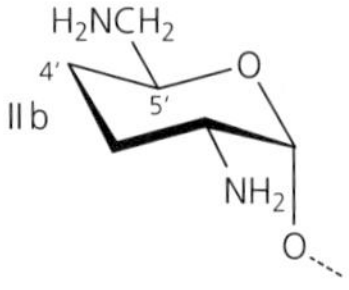

Gentamycin C_{1a}

IIb = Purpurosamin C

Sisomycin

4′,5′-Dehydro-Gentamycin C_{1a}

Abb. 4.11 Einige wichtige Aminoglykosidantibiotika

ifisch sind, können auch Strukturanaloga gegeben werden, die zu jeweils modifizierten Verbindungen führen.

Die Produktion von Streptomycin wird im 100 m^3-Maßstab durchgeführt. Als Substrate können Glucose oder andere Monosaccharide in Verbindung mit verschiedenen Lipiden oder Sojabohnenöl dienen. Nach einer Kulturdauer von 5 bis 7 Tagen (pH-Wert zu Beginn etwa 7,5; Temperaturen um 27 °C) werden etwa 10 bis 15 g L^{-1} Antibiotikum erhalten. Da das verbliebene Mycel höhere Mengen an Vitamin B_{12} aufweist, wird es als Viehfutter eingesetzt. Die Isolierung der Aminoglykoside aus dem Kulturfiltrat erfolgt vorwiegend durch Kationenaustauschchromatographie.

Polyketide

Zu den Polyketid-Antibiotika zählen eine ganze Reihe von Verbindungen, die man teilweise als eigene Gruppen einordnen könnte. Das gemeinsame Merkmal ist ihre Biogenese durch Verknüpfung von Säureresten an Multienzymkomplexen. Als Starter dient eine durch Bindung an

Coenzym A aktivierte Säure, an die jeweils α-Carboxyacyl-CoA-Verbindungen, die sogenannten Extender, mit dem α-Kohlenstoffatom unter Bildung einer Polyketosäure ankondensiert werden. Dabei geht jeweils wieder CO_2 verloren. Noch am Multienzymkomplex wird die entstandene Polyketosäure zyklisiert. Je nach der Kettenlänge der zunächst gebildeten Polyketosäure und der Art des Ringschlusses entstehen die verschiedensten Substanzgruppen, beispielsweise Anthracenderivate oder Makrocyclen. Hier sollen nur das **Griseofulvin**, **Tetracycline**, **Anthracycline** und **Makrolidantibiotika** (Abb. 4.12) kurz angesprochen werden. Da diese Gruppe von Naturstoffen nicht nur sehr umfassend, sondern auch sehr interessant ist, sei zur weiteren Information auf die Literatur verwiesen (Nuhn 1997, Stützle 1997, Teuscher 1997).

Bereits 1939 wurde in England das chlorhaltige **Griseofulvin** aus einer *Penicillium*-Art isoliert. Zur fermentativen Gewinnung dienen Mutanten von *P. patulum, P. griseofulvum* und *P. nigricans.* Heute werden vornehmlich Submersverfahren eingesetzt, bei denen bei 25 °C und einem pH-Wert von etwa 7,0 komplexe Medien wie Maisquellwasser und Glucoselösung kontinuierlich zugefüttert werden. Nach 260 Stunden wird die Kultur abgebrochen und das Antibiotikum isoliert; dabei erreicht man Ausbeuten von 10 bis 15 g L^{-1}. Da sich das Antibiotikum sowohl im Mycel wie in der Kulturlösung befindet, werden beide aufgearbeitet. Aus dem Kulturfiltrat gewinnt man es durch Absorption an Aktivkohle und Extraktion mit organischen Lösungsmitteln, das Mycel wird entfettet und mit Methylenchlorid oder Butylacetat extrahiert.

Tetracycline sind Breitspektrumantibiotika, die Ende der 40er Jahre erstmals isoliert wurden (1948: Chlortetracyclin). Es handelt sich um typische Stoffwechselprodukte der Streptomyceten; vor allem *S. aureofaciens* und *S. rimosus* werden industriell zur Gewinnung von Tetracyclin,

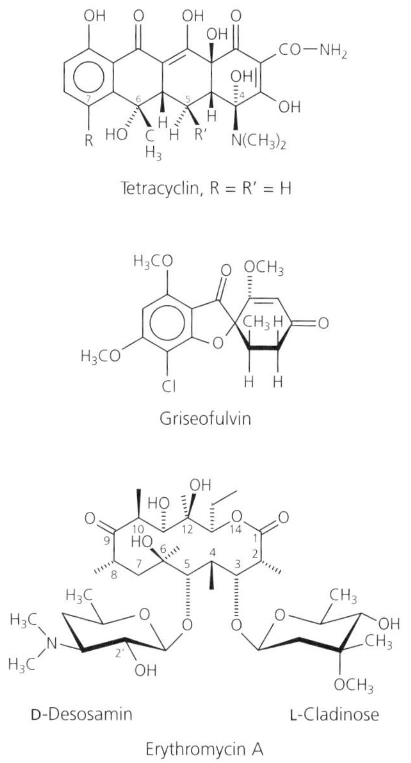

Abb. 4.12 Wichtige Vertreter der Polyketid-Antibiotika

Chlortetracyclin und anderer Derivate eingesetzt. Die meist gelb gefärbten Substanzen leiten sich vom viergliedrigen Naphthacen-Ringsystem ab. In Submersverfahren lassen sich mit Hochleistungsstämmen Ausbeuten von mehr als 15 g L^{-1} erreichen, wobei die verschiedensten Substrate wie Melasse, technische Glukose und vor allem Stärke eingesetzt werden. Als S-Quelle dienen Sojamehl, Maisquellwasser oder Erdnussmehl. Chlortetracyclin bildet mit Eisen Komplexverbindungen, daher müssen emaillierte oder V_2A-Stahlbehälter mit einem Nutzvolumen von 80 bis 150 m^3 zur Verfügung stehen. Das Chlortetracyclin kann mikrobiell oder chemisch zu Oxytetracyclin umgesetzt werden.

Die **Anthracycline** sind Glykoside der Mycinone (im wesentlichen Naphthacen-Derivate), eine Gruppe gelbrot oder rot gefärbter Substanzen mit einem C-Gerüst aus linear aneinander kondensierten Sechsringen, von denen drei ein Anthrachinon-System bilden. Bei den etwa 200 bekannten Anthracyclinen findet man noch einen oder mehrere Zuckerreste als *O*-Glykoside. Die produzierenden Streptomyceten der therapeutisch vorwiegend eingesetzten Verbindungen gehören u. a. zu *S. coeruleo-rubidus* und *S. peuceticus* (Daunorubicin), zu *S. peuceticus* var. *caesius* (Aclarubicin) und *Actinomadura carminata* (Carminomycin). Außerdem verwendet man eine Reihe halbsynthetischer Derivate des Daunorubicins, beispielsweise das Zorubicin und das Epirubicin. Die biotechnische Gewinnung weist einige Besonderheiten auf; so arbeitet man in recht kleinen Fermentern von 10 m^3, wobei die Ausbeuten nach einer Kultur von 7 bis 10 Tagen 0,5 bis 1 g L^{-1} nicht übersteigen. Die als höhere Glykoside vorliegenden Substanzen müssen vorsichtig hydrolysiert werden. Da die Anthracycline außerordentlich kardiotoxisch wirken, sind spezielle Sicherheitsvorkehrungen für die Aufarbeitung nötig. Das treibt den Preis für diese Stoffe deutlich in die Höhe. Da einige dieser Substanzen auch tumorhemmende Eigenschaften haben, kommen sie beispielsweise gemeinsam mit Vincristin oder Cytarabin bei verschiedenen Leukämien zum Einsatz, aber auch bei verschiedenen anderen Tumoren bis hin zum malignen Melanom. Auch sie sollten jedoch während der Schwangerschaft und Stillzeit nicht angewandt werden.

Die gleichfalls von verschiedenen *Streptomcyes*-Arten produzierten **Makrolidantibiotika** (z. B. **Erythromycine** von *S. erythreus*) sind durch einen vielgliedrigen Lactonring gekennzeichnet, der eine gerade Anzahl an Ringatomen aufweist und glykosidisch mit Monosacchariden oder Aminozuckern verknüpft ist. Dabei finden sich eine ganze Reihe seltener Zuckerderivate wie etwa D-Forosamin, D-Desosamin oder L-Mycarose. Die therapeutisch genutzten Verbindungen kann man in drei Gruppen einteilen:

- **Kleine Makrolidantibiotika** mit 12 bis 18 Ringatomen und basischem Charakter
- **Große Makrolidantibiotika** (Polyene) mit 26 bis 38 Ringatomen, 4 bis 7 konjugierten Doppelbindungen sowie verschiedenen Hydroxy- und Carboxy-Gruppen, die daher amphoteren Charakter aufweisen
- **Ansamycinantibiotika**, deren Makrolidsystem aromatische Ringe oder Ringsysteme aufweist.

Während das Erythromycin zur ersten Gruppe gehört, findet man unter den Polyenen beispielsweise **Amphotericin B**, **Nystatin** und **Natamycin**. Unter den Ansamycinen sind besonders die **Rifamycine** therapeutisch wichtig, die von *S. mediterranei* synthetisiert werden.

Kombinatorische Biosynthese

Das Auftreten von Resistenzen macht es notwendig, immer wieder neue Antibiotika zu isolieren bzw. Resistenzentwicklungen durch Modifikationen bekannter Antibiotika entgegenzuwirken. Die kombinatorische Biosynthese zeigt einen weiteren Weg zur Gewinnung **neuartiger Antibiotika** auf. In den vergangenen Jahren sind die Antibiotikabiosynthesegene gerade der Streptomyceten sehr intensiv erforscht worden. Diese Studien haben gezeigt, dass diese Gene häufig geclustert auf einem kleinen Bereich des Bakterienchromosoms lokalisiert sind. Das macht es vergleichsweise einfach, einzelne Gene zu eliminieren bzw. zusätzliche Biosynthesegene in das Biosynthesecluster einzuschleusen. Die gezielte genetische Transformation von solchen Antibiotikaproduzenten kann heute schon dazu verwendet werden, bestimmte Modifikationen im Zuge der

Antibiotikabiosynthese einzuführen. Dabei entstehen tatsächlich auch neuartige Strukturen (Bechthold 1997). Bei konsequenter Weiterentwicklung könnten zukünftig Biosynthesewege kombiniert und auf diese Art und Weise neuartige Antibiotika konstruiert werden.

Polypeptide

Die Polypeptidantibiotika bilden eine Gruppe von Substanzen, deren Molekülmassen zwischen 250 und 5000 Dalton liegen, mit einem Schwerpunkt von 1000 bis 1500 Dalton. Zu den wohl wichtigsten Verbindungen zählt das 1939 von René Dubos entdeckte Gramicidin. Polypeptid-Antibiotika sind durch viele ungewöhnliche Aminosäuren wie D-Aminosäuren, Ornithin oder Diaminobuttersäure gekennzeichnet und bilden oft zyklische Strukturen aus. Diesen aus dem Rahmen fallenden Eigenschaften verdanken sie ihre Resistenz gegen die Hydrolyse durch Peptidasen. Auch ihre Synthese ist ungewöhnlich, da sie ohne Beteiligung von Ribonukleinsäure-Komponenten direkt an Multienzymkomplexen stattfindet. Dazu werden die Aminosäuren zunächst mit ATP zu Aminoacyladenylaten umgewandelt. Die so aktivierten Aminosäuren werden dann an Thiolgruppen an den Multienzymkomplexen gebunden. Die Peptidbildung beginnt nun mit einer Transthiolierung, ein Aminoacylrest wird von einem beweglichen 4'-Phosphopantethein-Arm übernommen und auf eine ebenfalls thiolgebundene Starteraminosäure unter Ausbildung einer Peptidbindung übertragen. In einem weiteren Schritt wird dann das entstandene Dipeptid wiederum vom Phosphopantethein-Arm aufgenommen, auf eine dritte Aminosäure übertragen und so fort, bis ein kurzes, vier bis sechs Aminoacylreste umfassendes Oligopeptid entstanden ist. Diese Peptide können dann entweder an andere Multienzymkomplexe weitergereicht oder miteinander verknüpft werden.

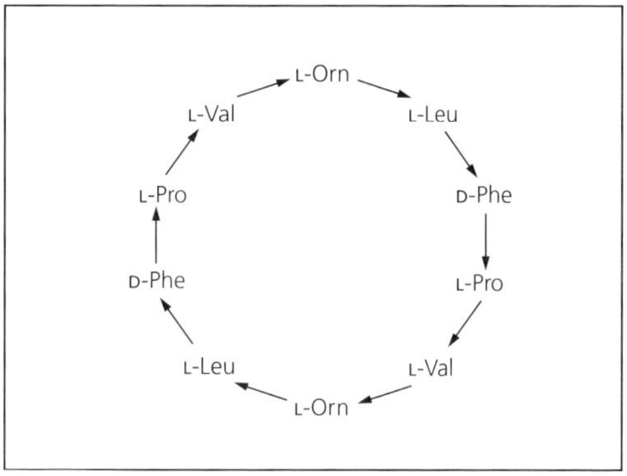

Abb. 4.13 Das zyklische Peptidantibiotikum Gramicidin S

Ein besonders gut untersuchtes Beispiel einer solchen **nichtribosomalen Peptidsynthese** ist die Biosynthese des Gramicidin S (Abb. 4.13), bei der zwei Multienzymkomplexe zusammenarbeiten. An einem wird L-Phenylalanin aktiviert und zur D-Form umgewandelt, die dann auf das zweite Enzym übertragen wird. Dieser zweite Enzymkomplex hat bereits ein L-Prolin gebunden, sodass nun ein Dipeptid entsteht. Daran werden noch drei weitere Aminosäuren angehängt, sodass man das Pentapeptid D-Phe-L-Pro-L-Val-L-Orn-L-Leu erhält. Zwei solcher Pentapeptide werden dann zum cyclischen Gramicidin S zusammengefügt.

Man unterscheidet **homöomere** und **heteromere Polypeptidantibiotika**. Die erste Gruppe besteht nur aus Aminoacylresten, die zweite enthält noch weitere funktionelle Gruppen. Das **Tyrothricin** beispielsweise ist ein Gemisch linearer und zyklischer Polypeptidantibiotika, das von *Bacillus brevis* produziert wird. Zirka 80 % sind basische, zyklische Dekapeptide (**Tyrocidine**), etwa 20 % neutrale, meist lineare Pentapeptide (**Gramicidine**). Die Gramicidine sind vorwiegend für den antibiotischen Effekt verantwortlich. Wegen seiner Toxizität wird Tyrothricin nur lokal angewendet.

Einige wichtige heteromere Polypeptid-Antibiotika sind etwa die **Polymyxine** und

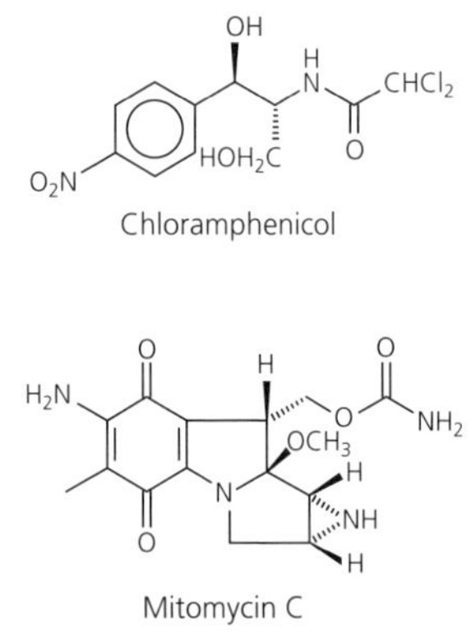

Abb. 4.14 Antibiotika mit seltenen Strukturmerkmalen. Die Nitrogruppe und der Dichloracetylrest des Chloramphenicols sowie der Aziridinring des Mitomycin C kommen in Naturstoffen selten vor.

Colistine, die von *Bacillus polymyxa* var. *colistinus* synthetisiert werden. Sie wirken vor allem gegen gramnegative Stäbchen durch Beeinflussung der Membranpermeabilität. Auf Grund erheblicher Nebenwirkungen kommen sie nur sehr eingeschränkt zum Einsatz. Die **Bacitracine** stammen aus Arten der Gattung *Bacillus* (*B. licheniformis, B. subtilis* var. *Tracy*) und sind Dekapeptide, die beispielsweise in die Mureinbiosynthese eingreifen. Zu den **Glykopeptid-Antibiotika** (Nicolaou et al. 1999) rechnet man Stoffe wie das **Bleomycin** (*Streptomyces verticillus*), das sich in die DNA interkaliert und somit als Zytostatikum wirkt, das **Vancomycin** (*Streptomyces orientalis*), das u. a. die Quervernetzung der Peptidoglykanketten hemmt (Williams, Bardsley 1999) und das **Teicoplanin** (*Actinoplanes teichomyceticus*), das ebenso wie das Vancomycin bei verschiedenen Hospitalismus-Keimen eingesetzt wird.

Weitere Substanzgruppen

Aus der ungeheuren Vielfalt an antibiotisch wirksamen Substanzen sollen nur noch wenige wichtige Einzelsubstanzen angesprochen werden. Der erste Naturstoff, bei dem sowohl eine Nitrogruppe wie auch das Heteroatom Chlor nachgewiesen werden konnte, war das 1949 in seiner Struktur aufgeklärte **Chloramphenicol** (Abb. 4.14). Während es früher fermentativ aus Mutanten von *Streptomyces venezuelae* gewonnen wurde, wird es heute chemisch-synthetisch hergestellt. Es bindet an die 50S-Untereinheiten bakterieller, aber auch mitochondrialer Ribosomen, hemmt die Peptidyltransferase und damit die Proteinsynthese. Auf Grund seiner zwar selten auftretenden, aber schweren Nebenwirkungen wird es nur bei lebensbedrohlichen Erkrankungen und nur dann systemisch angewendet, wenn andere Antibiotika versagen.

Mitomycin C (Abb. 4.14) ist ein Indolderivat, das einen Aziridinring aufweist, also einen N-haltigen Dreiring. Es wird zusammen mit einer Reihe ähnlicher Verbindungen von verschiedenen *Streptomyces*-Arten gebildet. Es wirkt alkylierend und ist in der Lage, DNA-Stränge zu vernetzen. So werden Transkription und Replikation gehemmt, außerdem Mutationen induziert. Intravenös appliziert wird es als Zytostatikum bei malignen Tumoren eingesetzt, besonders beim Mammakarzinom, gastrointestinalen Tumoren, beim Zervix- und nichtkleinzelligen Bronchialkarzinom. Seine Teratogenität schließt eine Anwendung in der Schwangerschaft aus.

4.5.6 Immunsuppressiva

Die **Cyclosporine** (A bis H) gehören als zyklische Undekapeptide strukturell zu den homöomeren Polypeptiden (Abb. 4.15). Sie werden von *Tolypocladium inflatum*, einem Deuteromyceten, und *Cylindrocarpum lucidum* produziert. **Ciclosporin** (Cyclosporin A) beispielsweise besteht aus acht proteinogenen und drei seltenen Aminosäuren und bildet so eine hydrophobe Verbindung mit antiparalleler β-Faltblattstruktur. Diese Substanzen wirken

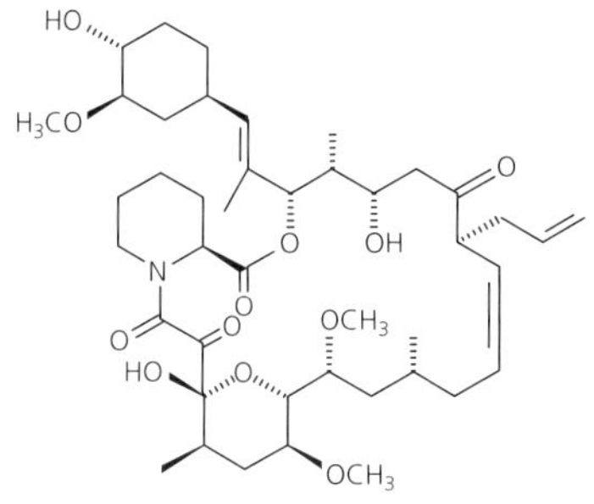

Tacrolimus

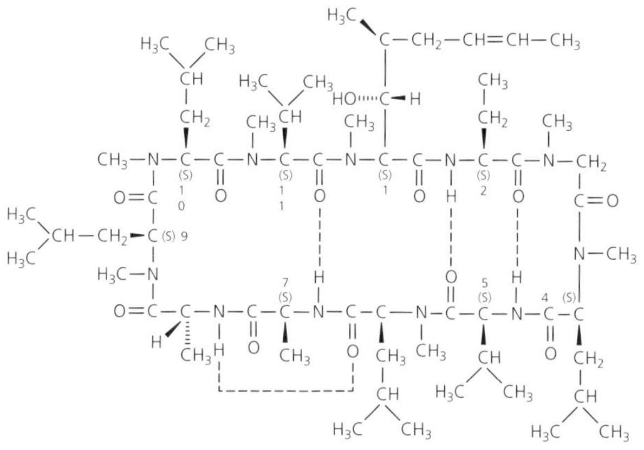

Cyclosporin A

Abb. 4.15 Die immunsuppressiv wirkenden Substanzen Tacrolimus und Ciclosporin A

zwar auch antibitotisch gegen verschiedene Parasiten wie *Plasmodium*- und *Schistosoma*-Arten, auch gegen manche Pilze, doch ihr wichtigstes Einsatzgebiet liegt in der Unterdrückung der zellulären und humoralen Immunabwehr nach Transplantationen.

Tacrolimus (FK-506) ist ein Makrolid, das von *Streptomyces tsukubaensis* gebildet wird und keiner bisher genannten Substanzgruppe eindeutig zugeordnet werden kann. Sein Wirkungsmechanismus ähnelt dem des Cyclosporin A, da es die Bildung von Interleukin 2, IL 3 und γ-Interferon und damit die Aktivierung der T-Killer-Zellen unterdrückt. Bei vergleichbaren Nebenwirkungen übertrifft seine Wirksamkeit die des Cyclosporins allerdings um den Faktor 100. Es wird daher zur Verhinderung der Transplantatabstoßung eingesetzt und sofort nach der Operation gegeben.

4.5.7 Oligo- und Polysaccharide

Obwohl bislang in der Biotechnologie meist stiefmütterlich behandelt, werden sich die Kohlenhydrate wahrscheinlich in den nächsten Jahren als eine der biologisch bedeutendsten Substanzklassen erweisen.

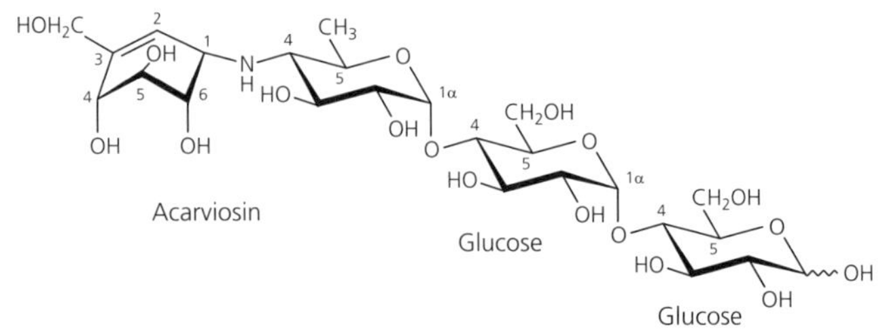

Abb. 4.16 Das Pseudotetrasaccharid Acarbose. Ein aus zwei Glucoseeinheiten, einem Aminozucker und einem Cyclitol aufgebauter α-Glucosidase-Hemmstoff, der aus *Actinoplanes*-Stämmen gewonnen wird.

Schon jetzt deutet sich zunehmend an, dass sie in zellulären Erkennungs- und Regulationsprozessen von enormer Bedeutung sind (Sharon, Lis 1993), also beispielsweise in der Hemmung des Metastasierungsprozesses wichtig werden könnten. Es ist daher denkbar, dass uns ein „Zeitalter der Glykobiologie“ bevorsteht. Dies gilt umso mehr, als auch die funktionell wichtigen Proteine oft die verschiedensten Kohlenhydratreste tragen (Herz, Gabius 1997).

Monosaccharide spielen in der pharmazeutischen Biotechnologie keine nennenswerte Rolle. Triosen und Tetrosen sind ohne pharmazeutische Bedeutung, Pentosen und Hexosen sind auf den verschiedensten, auch chemisch-synthetischen Wegen zugänglich. D-Xylose wird beispielsweise zur Prüfung der Resorptionsfähigkeit des Darms eingesetzt, Glucose und Fructose kommen unter anderem bei der parenteralen Ernährung zum Einsatz. Kohlenhydrate mit sieben oder mehr C-Atomen haben zwar wichtige Funktionen in verschiedenen Stoffwechselwegen, sind aber therapeutisch bedeutungslos.

Anders bei den sogenannten Oligo- und Polysacchariden. Das Disaccharid **Saccharose** wird für die verschiedensten Aufgaben eingesetzt, sei es als osmotisch wirksames Konservierungsmittel, als Bindemittel bei der Granulierung oder auch zur Anregung der Sekretproduktion der Bronchien. Eine andere interessante Verbindung ist die **Acarbose**, ein N-haltiges Pseudotetrasaccharid (Abb. 4.16), das von verschiedenen Actinomyceten gebildet wird, etwa durch Stämme der Gattung *Actinoplanes*. Sie dient als kompetitiver Hemmstoff verschiedener Kohlenhydrate umsetzender Enzyme des menschlichen Darms, beispielsweise der α-Glucosidase oder der Pankreasamylase. Bei peroraler Applikation wird sie praktisch nicht resorbiert. Durch Verzögerung der Zuckerspaltung kann man bei Diabetikern nach kohlenhydratreicher (nicht glucosereicher!) Nahrung so die Ausprägung von Blutzuckerspitzen vermeiden. Eine Gruppe besonders interessanter Oligosaccharide sind die **Cyclodextrine** (Kasten 4.7).

Viele Mikroorganismen sind in der Lage Stärke abzubauen, oft bis hin zu den monomeren Glucose-Einheiten. Einige alkalophilen Bakterien, vor allem aber *Bacillus macerans*, bilden eine Reihe ganz besonderer Produkte. Sie zerlegen das lange, helixförmige Polymer in seine einzelnen Windungen, setzen dann aber die entsprechenden Oligosaccharide nicht als kurze, lineare Ketten frei, sondern schließen sie zu Ringen. So entstehen Moleküle aus sechs, sieben oder acht, selten mehr Glucose-Einheiten (Abb. 4.17), die man als **Cyclodextrine** (CD) bezeichnet und mit einem vorgestellten griechischen Buchstaben kennzeichnet (α=6, β=7, γ=8 Glucose-Einheiten). Wie schon zu Beginn dieses

Jahrhunderts nachgewiesen werden konnte, ist der Innenraum dieser Ringe relativ hydrophob, während die Wandung aus Zuckerresten das Gesamtmolekül trotz seiner Größe gut wasserlöslich macht.

Heute werden diese Verbindungen biotechnisch hergestellt, die entsprechenden Enzyme (Cyclodextrin-Glucosyltransferasen, CGTasen) sind eingehend charakterisiert worden. Der Grund für die industrielle Nutzung der Cyclodextrine liegt in ihrem Innern: Der hydrophobe Hohlraum, dessen Größe natürlich mit der Zahl der Zuckerreste wächst, ist in der Lage, organische Moleküle oder zumindest Teile davon einzuschließen.

Manche Stoffe werden dadurch in ihrer chemischen Reaktivität beeinflusst, sie reagieren entweder schneller oder anders, neue Umsetzungen werden möglich. Instabile Stoffe können unter Umständen stabilisiert werden. Auch die Verfügbarkeit von Wirkstoffen kann so erhöht oder erniedrigt werden. Durch eine chemische Derivatisierung der Wirtsstruktur können diese Vorteile oft noch weiter ausgebaut werden; in der pharmazeutischen Technologie beispielsweise wird meist das Hydroxypropyl-β-Cyclodextrin eingesetzt, für das inzwischen auch umfangreiche Untersuchungen zur Unbedenklichkeit in Hinsicht auf Toxizität, Mutagenität, Teratogenität und Karzinogenität vorliegen. Diese CD-Derivate dienen beispielsweise der Solubilisierung von Insulin, Steroidhormonen und antiviralen Wirkstoffen (Wenz 1994).

Unter den **Polysacchariden** kommt vor allem dem **Dextran** eine besondere Bedeutung zu. Es wird vom sogenannten „Froschlaichbakterium" *Leuconostoc mesenteroides* oder *L. dextranicum* aus Saccharose synthetisiert und ist ein Homopolymer aus α-(1,6)- bzw. α-(1,3)-verknüpften D-Glucose-Einheiten. Als sechsprozentige Lösung kann es als Blutersatzmittel verwendet werden, da es in seiner Viskosität und dem kolloidosmotischen Druck den Werten des Blutplasmas entspricht und gut vertragen wird. Natives Dextran ist meist zu hochmolekular und wird daher mit Salzsäure partiell hydrolysiert und mit Methanol fraktioniert gefällt. Dextrane mit Molekülmassen über 90 000 können immunogen wirken und anaphylaktische

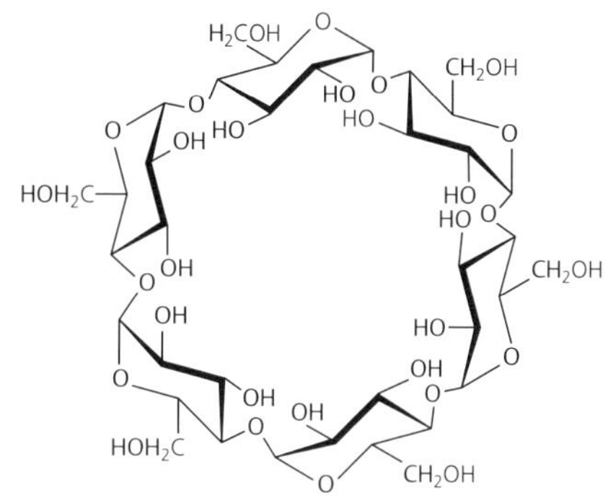

Abb. 4.17 **α-Cyclodextrin.** Mit sechs ringförmig geschlossenen Glucose-Einheiten ist das α-Cyclodextrin die kleinste Oligosaccharidstruktur, die als Einschlussverbindung fungieren kann.

Kasten 4.7 Cyclodextrine: Naturstoffe, die es in sich haben

An den Cyclodextrinen hat man zum ersten Mal festgestellt, dass manche Moleküle andere, kleinere in einem vorgeformten Hohlraum binden können; man spricht dann von Einschlussverbindungen. Eine etwas anschaulichere Bezeichnung wäre Wirt-Gast-Verbindungen (Lehn 1995, Stoll 1996). Heute kennt man eine Vielzahl sowohl chemisch synthetischer Substanzen (z. B. Kronenether, Cyclophane) als auch biologischer Moleküle (z. B. Enzyme, Rezeptoren, Ionenkanäle, Antikörper), die dieses Prinzip der molekularen Erkennung nutzen. Es handelt sich dabei also um einen fundamentalen Mechanismus, der überall in der Natur verwirklicht ist.

Die Bedeutung der Bindung liegt in der Tatsache, dass so die Eigenschaften des Gastes in teilweise erheblichem Ausmaß verändert werden. Schlecht wasserlösliche Pharmazeutika beispielsweise lassen sich durch den Einschluss in einem Cyclodextrin besser in Lösung bringen, ihre Dosis und mögliche Nebenwirkungen können damit verringert werden.

Reaktionen auslösen. Durch Vernetzung von Dextranen mit Epichlorhydrin entsteht das **Dextranomer**, das wegen seiner enormen Kapazität zur Bindung von Flüssigkeit bei der Behandlung nässender und infizierter Wunden eingesetzt wird.

4.5.8 Proteine und Enzyme

Schon im Jahre 1838 prägte Jöns Jacob Berzelius den Begriff Protein nach dem griechischen „proteios", also erstrangig. Zeitweise schien es sogar undenkbar, dass irgendeine andere Klasse der zellulären Makromoleküle bedeutungsvoller sein könne, ja man war überzeugt davon, dass nur Proteine in der Lage seien, eine so komplexe Aufgabe wie die Vererbung zu bewerkstelligen. Wenn sich diese Annahme auch als Irrtum herausgestellt hat, so bleibt doch die historische Tatsache bestehen, dass die Proteinchemie am Ursprung der modernen Biochemie und Molekularbiologie steht (Srinivasan et al. 1979, Friedmann 1981).

Tatsache ist weiterhin, dass man der Bedeutung dieser Stoffklasse kaum wirklich gerecht wird, wenn man ihre Funktionen nur kurz als Katalysatoren und Strukturbausteine umreißt. Sie dienen darüber hinaus dem Transport und der Speicherung von Molekülen, vermitteln die koordinierte Bewegung, ermöglichen die Immunabwehr, die Erzeugung und Übertragung von Nervenimpulsen und nicht zuletzt die Kontrolle von Wachstum und Differenzierung. In dieser kurzen Aufzählung sind schon einige der Prozesse genannt, in die man gern therapeutisch eingreifen würde. Dabei sind unter mikrobiologischen Gesichtspunkten vor allem Enzyme und Toxine wichtig.

Will man Proteine in nennenswertem Umfang therapeutisch anwenden, benötigt man entsprechend große Mengen dieser teilweise sehr empfindlichen Verbindungen. Die chemische Peptidsynthese hat in den letzten Jahren enorme Fortschritte gemacht, sodass die Darstellung von Peptiden aus bis zu 30 Aminosäureresten heute schon als Routine gilt, während durchaus Synthesen bis zu 100 Resten möglich sind. Beispielsweise gelang schon 1981 die Synthese der Ribonuklease A mit 124 Aminosäuren und vier intramolekularen Disulfidgruppen (Altmann, Mutter 1993). Dennoch sind solche Leistungen nicht einfach in ökonomische Prozesse umsetzbar. Kurzkettige Peptide mögen daher durch chemische Synthese zugänglich sein, für längere Moleküle wird man aber auf die Isolierung aus Mikroorganismenkulturen oder tierischen Organen und Sekreten zurückgreifen, gegebenenfalls unter Einbindung gentechnischer Herstellungsverfahren.

Entsprechend ihrer Vielfalt wie auch ihrer vielen Substrat- und Wirkungsspezifitäten können natürliche Enzyme auf verschiedenste Art und Weise angewendet werden. So dienen sie als Hilfsmittel bei der quantitativen Bestimmung von Naturstoffen, besonders für klinische Untersuchungen, als Katalysatoren bei der Biotransformation zu bestimmten Arzneimitteln und auch als Therapeutika. Hier kommen ganz überwiegend **Hydrolasen** zum Einsatz, vor allem im Rahmen der Wundbehandlung und in der Tumortherapie. Sollen sie peroral eingesetzt werden, beispielsweise bei Anwendungen im Bereich des Magen-Darm-Trakts, müssen sie in besonderen Darreichungsformen appliziert werden (Magensaftresistenz). Bei parenteraler Gabe kann ein verfrühter Abbau beispielsweise durch Bindung an Polymere oder Mikroverkapselung verhindert werden.

Die Isolierung von Enzymen aus Mikroorganismen erfolgt mit den üblichen Methoden, wie sie an anderer Stelle bereits geschildert wurden (Kap. 2.1). Bei der Herstellung von Enzymen haben sich mittlerweile gentechnisch optimierte Mikroorganismen als Produzentenstämme durchgesetzt. Die Erzeugung von Enzymen mit gentechnischen Methoden wird in Zukunft sicher noch an Bedeutung gewinnen. Da ein beträchtlicher Teil der medizinisch genutzten, biotechnologisch hergestellten Enzyme humanen Ursprungs ist, sollen hier nur einige ausgewählte Beispiele zur Anwendung mikrobieller Enzyme angesprochen werden. Andrerseits darf nicht unerwähnt bleiben, dass auch ein großer Teil der pharmazeutischen Proteine rekombinant mithilfe von Mikroorganismen gewonnen wird (Kap. 6).

Hyaluronidasen sind Enzyme, die Mucopolysaccharide zu hydrolysieren vermögen; äußerlich angewendet, kann durch Lockerung des Zusammenhalts von Hautschichten das Eindringen lokal aufgebrachter Arzneistoffe erleichtert werden. Meist dienen die Hoden geschlechtsreifer Bullen als Quelle, doch werden auch einige bakterielle Hyaluronidasen eingesetzt.

Lipasen stammen teilweise aus tierischen Organen, beispielsweise aus Bauchspeicheldrüsen, teilweise aus Mikroorganismen wie *Rhizopus*- oder *Aspergillus*-Arten. Sie spalten Esterbindungen von Triacylglycerolen, verbessern die Resorption und dienen daher zur Substitutionstherapie.

Desoxyribonukleasen oder DNasen hydrolysieren Phosphodiester-Bindungen und zerlegen damit DNA in Oligonukleotide. Sie werden lokal appliziert und dienen, allein oder zusammen mit Streptokinase (s. u.) oder Plasmin, zur Beseitigung von Eiter, der zu fast 50 % aus DNA bestehen kann. (Plasmin ist eine fibrinspaltende Protease, die aus Humanblut isoliert wird.) Streptodornase wird aus Kulturfiltraten von *Streptococcus haemolyticus* gewonnen.

Weitere Hydrolasen, die seltener eingesetzt werden und aus Mikroorganismen stammen, sind:

- β-Galactosidase aus Hefen zur Beseitigung von Lactasemangel bei Säuglingen
- Zellulase aus *Aspergillus*-Arten zur Regeneration der Darmflora nach Antibiotika-Einsatz
- Proteinasen, meist Enzymgemische aus diversen *Aspergillus*- und *Mucor*-Arten, bei Störungen der exokrinen Pankreasfunktion.

Streptokinase gewinnt man aus dem Kulturfiltrat β-hämolysierender Streptokokken wie etwa *Streptococcus haemolyticus* Gruppe C. Das (nicht hydrolytisch wirksame) Enzym fördert die Auflösung von Blutgerinnseln durch Katalyse der Umwandlung von Plasminogen zu Plasmin und wird vorwiegend bei Herzinfarkten eingesetzt.

Asparaginase. Eine besonders interessante Anwendungsmöglichkeit für Enzyme betrifft die Tumortherapie. Viele maligne Tumoren sind nicht oder nur sehr eingeschränkt in der Lage, bestimmte Aminosäuren zu bilden, beispielsweise L-Asparagin, L-Glutamin, L-Arginin oder L-Cystein. Entfernt man diese Substanzen aus dem Blut, kann der Tumor nicht mehr entsprechend versorgt und somit das Tumorwachstum unterdrückt werden. Dazu dient vor allem die Asparaginase, ein aus *E. coli* gewonnenes Enzym, das aus vier identischen Untereinheiten besteht. Sie hydrolysiert das Asparagin zu Asparaginsäure und Ammonium. Besonders gute Erfahrungen wurden bei der Behandlung verschiedener Leukämiearten gemacht, doch ist die Anwendungsdauer wegen der schnellen Bildung neutralisierender Antikörper stark eingeschränkt. Das Enzym kommt daher besonders zur Vorbereitung einer Zytostatikatherapie zum Einsatz. Glutaminasen und Arginasen wirken analog.

Therapeutisch genutzte rekombinante Proteine. Gerade im Bereich der Enzymherstellung konnten durch den Einsatz gentechnisch veränderter Mikroorganismen viele neuartige Produktionsverfahren erarbeitet werden, die unter Schonung biologischer Ressourcen auch erheblich weniger belastend für die Umwelt sind. Außerdem sind inzwischen eine ganze Reihe von Proteinen auch biotechnisch zugänglich geworden, die früher praktisch nicht in präparativen Mengen gewonnen werden konnten. Diese Entwicklung verlief erstaunlich schnell, wenn man sich vor Augen hält, dass die ersten gentechnischen Experimente erst 1973 durchgeführt wurden. Heute ist die Anwendung gentechnisch manipulierter Organismen als Produktionsstämme für industrielle Prozesse bereits alltäglich geworden (Buckel 1996, Dingermann 1997, Wiseman 1996, zur praktischen Durchführung s. Kap. 2).

Einige der therapeutisch genutzten, rekombinanten Proteine, speziell Antikörper und Cytokine, werden in Kapitel 6 vorgestellt, andere gehören zu den Impfstoffen (Kap. 4.9) .

Kasten 4.8 Bakterielle Toxine

Historisch teilt man die Bakterientoxine in Endo- und Exotoxine ein, wobei erstere Bestandteile der Zellwand gramnegativer Bakterien sind, die erst nach der Lyse der Bakterienzelle freiwerden, die zweite Gruppe umfasst Proteine und Peptide, die bereits von den lebenden Bakterienzellen freigesetzt werden. Heute bevorzugt man eine Einteilung in vier Gruppen:

Zellgebundene Toxine

- Intracytoplasmatische Toxine gramnegativer Bakterien
- Zellwandtoxine gramnegativer Bakterien

Vollständig oder teilweise extrazelluläre Toxine

- Echte Proteinexotoxine (lösliche Antigene)
- Toxine grampositiver Bakterien, die intra- und extrazellulär während der log-Phase nachweisbar sind.

4.5.9 Peptid- und Proteotoxine

Unter dem Begriff **Toxine** fasst man generell alle organischen Substanzen zusammen, die schädliche Wirkungen hervorrufen und bei denen das Risiko, dass sie für Zellen, Zellkulturen oder Organismen tödlich sind, verhältnismäßig groß ist. **Peptid- und Proteotoxine** wirken häufig immunogen, sie sind weitgehend wasserlöslich und ihre Wirkung ist spezifisch und setzt nach einer gewissen Inkubationszeit ein. Ähnlich wie Viren gelangen Toxine auf rezeptorvermitteltem Wege in die Zellen. Speziell die Bakterientoxine spielen eine wichtige Rolle bei Erkrankungen. Unter ihnen finden sich die wirksamsten Gifte, wie etwa Botulinustoxin und Tetanustoxin (Kasten 4.8). Schon sehr früh nahm man an, dass beispielsweise *Staphylococcus*-Arten giftige Substanzen ausscheiden, und Robert Koch stellte 1884 die Hypothese auf, dass Cholera durch ein Toxin verursacht wird. Noch im gleichen Jahr erbrachte Friedrich A. J. Löffler anhand des Diphtheriebacillus und des Diphtherietoxins den ersten konkreten Beleg. Andrerseits können manche Toxine bzw. deren entgiftete Derivate oder **Toxoide** zur Herstellung von Impfstoffen dienen oder therapeutisch eingesetzt werden.

Diphterietoxin. Das von *Corynebacterium diphtheriae* gebildete Toxin ist ein dreiteiliges Protein mit einer katalytischen Domäne, einer Domäne zur Einlagerung in die Membran und einer Rezeptorbindungsdomäne. Die Aufnahme dieses Komplexes durch Endocytose beginnt mit der Bindung an die Vorstufe eines Wachstumsfaktors auf der Zelloberfläche, ausgelöst durch die Rezeptorbindungsdomäne. In den Endosomen wird das Toxin in ein Fragment A mit 21 kDa und ein Fragment B mit 40 kDa gespalten. Die Membraninsertionsdomäne des B-Fragments ermöglicht dem A-Fragment das Eindringen in das Cytoplasma. Ein einziges A-Fragment im Cytosol genügt bereits, um die Zelle zu töten, da es als ADP-Ribosylase durch Eingriff in die Proteinelongation am Ribosom die Proteinsynthese zum Erliegen bringt. Das inaktivierte Toxoid wird allein oder in Kombination mit Tetanustoxin als azelluläre Diphterie bzw. Diphterie-Tetanus Vakzine zur aktiven Immunisierung gegen Diphtherie bzw. Diphtherie und Wundstarrkrampf eingesetzt. Neuerdings wird das Diphterietoxid auch zusammen mit Tetanustoxoid, Pertussistoxoid, inaktivierten Polioviren und Kohlenhydraten aus *Haemophilus influenza* in einem Kombinationsimpfstoff verabreicht.

Choleratoxin. Diese Toxin besteht aus einer katalytischen A-Kette und einer aus fünf B-Ketten zusammengesetzten, die Membran durchdringenden Einheit. Dieses Pentamer bindet sich an Sphingolipide auf der Membranaußenseite und bildet wohl so eine Pore, durch die die A-Kette in die Zelle eindringen kann. Hier sorgt es durch Aktivierung der Adenylatcyclase dafür, dass der Spiegel an zyklischem Adenosinmonophosphat (cAMP) steigt. Dies wiederum aktiviert Ionenpumpen, die dann andauernd Natrium und Wasser aus der Zelle in den Darm transportieren. Die daraufhin einsetzende Diarrhö kann tödlich sein, wenn nicht für Flüssigkeitszufuhr gesorgt wird.

Mittlerweile wurde das Gen für das 15 Aminosäuren lange, relevante Epitop der **Choleratoxin B** Untereinheit von Position 50 bis 64 in die DNA für Salmonellen-Flagellin inseriert. Diese neu geschaffene DNA wurde in Flagellin-negative Salmonellen eingeschleust, die daraufhin Flagellen mit dem Choleratoxin-Epitop auf ihrer Oberfläche ausbildeten. Nach Formalinabtötung konnten diese rekombinierten Salmonellen in Mäusen einen hohen Titer an Anti-Choleratoxin-Antikörpern hervorrufen.

Die bisher verfügbaren Impfstoffe sind keine Toxoidimpfstoffe, sondern enthalten inaktivierte Cholerabakterien veschiedener *Vibrio-cholerae*-Stämme. Der derzeit in der Bundesrepublik Deutschland zugelassene subkutan anzuwendende Ganzbakterienimpfstoff bietet keinen ausreichenden Schutz vor Cholerainfektionen. Die WHO empfiehlt daher die Anwendung dieses Impfstoffes nicht mehr.

Botulinustoxin. Dieses Exotoxin wird von *Clostridium botulinum* gebildet, der im Erdboden oder Meerwasser vorkommt. Besonders gut gedeiht dieser Anaerobier in vakuumverpackten, eingeweckten oder in Konserven verbrachten Lebensmitteln. Die Sporen des Bakteriums halten ein Erhitzen auf 100 °C aus und die Toxine werden erst durch zehnminütiges Erhitzen auf mehr als 80 °C zerstört. Die Toxine verschiedener Bakterienstämme zeichnen sich durch unterschiedliche Toxizität aus. Sie bestehen aus über Disulfidbrücken verbundenen Fragmenten, einem Haptomer, das den Eintritt in die Zelle ermöglicht, und einem Toxomer mit enzymatischer Aktivität. In Nervenendigungen blockieren sie die Freisetzung von Acetylcholin an den motorischen Endplatten und wirken so neurotoxisch. Die letale Dosis (Mensch) dieser ungeheuer wirksamen Substanzen liegt bei 10 µg (peroral) bzw. 35 ng (parenteral). Therapeutisch wird das Botulinustoxin vom Typ A bei spastischen Störungen der Gesichtsmuskulatur oder Lidkrämpfen eingesetzt.

4.5.10 Mikroorganismen als Arzneimittel

Besonders bei pathologischen Veränderungen der Darmflora verabreicht man bisweilen große Mengen nicht pathogener Mikroorganismen, deren Funktion darin besteht, durch Konkurrenz um Nährstoffe, eine Veränderung des Milieus, aber auch durch Ausscheidung von Antibiotika die Lebensbedingungen für die pathogenen Mikroorganismen zu verschlechtern und sie zu verdrängen. Außerdem sollen sie die **Paramunität** des Wirts steigern. Darunter versteht man die durch äußere Faktoren erhöhte unspezifische Abwehrfähigkeit des menschlichen Körpers (ein ganz anderes Prinzip wird beim Einsatz von Mikroorganismen oder deren Teilen als Impfstoffe verfolgt; Kapitel 4.7).

Man verwendet dazu Bakterien der Gattung *Bifidobacterium* (z. B. *B. bifidum*) sowie *E. coli*, außerdem die Hefe *Saccharomyces cerevisiae*. Die Wirkungen dieser Arten sind durchaus unterschiedlich. *B.*

bifidum scheidet besonders kurzkettige Carbonsäuren aus, die das Wachstum vieler pathogener Organismen hemmen. Es wird in Kombination mit Lactulose, einem durch den menschlichen Metabolismus nicht verwertbaren Disaccharid, zur Regeneration der Darmflora appliziert, etwa nach einer Chemo- oder Strahlentherapie. *E. coli* produziert nicht nur Säuren, sondern auch bakterizide bzw. bakteriostatische Substanzen, beispielsweise die Colicine, Proteine mit einer relativen Molekülmasse von 50 000 bis 80 000. Zur Wirkung der unterschiedlichen Hefestämme gibt es eine Reihe von noch ungenügend gestützten Hypothesen, so wird z. B. angenommen, dass sie in der Lage seien, bestimmte Peptidtoxine pathogener Bakterien zu lysieren.

4.6 Mikrobielle Stoffumwandlungen

In den bisher geschilderten Beispielen (Kap. 4.5.8) wurden die Enzyme selbst als Therapeutika eingesetzt, häufiger jedoch dienen sie als Feinwerkzeuge zur Katalyse rein chemisch-synthetisch schwer durchführbarer Reaktionen. Prinzipiell nutzt man die Fähigkeiten mikrobieller Enzyme zur Synthese bestimmter Substanzen in allen in diesem Kapitel besprochenen Bereichen; hier sollen in eingeschränktem Sinne jedoch nur Anwendungen beschrieben werden, bei denen an xenogenen, also im Mikroorganismus normalerweise nicht gebildeten Verbindungen Umsetzungen vorgenommen werden. Meist wird jedoch eine gewisse strukturelle Ähnlichkeit mit normalerweise im Stoffwechsel auftretenden Substanzen vorliegen. Andererseits sollte diese Ähnlichkeit wiederum nicht so weit gehen, dass ein anderes Enzym des Organismus die so gebildete Substanz umgehend weiterverarbeitet und daher keine Anreicherung stattfinden kann. Daraus ergeben sich zwar eine Reihe von Einschränkungen für mikrobielle Stoffumsetzungen, doch auf Grund der Vielfalt nativer Enzyme und Reaktionstypen bieten sie dennoch ein großes industrielles Potenzial. Nicht zuletzt unter ökonomischen und ökologischen Aspekten bieten enzymatische Transformationen erhebliche Vorteile gegenüber rein chemischen Stoffumwandlungen (Tab. 4.5); andererseits sind sie meist diffiziler zu handhaben.

Mikrobielle Stoffumwandlungen setzen zwar lebende, aber nicht unbedingt wachsende Zellen voraus. Oft kann man auch mit sogenannten „ruhenden" Zellen arbeiten, indem man die Mikroorganismen aus der Nährlösung entfernt und in bloßer Pufferlösung aufnimmt. Dies erleichtert nicht nur die Aufarbeitung, sondern minimiert auch unerwünschte Nebenreaktionen und die Gefahr einer Verunreinigung durch

Tab. 4.5 Unterschiede zwischen rein chemischen und enzymatischen Reaktionen

Reaktionsbedingungen	Enzymatisch	Chemisch
Temperatur	Physiologisch	Hoch
Druck	Physiologisch (1 atm)	Hoch
pH-Wert	Physiologisch (um 7)	Hoch oder Niedrig
Herkunft der Reaktionsenergie	Änderung der Enzymkonformation	Meist thermisch
Lösungsmittel	Wasser	Organische Lösungsmittel, Wasser
Spezifität für Substrate	Hoch	Niedrig
Stereospezifität	Hoch	Niedrig
Regiospezifität	Hoch	Niedrig
Konzentrationen von S oder P *	Nieder	Hoch

* S Substrat(e); P Produkt(e)

Tab. 4.6 Wichtige Reaktionstypen bei mikrobiellen Stoffumwandlungen

Reaktionstyp	Beispiele (Organismus)
Oxidationen	
$-CH_2- \rightarrow -CHOH-$	Reichstein-Substanz S → *epi*-Hydrocortison (*Curvularia*)
$-CHO \rightarrow -COOH$	Glucose → Gluconsäure (*Aspergillus niger*)
Reduktionen	
$-CO- \rightarrow -CHOH-$	Fructose → Mannit (Bakterien)
$-NO_2 \rightarrow -NH_2$	Nitrobenzol → Anilin (Hefen)
$-CH{=}CH- \rightarrow -CH_2-CH_2-$	Progesteron → 4-Dihydroprogesteron (*Clostridium*)
Hydrolysen	
$R-CO_2R' \rightarrow R-CO_2H + R'OH$	Reichstein-S-acetat → Reichstein S (*Streptomyces*)
Decarboxylierungen	
$-CH_2-CO_2H \rightarrow -CH_3$	Bernsteinsäure → Propionsäure (*Propionibacterium*)

Tab. 4.7 Auswahl häufig eingesetzter Mikroorganismen für mikrobielle Stoffumwandlungen

Mikroorganismengruppe	Gattung
Bakterien	*Arthrobacter, Bacillus, Escherichia, Mycobacterium, Pseudomonas*
Actinomyceten	*Nocardia, Streptomyces*
Zygomyceten	*Mucor, Phycomyces, Rhizopus*
Ascomyceten	*Aspergillus, Neurospora, Saccharomyces*
Basidiomyceten	*Lencites*
Fungi imperfecti	*Aspergillus, Fusarium, Penicillium*

andere Organismen. Bei verschiedenen Prozessen hat es sich bewährt, ganze Zellen oder isolierte Enzyme an geeigneten Trägermaterialien zu immobilisieren (Kap. 3.2.1). Auf diese Weise können die Biokatalysatoren wiederholt oder sogar kontinuierlich eingesetzt werden. Die wichtigsten Reaktionstypen sind in Tabelle 4.6, einige häufig eingesetzte Organismen in Tabelle 4.7 aufgeführt.

Die erste pharmazeutisch bedeutsame Biotransformation wurde vor etwa 50 Jahren durchgeführt und diente der Gewinnung von **Ephedrin** mithilfe von *Saccharomyces cerevisiae*. Dabei katalysierte die Hefe die stereochemisch asymmetrische Kondensation von Benzaldehyd und Acetaldehyd; dabei entsteht das *(R)*-1-Phenyl-1-hydroxy-2-propanon. Unter Anlagerung von Methylamin und Hydrierung bildet sich (1*R*,2*S*)-Ephedrin, das als Bestandteil von Hustensäften, Nasensprays oder -salben vielfältig eingesetzt wird. Industriell wesentlich wichtiger ist jedoch die Umwandlung von D-Sorbit in L-**Sorbose** durch *Acetobacter suboxidans* oder *A. xylinum*, eine Schlüsselreaktion der Ascorbinsäure-Synthese (Kap. 4.5). Bei einer Vielzahl weiterer Synthesen sind solche Biotransformationsschritte eingeschaltet, etwa der Darstellung von **Vitaminen** wie Biotin oder Pantothensäure, bei Terpenen wie Abscisinsäure oder diversen Aromastoffen, außerdem bei der Herstellung von **Prostaglandinen**, die ebenfalls mehrere Chiralitätszentren aufweisen.

Die wohl größte Bedeutung haben jedoch mikrobielle Transformationen an **Ste-**

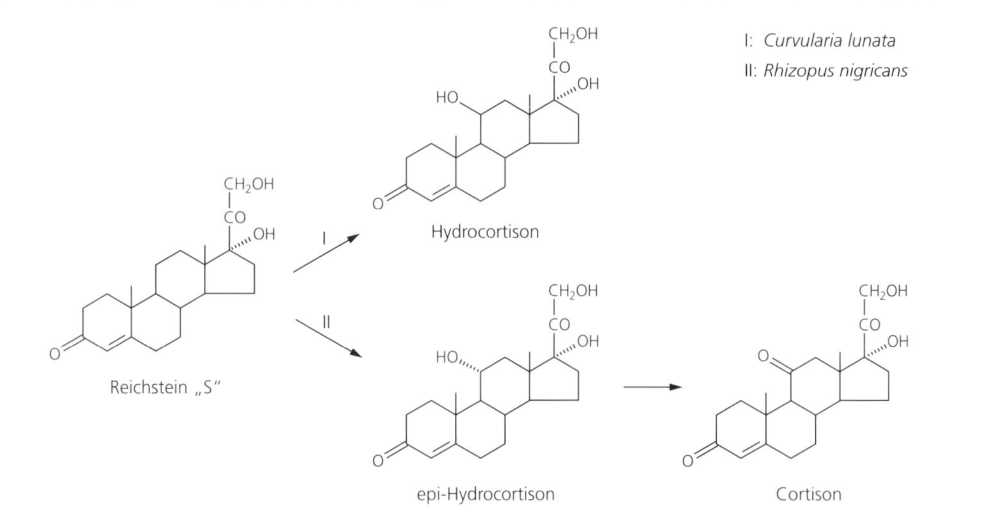

Abb. 4.18 Mikrobielle Hydroxylierungen am Steroidgerüst. Über das Zwischenprodukt Reichstein S sind sowohl Hydrocortison wie auch Cortison zugänglich. Aus Diekman und Metz 1991

roiden. Diese Substanzen, die sich von Grundkörper des Cyclopentanoperhydrophenanthren ableiten, stellen eine Vielzahl physiologisch hochaktiver Verbindungen: Gluco- und Mineralocorticoide, Androgene, Estrogene und Gestagene. Manche dienen als orale Kontrazeptiva, andere wirken entzündungshemmend oder immunsuppressiv.

Eines der ersten, ab 1949 therapeutisch bei Erkrankungen des rheumatischen Formenkreises genutzten Steroide ist das **Cortison**, das bereits 1936 aus der Nebennierenrinde isoliert worden war. Nachdem der Bedarf kaum zu decken war, wurde in verschiedenen Arbeitskreisen eine Synthese versucht. Da diese jedoch über mehr als 30 Zwischenstufen verlief, die zudem teilweise stereochemisch spezifisch erfolgen mussten (Einführung von Sauerstoff an C-11), war der Prozess insgesamt unwirtschaftlich. Im Jahre 1952 gelang erstmals eine selektive 11α-Hydroxylierung in hohen Ausbeuten mithilfe des Pilzes *Rhizopus arrhizus*. Mit *Rhizopus nigricans* wurde es möglich, das Zwischenprodukt Reichstein S zu hydroxylieren, sodass schließlich über epi-Hydrocortison das Cortison bzw. – mit *Curvularia lunata* – auch Hydrocortison (11β-Hydroxylierung) zugänglich wurden (Abb. 4.18).

Heute werden eine Vielzahl von Umsetzungen am Steroidgerüst durchgeführt; zu den wichtigsten neben der 11α- bzw. 11β-Hydroxylierung zählen:

- **1-Dehydrierung**, beispielsweise zur Einführung einer 1,2-Doppelbindung zur Erhöhung der Wirksamkeit über die Darstellung von Prednisolon aus Hydrocortison oder Prednison aus Cortison mithilfe von *Arthrobacter*-, *Bacillus*- oder *Fusarium*-Arten
- **3-Dehydrierung** unter Umlagerung der Doppelbindung durch *Flavobacterium* sp.
- **Seitenkettenabbau** am C-17, durch den die Verwendung von Sterolen als Ausgangsmaterial für Steroide möglich wird, vorwiegend durch speziell selektierte Stämme von *Mycobycterium* oder *Arthrobacter*. So erhält man verschiede-

ne Androstendion-Derivate, wobei das Androst-4-en-3,17-dion eine wichtige Vorstufe für das Estron (Östrogen) darstellt. Darüber wiederum sind 19-Norpregnane, die als Kontrazeptiva eingesetzt werden, zugänglich

- **Esterhydrolysen** (Acetate an C-17 oder C-21) schließlich sind durch viele Mikroorganismen möglich.

Weitere Umsetzungen sind Aromatisierungen, die Einführung von Ketogruppen oder die Reduktion von Carbonyl- zu Hydroxygruppen.

4.7 Enzymatische Analytik und Biosensoren

Dank ihrer Spezifität, Selektivität und hohen Effizienz sind Enzyme ausgezeichnete analytische Reagenzien (Chaplin, Bucke 1990, Price, Stevens 1989). Sie werden häufig dazu eingesetzt, die Konzentration ihrer Substrate zu bestimmen, indem man die Reaktionsgeschwindigkeit zu Beginn der Umsetzung misst.

Unter der Voraussetzung, dass man die Reaktionsbedingungen und die Enzymkonzentration konstant hält, ist die Reaktionsgeschwindigkeit (v) bei niedrigen Substratkonzentrationen ([S]) zu eben diesen Konzentrationen proportional (Kap. 3.2.1). Zur Messung werden sehr häufig spektroskopische Methoden eingesetzt, aber auch eine ganze Reihe anderer Techniken sind anwendbar. Die Enzyme werden aus Gründen der Praktikabilität meist in immobilisierter Form angewandt, oft definiert man Biosensoren sogar auf diese Weise: Ihr entscheidendes Merkmal ist die direkte räumliche Fixierung der biologischen Makromoleküle auf der sensiblen Oberfläche eines Signalwandlers (Präve et al. 1994). Die biologische Komponente, im Regelfall also ein Enzym, sorgt durch ihre Spezifität für die Erkennung der zu analysierenden Substanz, deren Bindung (und gegebenenfalls Umsetzung) wiederum verändert bestimmte physikochemische Eigenschaften des Analyt-Enzym-Komplexes (streng genommen muss man also Bindungssensoren und enzymkatalytische Sensoren voneinander unterscheiden). Diese Änderung wird in ein technisch messbares (elektrisches) Signal umgewandelt und ausgewertet.

Den ersten Biosensor entwickelte Leland C. Clark bis 1962 zur Bestimmung des Sauerstoffgehalts von Blut während einer Operation („Clark-Elektrode"). Inzwischen existiert eine Vielzahl verschiedenster Systeme und Techniken für eine Vielzahl von Anwendungen, gerade auch im medizinischen Bereich (Scheller et al. 1992). Von etwa 2000 bekannten Enzymen werden etwa 50 für die Analytik eingesetzt. Ein typisches Beispiel ist die Bestimmung von Galactose durch das Redox-Enzym β-D-Galactose-Dehydrogenase (EC 1.1.1.48):

$$\beta\text{-D-Galactose} + NAD^+ \rightarrow \text{D-Galactono-1,4-lacton} + NADH + H^+$$

Dabei verfolgt man die Zunahme der Absorption bei 340 nm, wenn das NAD^+ zum $NADH + H^+$ reduziert wird. Neben NAD-abhängigen Dehydrogenasen werden auch häufig H_2O_2-bildende Oxidasen eingesetzt, beispielsweise für den Nachweis von Glucose, Lactat oder Glutamat. Harnstoff oder Kreatin können durch Hydrolasen bestimmt werden, die gut nachweisbare Substanzen wie NH_3, CO_2 oder H^+ freisetzen. In vielen Fällen ist es dennoch nicht möglich, in einer direkten Umsetzung einen gewünschten Metaboliten zu messen, sodass man eine weitere Reaktion anschließen muss, die besser messbar ist (gekoppelte Reaktionen). Eine Auswahl von messbaren Substanzen gibt die Tabelle 4.8.

Nicht nur einzelne Enzyme, Antikörper oder andere Makromoleküle können zur Bestimmung eingesetzt werden, bisweilen verwendet man auch Zellorganellen wie Mitochondrien oder Mikrosomen. So wer-

Tab. 4.8 Auswahl einiger mit Biosensoren bestimmbarer Stoffgruppen

Stoffgruppe	Beispiel
Aminosäuren	L-Arginin, Glutathion, Sarkosin, Serin, Tryptophan
Amine, Amide	Adenosin, Acetylcholin, Kreatin
Heterozyklen	Penicillin, Theophyllin, Testosteron
Alkohole	Cholesterol, Ethanol, Methanol, Dinitrophenol
Gase	Ammoniak, Methan, Sauerstoff, Kohlenmonoxid
Carbonsäuren	Essigsäure, Ascorbinsäure, Milchsäure, Brenztraubensäure
Anorganische Ionen	Fluorid, Nitrat, Phosphat, Sulfat, Sulfit, Quecksilberionen

den beispielsweise Mitochondrien aus Schweinenieren zur Bestimmung von Glutamin eingesetzt, indem man sie mit einer Ammoniak-sensitiven Elektrode koppelt. Darüber hinaus gibt es sogenannte mikrobielle Sensoren, die intakte Zellen von Mikroorganismen enthalten. Dabei wird zwar auch meist nur eine einzige Enzymaktivität aus dem gesamten Zellrepertoire ausgenutzt (Desaminasen, Decarboxylasen), doch einerseits ist die Herstellung der Sensoren sehr einfach, andererseits sind die Enzyme in ihrer normalen physiologischen Umgebung stabiler als die isolierten Makromoleküle. Andererseits sind Parameter wie Messzeit, Empfindlichkeit und Selektivität gegenüber reinen Enzymsensoren herabgesetzt.

4.8 Viren und andere Sondergruppen

Viren, Viroide und die neu entdeckten, noch immer nicht ganz unumstrittenen Prionen sind infektiöse Partikeln, die sich nur schwer in ein natürliches System einordnen lassen. Wegen ihrer großen genetischen Vielfalt hat man zur Klassifikation von Viren auch das Konzept der **Quasispezies** vorgeschlagen. Darunter versteht man einen zusammengehörigen Satz von Nukleinsäure-Sequenzen, an dem die Selektion, die natürliche Auslese, ansetzt. Die eigentliche Definition der Quasispezies ist noch wesentlich umfassender, bezieht sich beispielsweise auf informationstragende Polymere im weiteren Sinn statt nur auf Nukleinsäuren und hat auch eine mathematische und physikalische Dimension (Eigen 1992). Auf der Basis struktureller und molekularer Unterschiede lässt sich jedoch ein besonders für die Diagnostik nützliches künstliches System erstellen.

In ihrem Aufbau und in ihrer Vermehrungsweise unterscheiden sie sich grundlegend von Bakterien oder gar Pilzen, sodass man sie eigentlich nur über besondere Eigenschaften charakterisieren kann (Kasten 4.9). Viren enthalten stets **nur eine Art von Nukleinsäure**, also DNA oder RNA. Sie weisen **keine zelluläre Organisation** auf, sondern sind als Nukleoprotein-Partikeln einzustufen. Auch wenn sie nicht nur Strukturproteine enthalten, die beispielsweise die Virushülle aufbauen (Kapsomere, die das Nukleokapsid bilden), sondern bisweilen auch eigene Enzyme besitzen (beispielsweise die Reverse Transkriptase beim HIV), so sind sie doch auf den Stoffwechsel der Wirtszelle angewiesen, um Energie zu gewinnen und sich zu vermeh-

Kasten 4.9 Viren

Zusammensetzung und Größe von Viren können in weiten Bereichen variieren. Mit etwa drei bis zu 300 nm sind sie wesentlich kleiner als Bakterien, wobei die zu den Picornaviren gehörenden Polioviren zu den kleinsten, die Pockenviren dagegen zu den größten Vertretern zählen.

Das Erbmaterial von DNA-Viren ist meist doppelsträngig, häufig linear, bisweilen, wie bei Papova-Viren oder dem häufig als Vektor eingesetzten *Simian Virus 40* (SV40) auch ringförmig geschlossen. Eine besondere Stellung nehmen die Parvoviren ein, die eine Einzelstrang-DNA besitzen und in Zukunft vielleicht eine Rolle in der Tumortherapie spielen könnten (Schlehofer 1997). Die Nukleinsäure der RNA-Viren ist meist einsträngig und oft segmentiert, also in mehrere Einzelstränge zerlegt. Sie kann in seltenen Fällen aber auch doppelsträngig vorliegen, beispielsweise bei den Reoviren.

Proteine dienen als Schutzmantel zur Umhüllung der jeweiligen Nukleinsäure; sie sind damit auch für die im elektronenmikroskopischen Bild sichtbare charakteristische Gestalt mancher Viren verantwortlich. Häufig ist eine Lipidhülle vorhanden, die virusspezifische Glykoproteine trägt (z. B. bei Influenza- oder Myxoviren).

Stellung der Viren in der Biotechnolgie:

- Insektenpathogene Viren werden als biologische Schädlingsbekämpfungsmittel eingesetzt.
- In der Diagnose und Therapie werden zunehmend monoklonale Antikörper verwendet, die gegen virale Proteine oder Teile davon gerichtet sind.
- Bakteriophagen (Bakterienviren) können einerseits schädlich wirken, weil sie in einen Produktionsprozess einbezogene Bakterien vernichten. Andererseits dienen sie aber auch als Vektoren, da sie bestimmte, in das virale Genom eingebaute Nukleinsäure-Sequenzen in Bakterien-DNA einbauen können (transduzierende Partikel).
- Schließlich können sie der Produktion von Toxinen mit Viruscharakter dienen, die beispielsweise zur Hemmung von unerwünschten Hefestämmen eingesetzt werden.

ren; sie sind also **obligate Zellparasiten**. Generell können Säugetierzellen, Insektenzellen, Pflanzenzellen und sogar Bakterienzellen von Viren infiziert werden. In jedem Fall wird die virusinfizierte Zelle durch genetische und biochemische Veränderungen umprogrammiert und dazu gezwungen, die Viren zu vermehren. Folglich können komplette und infektionsfähige Viren nur in lebenden Zellen oder Geweben gezüchtet werden. Biotechnologisch relevant ist die Anzucht von Viren für die Bereiche **Virusdiagnostik**, die hauptsächlich zum Nachweis von Viren oder antiviralen Antikörpern herangezogen wird, sowie die **Impfstoffgewinnung**, die von besonderer klinischer und aktueller Bedeutung ist.

4.8.1 Struktur und Vermehrung von Viren

Die Bestandteile eines Virus (infektiöses Virus-Partikel = Virion) werden getrennt vermehrt und erst danach zusammengefügt (Selbstorganisation).

Die **Glykoproteine** der Virushülle oder, falls eine Hülle fehlt, die Polypeptide der **Kapsomeren** spielen eine wichtige Rolle im Infektionsszyklus eines Virus. Am Beginn einer Infektion steht nämlich die Bindung des Virions an spezifische Rezeptoren der Cytoplasmamembran, die **Adsorption**. Die spezifische Wechselwirkung von Glykoproteinen oder Proteinen des Kapsids mit bestimmten Rezeptoren erklärt beispielsweise die Zellspezifität mancher Viren. Die sich an die Adsorption anschließende **Penetration** ist ein aktiver Vorgang der Wirtszelle, der unter Energieverbrauch abläuft. Bei Viren mit Lipidhülle erfolgt dies meist durch eine Fusion der Membranen, wobei die virale Nukleinsäure ins Zellinnere entlassen wird. Fehlt eine solche Lipidhülle, werden die Virionen durch Phagocytose aufgenommen.

Nach dem Eindringen in die Wirtszelle wird die virale Nukleinsäure von den Kapsidproteinen befreit (uncoating), ein Vorgang, der von lysosomalen Enzymen unterstützt wird. Es folgt nun eine als **Eklipse** bezeichnete Phase, in der elektronenmikroskopisch keine Viruspartikel nachweisbar sind. Dennoch finden in dieser Phase die entscheidenden Synthesen von viralen Nukleinsäuren bzw. Proteinen statt. Bei einem **DNA-Virus** kann direkt die Bildung von mRNA stattfinden, die an den Ribosomen der Wirtszelle in virusspezifische Proteine umgesetzt wird. Zunächst entstehen dabei die sogenannten Frühproteine, Enzyme zur Replikation und Vermehrung der Virus-DNA, eventuell auch Inhibitoren, die bestimmte Stoffwechselprozesse blockieren. Darauf folgen dann die Spätproteine, Strukturproteine des Kapsids. Damit kann nun der Zusammenbau neuer Viruspartikeln stattfinden, die anschließend aus der Wirtszelle freigesetzt werden.

Bei den **RNA-Viren** ist dieser Prozess wesentlich vielgestaltiger. Wenn die Virus-RNA wie bei den Polioviren als mRNA fungieren kann, wird sie an den Ribosomen zu einem großen Protein translatiert, das dann enzymatisch zu den eigentlichen Virusproteinen zerlegt wird. Zur Vermehrung der **Positivstrang-RNA** muss durch eine viral kodierte Polymerase ein komplementärer Negativ-RNA-Strang gebildet werden, sodass vorübergehend ein RNA-Doppelstrang vorliegt. Dieses ungewöhnliche Molekül kann die Bildung von Interferon auslösen, das weitere Schritte der Virusvermehrung blockiert (Johnson et al. 1994). Bei den Rhabdoviren, zu denen auch das Tollwut- oder Rabiesvirus zählt, kann die einsträngige **Negativstrang-RNA** nicht als Matrize dienen, sich also nicht direkt an die Ribosomen binden. So muss zuerst ein komplementärer Positiv-RNA-Strang gebildet werden, der dann als mRNA fungieren kann. Da diese Stoffwechselleistung von der Wirtszelle nicht erbracht werden kann, muss das Virus seine eigene RNA-abhängige RNA-Polymerase mitbringen. Auch hier entsteht wieder ein doppelsträngiges RNA-Molekül, das Abwehrreaktionen der betroffenen Zelle auslösen kann.

Eine gesonderte Betrachtung verdienen die **Retroviren**, zu denen man neben den HI-Viren auch Leukämie- sowie solche Viren rechnet, die bei Tieren Tumoren auslösen können (Bishop 1982, Gallo, Montagnier 1988, Greene 1993). Die Retroviren besitzen 2 fast identische Moleküle einzelsträngiger Positivstrang-RNA, die jedoch nicht direkt als mRNA eingesetzt wird. Die RNA wird nämlich durch in die Wirtszelle mit eingeschleppte RNA-abhängige DNA-Polymerasen, die **reversen Transkriptasen**, im Cytoplasma noch in ringförmige Doppelstrang-DNA-Moleküle transkribiert, die dann im Zellkern in die DNA des Wirtsgenoms eingebaut werden, Vorbedingung beispielsweise für die Transformation einer Zelle zum Tumorwachstum (Varmus 1987).

Sind schließlich genügend neue Nukleinsäuremoleküle und Kapsidproteine entstanden, erfolgt der Zusammenbau zu neuen Virionen im Prozess der **Selbstaggregation**. Die neuen Viren (vor allem solche ohne Lipidhülle) werden dann entweder durch die **Lyse** der Wirtszelle freigesetzt oder durch **Exocytose** ausgeschleust. Dabei nimmt das Virus spezifisch veränderte Teile der Biomembran mit sich, in der die Proteine des Wirts durch viruseigene ersetzt sind.

Mit der Entdeckung der reversen Transkriptasen wurde es möglich, beliebige RNA in die entsprechenden DNA-Moleküle umzuschreiben, ein Werkzeug von unschätzbarem Wert für die **Gentechnik** (Kap. 2.3). Die Fähigkeit, sich in ein DNA-Genom einzugliedern, hat Retroviren für den Einsatz in der **Gentherapie** interessant gemacht, wie sie beispielsweise für die Krebstherapie diskutiert wird (Rosenthal, Mertelsmann 1997). Dabei wird das retrovirale Erbgut bis auf die zur Infektion von Säugerzellen notwendigen Gene durch andere, in das Wirtsgenom einzubauende Gene ersetzt, wobei neben hohen Transfereffizienzen auch ein stabiler Einbau erreicht wird. Allerdings ist die Größe der zu transfizierenden DNA auf etwa 8 Kilobasen (kb) Länge beschränkt. Für viele therapeutisch wichtige Gene ist das groß genug, jedoch nicht für alle. Außerdem können Retroviren nur proliferierende, sich teilende Zellen infizieren. Somit sind Retroviren zwar sehr wertvolle, doch nicht umfassend einsetzbare Werkzeuge der Gentechnik.

Viren können aber auch nur als Vorbild dienen für semibiologische Prozesse, bei denen man sich zwar an viralen Strategien für den Gentransfer in Zellen von Eukaryonten orientiert, jedoch für den Transport der Nukleinsäuren auf chemisch-synthetische Systeme zurückgreift (Weber 2000). So kann Plasmid-DNA auf Dendrimeren, baumartig verzweigten Makromolekülen, kompaktiert und in Zielzellen eingeschleust werden. Eine andere Variante besteht im Umhüllen der genetischen Information beispielsweise mit kationischen Lipidmolekülen, die dann mit Zellmembranen verschmelzen und ihren Inhalt ins Zellinnere einschleusen.

Über ihre medizinische Bedeutung hinaus sind Viren für die Biotechnologie in mehrfacher Hinsicht interessant:

- Insektenpathogene Viren werden als biologische Schädlingsbekämpfungsmittel eingesetzt
- In der Diagnose und Therapie werden zunehmend monoklonale Antikörper verwendet, die gegen virale Proteine oder Teile davon gerichtet sind
- Bakteriophagen (Bakterienviren) können einerseits schädlich wirken, weil sie in einen Produktionsprozess einbezogene Bakterien vernichten. Andererseits dienen sie aber auch als Vektoren, da sie bestimmte, in das virale Genom eingebaute Nukleinsäure-Sequenzen in Bakterien-DNA einbauen können (transduzierende Partikel)

- Schließlich können sie der Produktion von Toxinen mit Viruscharakter dienen, die beispielsweise zur Hemmung von unerwünschten Hefestämmen eingesetzt werden.

4.8.2 Reinigung von Viren

Für die Anreicherung von Viren stehen mehrere Techniken zur Verfügung, von denen die gebräuchlichsten die Präzipitation mit Polyethylenglykol (Kap. 2.1.1), Ultrafiltration, Ultrazentrifugation (Kap. 2.1.3) und Gelfiltration (Kap. 2.1.2) sind. Für die Verarbeitung größerer Volumina (>5 L) hat sich die **Ultrafiltration** durchgesetzt, bei der die virenenthaltenden Kulturüberstände mit Druck gegen eine poröse Membran gepresst werden, deren Porendurchmesser so gewählt ist, dass die Viren zurückgehalten und konzentriert werden, während die Nährsubstanzen inkl. Proteine und Fragmente abgestorbener Zellen hindurchgehen. Von der Industrie werden entsprechende computergesteuerte Großgeräte, sogenannte Crossflow-Systeme, angeboten. Je nach der geforderten Reinheit müssen dann noch weitere Methoden nachgeschaltet werden, z. B. die Gelfiltration oder die Gradientenzentrifugation. Zur Konzentrierung verdünnter Virussuspensionen eignet sich die Ultrafiltration oder die Pelletierung in der Ultrazentrifuge.

4.8.3 Virusdiagnostik

Die **Virusdiagnostik**, die vornehmlich im klinischen Bereich angewendet wird, beinhaltet die quantitative Bestimmung von Viren oder Antikörpern gegen die Viren in Körperflüssigkeiten oder auch den Nachweis der Viren in infizierten Geweben oder Zellen. Ebenso müssen Viren oder Virenbestandteile in der Umwelt quantitativ bestimmbar sein. Die dafür eingesetzten Methoden beinhalten **enzymimmunologische Tests** (Kap. 2.2.5), **immunhistochemische** und **immunhistologische Methoden**, **Kultivierung der Viren** und **molekularbiologische Methoden** wie Southern-Blot (Kap. 2.5.2), Northern-Blot (Kap. 2.5.3) oder PCR (Kap. 2.3.7). Bei der Virusdiagnostik dienen die gezüchteten Viren hauptsächlich als Lieferanten von Antigenen für die immunologischen Bestimmungsmethoden bzw. die Herstellung polyklonaler (Kap. 6.3) und monoklonaler Antikörper (Kap. 6.2) oder als Quelle für DNA oder RNA für die molekularbiologischen Methoden.

4.8.4 Viroide und Prionen

Zwei Sondergruppen müssen noch angesprochen werden: die Viroide und die Prionen. **Viroide** (Diener 1981) sind wesentlich kleiner als Viren, verursachen eine Reihe von Pflanzenkrankheiten wie etwa die Spindelknollensucht der Kartoffel und bestehen aus einem einzigen, ringförmig geschlossenen RNA-Strang mit Molekülmassen zwischen 25000 und 150000. Mit rund 350 Nukleotiden Länge liegt er weit unter der Genomgröße der kleinsten Viren. Eine Proteinhülle fehlt völlig.

Vom medizinischen und pharmazeutischen Standpunkt aus wesentlich interessanter sind die **Prionen** (Collee, Bradley 1997, Edenhofer et al. 1997, Prusiner 1995, 1996). Der von Stanley B. Prusiner von der University of California in San Francisco geprägte Kunstbegriff steht für proteinaceous infectious particles und umreißt bereits den zentralen Punkt der Kontroverse um diese Erreger. Ihnen fehlen Nukleinsäuren, sie bestehen ausschließlich aus Proteinen (Kasten 4.10).

Kasten 4.10 Prionen

Das sogenannte Prion-Protein (PrP) ist ein Glykoprotein mit einer relativen Molekülmasse von 30 000, das auch in normalen Zellen vorkommt. In seiner normalen Konformation mit mehreren α-Helices ist es harmlos. Wenn sich jedoch ein großer Teil der Aminosäurekette in antiparallele β-Faltblätter umlagert, beginnt es in einer Art Schneeballeffekt damit, auch andere PrP-Moleküle in ihrer Gestalt zu beeinflussen, bis in der Zelle eine kritische Menge an infektiösem PrP entstanden ist. Die Proteine lagern sich zu Stäbchen zusammen, die im Elektronenmikroskop sichtbar und etwa 20 nm dick und bis zu 200 nm lang sind.

Prionen-Krankheiten zeichnen sich durch lange Inkubationszeiten und degenerative Veränderungen des zentralen Nervensystems aus, die zum Tode führen. Die bereits 1957 beschriebene und wohl erste entdeckte (wenn auch damals noch nicht auf Prionen zurückgeführte) Erkrankung war Kuru, der „lachende Tod", eine bei manchen Stämmen im Hochland von Papua-Neuguinea aufgetretene Epidemie. Sie ging auf kannibalische Riten zurück, bei denen das Gehirn von Verstorbenen als Zeichen der Totenverehrung verspeist wurde. Derzeit rechnet man vor allem die Creutzfeldt-Jakob-Erkrankung beim Menschen, die Skrapie von Schafen und Ziegen und die Bovine spongiforme Enzephalopathie (BSE) der Rinder zu den von Prionen verursachten Krankheiten.

Mit dem Auftauchen einer neuen Creutzfeldt-Jakob-Variante, die auf die BSE-Ausbreitung unter Wirtswechsel zum Menschen zurückgeführt wird, ist eine kontroverse Debatte um die Schwere der noch zu erwartenden Krankheitsinzidenz aufgeflammt. Darüber hinaus gilt es vor allem bei der Herstellung von Arzneistoffen tierischen Ursprungs (beispielsweise Thymus- und Milzextrakten) eine ganze Reihe zusätzlicher Verfahrensschritte einzuführen, die eine Prionenkontamination ausschließen.

4.9 Impfstoffe

Als der griechische Historiker Thukydides (ca. 460–399 v. Chr.) seine „Geschichte des Peloponnesischen Krieges“ schrieb, schilderte er auch die Ereignisse des Jahres 430 v. Chr., als Athen von einer Seuche heimgesucht wurde. Mögen sich auch die Medizinhistoriker noch darüber streiten, ob es sich um Pest, Pocken, Typhus oder gar eine Mischung aus mehreren Krankheiten handelte, sicher ist, dass Thukydides die bislang älteste bekannte Beschreibung der Immunität lieferte. Wer die Krankheit überstanden hatte, war in Zukunft vor ihr geschützt und konnte sich gefahrlos der Pflege der Patienten widmen.

Eine Möglichkeit, künstlich eine Immunität gegen Pocken zu erzeugen, war ebenfalls schon im Altertum bekannt, die Variolation. In Indien wurde vor 2000 Jahren virushaltiges Material (Borke oder infektiöses Sekret aus Pusteln) in die Haut des Oberarms eingebracht; in China dagegen war es vor 1500 Jahren üblich, solches Material in die Nase einzublasen. Die Folge war dann eine meist relativ leichte Erkrankung (Variola minor). Die Methode gelangte im Mittelalter nach Persien und über Libyen und die Türkei schließlich nach Europa. Es ist vor allem den Bemühungen von Mary Wortley Montagu (1689–1762) zu verdanken, die das Verfahren als Frau des britischen Botschafters in der Türkei kennen gelernt hatte, dass es um 1721 auch in England und schließlich in ganz Westeuropa eingeführt wurde. Allerdings war die Variolation noch mit erheblichen Risiken behaftet und bis zu 4 % der Behandelten erkrankten schwer und teilweise mit Todesfolge.

Nun hatte sich in England eine Variante der Variolation herausgebildet. Damals war allgemein bekannt, dass westenglische Melkerinnen, die einmal an Kuhpocken (Variola vaccinae) erkrankt gewesen waren, nie an Pocken (Variola major) erkrankten. Im Jahre 1774 soll der Bauer Benjamin Jesty mit einer Nadel seine Frau und Kinder mit Eiter aus einem Kuhpockenbläschen „geimpft“ haben, mit offensichtlich so gutem Erfolg, dass die Kunde davon auch den Arzt Edward Jenner (1749–1823) erreichte. Gut zwanzig Jahre sammelte er Daten, ehe er 1796 einen ersten Versuch am Menschen wagte. 1798 publizierte Jenner seine Beobachtungen und schon um 1800 hatte sich seine Methode erfolgreich durchgesetzt.

Ehe Impfstoffe jedoch gezielt entwickelt werden konnten, musste Louis Pasteur (Kap. 1) den Nachweis führen, dass bestimmte Erkrankungen von spezifischen Mikroorganismen verursacht werden. Die ersten erfolgreichen Impfungen am Menschen führte Pasteur 1885 durch. In den Zwanzigerjahren unseres Jahrhunderts wurden schließlich Schutzimpfungen in breitem Umfang möglich, weil man inzwischen sichere und reproduzierbare Mittel gefunden hatte, um Toxine und Pathogene beispielsweise **zu inaktivieren** oder **abgeschwächte Erreger** zu züchten (siehe unten). Während nun Vakzine gegen eine ganze Reihe von Erregern unter anderem der Kinderlähmung, Diphterie oder Tetanus entwickelt wurden, begann man zugleich mit der Auflage internationaler Impfprogramme zur Ausrottung von Infektionskrankheiten und deren viralen Erreger. Der bislang größte Erfolg der Impfprogramme besteht in der Auslöschung der Pocken. Außerdem laufen Programme zur Eradikation von Polio- und Masernviren.

An dieser Stelle kann keine ausführliche Darstellung der immunologischen Grundlagen gegeben werden, dafür sei auf die entsprechende Literatur verwiesen (Zinkernagel, R.M. in Kayser et al. 1997, Stryer 1996).

4.9.1 Impfung und Immunisierung

Impfstoffe (Vakzine) im engeren Sinne sind nach Ph. Eur. definiert als „antigene Stoffe mit der Fähigkeit, eine spezifische, aktive Immunität gegen das infizierende Agens oder das von ihm gebildete Toxin oder Antigen zu induzieren". Dabei unterscheidet man im Wesentlichen drei Gruppen: Lebendimpfstoffe, Totimpfstoffe und Toxoidimpfstoffe. Immunglobuline sind nach dieser Definition von den eigentlichen Impfstoffen abzugrenzen, man spricht bei der Anwendung dieser beiden Substanzgruppen auch von **aktiver** (Impfstoffe) bzw. von **passiver** (Immunglobuline) **Immunisierung**.

Bei der **passiven Immunisierung** werden dem Patienten Antikörper humaner oder tierischer Herkunft gegen den Erreger verabreicht, was einen sofortigen Infektionsschutz verleiht, der jedoch nur etwa 3 Monate anhält, bis die Antikörper mit einer natürlichen biologischen Halbwertszeit von etwa 25 Tagen abgebaut sind. Bei der **aktiven Immunisierung** (Vakzinierung, Impfung) werden dem Patienten Antigene injiziert, wodurch jedoch keine sofortige Immmunität gewährleistet ist, da bis zur Bildung einer schützenden Antikörpermenge mehrere Tage vergehen. Bei dieser Immunreaktion werden aber Gedächtniszellen gebildet, die viele Jahre persistieren und bei einem erneuten Kontakt mit dem Antigen bzw. Erreger sofort große Mengen an Antikörpern bilden, die die betroffene Person effizient zu schützen vermögen. Auch wenn hier immer von „Patient" und „Person" die Rede ist, so darf man nicht vergessen, dass gerade die aktive Immunisierung ebenso bei Nutz- und Haustieren im großen Umfang durchgeführt wird.

4.9.2 Impfstoffe für Routineimpfungen

Die Unterteilung der Impfstoffe zeigt Kasten 4.11 (Glick 1994). Für **Routineimpfungen** (Quast 1990) sind hauptsächlich Lebendimpfstoffe (Tab. 4.9) aus abgeschwächten Erregern und Totimpfstoffe aus inaktivierten kompletten Erregern in Verwendung (Tab. 4.10). Beide Impfstofftypen haben auch die Geschichte der Impfungen geprägt. Aber auch andere Impfstofftypen, wie gereinigte Polysaccharidfraktionen, Toxoide (Kap. 4.5) oder Virushüllproteine wurden und werden für Impfungen herangezogen.

Lebendimpfstoffe

In diese Gruppe ordnet man Impfstoffe aus nicht abgetöteten, aber in ihrer Virulenz bzw. Pathogenität eingeschränkten (attenuierten) Erregern ein. Dazu zählen: **Masern, Mumps, Röteln** sowie **Gelbfieber,** dazu der **Poliomyelitis-Impfstoff** nach Albert Bruce Sabin (1906–1993), der allerdings mittlerweile nicht mehr als Regelimpfung empfohlen wird, da die abgeschwächten Impfviren in seltenen Fällen selbst Polio auslösen können.

Solche Lebendimpfstoffe sind zwar einerseits meist die wirkungsvolleren, andererseits müssen ganz besondere Anforderungen an die Sicherheit gestellt werden. In manchen Fällen ist es möglich auf gentechnischem Wege modifizierte Viren oder Bakterien zu erzeugen, die eigentlich apathogen sind, aber bestimmte antigene Determinanten eines Krankheitserregers exprimieren, oder aber pathogene Organismen sind, denen jedoch Virulenzgene modifiziert oder gar vollständig entfernt wurden.

Kasten 4.11 Einteilung der Impfstoffe für die aktive Immmunisierung

Lebendimpfstoffe, d. h. vermehrungsfähige und abgeschwächte Viren oder Bakterien
- Abschwächung durch Zellkultivierung
- Abschwächung durch gentechnische Veränderung.

Totimpfstoffe
- Inaktivierte komplette Erreger wie Viren und Bakterien
- Spaltprodukte von Erregern, Spaltvakzine (subunit vaccine)
- Erregerbestandteile, aus Erregern isoliert
- Erregerbestandteile, rekombinant hergestellt

Peptidimpfstoffe, Teilsequenzen (Peptide) eines Antigens (peptide vaccines)
- Synthetisch hergestellte Peptide
- Rekombinant hergestellte Peptide
- Extrakte von Erregern
- Detoxifizierte Toxine von Bakterien, sogenannte Toxoide.

Biotechnologisch hergestellte Impfstoffe
- Rekombinante Viren oder Bakterien als Antigenträger (vector vaccine).

Einzel- und Kombinationsimpfstoffe

Der Vorteil eines Lebendimpfstoffes besteht in diesen Fällen darin, dass dem Immunsystem die wichtige antigene Determinante in einer Konformation präsentiert wird, die der Form dieses Antigens auf einem virulenten Erreger entspricht. Werden dagegen die Antigene isoliert und gereinigt, verlieren sie oft ihre native Konformation; damit wird auch die gegen sie gerichtete Immunantwort weniger wirksam.

Die **Attenuierung** (Abschwächung) von Lebendviren ist eine langwierige Prozedur und wird durch vielfache Passage der Viren in ausgesuchten Zellkultursystemen erreicht. Dabei muss das Virus soweit abgeschwächt werden, dass es bei gesunden Personen mit einem normal funktionierenden Immunsystem keine oder nur eine milde Erkrankung hervorruft, jedoch noch vermehrungsfähig bleibt und die Bildung schützender Antikörper und Gedächtniszellen verursacht. Dabei muss die Möglichkeit für Rückmutationen soweit als möglich ausgeschlossen werden. Unzulässig ist die Immunisierung von immungeschwächten Personen, bei denen sich selbst die attenuierten Viren unkontrolliert vermehren und schwere Krankheitssymptome hervorrufen können. Alternativ zur Ab-

Tab. 4.9 Beispiele für Lebendimpfstoffe

Impfstoff	Typ	Applikation	Bemerkungen
Einzelimpfstoffe			
Tuberkulose (BCG)	Bakterium	i.c.	
Typhus	Bakterium	oral	
FSME	Virus	s.c./i.m.	
Masern	Virus	s.c./i.m.	Versch. Stämme
Mumps	Virus	s.c./i.m.	Versch. Stämme
Röteln	Virus	s.c./i.m.	
Varizella-Zoster	Virus	s.c./i.m.	
Gelbfieber	Virus	s.c./i.m.	
Impfstoffkombinationen			
Masern/Mumps (MM)	Virus	s.c./i.m.	
Masern/Mumps/Röteln (MMR)	Virus	s.c./i.m.	

Tab. 4.10 Beispiele für Tot- und Spaltimpfstoffe

Impfstoff	Typ	Applikation	Bemerkungen
Einzelimpfstoffe			
Cholera	Bakterium	i.m.	Polyvalent
Pertussis (Keuchhusten)	Bakterien, Bakterienextrakt, Toxoid, Hämagglutinin	i.m.	
Diphtherie	Toxoid	i.m.	
Tetanus	Toxoid	i.m.	
Pneumokokken	Bakt. Polysaccharid	i.m.	
Meningokokken	Bakt. Polysaccharid	i.m.	Bi-, trivalent
Haemophilus influenzae B (HIB)	Bakt. Polysaccharid	i.m.	
Typhus	Bakt. Polysaccharid	i.m.	
Poliomyelitis	Virus	i.m.	Trivalent**
Tollwut	Virus	i.m.	
FSME*	Virus	i.m.	
Hepatitis A	Virus	i.m.	
Hepatitis B	Antigen	i.m.	Gentechnisch
Impfstoffkombinationen			
Diphtherie/Tetanus (DT)	Toxoid	i.m.	
DT + Pertussis (DPT)	Toxoid + Bakterium	i.m.	
DPT + HIB (HibDPT)	Bakt. Polysaccharid + Toxoid + Bakterium	i.m.	
DPT + Poliomyelitis (DPTP)	Toxoid + Bakterium + Viren	i.m.	
DPTP + HIB (HibDPTP)	Bakt. Polysaccharid + Toxoid + Bakterium + Viren	i.m.	
Hepatitis A/Hepatitis B	Virus/Antigen	i.m.	
Influenza A/Influenza B	Virus, Antigen	i.m.	Wechselnde Zusammensetzung

* FSME: Frühsommer-Meningoenzephalitis, ** Mischung aus Poliovirus Typ 1 + 2 + 3

schwächung durch Zellkultivierung wird versucht, mit gentechnologischen Methoden die Virulenzgene soweit zu verändern oder herauszuschneiden, dass die Pathogenität des Erregers ausreichend minimiert wurde. Dies konnte erfolgreich beim **Choleraerreger,** dem Bakterium *Vibrio cholerae*, und bei bestimmten **Salmonellen,** die typhoides Fieber, Kindstod und Nahrungsmittelvergiftungen hervorrufen, durchgeführt werden.

Ein – auch historisch wichtiger – Impfstoff gegen die im Moment wieder auf dem Vormarsch begriffene Tuberkulose ist der sogenannte **BCG-Impfstoff**, gefriergetrocknet (Vaccinum tuberculosis [BCG] cryodesiccatum, nach *B*acille *C*almette-*G*uérin), der bereits 1921 eingeführt wurde. Dabei handelt es sich um lebende, lyophilisierte Bakterien eines Stammes der Rindertuberkulose (*Mycobacterium bovis*), die für den Menschen nicht pathogen sind, aber eine vollständige Immunität gegen *M. tuberculosis* erzeugen. Léon Charles Albert Calmette (1863–1933) ist im Wesentlichen die Erkenntnis zu verdanken, dass diese Bakterien auf gallehaltigen Nährböden nach vielen (bis zu 230) Passagen ihre Virulenz verlieren.

Die Anwendung von BCG erfolgt intrakutan, meist innerhalb der ersten Lebenswoche, um dann im 16. Lebensjahr wiederholt zu werden. Die schützende Wirkung kann allerdings deutlich zu wünschen übrig lassen, außerdem treten häufig Nebenwirkungen auf, beispielsweise Schwellungen und Einschmelzungen der Lymphknoten. Dies ist einer der Gründe, warum die Tuberkulosevakzine BCG mittlerweile aus den Impfempfehlungen der Ständigen Impfkommission herausgenommen wurde.

Totimpfstoffe

Zu dieser Gruppe gehört beispielsweise der **Poliomyelitisimpfstoff** nach Jonas Edward Salk (1914–1995), außerdem Impfstoffe gegen **Cholera, Grippe, Keuchhusten, Typhus** und **Tollwut**.

Die **Inaktivierung** von kompletten Viren oder Bakterien erfolgt oft durch chemische Behandlung mit Formalin oder Paraformaldehyd bzw. durch physikalische Maßnahmen wie Hitze oder Bestrahlung. Auch hier sind umfangreiche Immunisierungsversuche erforderlich, um die optimale Behandlung zu eruieren.

Die beim Menschen stets tödlich verlaufende Tollwut (Rabies) wird von Rhabdoviren verursacht (Rabiesvirus, Lyssavirus Serotyp I). Dabei kommt das Virus in zwei Formen vor, dem sogenannten „Straßenvirus“, das man aus Mensch und Tier isolieren kann, und dem auf Pasteur zurückgehenden „virus fixe“, das durch unzählige Passagen in Labortieren so an Hirngewebe adaptiert wurde, dass es sich nur noch in Nervengewebe vermehren kann. Nach der Übertragung durch den Biss eines erkrankten Tieres vermehrt sich die Straßenform in Muskel- und Bindegewebe, um dann entlang der Nervenbahnen in das zentrale Nervensystem zu wandern. Es kommt zur Enzephalitis, schließlich auch zu aufsteigenden Lähmungserscheinungen, die der Betroffene bei vollem Bewusstsein erlebt. Daher kommen auch speziell Medikamente zur Linderung der Schmerz- und Angstzustände zum Einsatz. Auf Grund der langen Inkubationszeit, die je nach Lokalisation und Schwere der Bisswunde mehrere Wochen oder gar Monate betragen kann, ist auch noch eine postexpositionelle Impfprophylaxe möglich. Die von Pasteur eingeführten Impfstoffe aus dem Neuralgewebe infizierter Tiere hatten häufig ernste Nebenwirkungen, beispielsweise allergische Enzephalomyelitiden. Heute werden Vakzinen eingesetzt, bei denen solche unerwünschten Begleiterscheinungen nicht mehr auftreten. Sie leiten sich von einem inaktivierten, lyophilisierten Virus fixe ab, das sich durch eine sehr kurze Inkubationszeit auszeichnet. Zur Vermehrung dienen neben Hühnerfibroblasten oder Entenembryonen vor allem diploide menschliche Embryonalzellen (HDCV = human diploid cell vaccine). Mit diesen Impfstoffen sind bislang keine solchen Nebenwirkungen mehr beobachtet worden, sodass einer Impfprophylaxe nichts mehr entgegensteht. Meist wird sie noch mit der Gabe von menschlichem Tollwutimmunglobulin kombiniert, wenn hohe Infektionsgefahr (schwere Bissverletzungen) vorliegt.

Spaltimpfstoffe

Spaltimpfstoffe enthalten statt des Erregers dessen durch Spaltung gewonnene immunogenen Bestandteile, z. B. ein Oberflächenprotein. Das spezielle Problem bei den Spaltimpfstoffen besteht darin, dass das isolierte Antigen alleine in der Lage sein muss, eine genügende Menge an schützenden Antikörpern zu induzieren. Ob ein Antigen das vermag, ist nicht vorhersagbar und kann nur durch Immunisierungsversuche herausgefunden werden.

In Entwicklung befindet sich ein **Spaltimpfstoff** gegen Herpes simplex Virus Typ 1 und Typ 2 (HSV-1, HSV-2), die schwere Augenerkrankungen, Enzephalitis und sexuell übertragbare Krankheiten auslösen können sowie auch mit der Krebsauslösung in Zusammenhang gebracht werden. Favorisierter Kandidat für das Spaltvakzin ist das Transmembranprotein D.

Für die Impfungen gegen **Maul- und Klauenseuche** (MKS) steht seit Jahren ein Impfstoff aus formalinbehandelten, abgetöteten MKS-Viren zur Verfügung, von dem jährlich etwa 1 Mrd. Dosen gespritzt werden. In Bearbeitung ist die Herstellung eines Spaltimpfstoffes aus dem viralen Protein 1 (VP1).

4.9.3 Peptidimpfstoffe und biotechnologische Impfstoffe

Auch für **Peptidimpfstoffe** gilt, dass die Induktion ausreichender Antikörpermengen in Immunisierungsversuchen gefunden werden muss. In Bearbeitung ist ein Impfstoff gegen die **Maul- und Klauenseuche** (MKS), bei dem verschiedene chemisch synthetisierte Peptide des VP1 mit Längen zwischen 11 und 32 Aminosäuren an Meerschweinchen und Kälbern getestet werden. Mehrere Peptide konnten die Bildung einer ausreichenden Menge an schützenden Antikörpern verursachen. Allerdings müssen kurze Peptide aus 11 bis 18 Aminosäuren vor der Impfung an einen inerten, hochmelekularen Träger, dem Carrier-Protein, gekoppelt werden, mit dem dann die Tiere behandelt werden. Dies ist notwendig, weil sonst das kleine Peptid im Körper zu schnell abgebaut werden würde, bevor das Immunsystem ausreichend aktiviert worden ist (Glick 1994). Ein hervorragender Träger ist das Keyhole Limpet Hemocyanin (KLH; Kasten 4.12), der Blutfarbstoff der Schlüsselloch-Napfschnecke (*Megathura crenulata*; Harris, Markl 1999). Die großen Peptide mit 32 Aminosäuren brauchten nicht mehr gekoppelt werden und waren von sich aus in der Lage, die Bildung neutralisierender Antikörper hervorzurufen. Dies ist jedoch eher eine Ausnahme, da in vielen Fällen zur Erreichung ausreichender Antikörpermengen noch Adjuvantien eingesetzt werden müssen (Kap. 6.3).

Kasten 4.12 KLH Vakzincarrier und Immuntherapeutikum

Ende der Sechzigerjahre, als die Immundiagnostik noch nicht über das heutige, sehr viel ausgereiftere Instrumentarium zur Überprüfung des Immunstatus verfügte, testete man die immunologische Reaktionsfähigkeit von Patienten auf einfache Weise: Man spritzt eine Suspension eines Schneckenproteins, das Keyhole Limpet Hemocyanin (KLH), ein kupferhaltiges Sauerstoff-Transportprotein aus der Schlüsselloch-Napfschnecke. Überraschenderweise stellte sich dabei heraus, dass Patienten mit einem Harnblasenkarzinom, die so getestet worden waren, sehr viel weniger Rezidive hatten als andere, sonst identisch behandelte Kranke. Dieser Zufallsbefund führte dazu, dass dieses sehr große, stark immunstimulierend wirkende Protein zu einem Krebstherapeutikum entwickelt wurde. Nach der chirurgischen Entfernung des Tumors instilliert man eine Suspension dieses Proteins in die Blase, um das Immunsystem gegen die malignen Zellen zu aktivieren.
Aufgrund der hohen Immunogenität des KLH kann es jedoch auch auf andere Art nützlich sein, nämlich als Carrier für niedermolekulare Antigene. So dient es derzeit als Trägermolekül für Antigen-Hapten-Konjugate, mit denen Versuche zur Vakzinierung gegen HIV und Papilloma-Viren wie auch bestimmte Tumorantigene vom Mamma- und kolorektalen Karzinom laufen.

Alternativ dazu wurde die DNA für bestimmte Peptide gentechnisch mit der DNA für das **Hepatitis-B-Virus-Core-Antigen** (HBcAg) fusioniert. Nach der Expression der DNA in *E. coli* oder Säugetierzellen kam es zur spontanen Aggregation dieses Fusionsproteins und zur Bildung von 27 nm großen Proteinpartikeln, die hochgradig immunogen waren und eine 30- bis 500-mal stärkere Immunantwort auslösten als die Peptide bzw. Carrier-Peptid-Konjugate alleine. Allerdings zeigten die 27 nm Partikel immer noch eine zehnfach geringere Impfeffektivität im Vergleich zu kompletten, inaktivierten MKS-Viren.

Zur **Choleraprophylaxe** ist seit 1992 ein Totimpfstoff aus Ganzzell-Antigenen zugelassen, der mit der rekombinanten Untereinheit B (rBS) des Choleratoxins kombiniert ist. Da das hitzestabile Toxin von *E. coli* dem rBS immunologisch ähnlich ist, wirkt der neue Impfstoff zum Teil auch gegen **ETEC-Erkrankungen** (Enterotoxin-bildende *E. coli*).

Bei den **biotechnisch hergestellten Impfstoffen** werden rekombinante Viren oder Bakterien als Antigenträger verwendet, wobei in normalerweise harmlose Erreger, wie z. B. Kuhpockenvirus, das Vaccinia-Virus, oder gentechnisch abgeschwächte Erreger DNA übertragen wird, die relevante Antigene von Krankheitserregern kodiert. In das Genom des Vaccinia-Virus konnten die Gene für das Tollwut-G-Protein, Hepatitis-B-Oberflächenantigen (HBsAg), Sindbis-Oberflächenprotein, Influenza-NP und HA-Antigene und Herpes-Virus-Glycoproteine erfolgreich integriert werden. Einige dieser rekombinierten Virusstämme konnten in Tierversuchen die Bildung schützender Antikörper induzieren. Der Vorteil dieser Technologie liegt darin, dass die Antigene in einer natürlichen Form exprimiert werden, das Virus im normalen Wirt ohne Schaden vermehrungsfähig ist und durch die gezielte Integration der fremden DNA noch vorhandene Virulenzgene inaktiviert werden können. Ein Nachteil liegt auch hierbei in den schweren Virusinfektionen, die bei der Immunisierung immungeschwächter Personen, z. B. AIDS-Patienten, ausgelöst werden können. Eine Abhilfe wäre durch die zusätzliche Integration des Interleukin-2-Gens (Kap. 6.4.2) in das Vaccinia-Genom möglich, wodurch eine Immunstimulation ausgelöst werden könnte.

Ein neuer und für den Menschen sicherer Tollwutimpfstoff besteht aus dem nicht mehr lebensfähigen Canarypox-Virus, das ein Glycoprotein des Tollwutvirus exprimiert. Dieses Vakzin ist um Größenordnungen kostengünstiger herzustellen als herkömmlicher Tollwutimpfstoff.

Zusammenfassend kann gesagt werden dass die neuen, **biotechnologischen Vakzine** stark im Vormarsch sind, da die konventionellen Vakzinetypen, das sind abgeschwächte Lebenderreger, abgetötete Erreger und Spaltvakzine, eine Reihe von Limitierungen zeigen:

- Nicht alle infektiösen Erreger können in Kultur gezüchtet werden
- Die Produktion von Viren erfordert die teure und anfällige Zellkultur
- Die Ausbeute an Erregern mittels Zellkultur ist relativ gering
- Die Kultivierung pathogener Erreger verlangt extensive Sicherheitsmaßnahmen
- Reproduzierbare Attenuierung bzw. Inaktivierung von Erregern ist schwierig
- Risiko der Bildung von Rückmutationen bei attenuierten Erregern
- Eine Vorbeugung durch Vakzinierungen ist nicht immer möglich (AIDS, Malaria)
- Begrenzte Lagerstabilität bzw. spezielle Lagerbedingungen verbunden mit Instabilitätsproblemen unter extremen klimatischen Bedingungen.

Der momentane wie auch zukünftige Bedarf an billigen, effizienten und sicheren Impfstoffen ist enorm, zumal mehrere Milliarden Menschen an entsprechenden Infektionskrankheiten leiden und jährlich hohe Todeszahlen zu verzeichnen sind.

4.9.4 Neue Methoden der Vakzinierung

Anti-Idiotyp-Vakzine

Entstehen im Organismus Antikörper gegen ein beliebiges Antigen, werden auch sofort Antikörper gegen diese Antikörper gebildet, sogenannte Anti-Antikörper (antiidiotypische Antikörper), die gegen die variable Region (Idiotyp) des ersten Antikörpers gerichtet sind, da hier Epitope vorkommen, die das Immunsystem zuvor nicht „gesehen" hat und als fremd erkennt. Ebenso werden auch gegen die variable Region des Anti-Antikörpers neue Antikörper gebildet und so weiter, sodass das Immunsystem aus einem interagierenden Netzwerk aus Anti-Antikörpern besteht.

Da es zahlreiche Epitope in der variablen Region eines Antikörpers gibt, treten folglich auch verschiedene Typen an antiidiotypischen Antikörpern auf. Ein bestimmter Typ von ihnen ist genau gegen die Antigenbindungsstelle gerichtet und kann damit als **Antigenersatz** bzw. als Impfstoff dienen, so genannter Anti-Idiotyp Impfstoff.

Solche Anti-Idiotyp Vakzine finden dann Anwendung, wenn das Antigen

- Nicht in genügender Menge für Immunisierungen zur Verfügung steht
- Nur ein schwaches Immunogen ist
- Pathogene oder toxische Eigenschaften hat, die eine Immunisierung verbieten
- Kein Protein ist
- Noch gar nicht bekannt ist, aus dem Organismus jedoch Antikörper dagegen isoliert werden können, z. B. bei Tumorantigenen.

Dass dieser Weg erfolgreich begangen werden kann, wurde im Mausmodell für den Parasiten *Trypanosoma rhodesiense*, dem Erreger der **Schlafkrankheit**, und im Hühnermodell für den Parasiten *Eimeria tenella*, der die Coccidiose hervorruft, gezeigt.

Nukleinsäure-Impfstoffe

Hierbei werden nicht mehr Proteine als Vakzine verabreicht, sondern DNA oder RNA, die in Zellen eingeschleust werden, um dort die Synthese von Proteinen zu ermöglichen, gegen die das Immunsystem dann Antikörper bilden kann. Die Anwendung „nackter" DNA zur Immunisierung wurde erstmals 1990 vorgeschlagen. Man hatte nämlich nachgewiesen, dass Mäuse, denen man gereinigte, bakterielle Plasmid-DNA i.m. applizierte, tatsächlich Proteine bildeten, die auf dem Plasmid kodiert waren. Im Tiermodell wurden bereits beachtliche Erfolge erzielt. Allerdings müssen für eine Routineanwendung noch mehrere Hürden überwunden werden. Besonders zu berücksichtigen sind dabei die beiden Sicherheitsaspekte:

- Kann die DNA in das Wirtsgenom eingebaut werden?
- Reagiert der Organismus mit der Bildung von Anti-DNA-Antikörpern?

Hauptsächlich anvisierter Zelltyp sind **Muskelzellen**, die eine lange Lebensdauer bzw. geringe Erneuerungsrate haben, sodass sie über viele Monate oder Jahre das Protein bilden können. Bevorzugte Methoden zum Einbringen der DNA in Zellen sind die Biolistik und die Lipofektion (Kap. 2.5.4). Nach heutigem Kenntnisstand wird die Fremd-DNA nicht ins Zellgenom integriert, was nicht verwunderlich ist, da konventionelle Impfstoffe Nukleinsäuren enthalten, es aber bisher keine Hinweise für eine Integration und damit Transformation von Wirtszellen gibt. In entsprechenden Untersuchungen zur Sicherheit und Effizienz von Herpesvirus-DNA-Impfstoff beim Rind konnten außerdem keine Anti-DNA-Antikörper nachgewiesen werden.

Schwierigkeiten macht es immer noch, die Gene zum richtigen Zeitpunkt an- bzw. abzuschalten. Man muss dies bisher dem Zufall überlassen, sodass nur ein geringer

Teil der Zellen, die die DNA aufgenommen haben, letztendlich auch das Protein produzieren. Es muss gewährleistet sein, dass ein Protein oder auch mehrere Proteine die Bildung einer genügenden Menge an schützenden Antikörpern bewirken, ein Problem, das bereits im Zusammenhang mit den Spalt- und Peptidimpfstoffen behandelt wurde. Versuche in Primaten haben gezeigt, dass doch wesentlich höhere Dosen benötigt werden als ursprünglich erwartet.

Vorteile dieser neuen Impftechnik sind die schnelle und billige Herstellung des Impfstoffes, eine nahezu beliebige Kombination verschiedener Impfstoffe, weniger Impfkomplikationen und ein längeranhaltender Immunschutz. Die routinemäßige Anwendung am Menschen wird erst in etwa zehn Jahren erwartet.

Rekombinante Pflanzenviren als Impfstoffe

Die zu Grunde liegende Idee besteht darin, Proteine von human- oder tierpathogenen Viren auf gentechnisch veränderten Pflanzenviren zu exprimieren und diese Viren dann als Vakzine einzusetzen. Vorteile dieser Strategie sind:

- Hohe Sicherheit: Pflanzenviren infizieren weder Menschen noch Tiere
- Hohe Reinheit: Keine Verunreinigung der Vakzine mit tierischen Proteinen
- Billige Produktion
- Hohe Ausbeuten
- Hohe Stabilität

Die Strategie wurde für HIV-1, Rhinoviren und Maul- und Klauenseucheviren (MKSV) erfolgreich angewandt: In den CPMV (*Cowpea Mosaic Virus*), der natürlicherweise *Vigna unguicula* (Langbohne, cowpea) infiziert, wurden Proteine des MKS-Virus und HIV-1 eingebaut. Das modifizierte Virus konnte in großen Mengen aus den zermahlenen Blättern extrahiert und direkt als Impfstoff eingesetzt werden.

Die Herstellkosten für ein Gramm Virus belaufen sich auf ca. DM 50, die für den konventionellen Impfstoff auf ca. DM 50 000. Das Virusmaterial aus einem Blatt reicht für 200 Impfdosen. Die Viren können auch bei Raumtemperatur längere Zeit problemlos gelagert werden.

Das Genom des CPMV besteht aus 2 Molekülen RNA (RNA1, RNA2). RNA2 kodiert für die großen (L) und kleinen (S) Hüllproteine. Eine Schleife des S-Proteins eignet sich auf Grund der Exponiertheit als Stelle für den Einbau von Fremdepitopen, das im Fall der MKS aus 25 Aminosäuren bestand und aus dem VP1 Hüllprotein des MKSV stammt. Diese Sequenz lag in Form synthetischer Oligonukleotide vor, die in eine vollständige cDNA-Kopie der RNA2 eingebaut wurden. Nach Transkription in RNA und Vermischung mit einem vollständigen Klon von RNA1 wurden Setzlinge mechanisch inokuliert. Die Pflanzen wurden dann direkt mit den rekombinanten Viren infiziert. Die Identifizierung des Epitops erfolgte über die Bindung spezifischer Antikörper.

Im Fall des HIV-1 führte die Immunisierung von Mäusen mit dem rekombinierten HIV-CPMV zur Bildung von Antikörpern, die bei kultivierten Helfer-T-Zellen die Infektiosität von HIV-1 neutralisieren konnten.

Die nächsten auf diese Weise hergestellten Impfstoffe sollen gegen Papillomviren (verursacht Warzen und Zervixkarzinome), Grippeviren und Hepatitisviren (A, B, und C) gerichtet sein.

Schleimhautimmunität

Die meisten der bisher vorgestellten Vakzine werden intramuskulär oder subkutan verabreicht. Die Immunisierung über die Schleimhäute bzw. die Erzeugung einer Schleimhautimmunität soll neue Wege eröffnen und effektivere Impfstrategien ermöglichen. Entsprechende Erfolge sind bereits zu verzeichnen (Kling 1996).

Eine Reihe relevanter Erreger wie das Respiratory-Syncytial-Virus (RSV), *Chlamydia trachomatis*, *Helicobacter pylori* oder *Streptococcus pneumoniae* beginnen ihren Infektionsweg mit der **Besiedelung von Schleimhäuten**, bevor sie sich systemisch ausbreiten. So bestünde eine effektive Abwehr in der Etablierung einer Schleimhautimmunität, bevorzugt unter Beteiligung von IgA-Antikörpern, was jedoch noch mit einigen Problemen verbunden ist.

In den USA erkranken pro Jahr etwa 250 000 Kinder an durch RSV verursachten Lungenentzündungen, von denen 90 000 stationär behandelt werden müssen. Zur Prävention von **RSV-Infektionen bei Kleinkindern** wurde ein Präparat zugelassen, das vornehmlich Anti-RSV-IgG Antikörper enthält und zur passiven Immunisierung subkutan appliziert wird. Auf diese Weise konnte ein wirkungsvoller Schleimhautschutz erzielt werden. Mit **Palivizumab** steht mittlerweile auch ein monoklonaler Antikörper zur Prävention der durch das Respiratory-Syncytial-Virus (RSV) hervorgerufenen schweren Erkrankungen der unteren Atemwege zur Verfügung.

Ein neuer Impfansatz gegen **Cholera** beruht auf der Beobachtung, dass das Choleratoxin (CT) eine Schleimhautimmunantwort induziert, die sowohl gegen das CT als auch daran gekoppelte Antigene gerichtet ist. Für die Vakzinentwicklung bedient man sich dabei der nicht-toxischen B-Untereinheit des Choleratoxin (CTB), das im Magen-Darm-Trakt von den Verdauungsenzymen nicht angegriffen wird. Bei einer klinischen Studie an etwa 100 000 Freiwilligen konnten mehr als 85 % vor Cholera wirkungsvoll geschützt werden. In Entwicklung ist auch ein prophylaktischer Impfstoff gegen *Chlamydia trachomatis*, der die Besiedelung von Schleimhäuten des Genitaltrakts durch den sexuell übertragenen Erreger verhindern soll.

Ein weiterer Ansatz, der sich in der präklinischen Testung befindet, verwendet als Impfstoff für die aktive Immunisierung die relevanten Adhäsionsproteine, die **Adhäsine**, die ein fester Bestandteil von Bakterien- und Virenmembranen sind und die die Erreger benötigen, um sich auf den Schleimhäuten zwecks Besiedelung bzw. Zellinfektion festsetzen zu können. Die Adhäsine haben eine sehr konservierte Struktur und neigen kaum zu Mutationen, da sonst die Infektion und die Erregervermehrung beeinträchtigt würde. Adhäsinenthaltende Impfstoffe induzieren die Bildung von IgG-Antikörpern, die auch auf Schleimhäuten anzutreffen sind. Erfolge wurden z. B. bei *E.-coli*-Erregern erzielt, die Harnwegsinfekte auslösen.

Auf einem anderen Weg soll ein Schleimhautschutz dadurch erzielt werden, dass bei subkutanen Immunisierungen 1,25-Dihydroxy-Vitamin D3 mitgegeben wird, das auf B-Zellen, T-Zellen und Makrophagen immunregulierend wirkt und die Bildung von Cytokinen wie IL-4, IL-5, IL-6, IL-10 und TGF-β verstärkt, die für die Etablierung einer Schleimhautimmunität erforderlich sind. Gleichzeitig wird die Bildung von IL-2 und IFNγ zurückgedrängt, die für eine systemische Immunität wichtig sind. Durch die Immunisierung von Mäusen mit dem Hepatitis- Oberflächenantigen (HBsAg) und Vitamin D3 konnten hohe Anti-HBsAg-Antikörperkonzentrationen im Urogenitaltrakt, in der Tränenflüssigkeit, im Mund- und Darmbereich erreicht werden.

Auch **Autoimmunerkrankungen** sollen nach diesem Prinzip bekämpft werden. „Impfstoffe“ zur Behandlung von rheumatoider Arthritis, multipler Sklerose, Diabetes Typ I und Nierentransplantationen werden bereits klinisch erprobt.

Eine neue Ära bei Immunisierungen stellen sogenannte **orale Impfstoffe** dar (Baron 2000). Der Patient wird also nicht mehr intramuskulär oder subkutan geimpft, sondern verspeist den Impfstoff, in

Zukunft sogar in Form einer gentechnisch veränderten Kartoffel oder Banane. In der klinischen Prüfung befindet sich ein orales Vakzin gegen *Helicobacter pylori* und präklinisch getestet wird ein Impfstoff gegen *Clostridium difficile*, der hauptsächlich für infektiöse Durchfälle in Kliniken verantwortlich ist.

Literatur

Monographien, Lehr- und Praktikumsbücher

AUTERHOFF, H., KNABE, J., HÖLTJE, H.-D. (1999): Lehrbuch der Pharmazeutischen Chemie. 14. Aufl., Wiss. Verlagsgesellschaft, Stuttgart

BISSWANGER, H. (1999): Enzymkinetik – Theorie und Methoden. 3. Aufl., VCH, Weinheim

BROCK, T.D. (1997): Biology of Microorganisms. 8. Aufl. Prentice Hall International, Inc.

CHAPLIN, M.F., BUCKE, C. (1990): Enzyme Technology. Cambridge University Press, Cambridge

DINGERMANN, TH. (1999): Gentechnik Biotechnik. Wiss. Verlagsgesellschaft Stuttgart

DRESSLER, D., POTTER, H. (1992): Katalysatoren des Lebens. Struktur und Wirkung von Enzymen. Spektrum Akademischer Verlag, Heidelberg

FABER, K. (Ed.) (2000) Biotransformations. Springer Verlag, Berlin.

FRIEDMANN, H.C. (1981): Enzymes. Benchmark Papers in Biochemistry, Vol. 1. Hutchinson Ross Publ. Co., Stroudsberg

GLAZER, A.N., NIKAIDO, H. (1995): Microbial Biotechnology. Fundamentals of Applied Biotechnology. W.H. Freeman, San Francisco

GLICK, B. R, PASTERNAK, J.J. (1995): Molekulare Biotechnologie. Spektrum Akademischer Verlag, Heidelberg

HARBORNE, J.B. (1995): Ökologische Biochemie. Spektrum Akademischer Verlag, Heidelberg

HEIZMANN, W.R., TRAUTMANN, M., MARRE, R. (1996): Antiinfektiöse Chemotherapie. Wiss. Verlagsgesellschaft, Stuttgart

HOLT, J.G. (Hrsg.) (1984–1988): Bergey's Manual of Systematic Bacteriology. 4 Bände. Williams Wilkins, Baltimore

ISAAC, S., JENNINGS, D. (1996): Kultur von Mikroorganismen. Spektrum Akademischer Verlag, Heidelberg

KAYSER, F. H., et al. (1997): Medizinische Mikrobiologie. 9. Aufl., Thieme, Stuttgart

KAYSER, O., MÜLLER, R. H. (2000): Pharmazeutische Biotechnologie. Wiss. Verlagsgesellschaft, Stuttgart

LEHN, J.-M. (1995): Supramolecular Chemistry. Verlag Chemie, Weinheim

LUCKNER, M. (1984): Secondary Metabolism in Microorganisms, Plants and Animals. VEB Gustav Fischer, Jena

MARX, J. L. (Hrsg.) (1989): A Revolution in Biotechnology. Cambridge University Press, Cambridge

MEYERS, R. A. (1995): Molecular Biology and Biotechnology. A Comprehensive Desk Reference. Verlag Chemie Weinheim

MIMS, C. A., et al. (1996): Medizinische Mikrobiologie. Ullstein Mosby, Berlin

NUHN, P. (1997): Naturstoffchemie. Mikrobielle, pflanzliche und tierische Naturstoffe. 3. Aufl. Wiss. Verlagsgesellschaft, Stuttgart

PRÄVE, P., et al. (1994): Handbuch der Biotechnologie. 4. Aufl. R. Oldenbourg Verlag, München

PRICE, N. C., STEVENS, S. (1989): Fundamentals of Enzymology. Oxford University Press, Oxford

PÜHLER, A. (Hrsg.) (1993): Genetic Engineering of Microorganisms. Verlag Chemie, Weinheim

REINHARD, E., W. KREIS, H. RIMPLER (1995): Pharmazeutische Biologie 1. 5. Aufl. Wiss. Verlagsgesellschaft, Stuttgart 1995

SCHLEGEL, H. G. (1992): Allgemeine Mikrobiologie. 7. Aufl. Thieme, Stuttgart

SRINIVASAN, P. R., FRUTON, J. S., EDSALL, J. T. (1979): The Origins of Modern Biochemistry – A Retrospect on Proteins. Ann. N. Y. Acad. Sci. 325

STRYER, L. (1996): Biochemie. Spektrum Akademischer Verlag, Heidelberg

SÜSSMUTH, R., et al. (1987): Biochemisch-mikrobiologisches Praktikum. Thieme, Stuttgart

TEUSCHER, E. (1997): Biogene Arzneimittel. 5. Aufl. Wiss. Verlagsgesellschaft, Stuttgart

VARMUS, H., WEINBERG, R. A. (1994): Gene und Krebs. Biologische Wurzeln der Tumorentstehung. Spektrum Akademischer Verlag, Heidelberg

WATSON, J. D., et al. (1993): Rekombinierte DNA. 2. Aufl. Spektrum Akademischer Verlag, Heidelberg

WEIDE, H., PÁCA, J., KNORRE, W. A. (Hrsg.) (1991): Biotechnologie. 2. Aufl. Gustav Fischer, Jena

Übersichtsbeiträge

ADAMS, M.W.W., PERLER, F.B., KELLY, R.M. (1995): Extremozymes: Expanding the limits of biocatalysis. Bio/Technol. 13:662–668

ALTMANN, K.-H., MUTTER, M. (1993): Die chemische Synthese von Peptiden und Proteinen. Chem. i. u. Zeit 27:274–286

BARNICKEL, G. (1996): Arzneimittel-Entwurf mit Computerunterstützung. Spektrum d. Wiss. Juni 1996, 98–106

BAYLEY, H. (1997): Künstliche Membranporen. Spektrum d. Wiss. Dezember 1997, 74–79

BARON, D. (2000): Transgene Pflanzen – Impfen durch Essen. Pharm. Ztg. 145: 487–492

BECHTHOLD, A. (1997): Streptomycetengenetik, Grundlage für die Herstellung neuer Antibiotika. Pharm. i. u. Zeit 26:12–16

BISHOP, J.M. (1982): Krebsgene. Spektrum d. Wiss. Mai 1982, 44–56

BLANCHE, F., et al. (1995): Vitamin B_{12}: Wie das Problem seiner Biosynthese gelöst wurde. Angew. Chem. 107:421–452

BLOHM, D., BOLLSCHWEILER, C., HILLEN, H. (1988): Pharmaproteine. Angew. Chem. 100:213–231

BUCKEL, P. (1996): Recombinant proteins for therapy. Trends Pharmacol. Sci. 17:450–456

CECH, T.R. (1987): RNA als Enzym. Spektrum d. Wiss. 42–51

COLLEE, J.G., BRADLEY, R. (1997): BSE: a decade on. Lancet 349:636–641, 715–721

DIENER, T.O. (1981): Viroide. Spektrum d. Wiss. März 1981, 52–61

DINGERMANN, T. (1997): Gentechnisch hergestellte Arzneimittel. Pharm. Ind. 59: 348–351

EDENHOFER, F., et al. (1997): Chemie und Molekularbiologie der übertragbaren spongiformen Encephalopathien. Angew. Chem. 100:1748–1769

EIGEN, M. (1992): Virus-Quasispezies oder die Büchse der Pandora. Spektrum d. Wiss. Dezember 1992 42–55

ESCHENMOSER, A. (1988): Vitamin B_{12}: Experimente zur Frage nach dem Ursprung seiner molekularen Struktur. Angew. Chem. 100:6–40

FETZNER, S., LINGENS, F. (1994): Bacterial dehalogenases: Biochemistry, genetics, and biotechnological applications. Microbiol. Rev. 58:641–685

FRIEDRICH, C., MÜLLER-JAHNCKE, W.-D. (1996): Vom Schimmelpilz zur modernen Antibiotikatherapie. Dtsch. Apoth. Ztg. 136:3767–3772

FROBEL, K., KRÄMER, T. (1996): Kombinatorische Synthese – Ein neuer Weg in der Wirkstoffsuche. Chem. i. u. Z. 30:270–285

GALLO, R.C., MONTAGNIER, L. (1988): AIDS im Jahre 1988. Spektrum d. Wiss. Dezember 1988, 48–56 (siehe auch die folgenden Beiträge in diesem Sonderheft zu AIDS und HIV)

GELDERBLOM, H.R. (1996): Die Ausrottung der Pocken. Spektrum d. Wiss. Juni 1996, 36–42

GREENE, W.C. (1993): AIDS und Immunsystem. Spektrum d. Wiss. Spezial 2: Das Immunsystem. 54–62

HANSSEN, H.-P. (1993): Von der Volksmedizin zur Biotechnologie. Dtsch. Apoth. Ztg. 133:2388–2394

HARRIS, J. R., MARKL, J. (1999): Keyhole limpet hemocyanin (KLH): a biomedical review. Micron 30: 597–623

HARTSEL, S., BOLARD, J. (1996): Amphotericin B: new life for an old drug. Trends Pharmacol. Sci. 17:445–449

IBBA, M., HENNECKE, H. (1994): Towards engineering proteins by site-directed incorporation in vivo of non-natural amino acids. Bio/Technology 12:678–682

JOHNSON, H.M., et al. (1994): Wirkungsweise von Interferonen. Spektrum d. Wiss. Juli 1994, 78–85

KAISER, E.T. (1988): Katalytische Aktivität von Enzymen mit modifiziertem aktivem Zentrum. Angew. Chem. 100: 945–955

KIRCHER, M., LEUCHTENBERGER, W. (1998): Aminosäuren – ein Beitrag zur Welternährung. Biol. i. u. Zeit 28:281–293

LOWE, S.E., JAIN, M.K., ZEIKUS, J.G. (1993): Biology, ecology, and biotechnological applications of anaerobic bacteria adapted to environmental stresses in temperature, pH, salinity, or substrates. Microbiol. Rev. 57:451–509

MADIGAN, M.T., MARRS, B.L. (1997): Extremisten des Lebens. Spektrum d. Wiss. Juni 1997, 86–93

MAY, R.M. (1992): Wie viele Arten von Lebewesen gibt es? Spektrum d. Wiss. Dezember 1992, 72–79

MOBERG, C.L., COHN, Z.A. (1991): Pionier der Ökologie: René Jules Dubos. Spektrum d. Wiss. Juli 1991, 110–117

NICOLAOU, K. C., et al. (1999): Chemie, Biologie und medizinische Anwendung der Glycopeptid-Antibiotika. Angew. Chem. 111: 2230–2287

NOSEK, J., et al. (1997): Produktion von β-Lactamantibiotika durch Mikroorganismen. Chem. i. u. Zeit 31:172–182

OLSON, G.J., WOESE, C.R., OVERBEEK, R. (1994): The winds of (evolutionary) change: Breathing new life into microbiology. J. Bacteriol. 176:1–6

PACE, N.R. (1997): A molecular view of microbial diversity and the biosphere. Science 276:734–740 [Ab S. 699 div. Beiträge zur Mikrobiologie, u. a. ein Porträt von C. Woese]

PRUSINER, S.B. (1995): Prionen-Erkrankungen. Spektrum d. Wiss. März 1995, 44–54

PRUSINER, S.B. (1996): Molecular biology and pathogenesis of prion disease. Trends Biochem. Sci. 21:482–487

RAMOS, J.L., et al. (1994): The behavior of bacteria designed for biodegradation. Bio/Technology 12: 1349–1356

RAMOS, J.L., et al. (1995): Suicide microbes on the loose. Bio/Technology 13:35–37

RAPPUOLI, R., et al. (1997): Impfstoffe: die Medikamente der Zukunft. Spektrum d. Wiss. Spezial 6: Pharmaforschung. 60–69

REUTER, G., GABIUS, H.-J. (1997): Proteinglykosylierung. Dtsch. Apoth. Ztg. 137: 1319–1335

ROSENTHAL, F.M., MERTELSMANN, R. (1997): Present strategies for gene therapy in cancer. Onkologie 20:26–34

RUDOLPH, R., LILIE, H. (1997): In vitro-Faltung von Inclusion Body-Proteinen. Nachr. Chem. Tech. Lab. 45:753–758

SCHELLER, F., et al. (1992): Biosensoren (div. Beiträge). Spektrum d. Wiss. September 1992, 99–115

SCHLEHOFER, J.R. (1997): Parvoviren – krebshemmende Symbionten? Spektrum d. Wiss. April 1997, 44–50

SCHULTES, R.E., VON REIS, S. (1995): Ethnobotany – Evolution of a Discipline. Chapman & Hall, London

SCHULTZ, J.S. (1991): Biosensoren. Spektrum d. Wiss. Oktober 1991, 100–106

SCOTT, W.G., KLUG, A. (1996): Ribozymes: structure and mechanism in RNA catalysis. Trends Biochem. Sci. 21:220–224

SHARON, N., LIS, H. (1993): Kohlenhydrate und Zellerkennung. Spektrum d. Wiss. März 1993, 66–74

STOLL, G. (1996): Im Sog der Supramoleküle. Spektrum d. Wiss. August 1996, 62–67

STÜTZLE, M. (1997): Makrolide und Tetracycline: bakteriostatisch wirksame Antibiotika. Pharm. Ztg. 142:1637–1642

VARMUS, H. (1987): Reverse Transkription. Spektrum d. Wiss. November 1987, 112–119

WEBER, M. (2000): Neue Techniken zum Gentransfer in Eukaryontenzellen, Nachr. Chem. 48: 18–23

WENZ, G. (1994): Cyclodextrine als Bausteine supramolekularer Strukturen und Funktionseinheiten. Angew. Chem. 106:851–870

WILLIAMS, D. H., BARDSLEY, B. (1999): Die Vancomycin-Antibiotika und der Kampf gegen resistente Bakterien. Angew. Chem. 111: 1264–1286

WISEMAN, A. (1996): Therapeutic proteins and enzymes from genetically engineered yeasts. Endeavour 20:130–132

WOESE, C.R. (1981): Archäbakterien – Zeugen aus der Urzeit des Lebens. Spektrum d. Wiss. August 1981, 74–91

YAMADA, H., SHIMIZU, S. (1988): Mikrobielle und enzymatische Verfahren zur Produktion biologisch und chemisch wertvoller Verbindungen. Angew. Chem. 100:640–661

5 Pflanzliche Zell- und Gewebekulturen als Arzneistoffproduzenten

Im Jahre 1934, dem „Geburtsjahr" der pflanzlichen Gewebekulturtechniken, bewiesen White und Gautheret unabhängig voneinander, dass Pflanzenzellen und -gewebe in geeigneten Nährlösungen für unbegrenzte Zeit kultiviert werden können. Wichtig für die weitere Entwicklung und Anwendung der neuen Methoden war die Entdeckung und Isolierung der **Phytohormone**, den Regulatoren von Pflanzenwachstum und -differenzierung. Schließlich gelang 1965 die Regeneration einer kompletten Pflanze aus einer einzelnen somatischen Zelle – die Omnipotenz von Pflanzenzellen war damit belegt und das Potenzial der Zell- und Gewebekulturmethoden für die Pflanzenzüchtung eindrucksvoll bestätigt (Tab. 5.1). Durch den gezielten Einsatz dieser Techniken konnten inzwischen aus mehr als 2000 Pflanzenarten erfolgreich Gewebekulturen angelegt werden. Die historische Entwicklung macht verständlich, dass der Begriff **Pflanzenbiotechnologie** heute vielfach auch synonym für **Anwendung von pflanzenspezifischen In-vitro-Techniken** verwendet wird, obwohl genau genommen der Einsatz proteolytischer Enzyme aus Papaya oder Ananas in der Lebensmittelindustrie der Definition eines biotechnologischen Prozesses besser entspricht, als die Kultivierung von Pflanzenzellen in großvolumigen Bioreaktoren. Die Pflanzenbiotechnologie wird daher selten als die Anwendung von Pflanzen oder Teilen davon zur Herstellung hochwertiger Produkte aus minderwertigen Rohstoffen aufgefasst, sondern eher als eine sich ständig erweiternde Sammlung von Methoden, die in Programme zur Verbesserung von Nutzpflanzen integriert werden können. In diesem Sinne kann **Arzneipflanzen-Biotechnologie** definiert werden als die **Anwendung von In-vitro-Techniken zur Produktion oder Verbesserung von Arzneipflanzen oder deren Inhaltsstoffe** (Kreis, 1993).

Die verwendeten In-vitro-Techniken lassen sich zwei Gruppen zuordnen. Die erste Gruppe umfasst die **Methoden der pflanzlichen Zell- und Gewebekultur**, die andere Gruppe schließt die **molekularbiologischen Methoden** ein, die sich mit der Isolierung und Analyse sowie dem Transfer und der Expression von Genen beschäftigt. Viele der allgemeineren Methoden wurden im Kapitel 2 vorgestellt. Einige pflanzenspezifische Verfahren müssen noch nachgetragen werden (Kap. 5.3). Zunächst sollen jedoch die Methoden der pflanzlichen Zell- und Gewebekultur vorgestellt werden.

Tab. 5.1 Meilensteine der Pflanzenbiotechnologie bis 1965

1922	Erbsen- und Maiswurzeln werden einige Zeit in vitro kultiviert
1927	Indol-3-essigsäure fördert das Zellwachstum
1934	Kontinuierliche In-vitro-Kultivierung von Tomatenwurzeln
1934	Kontinuierliche Kalluskulturen
1949	Erste Kalluskulturen aus Vertretern der Liliatae
1955	Kinetin und andere Cytokinine fördern die Zellteilung
1957	Auxine und Cytokinine induzieren Wurzel- und Sprossinduktion
1958	Somatische Embryogenese in Karottenzellkulturen
1965	Pflanzenregeneration aus einer somatischen Pflanzenzelle

5.1 Techniken der pflanzlichen Zell- und Gewebekultur

Biotechnische Verfahren der Pflanzenproduktion und -züchtung nutzen die Möglichkeiten der Kultivierung und Beeinflussung verschiedener Organe unter axenischen Bedingungen (Abb. 5.1). So werden beispielsweise seit den Fünfzigerjahren Orchideen über multiple Protokormbildung in vitro vermehrt, ein Verfahren, bei dem man schon nach 2 Jahren genetisch einheitliche, blühfähige Pflanzen erhält, was über die Sämlingsvermehrung erst nach etwa 7 Jahren der Fall ist. Erdbeerpflanzen werden jährlich in Millionenstückzahlen über In-vitro-Verfahren gewonnen. Ende der Achtzigerjahre produzierten in Europa rund 250 kommerzielle Laboratorien mehr als 200 Millionen Pflanzen. Die Techniken der Mikrovermehrung werden bevorzugt im Bereich der Zierpflanzen eingesetzt, sind aber in gleicher Weise auch für die **Erhaltung** und das **Klonen** wichtiger Arzneipflanzen anwendbar.

Der Ausdruck **Klon** wird im Bereich der Züchtung, gerade wenn biotechnologische Methoden zum Einsatz kommen, häufig verwendet. Es können jedoch ganz unterschiedliche Dinge damit gemeint sein. Bei Pflanzen bezeichnet man damit:

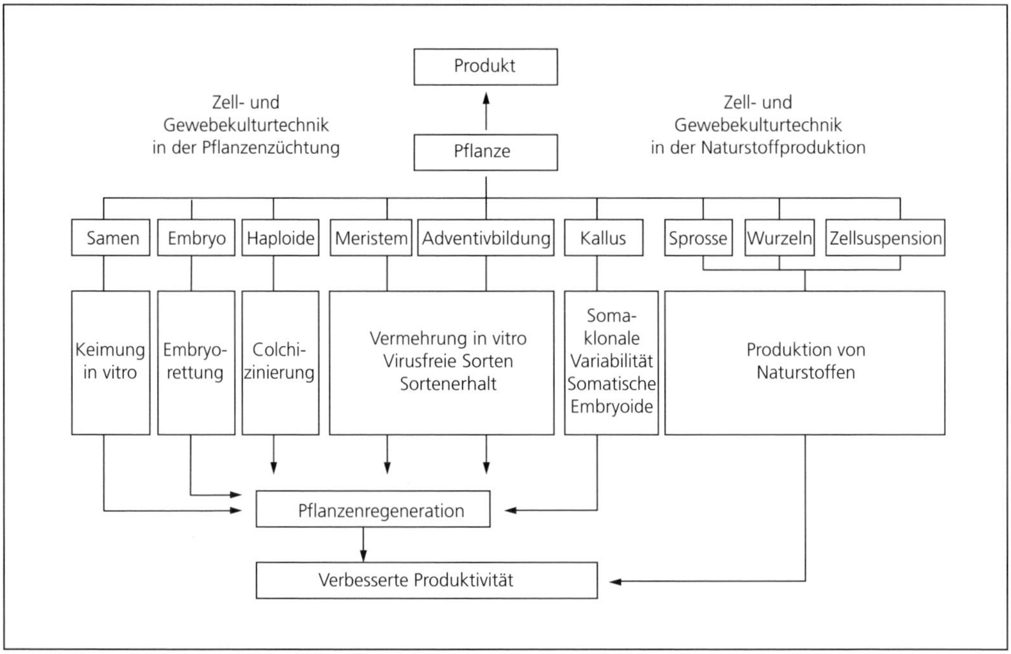

Abb. 5.1 Pflanzliche Gewebekultur. Techniken und ihre Einbindung in Programme zur Verbesserung von Nutzpflanzen oder deren Produkte

1. Nachkommen, die vegetativ oder durch Apomixis entstanden sind.
2. Aus Gewebekultur regenerierte Pflanzen.
3. Die durch Mitose entstandenen Nachkommen einer Zelle.

Von solchen Nachkommen wird angenommen, dass sie zunächst untereinander gleich sind, dass aber anschließende Mutationen Unterschiede in den Eigenschaften hervorrufen können. Mitglieder eines Klons müssen also nicht absolut identisch sein. Vom Klonen begrifflich abzutrennen ist das Klonieren, worunter man die Isolierung und Vermehrung eines definierten Stücks Nukleinsäure versteht (Kap. 1.1).

Die Anzucht pflanzlicher Zellen und Gewebe in vitro ist mittlerweile eine relativ leichte Aufgabe. Einfache Versuche können heute mit geringem Material- und Arbeitsaufwand bereits in der Schule durchgeführt werden. Ende der Sechzigerjahre verleitete der Enthusiasmus über die bis dahin schon mit vermeintlich simpler Methodik erzielten Erfolge zu der Annahme, dass in wenigen Jahren beliebige Nutzpflanzenhybride gezüchtet und lebenswichtige Arzneistoffe mithilfe pflanzlicher Zellkulturen in riesigen Mengen hergestellt werden könnten. Von den drei Bereichen **Pflanzenvermehrung**, **Pflanzenzüchtung** und **Bildung von Naturstoffen** hat bisher nur die Pflanzenvermehrung in vitro („Mikropropagation“) kommerzielle Bedeutung erlangt.

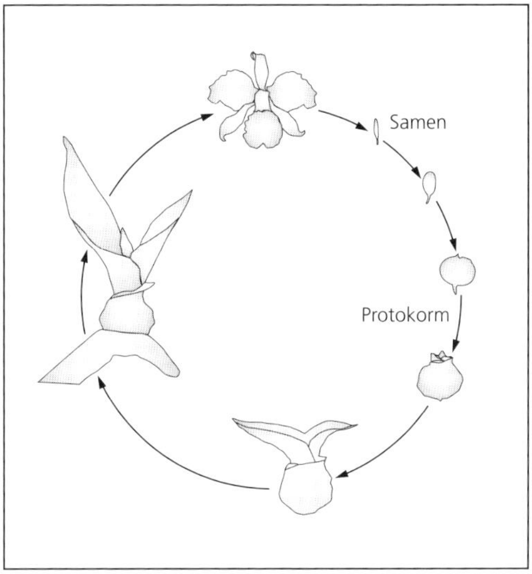

Abb. 5.2 Entwicklung einer Orchidee (Cattleya). Aus dem unreifen Samen entsteht das Protokorm und dann der komplette Keimling. Aus Heß 1993

5.1.1 Samenkeimung in vitro

Schon die einfache **Samenkeimung** in vitro hat eine praktische Anwendung, nämlich bei der Vermehrung und Züchtung von **Orchideen**, deren reservestoffarme Samen in der Natur meist nur in Gegenwart eines Pilzes keimen. Die Pilzhyphen findet man in Zellen an der Peripherie der Orchideenwurzel und bezeichnet diese enge Art der Vergesellschaftung zu beiderseitigem Nutzen von Pilz- und Pflanzenpartner als Endomykorrhiza. Zu Beginn ihrer Entwicklung ist die Pflanze auf den Pilz angewiesen. Durch komplexe Nährmedien, die neben einer Kohlenhydratquelle auch Mineralsalze und Vitamine enthalten, kann der Pilzpartner ersetzt werden; die Samen keimen jetzt auch ohne ihn. Üblicherweise verwendet man für die Anzucht von Orchideen in vitro deren unreife Samen, die vor dem Auslegen auf Nährmedium oberflächensterilisiert werden. Der Embryo entwickelt sich zunächst zu einem kugelförmigen **Protokorm** (Abb. 5.2), an dem sich in vitro häufig zusätzliche protokormähnliche Körper bilden. Durch geeignete Zusätze zum Nährmedium kann die Tendenz zur Bildung solcher Strukturen so weit verstärkt werden, dass man die dann „multiple Protokormbildung“ genannte Methode in der Orchideenvermehrung verwenden kann. Die sich entwickelnden Orchideen werden in ein geeignetes Substrat pikiert; die weitere Entwicklung erfolgt im Gewächshaus. Dabei werden die jungen Pflanzen in der Regel ohne weiteres Zutun mit „ihrem“ Wurzelpilz infiziert, sodass sich rasch die für die weitere Entwicklung notwendige Mykorrhiza ausbildet. Mit dieser Methodik wird die Aufzucht vieler handelsüblicher Orchideen möglich.

Die Samenkeimung in vitro wird nicht nur für die Vermehrung bekannter Orchideensorten genutzt sondern auch für die Neuzüchtung und die Erhaltung und Vermehrung der entstandenen Hybride. Neben der eben geschilderten asymbiontischen Variante der Aufzucht wurde auch die symbiontische Keimung von Orchideen erprobt. Hier erfolgt die Infektion mit dem Mykorrhiza-Pilz bereits in vitro. Ungünstig ist dabei, dass der Pilz bei zu starkem eigenem Wachstum die Entwicklung der Orchideenprotokorme hemmen kann.

5.1.2 Embryokultur

Unter Embryokultur versteht man die **Aufzucht eines aus Samen isolierten Embryos** bis zum Transfer der sich zunächst in vitro entwickelnden Pflanze in Erde. Sie ist von der Erzeugung, Kultivierung und Regeneration aus somatischen Zellen entstandener **Embryoide** (Kap. 5.1.6) abzugrenzen.

Bei der Getreidefrucht, die in ihrem Samen einen relativ großen Embryo enthält, ist dessen Isolierung vergleichsweise einfach, selbst wenn man, wie dies häufig getan wird, von der unreifen Frucht ausgeht. Können die Embryonen wegen ihrer Winzigkeit nicht erfolgreich und ohne Verletzung präpariert werden, kann man auch die gesamte Samenanlage in Kultur nehmen. Über den Weg der Pflanzenregeneration aus isolierten Samenanlagen versucht man beispielsweise gegenüber Insektenbefall widerstandsfähige Baumwollsorten (*Gossypium hirsutum*) zu züchten.

Problematisch und mit viel experimentellem Aufwand verbunden ist die Komposition von Nährmedien, auf denen sich isolierte Embryonen weiter entwickeln können. Sind die Ansprüche an das Nährmedium erst einmal geklärt, gelingt die Regeneration zu Pflanzen meist problemlos. Mit der Embryotechnik kann man durch Brechen der Samenruhe – z. B. bei Züchtungsvorhaben mit Holzgewächsen – die Generationszeiten verkürzen. Außerdem können nicht zur Entwicklung gelangende Embryonen aus Kreuzungsexperimenten, „gerettet“ und auf geeigneten Nährmedien zur Weiterdifferenzierung angeregt werden. Tatsächlich wäre die Entwicklung der verschiedenen Triticale-Formen, den ersten „synthetischen“ Getreiden, ohne die Möglichkeit der Embryorettung durch In-vitro-Kultur nicht möglich gewesen. Eine besondere Variante der Embryorettung stellt die **Ammen-Endosperm-Technik** dar. Hierbei wird ein Hybridembryo aus dem „defekten“, d. h. die Weiterentwicklung des Embryos nicht unterstützenden, Endosperm freipräpariert und in das Endosperm eines normalen Samens transplantiert, dem zuvor der Embryo entfernt worden war. In dieser neuen Umgebung entwickelt sich der Hybridembryo weiter.

5.1.3 Haploidenkultur

Bei Haploiden handelt es sich um Sporophyten mit der Chromosomenzahl des Gametophyten. Haploide Zellen treten bei der Meiose auf; es sind dies die Zellen des Embryosacks (Megagametophyt) oder des Pollens (Mikrogametophyt). Entsprechend können Haploide durch **Gynogenese** aus Zellen des Megagametophyten oder durch **Androgenese** aus Zellen des Mikrogametophyten gewonnen werden. Ist der gesamte Chromosomensatz nur einfach vorhanden, spricht man korrekterweise von **Monohaploiden**. War das Grundgenom hingegen tetraploid, erhält man sogenannte **Dihaploide**. Monohaploide haben eine besondere Bedeutung für die Pflanzenzüchtung, weil bei ihnen nach induzier-

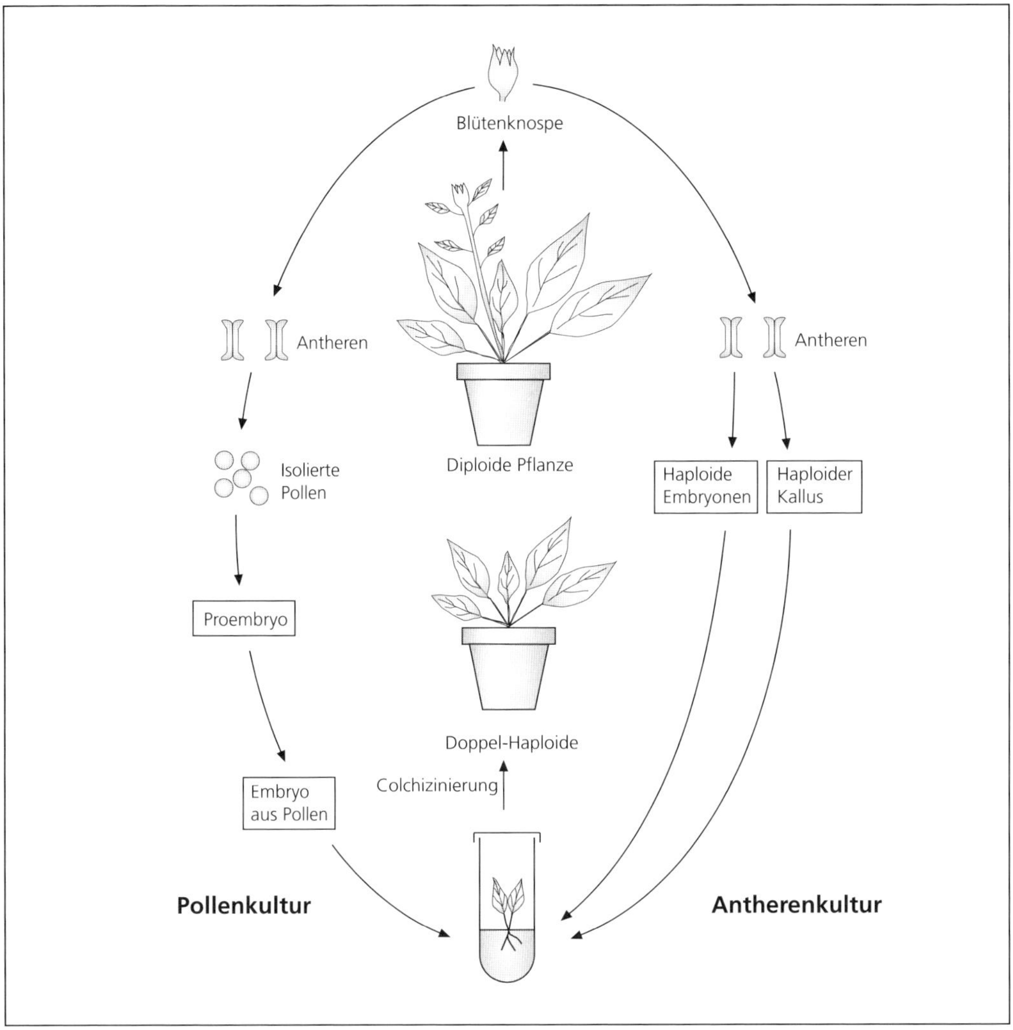

Abb. 5.3 Methoden zur Gewinnung von Haploiden und Doppelhaploiden nach Colchizinierung

ter Mutagenese auch Mutationserreignisse in sich rezessiv verhaltenden Genen direkt zu phänotypischen Veränderungen führen. Durch Colchizin-Behandlung kann man die Chromosomenzahl von Haploiden verdoppeln und so homozygote, reinerbige Linien erhalten, was ansonsten nur über wiederholte Selbstung möglich ist. Haploide gewinnt man am besten über Gynogenese bzw. Androgenese in vitro. Obwohl grundsätzlich beide Wege denkbar und begehbar sind, wird in der Praxis der Weg über die Androgenese bevorzugt. Hierbei können zwei Grundtechniken unterschieden werden: 1. Die **Antherenkultur** und 2. die **Mikrosporenkultur**.

Antherenkultur

Bereits 1953 fand man, dass aus den Pollenkörnern der in vitro kultivierten Antheren des Ginkgo (*Ginkgo biloba*) haploider Kallus entsteht (Abb. 5.3). Die Regeneration haploider Pflanzen gelang allerdings erst 1964, dieses Mal war das Versuchsobjekt eine Stechapfelart (*Datura innoxia*). Die regenerierten haploiden Pflanzen sind übrigens steril, sie können erst nach künstlicher Diploidisierung durch Colchizinierung in Kreuzungsexperimenten genutzt werden. Zum Klonen haploider Linien können wiederum In-vitro-Verfahren, etwa die Meristemkultur, eingesetzt werden. Die Antherenkulturtechnik spielt inzwischen eine wichtige Rolle in Züchtungsprogrammen. Zu den Pflanzen, die aus Antheren oder Mikrosporenkultur regeneriert wurden, gehören auch die pharmazeutisch genutzten Pflanzen *Capsicum annum*, *Datura innoxia*, *Gossypium hirsutum*, *Nicotiana tabacum*, *Oryza sativa*, *Phaseolus vulgaris*, *Populus* spp., *Solanum tuberosum* und *Triticum aestivum*.

Mikrosporenkultur

Ein Nachteil der Antherenkultur ist es, dass aus nicht-haploiden Zellen der Antherenwand Kallus entstehen kann, aus dessen Zellen sich unter Umständen über somatische Embryogenese oder Organogenese intakte Pflänzchen entwickeln können. Diese konkurrieren dann mit den haploiden Pflanzen, die über Androgenese entstanden sind und können diese sogar aufgrund einer höheren Vitalität „überwachsen". Sie müssen durch cytogenetische Analyse ausgesondert werden. Diese Notwendigkeit bestünde nicht, wenn man nicht die gesamten Antheren sondern lediglich die Mikrosporen kultivieren würde. Methoden zur Gewinnung von Mikrosporen und Protokolle zur Regeneration von haploiden Pflanzen aus Mikrosporen wurden erst in den Siebzigerjahren entwickelt und erfolgreich angewandt (Abb. 5.3).

Während der Mikrosporogenese in vitro können -wie übrigens auch bei den hier nicht näher ausgeführten Verfahren der Gynogenese- genetische Veränderungen auftreten („gametoklonale Variation").

5.1.4 Meristemkultur

Teilungsaktive Bildungsgewebe (Meristeme) können der Pflanze entnommen und in vitro kultiviert werden. Solche Gewebebereiche können z. B. aus Blattachselknospen präpariert werden. Häufig werden bei dieser Technik nicht ausschließlich die meristematischen Zellen sondern mit ihnen auch einige der umliegenden Blattprimordien entnommen (Abb. 5.4). Dies ist sogar die bevorzugte Vorgehensweise, weil die Isolierung, die mithilfe eines Skalpells unter einem Stereomikroskop erfolgt, vereinfacht wird und außerdem die empfindlichen Zellen des Meristems während der nachfolgenden Arbeitsschritte geschützt bleiben. Die Explantate bilden auf geeigneten Nährmedien multiple Sprosse, die geteilt, bewurzelt und anschließend zu ganzen Pflanzen regeneriert werden können. Diese Methode ist dazu geeignet, auch solche Pflanzen in großer Anzahl zu produzieren, die sich vegetativ -etwa durch Blattstecklinge oder Ausläufer- schlecht vermehren lassen. Im Vordergrund steht immer die Möglichkeit der klonalen Vermehrung und Erhaltung von Pflanzen mit besonderen Eigenschaften. Wertvolle Orchideenhybride werden häufig auf diese

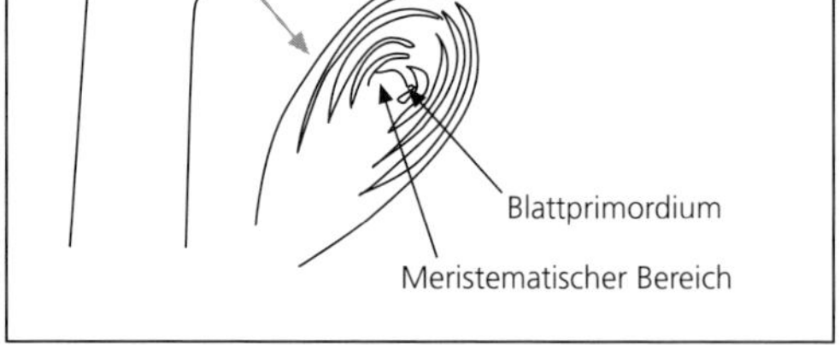

Abb. 5.4 Blatt mit Blattachselknospe. Schematischer Längsschnitt durch die Blattachselknospe und das Apikalmeristem

Weise vermehrt. Aber auch für die Erhaltung und Vermehrung von Arzneipflanzen mit hohem Wirkstoffgehalt taugt die Methode und sie wurde z. B. erfolgreich in der Züchtung und Erhaltung von *Digitalis-lanata*-Pflanzen mit hohem Lanatosid C-Gehalt angewandt oder von *Baptisia-tinctoria*-Pflanzen, deren Extrakte bei Infektionskrankheiten Anwendung finden.

Da in den meisten Fällen auch bei ansonsten durchseuchten Pflanzen die Vegetationskegel virusfrei sind – ohne dass der Grund hierfür zweifelsfrei geklärt wäre – dienen Meristemkulturen auch der Gewinnung virusfreier Pflanzen. So werden beispielsweise Erdbeerpflanzen, bei denen rund 50 verschiedene Viren bekannt sind, virusfrei in großen Stückzahlen über Meristemkultur gewonnen. Die Mikrovermehrung von Bananen wird ebenfalls in großem Umfang durchgeführt. In Taiwan ist beispielsweise die sogenannte Panama-Krankheit so verbreitet, dass ohne die Möglichkeit der Pathogeneliminierung durch Meristemkultur der Bananenanbau nicht mehr möglich wäre.

Die Vermehrung über Meristemkultur ist allerdings eine sehr aufwändige Methode, weshalb sie nur dann ökonomisch vertretbar ist, wenn bei einem Produktionsvolumen von etwa 100 000 Pflanzen der Verkaufspreis pro Pflanze über € 0,40 liegt. Daher ist der Weltmarkt mit ca. 250 Millionen Pflanzen eher klein.

5.1.5 Adventivbildungen in vitro

Wenn die Organentwicklung aus nicht meristematischen Gewebebereichen erfolgt, spricht man von Adventivbildungen. **Bei diesem Prozess werden bereits ausdifferenzierte, spezialisierte Zellen, z. B. Epidermiszellen wieder meristematisch**, d. h. teilungs- und bildungsaktiv. Im erweiterten Sinne sind auch die nach entsprechender Phytohormonbehandlung zu beobachtenden Organ- und Embryoidbildungen in Kallus- und Suspensionskulturen den Adventivbildungen zuzuordnen, im engeren Sinne sind aber die Organbildungen gemeint, die man an Explantaten in vitro meist ohne den Umweg der Kallusbildung erzielen kann (Abb. 5.5). Pflanzen, die sich vegetativ leicht vermehren lassen, sind hierfür prädestiniert. Obwohl meist die Blätter der für diese Art der In-vitro-Vermehrung geeigneten Pflanzen verwendet werden, können die Explantate prinzipiell auch aus anderen Organen stammen. In der Regel wird zunächst durch eine geeignete Phytohormonbehandlung die Sprossbildung induziert. Die Sprosse werden dann wie bei den bereits geschilderten Verfahren klonal vermehrt. Adventivsprosse lassen sich meist einfach bewurzeln; manchmal braucht man sie dazu nur in phytohormonfreies Nährmedium umzusetzen. In anderen Fällen führen Kombi-

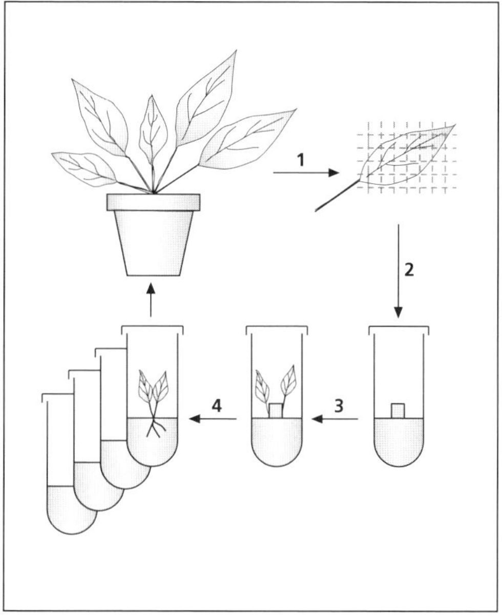

Abb. 5.5 Mikropropagation über Adventivbildung an Explantaten (hier: Blattstücke). Ein Blatt wird entnommen (**1**), in Segmente zerlegt (**2**) und auf ein geeignetes agarverfestigtes Nährmedium gebracht (**3**). Nach der Bildung von Adventivsprossen können Teile davon zur weiteren klonalen Vermehrung entnommen und bewurzelt werden (**4**). Im letzten Schritt erfolgt das Pikieren in Erde und die Regeneration zu neuen Pflanzen.

nationen mehrerer Maßnahmen zum Erfolg: Änderung der Beleuchtungsverhältnisse und der Photoperiode, Änderung der Temperatur, Reduzierung der Nährstoffe und Erhöhung der Auxinkonzentration im Medium. Dedifferenzierung und Remeristematisierung gelingen nicht bei allen Pflanzen; Explantate jüngerer Pflanzen reagieren besser als die älterer, krautige Pflanzen in der Regel besser als Sträucher und Bäume; Nadelhölzer gelten in dieser Beziehung als besonders „widerborstig“. Bei einigen Zierpflanzen, z. B. Geranien (*Pelargonium*), Petunien (*Petunia*), Usambara-Veilchen (*Saintpaulia*) und einigen Vertretern der Liliopsida ist die Adventivbildung an isolierten Organen aber die Vermehrungsmethode der Wahl.

Im Vergleich mit der Meristemkultur treten bei Adventivbildungen genetische Veränderungen häufiger auf, besonders wenn während der Regeneration eine kurze Kallusphase durchschritten wird. Adventivbildung ist aber auch in Kulturen möglich, die ursprünglich aus Meristemen angelegt wurden. Eine auffällige Variabilität der Regenerate kann daher das Ergebnis verstärkter Adventivbildungen sein. Mit einiger Erfahrung kann man jedoch erkennen, ob alle neu gebildeten Sprosse einem Vegetationspunkt entspringen (reine Meristemkultur) oder ob die Sprossbildung an mehreren Stellen erfolgt (zusätzliche Adventivbildung).

5.1.6 Kalluskultur

An den Wundflächen beliebiger Pflanzenorgane bildet sich nach dem **Auslegen des Explantates auf Agar-verfestigtes Nährmedium** aus den Bereichen teilungsfähiger Zellen ein Kallus. Dieser **Primärkallus** kann von dem ursprünglichen Explantat entfernt und unabhängig davon kultiviert werden (Abb. 5.6). Durch gelegentlichen Transfer kleiner Kallusstücke auf frische Nährmedien (**Subkultivierung**) erhält man eine Kalluskultur. Kallus entsteht gleichzeitig aus vielen Zellen, die sich physiologisch und genetisch unterscheiden können. In frühen Stadien der Kallusbildung lassen sich daher bestimmte Zellgruppen selektionieren und getrennt voneinander kultivieren. So kann man aus einem Explantat verschiedene **Zellinien** gewinnen, die sich hinsichtlich Morphologie, Physiologie und Stabilität deutlich voneinander unterscheiden. Mit einiger Geduld und Übung lassen sich beispielsweise pigmentbildende und farblose Kallusbereiche voneinander trennen; zur Organogenese neigende, langsam wachsende Bezirke können von rasch wuchernden, locker assoziierten Zellmassen unterschieden und jeder für sich weiterkultiviert werden. Die Variabilität innerhalb eines Kallusses wird dadurch noch erhöht, dass die In-vitro-Kultivierung mit den langen Stadien „undifferenzierten“ Wachstums, geringem Selektionsdruck und häufigen Zellteilungen die Bildung und Vermehrung mutierter Zellen begünstigen.

Die verschiedenen Bereiche eines Kallusses unterscheiden sich auch physiologisch voneinander. Zum Beispiel entfernen sich während des Kalluswachstums die an der Peripherie liegenden Zellbereiche immer weiter vom Substrat. Die Zellen solcher Bereiche produzieren manchmal Anthocyane oder sterben unter Polyphenolbildung ab. Beim Auftreten dieser Symptome muss der Kallus subkultiviert werden.

DNA-Methylierung und andere Ereignisse könnten neben echten Mutationen für die während langer Kultivierung beobachtete Veränderung von Kalluszellen verantwortlich sein, die man als **Habituierung** bezeichnet. Hierbei werden Zellen von den Phytohormonen des Mediums unabhängig und vermehren sich auch in deren Abwesenheit. Phytohormon-habituierte Zellen gleichen in dieser Hinsicht pflanzlichen Tumorzellen, wie sie z. B. nach Infektion mit *Agrobacterium tumefaciens* (Kap. 5.3.1) entstehen. Exogen zugeführte Phytohormone werden schließlich nicht

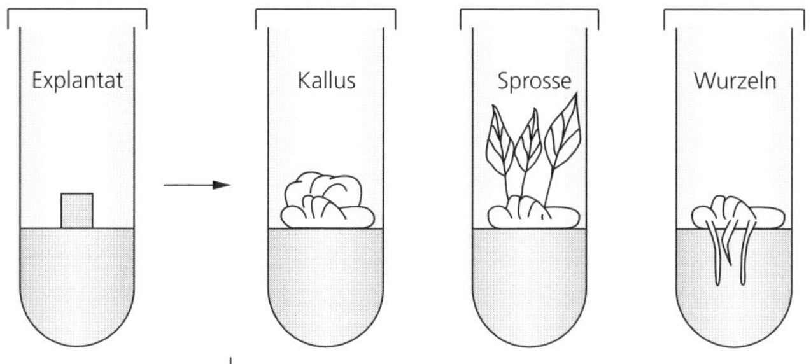

Indol-3-Essigsäure	$3\ mg\ L^{-1}$	$0{,}03\ mg\ L^{-1}$	$3\ mg\ L^{-1}$
Kinetin	$0{,}2\ mg\ L^{-1}$	$1\ mg\ L^{-1}$	$0{,}02\ mg\ L^{-1}$

Abb. 5.6 Kallusinduktion und Organogenese. Aus Kallus bilden sich in Abhängigkeit von der Phytohormonzusammensetzung des Nährmediums unterschiedliche Organe.

mehr als morphogenes Signal erfasst oder umgesetzt. Dies hat zur Folge, dass die Regeneration zu ganzen Pflanzen dann nicht mehr möglich ist. Hingegen reagiert relativ junger Kallus auf eine veränderte Phytohormongabe und kann dadurch zu **Organogenese** oder **Embryoidbildung** angeregt werden. Über beide Wegen lassen sich intakte Pflanzen gewinnen.

Organogenese

Ob ein Kallus als Masse unspezialisierter Zellen heranwächst oder ob aus ihm **Sprosse** und **Wurzeln** regenerieren, hängt vom Verhältnis der Phytohormone zueinander ab, die man den Kulturmedien zusetzt. **Dominieren Cytokinine (z. B. Kinetin), fördert dies die Sprossbildung, ist das Verhältnis zur Seite der Auxine (z. B. Indol-3-essigsäure) verschoben, bilden sich Wurzeln.** Beide Organtypen entstehen adventiv aus morphogenen Zentren im Kallus. An Adventivsprossen, die über Organogenese erhalten wurden, können recht einfach Wurzeln induziert werden; umgekehrt ist es jedoch kaum möglich aus Kalluszellen entstandene Adventivwurzeln zu besprossen.

Es wurde bereits erwähnt, dass Kalluskulturen prinzipiell aus allen Pflanzenteilen gewonnen werden können. Organe einer Pflanze unterscheiden sich aber nicht nur morphologisch und anatomisch voneinander, sondern auch hinsichtlich ihres Inhaltsstoffmusters und damit der Fähigkeit bestimmte Pflanzenstoffe zu synthetisieren bzw. zu akkumulieren. Die organspezifischen Muster sind meist nur transient in den frisch angelegten Kalluskulturen vorhanden. Nach einiger Zeit bilden diese jedoch ihr eigenes, kallustypisches Stoffspektrum aus, meist unabhängig davon, von welchen Zellen oder Geweben die Kallusbildung ursprünglich ausging. Es ist daher eher die Regel als die Ausnahme, dass Kalluszellen, deren Bildung an Pflanzenteilen initiiert wurde, die pharmazeutisch interessante Inhaltsstoffe enthielten, diese Inhaltsstoffe bilden. Dieses Phänomen kann vielerlei Ursachen haben: Die Spezialisierung der Zellen mag verloren gegangen sein, die notwendigen Speicherstrukturen – z. B. Drüsenschuppen – werden nicht mehr gebildet oder die Stoffe wurden gar nicht in dem Organ gebildet, an dessen Explantat ein Kallus entstand, es diente nur als Speicherort für anderswo

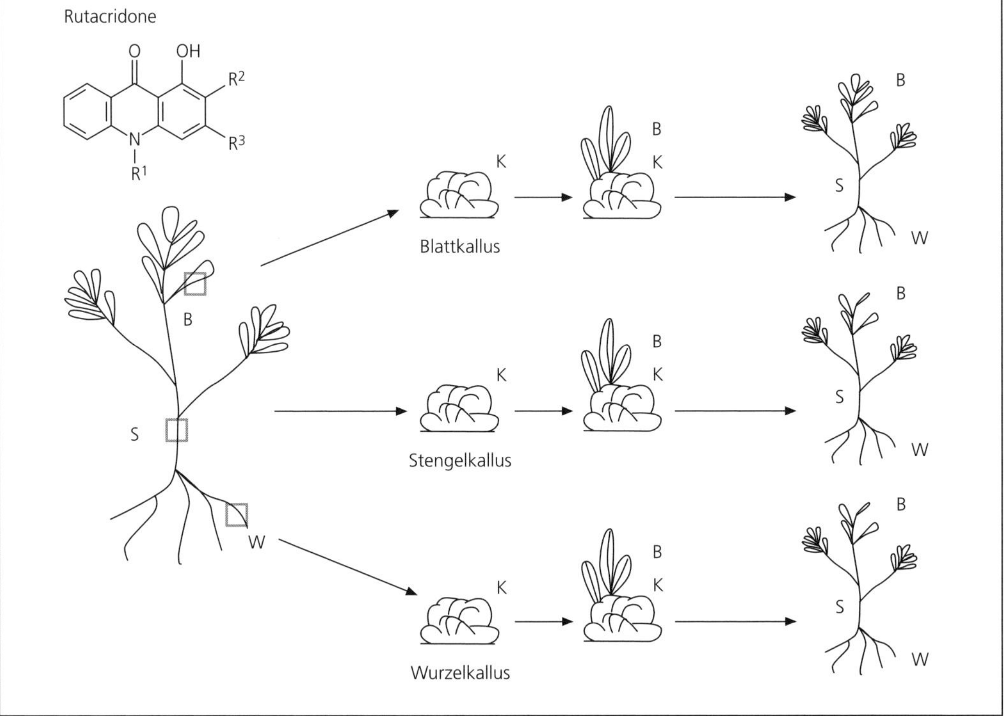

Abb. 5.7 Bildung von Ruta-Alkaloiden in Pflanzen, Kalluskulturen und den daraus regenerierten Pflanzen. Die Inhaltsstoffspektren der Kallusse, die aus Wurzel- (**W**), Stängel- (**S**) oder Blattexplantaten (**B**) erhalten wurden, sind ähnlich (**K**), unterscheiden sich aber deutlich von jenen der Ausgangsorgane. Im Zuge der Organogenese werden dann erneut die organtypischen Inhaltsstoffe (**B**) gebildet. In den regenerierten Pflanzen findet man wieder die organtypischen Inhaltsstoffmuster der Ausgangspflanze. Verändert nach Czygan 1984

gebildete Substanzen. Interessant ist in diesem Zusammenhang, dass die aus Kallus regenerierten Pflanzen wieder das komplette Inhaltsstoffmuster zeigen, womit die Omnipotenz der pflanzlichen Zelle und die Bedeutung differenzieller Genaktivität auch im Bereich der Naturstoffproduktion eindrucksvoll belegt ist (Abb. 5.7).

Somatische Embryoide

Entwickeln sich Wurzel und Spross gleichzeitig und von einem gemeinsamen Ursprung aus, gleichen diese Differenzierungsvorgänge auch morphologisch den Vorgängen des zygotischen Embryos im Samen, der in koordinierter Art und Weise zu Spross und Wurzel auswächst. Auf Grund der Analogie zur Embryoentwicklung im Samen werden die in Kallus- oder Suspensionskultur induzierbaren embryoähnlichen Strukturen auch somatische Embryoide genannt; **den Vorgang der Embryoidbildung bezeichnet man als somatische Embryogenese**. Somatische Embryoide können zur weiteren Differenzierung angeregt werden. Dabei werden typische Stadien durchlaufen, die man nach der Form der sich entwickelnden Embryoide in **globulär**, **herzförmig** und **torpedoförmig** einteilt. Haben sich Spross- und Wurzelpol einmal soweit entwickelt, ist die Regeneration zur ganzen Pflanze recht einfach. Für die Karotte (*Daucus carota*), einem Modellsystem für somatische Embryogenese, hat man berechnet, dass pro Tag und Liter Nährmedium etwa

70 000 somatische Embryoide gebildet werden. Man ist daher auf den Gedanken gekommen, somatische Embryoide in geeigneten Matrices, z. B. Alginaten, zu immobilisieren und als „künstliche Samen" einzusetzen (Abb. 5.8). Dazu müssten aber die Embryoide zunächst reproduzierbar und in großen Mengen bereitgestellt werden. Während längerer Kultivierung und Vermehrung embryogener Zellkulturen in flüssigen Nährmedien können diese ihren embryogenen Charakter einbüßen. Schwierig ist es auch Bedingungen exakt zu definieren, unter denen die weitere Differenzierung in großvolumigen Bioreaktoren, die ja für eine Massenproduktion notwendig wären, erfolgreich verläuft. Ein weiteres Problem für einen breiten Einsatz „künstlicher Samen" ist die eingeschränkte Lagerfähigkeit der eingekapselten Embryoide. Anders als die echten Embryonen des Samens kennen diese nämlich keinen Ruhezustand. Das einmal gestartete Entwicklungsprogramm (Konversion zur Pflanze) kann nur mit großem Aufwand (Kühlung, Behandlung mit Abscissinsäure) verzögert werden und entspricht damit nicht der Samenkeimung, wo der ruhende Embryo erst durch spezifische Reize zur Keimung angeregt wird.

Somatische Embryoide könnten auch dazu benutzt werden Pflanzenstoffe herzustellen, die normalerweise in zygotischen Embryonen oder Samen vorkommen. Das typische Sellerieаroma beispielsweise entfalten auch die Torpedo-Stadien kultivierter Sellerie-Embryoide (*Apium graveolens*). Aus Zellkulturen des Wolligen Fingerhut (*Digitalis lanata*) gewonnene Embryoide können in Bioreaktoren kultiviert werden, wo sie auch Cardenolide produzieren. Allerdings handelt es sich dabei um Cardenolide, die in der Therapie nicht genutzt werden. Legt man ökonomische Maßstäbe an, müsste die Produktivität dieses Prozesses zudem noch 100- bis 1000fach verbessert werden, um mit der traditionellen Methode, der Isolierung von

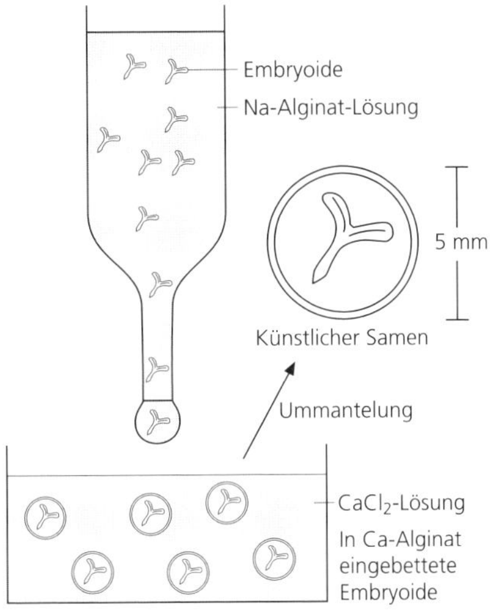

Abb. 5.8 Herstellung künstlicher Samen. Hierzu werden somatische Embryoide in Alginat eingebettet und mit einem Kunsstoffpolymer ummantelt. Nach Heß 1993

Cardenoliden aus Fingerhutblättern konkurrieren zu können.

Somaklonale Variation

Während der Kultivierung und Vermehrung somatischer Pflanzenzellen in Gewebekultur verändern sich diese in vielfältiger Weise. Die **Veränderungen können epigenetische oder physiologische Ursachen** haben. Man hat für dieses Phänomen den Begriff **somaklonale Variation** geprägt. Treten solche Modifikationen während der Kultivierung haploider Zellen auf, sollte man korrekterweise von **gametoklonaler Variation** sprechen (Kap. 5.1.3). Es ist kaum möglich, die auslösenden Faktoren mit Sicherheit nachzuweisen, aber man geht davon aus, dass Bestandteile der Nährmedien (z. B. Wachstumsregulatoren wie 2,4-Dichlorphenoxyessigsäure) und die insgesamt langwierige Prozedur der Gewebekultur mit hohen Zellteilungsraten und geringem Selektionsdruck zu einer er-

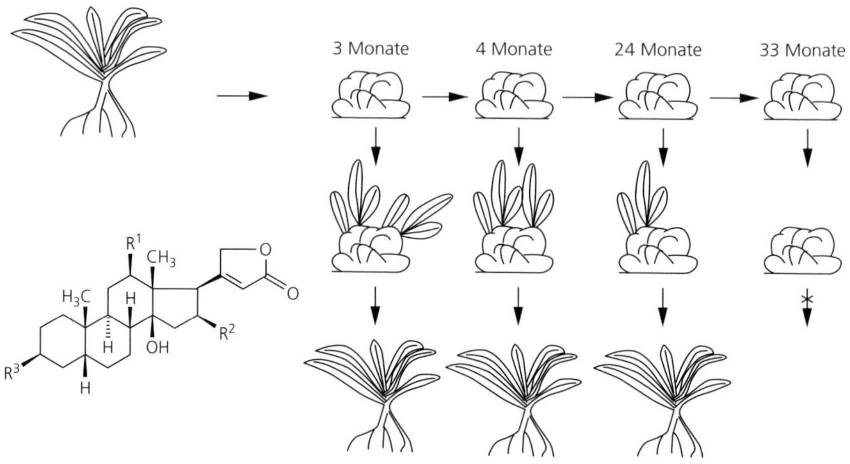

Cardenolide Mittelwert m+/– S.D. (mg pro 100 g TG)

1519 +/– 170	1493 +/– 176	1174 +/– 282

Abb. 5.9 Somaklonale Variation und Verlust der Fähigkeit zur Regeneration von Adventivorganen bei *Digitalis heywoodii.* Alle Kallusse wurden zum gleichen Zeitpunkt aus Blattstücken einer Pflanze angelegt. Nach verschiedenen Zeiten der Kallusphase versuchte man Pflanzen zu regenerieren. Nach 24 Monaten waren bei gleicher Behandlung sehr viel weniger Regenerate zu beobachten als noch nach 3 oder 4 Monaten. Nach 33 Monaten war keine Regeneration mehr möglich. Die Herzglykosidgehalte der Regenerate variierten weniger stark, wenn die Pflanzen bereits nach kurzem Kallusstadium regeneriert worden waren.

höhten Mutationsrate beitragen. Aus Kallus regenerierte Pflanzen unterscheiden sich häufig deutlich voneinander und die Unterschiede werden bei Regeneraten aus älterem Kallus immer auffälliger. Werden die Veränderungen in Selbstungen und Kreuzungen stabil weitergegeben, hat man auf diese Art und Weise Mutanten erzeugt. Ähnlich der chemisch induzierten Mutagenese besitzen die meisten der durch somaklonale Variation gewonnenen Mutanten schlechtere Eigenschaften als die Mutterpflanze, aus deren Explantaten der Kallus ursprünglich gewonnen wurde (Abb. 5.9). Nur in seltenen Ausnahmen findet man auch Pflanzen mit verbesserten Eigenschaften. Das Zuckerrohr (*Saccharum officinarum*) war die erste Pflanzenart, bei der nützliche „Somaklone“ gewonnen werden konnten. Hier gewann man Klone, die gegen das pflanzenpathogene Fiji-Virus resistent waren.

Somatoklonale Variation beeinflusst auch Produktivität und Stabilität pflanzlicher Zellsuspensionskulturen (Kap. 5.3.2).

5.1.7 Suspensionskultur

Pflanzliche **Zellsuspensionskulturen** lassen sich recht einfach anlegen. Typischer Weise werden Kallusstücke in Gefäße überführt, die flüssiges Nährmedium enthalten. Diese Gefäße – meist 50- bis 1000-mL-Erlenmeyer-Kolben – werden dann auf Rund- oder Reziprokschüttlern (ca. 50 bis 150 min^{-1}) ständig bewegt, was für den Gasaustausch im Medium, speziell aber zur Versorgung der submers kultivierten Zellen mit Sauerstoff, notwendig ist. Nach einigen Kulturpassagen ist eine mehr oder minder feine

Suspension aus Zellaggregaten entstanden, die aus wenigen bis mehreren hundert Zellen bestehen können. Echte Einzelzellkulturen sind selten. Die Subkultivierung erfolgt in der Regel alle 7 bis 14 Tage.

Suspensionskultivierte Zellen bzw. Zellaggregate lassen sich wieder auf Agarmedien plattieren, wo sie zu Kallus heranwachsen. Aus einem Kallus, der unter Umständen sogar aus einer einzelnen Zelle einer Suspensionskultur großgezogen werden kann, lassen sich durch Morphogenese schließlich wieder intakte Pflanzen gewinnen.

5.1.8 Protoplastenisolierung und -fusion

Die **Gesamtheit aller Zellbestandteile mit Ausnahme der Zellwand** bezeichnet man auch als den **Protoplasten**. Im hier dargestellten Zusammenhang versteht man unter Protoplasten Zellen, bei denen die Zellwand entfernt wurde. Protoplasten lassen sich aus verschiedenen Geweben der intakten Pflanze (am besten Mesophyll) oder aus Gewebekulturen (am leichtesten aus Suspensionskulturen) gewinnen. Unter geeigneten Bedingungen gelingt eine **Regeneration** zu fertilen Pflanzen. Durch **Protoplastenfusion** lassen sich über die Artgrenzen hinweg sogenannte somatische Hybride erzeugen. Auch **asymmetrische Hybridisierungen** sind möglich, bei denen nicht alle Gene der Fusionspartner in das Kreuzungsprodukt eingebracht werden. Schließlich sind Protoplasten Systeme, an denen verschiedene Methoden der genetischen **Transformation** erprobt und erfolgreich angewandt wurden.

Protoplastenisolierung

Protoplasten wurden als Objekte für die Pflanzenzüchtung erstmals 1960 zugänglich, als Cocking mithilfe einer Pilzzellulase erstmals große Mengen zellwandfreier Zellen aus Tomatenwurzeln freisetzen konnte. Die pflanzliche Zellwand besteht hauptsächlich aus **Cellulose, Hemicellulosen und Pektinen;** sie kann folglich mithilfe von **Cellulasen, Hemicellulasen und Pektinasen** abgebaut werden. Mittlerweile sind eine ganze Reihe Enzyme aus mikrobiellen Quellen verfügbar (Kap. 4.5.8), die in geeigneter Kombination gleichzeitig (Simultantechnik) oder nacheinander (Sukzedantechnik) eingesetzt werden. Bei der Sukzedantechnik werden zunächst durch eine Pektinasebehandlung die Mittellamellen der Zellwände aufgelöst. Man erhält auf diesem Weg Zellen, die entweder ohne weitere Enzymbehandlung vereinzelt und kultiviert werden (Einzelzellkultur) oder durch Abdauen der Zellulose zunächst „protoplastiert“ werden, bevor sie in Kultur zur Zellwandregeneration und Zellteilung angeregt werden. Zellfusionen sind jedoch nur über den Protoplastenweg möglich (Abb. 5.10).

Vor der Protoplastenisolierung ist es notwendig die Zellen für einige Zeit in einem Nährmedium zu kultivieren, dessen osmotischer Wert über jenem des Protoplasten liegt (Vorinkubation). Andernfalls würden die Protoplasten beim Abbau der stützenden Zellwand platzen. Als Osmotika verwendet man Zuckeralkohole, Salze oder auch Saccharose. Die Osmolarität wird meist auf 0,3 bis 0,7 Osm eingestellt. Der Zellwandabbau lässt sich mithilfe des Fluoreszenzfarbstoffes Calcofluor White verfolgen, der an Zellulose und andere β-1,4-Glucane bindet.

Nach ihrer Isolierung werden die Protoplasten gereinigt. Dazu wird die Protoplastensuspension zunächst über Siebe oder Nylonnetze filtriert und anschließend die Protoplasten durch Zentrifugation pelletiert. Das Protoplastenpellet wird in einem Waschpuffer resuspendiert und die Suspension erneut zentrifugiert. Diesen Vorgang wiederholt man mehrfach und entfernt damit Reste der zellwandabbauenden Enzyme. Alternativ können die Protoplasten auch durch Flotation aus Medien mit hoher Dichte (z. B. ca. 23 %iger Saccharoselösung) gereinigt werden.

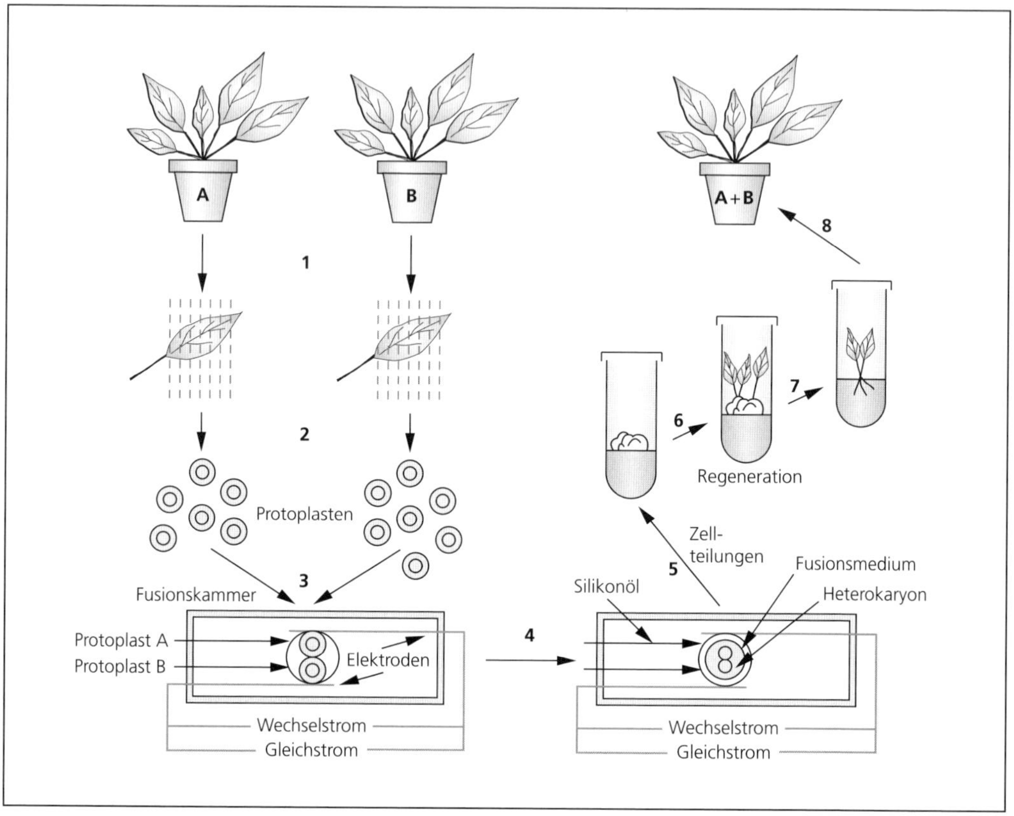

Abb. 5.10 Protoplastenisolierung und Elektrofusion. Blätter der Pflanzen A und B werden entnommen und vorsichtig zerkleinert (**1**). Aus den Mesophyllzellen werden durch enzymatischen Abbau der Zellwände Protoplasten freigesetzt (**2**). Protoplasten werden paarweise elektrofusioniert (**3, 4**). Die entstandenden Heterokaryonten werden einzeln kultiviert und zu Mikrokallussen regeneriert (**5**). Spross- und Wurzelbildung werden induziert (**6, 7**) und schließlich die somatische Hybridpflanze A + B gewonnen (**8**).

Protoplastenkultur

Protoplasten können in flüssigen Nährmedien kultiviert werden oder zunächst in Agarosescheibchen immobilisiert werden. Die zweite Methode bietet gegenüber der Kultivierung in Suspension einige Vorteile:

- Der Austausch verbrauchter Nährmedien ist einfacher durchzuführen.
- Durch die Fixierung kann die Entwicklung einzelner Protoplasten verfolgt werden.
- Die eingebetteten Protoplasten sind weniger empfindlich gegenüber Scherkräften, sodass solche Ansätze besser belüftet werden können.

Unter geeigneten Bedingungen bilden die Protoplasten zunächst eine Zellwand aus. Dieser Vorgang ist nach wenigen Tagen abgeschlossen. Danach erst beginnen Zellteilung und Bildung von Mikrokallussen, diese können durch Induktion der Organogenese bzw. somatischen Embryogenese (Kap. 5.1.6) zu intakten Pflanzen regeneriert werden.

Protoplastenfusion

Isolierte Protoplasten tragen an ihrer Oberfläche negative Ladungen. Dies bedeutet, dass diese elektrostatische Kraft bei der Fusion von Protoplasten oder Aufnahme negativ geladenener Moleküle, etwa DNA, überwunden werden muss.

Das wichtigste Ziel der Protoplastenfusion ist es, wünschenswerte Eigenschaften sexuell nicht miteinander kreuzbarer Pflanzen zu kombinieren. Für die Fusion von Protoplasten werden zwei grundsätzlich verschiedene Techniken angewandt, die chemisch induzierte und die elektrisch induzierte Fusion (Kasten 5.1).

Bei beiden Techniken erhält man zunächst durch die Verschmelzung der Cytoplasmamembranen der beteiligten Partner ein **Heterokaryon**; erst wenn eine Kernfusion stattgefunden hat, spricht man von einer **Hybride**. Die Fusion an sich ist ein unspezifischer, statistischer Prozess. Gleichartige Zellen verschmelzen ebenso häufig miteinander, wie Zellen unterschiedlicher Herkunft. Ideal wären daher Techniken, bei denen zwei definierte Protoplasten gezielt miteinander verschmolzen werden könnten. Dies ist mit der Elektrofusionstechnik möglich, ihr Einsatz stellt jedoch hohe Anforderungen an die technische Ausrüstung und die Fertigkeiten der Anwender, gerade auch im Hinblick auf die erfolgreiche Kultivierung der Hybride bis hin zur Pflanzenregeneration (Abb. 5.10). Meist setzt man jedoch in Fusionsexperimenten eine Protoplastensuspension ein, die etwa 1 bis 100 Millionen Protoplasten enthält. Aus einem Fusionsexperiment mit Protoplasten der Herkünfte A und B bekommt man daher zunächst eine Population, die sich aus den gewünschten somatischen Hybriden AB, den Selbsthybriden AA und BB, höherwertigen Hybriden – etwa AAB oder BBA – und einer Vielzahl unveränderter Protoplasten A bzw. B zusammensetzt. Bei der Planung einer Hybridherstellung durch Protoplastenfusion muss man also immer auch daran denken, geeignete **Marker** zu haben, mit deren Hilfe frühzeitig die entstandenen Hybride erkannt und nichtfusionierte Protoplasten oder deren Regenerate ausgemerzt werden können. Die folgenden Methoden wurden vergleichsweise häufig angewandt:

Kasten 5.1 Techniken der Protoplastenfusion

Chemisch induzierte Fusion. Obwohl auch andere Methoden versucht wurden, hat sich mittlerweile eine Methode durchgesetzt: Die Fusion bei hohem pH (10,5) in Gegenwart von Ca^{2+}-Ionen (50 mM) und ca. 10 bis 50 % Polyethylenglykol (PEG 1500 bis 6000). PEG scheint die Agglutination zu fördern, während die Fusion selbst auf die Anwesenheit der Ca^{2+}-Ionen zurückgeführt wird. Da sowohl Kalziumsalze als auch PEG die Vitalität der Protoplasten beeinträchtigt, muss die optimale Konzentration dieser fusigenen Komponenten bei neuer Aufgabenstellung auch immer wieder neu ermittelt werden. Fusionen finden mit einer Häufigkeit von 5 bis 40 % statt, wobei auch große Protoplastenaggregate zu unerwünschten Multifusionsprodukten verschmelzen.

Elektrisch induzierte Fusion. Bei diesem inzwischen häufig angewandten Verfahren werden die zur Fusion anstehenden Protoplastensuspensionen zwischen zwei eng beieinander liegenden, in manchen Fusionskammern auch parallel mäandrierenden Elektrodendrähten einer geringen Wechselspannung (5 bis 10 V) hoher Frequenz (0,5 bis 1,0 Mhz) ausgesetzt. Unter diesen Bedingungen bilden sich durch dielektrische Phänomene entlang der Feldlinien des elektrischen Feldes Protoplastenketten aus. Die Länge der Ketten, im Idealfall aus 2 Protoplasten bestehend, kann über die Dichte der Suspension beeinflusst werden. Haben die Protoplasten Kontakt miteinander, kann die eigentliche Fusion erfolgen. Sie wird durch 1 oder 2 kurze (10 bis 50 μs) Gleichspannungsimpulse (etwa 1000 kV m^{-2}) ausgelöst. Dadurch werden die Cytoplasmamembranen benachbarter Protoplasten an den Berührungsflächen zerstört und nach erfolgtem Ladungsausgleich unter Einbeziehung der Membranen der Fusionspartner neu organisiert. Die Methode ist vergleichsweise schonend, liefert hohe Ausbeuten an vitalen Hybriden und kann durch Einsatz von Mikromanipulatoren und Mikroskopen so weit miniaturisiert werden, dass sogar einzelne Protoplastenpaare miteinander fusioniert werden können (Abb. 5.10).

Manuelle Selektion der Fusionsprodukte. Diese Methode erfordert Geschicklichkeit, Geduld und Erfahrung und die zur Fusion anstehenden Protoplasten müssen unverwechselbare, deutlich sichtbare Eigenheiten, wie Farbe oder Stärkekörner, besitzen.

Tab. 5.2 Biotechnologische Methoden in der Erhaltungs- und Neuzüchtung

Techniken	In der Erhaltungszüchtung	In der Neuzüchtung
Gewebekulturtechniken	Samenkeimung in vitro Achselknospenkultur Meristemkultur Adventivbildung an Explantaten	Embryokultur Somaklonbildung Adventivbildung an Kallus Protoplastenkultur Protoplastenfusion Haploidenkultur
Molekulare und andere Techniken	Molekulare Marker Isoenzyme, RFLP-Analyse	Induzierte Mutation Gentransfer Molekulare Marker

Mutantenkomplementierung. Werden z. B. chlorophyllfreie Protoplasten mit Nitratreduktase-defizienten chlorophyllhaltigen Partnern fusioniert, sterben auf Medien, die keinen Ammoniumstickstoff sondern nur Nitratstickstoff enthalten, alle Nitratreduktase-defizienten Protoplasten und Fusionsprodukte ab. Chlorophyllhaltige Regenerate werden leicht erkannt und weiterkultiviert.

Farb- oder Fluoreszenzmarkierung mit anschließender Zellsortierung. Hierbei werden die zur Fusion anstehenden Protoplastenpopulationen mit zwei unterschiedlichen Vitalfarb- bzw. Fluoreszenzstoffen angefärbt und anschließend Fusionsbedingungen ausgesetzt. Strukturen mit Mischfarbe bzw. Fluoreszenz werden maschinell von den nicht fusionierten Protoplasten getrennt.

Selektion doppeltresistenter Hybride. Antibiotikum- oder Herbizidresistenzen können als Marker verwendet werden. Auf Nährböden mit geeignetem Toxinzusatz kommen nur Hybride mit doppelter Resistenz zur Entwicklung.

5.1.9 Bedeutung der Zellkulturtechniken für die Züchtung

Alle bisher genannten Techniken hatten primär die Regeneration von Pflanzen mit neuen, verbesserten Eigenschaften zum Ziel. Die Gewebekultur war nur als Übergangsstadium notwendig. Die vorgestellten Methoden sollen abschließend noch unter dem Blickwinkel ihrer Anwendung in der **Erhaltungszüchtung** bzw. der **Neuzüchtung** betrachtet werden (Tab. 5.2). Sie unterscheiden sich nämlich hinsichtlich ihrer praktischen Relevanz deutlich voneinander. Für die Erhaltungszüchtung kommen eigentlich nur Methoden infrage, bei denen die Gefahr der Variation gering ist (Samenkeimung in vitro, Embryokultur, Meristemkultur). In der Neuzüchtung wird die hohe Variabilität, die bei der Verwendung bestimmter In-vitro-Techniken zu sehen ist, eher in Kauf genommen (Protoplastenregeneration mit oder ohne vorheriger Fusion, Adventivbildungen) als dass sie gezielt eingesetzt würde (somaklonale bzw. gametoklonale Variation).

5.2 Einsatz permanenter Zell- und Organkulturen

Permanente Zell- bzw. **Organkulturen** wurden aus Kallus oder anderen Geweben ursprünglich mit der Absicht etabliert, Physiologie und Biochemie der Pflanzenzelle besser untersuchen zu können. Frühzeitig spekulierte man allerdings auch schon, dass solche Systeme zur Produktion pflanzentypischer Naturstoffe genutzt werden könnten. Nach den großen Erfolgen bei der Produktion von Antibiotika durch Pilze und Bakterien in großvolumigen Bioreaktoren lag der Versuch nahe, Arzneistoffe pflanzlicher Herkunft mithilfe pflanzlicher Zellen oder Gewebe unter Verwendung ähnlicher Technologien „biotechnisch" herzustellen. Voraussetzung für die Rentabilität derartiger Prozesse ist es, dass die **Arzneistoffproduktion im Bioreaktor** gegenüber der traditionellen Gewinnung durch Extraktion aus gesammelten oder angebauten Arzneipflanzen einen Vorteil hat. Dabei wären neben einer verbesserten Wirkstoffausbeute auch die Unabhängigkeit der Produktion von den Wetterverhältnissen oder eine gleich bleibend hohe Qualität der „biotechnologischen" Droge von besonderer Bedeutung.

Zellsuspensionen, die man recht einfach aus Kallus (Kap. 5.1.7) gewinnen kann, vermehren sich rasch, lassen sich nahezu beliebig lange am Leben halten und können in großvolumigen Bioreaktoren kultiviert werden. Grundsätzlich können aber auch **Sprosse** und **Wurzeln** über lange Zeit in permanenter Kultur erhalten werden. Da die aussichtsreicheren Ansätze für den biotechnologischen Einsatz permanenter Zell- und Organkulturen solche sind, bei denen pflanzliche Zellsuspensionskulturen zum Einsatz kommen, sollen sie in der folgenden Darstellung besonders berücksichtigt werden.

5.2.1 Bioreaktoren, Scale-up und Kulturverfahren

Im Forschungslabor werden permanente pflanzliche Zell- oder Organkulturen meist in Erlenmeyer-Kolben auf Schüttelmaschinen kultiviert. Die Dimensionen eines großvolumigen Bioreaktors unterscheiden sich jedoch deutlich von jenen des Schüttelkolben. So sind die Verhältnisse unter denen im Erlenmeyer-Kolben die Produktion eines Naturstoffes gelingt nicht ohne Weiteres auf einen Prozess zu übertragen, der in einem Bioreaktor realisiert werden soll. Verwendet man hingegen bereits in einem frühen Stadium der Prozessentwicklung Bioreaktoren, können die im Laborbioreaktor (1 bis 20 L Reaktorvolumen) optimierten Prozessparameter auf ein Produktionsvolumen von mehreren hundert oder tausend Litern extrapoliert werden (Scale-up). Während hierbei einige Parameter, wie Reaktorgeometrie, Betriebsart und Stoffeintrag gut übertragbar sind, sind bezüglich der geeigneten Durchmischung der Zellsuspensionen und den damit verbundenen Problemen des Massen- und Gastransfers und der auftretenden Scherkräfte noch verfahrenstechnische Probleme zu lösen (Abb. 5.11).

Zellsuspensionskultur

Die meisten Erfahrungen bei der Massenkultur von Pflanzenzellen wurden mit

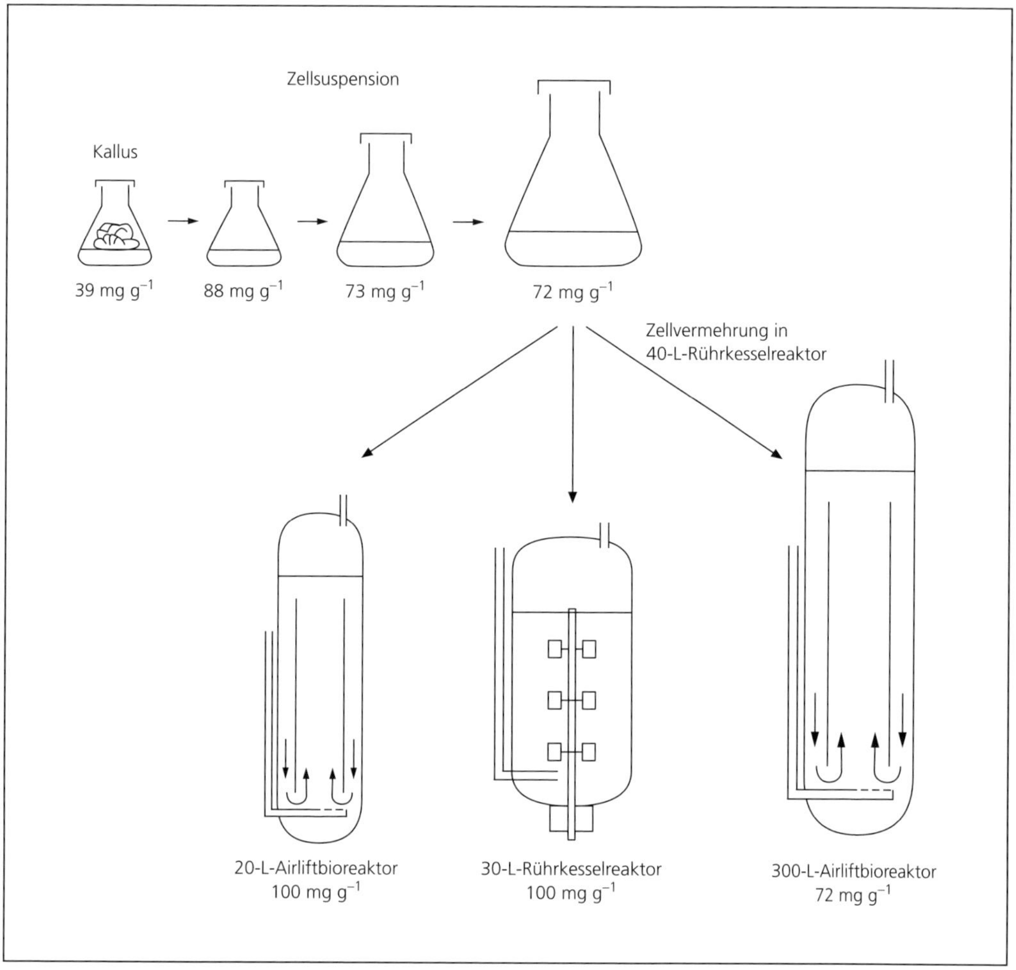

Abb. 5.11 Gewinnung von Protoberberin-Alkaloiden (z. B. Jatrorrhizin, Abb. 5.15). Sie erfolgt mit *Berberis-wilsoniae*-Zellkulturen in Erlenmeyer-Kolben und verschiedenen Bioreaktoren. Verändert nach Reinhard, Kreis 1989

Rührkessel- und Airliftbioreaktoren gesammelt. Vereinzelt werden auch andere Systeme, wie etwa Trommel-, Strömungsrohr- oder auch Oberflächenreaktoren eingesetzt. Der gebräuchlichste Fermentertyp zur Kultivierung von Pflanzenzellen ist der belüftete, mechanisch gerührte Rührkesselreaktor. Die verschiedenartigsten Rührer wurden mit Erfolg benutzt, sodass keine generelle Aussage darüber getroffen werden kann, welcher Rührertyp für Pflanzenzellen am besten geeignet ist. Unabhängig vom Typ müssen aber immer niedere Drehzahlen (ca. 100 bis 300 min^{-1}) gewählt werden, weil die voluminösen Zellen und Zellaggregate recht empfindlich auf Scherkräfte reagieren. In der Anfangsphase der Massenkultivierung von Pflanzenzellen benutzte man häufig Airliftbioreaktoren (Kap. 3.2.2), in denen bei der Durchmischung der Zellsuspension und dem Sauerstoffeintrag geringere Scherkräfte auftreten als in Rührfermentern. Hohe Zelldichten erfordern jedoch höhere Belüftungsraten, weniger um die Zellen mit genügend Sauerstoff zu versorgen, sondern vielmehr um die Umwälzung der Zellen zu gewährleisten. Der Sauerstoffgehalt des Mediums kann nicht konstant gehalten werden und es kann sogar passieren, dass Ethylen, Kohlendioxid oder andere flüchtige Stoffe, die möglicherweise Einfluss auf Vitalität und Produktivität der Zellen haben, ausgeblasen werden. Wegen der vielen Vorteile (Kap. 3.2.2) werden mittlerweile auch für die Kultivierung von Pflanzenzellen Rührkesselreaktoren bevorzugt. Beispiele für den Einfluss der **Betriebsart** auf die Produktivität eines Prozesses mit pflanzlichen Zellen werden weiter unten gegeben (Kap. 5.3.3).

Bei entsprechender Dimensionierung von Zu- und Ableitungsrohren ist auch die Kultivierung **morphogener Zellklumpen** möglich, die unter Umständen feste Aggregate von etwa 1 cm Durchmesser bilden.

Sprosskultur

Permanente **Sprosskulturen** sind zwar auf festen Nährmedien oder auch in Erlenmeyer-Kolben in Flüssigmedien gut handhabbar, ihre Kultivierung in Bioreaktoren gestaltet sich jedoch problematisch (Kap. 3.2.2).

Wurzelkultur

Permanente **Wurzelkulturen** stellen möglicherweise geeignete Systeme dar um wurzeltypische Pflanzenstoffe in vitro zu produzieren. Bioreaktoren für die Massenkultivierung von Wurzeln wurden bereits entwickelt (Kap. 3.2.2). In belüfteten Kulturgefäßen wachsen Wurzelkulturen meist zu lose verfilzten Matten heran, die sich ohne weitere Umwälzung zu dichten Geflechten entwickeln. Im Falle der Produktion von **Forskolin** (Abb. 5.14) mithilfe von *Coleus-forskohlii*-Wurzelkulturen war es ohne Produktionseinbußen möglich, das Wurzelgeflecht von Zeit zu Zeit mit einer Turbine zu zerkleinern und so ein Produktionssystem aufzubauen, das wieder näher an der Zellsuspensionskultur ist. Schwierig gestaltet sich die Probenentnahme; semikontinuierliche oder kontinuierliche Prozessführung ist nur möglich, wenn die gewünschten Produkte ins Nährmedium abgeschieden werden. In diesem Fall besitzt die Wurzelkultur viele Eigenschaften eines immobilisierten Produktionssystems, wobei das Wurzelgeflecht selbst die Immobilisierungsmatrix darstellt. Man muss aber sehen, dass in manchen Fällen nur deshalb der Einsatz einer Wurzelkultur erwogen wird, weil die gewünschten Ergebnisse mit Zellsuspensionskulturen nicht zu erzielen sind.

5.2.2 Eigenschaften von Pflanzenzellen in Kultur

Einige Eigenschaften der Zellen oder Zellaggregate einer Suspensionskultur müssen berücksichtigt werden, wenn man daran denkt, sie in den großvolumigen Bioreaktoren zu züchten, die wir von mikrobiologischen Prozessen her kennen. Da die pflanzlichen Zellen ein etwa zehntausendfach größeres Volumen haben als z. B. *Escherichia coli*, läuft ihr Stoffwechsel insgesamt langsamer ab. Daher werden die in mikrobiellen Systemen gemessenen hohen Produktionsraten in pflanzlichen Zellkulturen nicht erreicht. Andrerseits sind wegen geringeren metabolischen Aktivitäten der Pflanzenzellen auch deren Anforderungen bezüglich des verfügbaren Sauerstoffs im Nährmedium vergleichsweise gering. Bei Mikroorganismen ist die Produktbildung normalerweise nicht mit dem Wachstum korreliert und der produzierte Naturstoff wird ins Nährmedium abgegeben. Die Produktionsraten sind hoch und die Produktionsphasen kurz. Das Ziel bei einem mikrobiellen Verfahren ist es daher die Produktionsphase zu verlängern. Ein mikrobieller Prozess hat zwei Konkurrenten: die chemische Synthese oder ein noch effizienteres mikrobielles Verfahren (Tab. 5.3). Anders bei Pflanzenzellsuspen-

Tab. 5.3 Vergleich einiger Eigenschaften von Mikroorganismen und Pflanzenzellen in Bioreaktorkultur

Parameter	Mikroorganismen	Pflanzenzellen
Durchmesser (µm)	1 bis 10	40 bis 200
Volumen (μm^3)	1 bis 40	900 000
Aggregatbildung	Selten	Fast immer
Inokulum	Niedrig	Hoch
Ansprüche an Belüftung	Hoch	Niedrig
Empfindlichkeit gegenüber		
Scherkräften	Niedrig	Hoch
Wachstumsphase	1 Tag	1 bis 2 Wochen
Produktionsphase	Einige Tage	Einige Wochen
Wachstum und Produktion korreliert	Selten	Häufig
Lokalisation des Produkts	Häufig extrazellulär	Meist intrazellulär
Produktaufarbeitung	Prozessbegleitende Entwicklung	Meist vorhanden
Konkurrierende Verfahren	Chemische Synthese, effektiverer mikrobieller Prozess	Pflanze im Feldanbau

sionen: Die Biomasse nimmt nur langsam zu, die Produktivitäten sind niedrig; häufig ist besseres Wachstum gleichbedeutend mit höherer Stoffbildung. Daher muss hier das Ziel sein, vorhandenes Zellmaterial mehrfach zu verwenden, oder das System durch hohe Zelldichten produktiver zu gestalten. Bestehende traditionelle Verfahren zur Gewinnung eines pflanzlichen Arzneistoffes stellen für die Kommerzialisierung von Zellkulturprozessen das größte Hindernis dar. Weiterhin ist zu berücksichtigen, dass Extraktions- und Aufarbeitungsverfahren meist vorhanden sind und bereits bestehende Anlagen direkt genutzt werden können, falls das Zielprodukt in den Pflanzenzellen akkumuliert wird.

Produktionsstämme

Um einen aussichtsreichen Produktionsprozess mit pflanzlichen Zellkulturen zu entwickeln, müssen zunächst Hochleistungsstämme selektioniert und Nährmedien optimiert werden.

Eine pflanzliche Zellsuspensionskultur setzt sich aus Zellen unterschiedlicher Eigenschaften zusammen. Sie ist, auch was die Fähigkeit zur Bildung eines Naturstoffs betrifft, ausgesprochen heterogen. Bei Zellkulturen, die Pigmente bilden, ist diese Heterogenität offensichtlich und die Selektion von Elitezellinien einfach. Man geht allerdings davon aus, dass **variante Zellinien**, die auf die eine oder andere Art aus einer **heterogenen Kultur** isoliert werden, zumindest für mehrere Monate stabil bleiben. Man vermutet zudem, dass genau definierte, konstante Kulturbedingungen und Subkultivierungsmodi für die Stabilität einer Zellinie ausschlaggebend sind. Man leitet daraus das Konzept der **metastabilen Zellkultur** ab, die zu jedem Zeitpunkt eine Mischpopulation aus besser und schlechter produzierenden Zellen darstellt. Die Zusammensetzung der Population und damit verbunden ihre Produktivität bleibt stabil, solange bestimmte Parameter (z. B. Temperatur, Umimpfrhythmus, Umimpfmodus) konstant gehalten werden. Eine Änderung dieser Bedingungen kann bewirken, dass sich eine andere, wiederum metastabile Mischpopulation

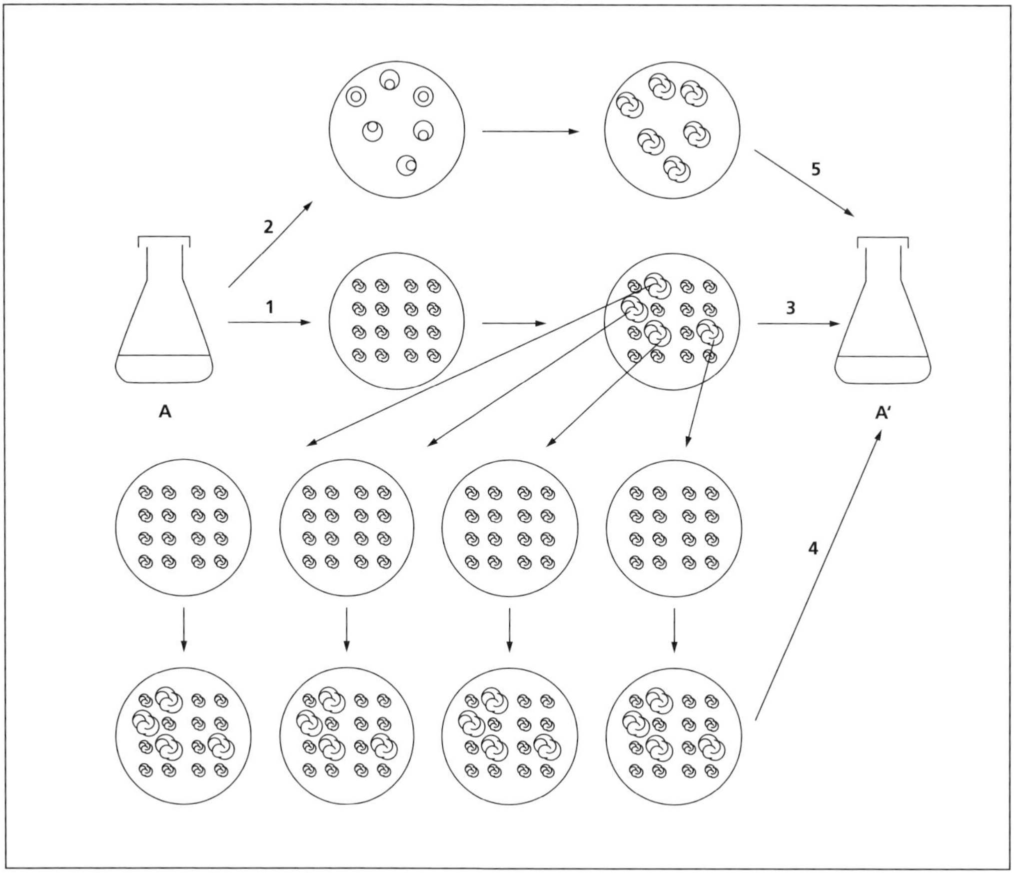

Abb. 5.12 Schematische Darstellung von Methoden zur Selektion von Elite-Zellinien. Aus einer Stammkultur werden Zellaggregate selektiert und auf Agar-Medium ausplattiert (**1**). Alternativ können zunächst Einzelzellen oder Protoplasten (**2**) gewonnen und diese dann z. B. in Agarose eingebettet werden. Sich entwickelnde Zellaggregate werden in Suspension genommen (**3, 5**) oder nochmals geteilt und erneut auf Agar plattiert (**4**). Aus einer Stammkultur (**A**) werden nach entsprechender Testung aussichtsreiche Klone weiter kultiviert und als Suspension (**A'**) vermehrt.

mit verändertem Produktions- oder auch Wachstumsverhalten herausbildet. Unter Anwendung geeigneter Methoden ist es möglich Subpopulationen mit veränderten Eigenschaften zu selektionieren. Dabei kommen folgende Methoden zum Einsatz (Abb. 5.12):

- Zellaggregatklonierung
- Wiederholte Zellaggregatklonierung
- Einzelzellklonierung
- Protoplastenklonierung

Bei der ersten Methode werden möglichst kleine Aggregate, bestehend aus etwa 50 bis 200 Zellen selektiert und nach Transfer in frisches Medium vermehrt. Eine Erweiterung erfährt dieses Verfahren durch wiederholte Anwendung, wobei dann häufig eine Plattierung der primären Isolate auf Festmedien erfolgt. Die entstehenden Zellhaufen werden geteilt, die Sekundärklone wiederum plattiert. Diese Arbeitsschritte können mehrfach wiederholt werden, bis schließlich viel versprechende, neue Zellinien in Flüssigmedien transferiert und dort weiterkultiviert werden. Wenn statt der Zellaggregate einzelne Zellen – durch Filtration über feine Siebe oder durch Pektinasebehandlung zu gewinnen – plattiert werden, spricht man von Einzelzellklonierung. Entfernt man die Zellwand durch enzymatische Behandlung vollständig, kann eine Protoplastenklonierung angeschlossen werden. Die Klonierung aus Einzellzellen wird häufig angewandt, um aus einer noch sehr heterogenen Primärkultur einige hochproduzierende Zellen von den vielen Nichtproduzierern abzutrennen. Um aus so etablierten Zellinien Subklone mit verbesserten Eigenschaften zu gewinnen, wird meist der einfachere Weg über die Zellaggregatklonierung gewählt. Die Aussichten, über Protoplastenklonierung Elitezellinien zu erhalten sind wahrscheinlich nicht höher als jene für den Weg über Zellaggregate.

Bei der Suche nach einer geeigneten Nährlösung modifiziert man meist die **komplexen Grundmedien**, die teilweise bereits in der ersten Hälfte des zwanzigsten Jahrhunderts entwickelt wurden (Tab. 5.4). Deutlich reagieren die Pflanzenzellen auf eine veränderte **Kohlenstoffquelle**, auf einen Wechsel der **Phytohormone**, auf **Phosphat** oder auf eine Änderung im Verhältnis von **Nitrat** zu **Ammonium**. Manche Modifikationen des Nährmediums führen zu einem besseren Wachstum, andere zu einer erhöhten Naturstoffsynthese. Manchmal sind nicht beide Ziele in einem Medium gleichermaßen optimal erreichbar. In Fällen, wo z. B. kein guter Kompromiss zwischen Produktion von Zellmasse und Naturstoff gefunden wird, kann man auf zweistufige Prozesse ausweichen, wo in einer ersten Phase die Zellen in einem **Wachstumsmedium** auf eine geeignete Produktionsdichte vermehrt werden und die Naturstoffbildung erst anschließend in einem **Produktionsmedium** erfolgt. Wie bereits erläutert, kann durch Veränderung der Zusammensetzung des Nährmediums auch eine morphologische Differenzierung erreicht werden.

Ökonomische Betrachtung

Für ein Produkt, das aus pflanzlichen Zellkulturen gewonnen werden kann, muss natürlich zunächst einmal ein genügend großer Markt vorhanden sein. Die wichtigste Größe für eine mögliche Kommerzialisierung eines Zellkulturverfahrens ist dessen **Produktivität**. Produktivität ist definiert als die Menge an Produkt, die pro Volumeneinheit und pro Zeiteinheit gebildet wird. Diese **Nettoproduktivität** berücksichtigt auch die unproduktiven Phasen in Zweistufenverfahren und die Zeiten, die für Vor- und Nachbereitung eines Produktionslaufes anfallen. Verlässliche Angaben zur Produktivität fehlen allerdings meist. Andrerseits sind aber auch die Anforderungen an die Produktivität eines Prozesses mit Pflanzenzellkulturen nicht klar definiert, sodass man sich bei einer Abschätzung auf die Erfahrungen mit mikrobiellen Verfahren stützen muss. Es ist auffällig, dass dort der Großhandelspreis multipliziert mit der Produktivität des Herstellungsverfahrens für die meisten Produkte in der gleichen Größenordnung liegt. Man hat errechnet, dass ein Prozess unabhängig vom Produkt eine ökonomische Produktivität von mindestens 0,12 Euro L^{-1} d^{-1} erreichen muss. Wendet man diesen Wert auf pflanzliche Zellkulturen an, errechnet sich mit den bisher beobachteten Produktionsraten von 0,025 bis 1,0 g Produkt L^{-1} d^{-1} ein Markt für Produkte, deren Großhandelskilopreis zwischen etwa 120 und 4200 Euro liegt. Ein Prozess für Codein (ca. 750 Euro kg^{-1}) ist also erst ab einer Produktivität von 0,17 g L^{-1} d^{-1} ökonomisch interessant. Alle Zellkulturprozesse konkurrieren aber in der Regel mit der traditionellen Produktquelle bzw. dem traditionellen Produktionsverfahren und die Rentabilität eines Zellkulturprozesses muss auch an den Kosten der traditionellen Herstellung gemessen werden. Ertrag, Anbauflächen und

Tab. 5.4 Zusammensetzung von Kulturmedien für pflanzliche Zell- und Gewebekulturen. Nicht berücksichtigt sind Vitamine, Phytohormone und Kohlenhydratquellen. Verändert nach Heß 1993

	Heller	Nitsch	Gamborg B5	Murashige und Skoog
Makroelemente (mg L^{-1})				
KNO_3	–	950	2500	1900
KNO_3	-	950	2500	1900
$NaNO_3$	600	-	-	-
NH_4NO_3	-	720	-	1650
$(NH_4)_2SO_4$	-	-	134	-
$NaH_2PO_4 \cdot H_2O$	125	-	150	-
NH_4PO_4	-	68	-	170
KCl	750	-	-	-
$CaCl_2 \cdot 2\ H_2O$	75	220	150	440
$MgSO_4 \cdot 7\ H_2O$	250	185	120	370
Mikroelemente (mg L^{-1})				
$FeCl_3 \cdot 6\ H_2O$	1,0	-	-	-
$FeSO_4 \cdot 7\ H_2O$	-	27,8	27,8	27,8
$MnSO_4 \cdot 4\ H_2O$	0,1	25	13,2	22,3
$ZnSO_4 \cdot 7\ H_2O$	1,0	10	2,0	8,6
H_3BO_3	1,0	10	3,0	6,2
KI	0,01	-	0,75	0,83
$CuSO_4 \cdot 5\ H_2O$	0,03	0,025	0,025	0,025
$Na_2MoO_4 \cdot 2\ H_2O$	-	0,25	0,25	0,25
$CoCl_2 \cdot 6\ H_2O$	-	-	0,025	0,025
$NiCl_2 \cdot 6\ H_2O$	0,03	-	-	-
$AlCl_3$	0,03	-	-	-
Na_2EDTA	-	37,3	37,3	37,3

Transportkosten sind schlecht direkt mit den volumetrischen Produktivitäten einer Zellsuspensionskultur vergleichbar (Tab. 5.5). Wenn man aber z. B. bei *Lithospermum erythrorhizon* zur Berechnung einer Produktivität den Shikoningehalt (1,4 %) durch die Zeit von der Samenkeimung bis zur Ernte (48 Monate) teilt und diesen Wert der Produktivität des biotechnischen Verfahrens (0,8 Monate; 20 % Shikonin) gegenüberstellt, ergibt sich, dass der kommerzielle Zellkulturprozess fast tausendmal effizienter ist als die Pflanze. Eine ähnliche Musterrechnung wurde auch für ein Verfahren zur möglichen Produktion von Ajmalicin mithilfe von *Rauvolfia*-Zellkulturen durchgeführt. Der Zellkulturprozess zur Produktion von Ajmalicin (0,6 % Ajmalicin in 23 Tagen) ist etwa 24-mal produktiver als die im Feld angebaute *Rauvolfia*-Pflanze. Dennoch müsste, nach einer Berechnung, bei der sämtliche Kosten der Kultivierung pflanzlicher Zellen im Bioreaktor berücksichtigt wurden das

Tab. 5.5 Produktivitäten einiger Pflanzenzell- und Gewebekulturen

Produkt	Produzent	Produktivität (mg L^{-1} d^{-1})
Ajmalicin	*Catharanthus roseus*	4
Arachidonsäure	*Marchantia polymorpha*	4,4
Arbutin	*Catharanthus roseus**	500
Berberin	*Coptis japonica*	600
Castanospermin	*Castanospermum australe*	0,05
Kodein	*Papaver somniferum*	0,25
Digoxin	*Digitalis lanata**	65
Diosgenin	*Dioscorea deltoidea*	10
Ginseng	*Panax ginseng*	700
Sanguinarin	*Papaver somniferum*	34
Shikonin	*Lithospermum erythrorhizon*	150
Vinblastin	*Catharanthus roseus***	0,004

* Biotransformationsverfahren ; ** Wurzelkultur

Zellkulturverfahren um den Faktor 40 verbessert werden (also z. B. 6 % Ajmalicin in 6 Tagen) um mit der traditionellen Herstellung konkurrieren zu können!

5.2.3 Zielprodukte

Jährlich werden Tausende neuer Verbindungen aus Pflanzen isoliert und in ihrer Struktur aufgeklärt. Es finden jedoch weltweit nur etwa 120 pflanzliche Reinstoffe medizinische Verwendung. An der Spitze der Hitliste der meist verschriebenen Medikamente aus Pflanzen stehen die Ovulationshemmer, als deren „Stammpflanze" häufig *Dioscorea deltoidea* angegeben wird, obwohl Phytosterole, die z. B. bei der Sojaölgewinnung in großen Mengen als Nebenprodukte anfallen, mittlerweile die dominierenden Steroidrohstoffe sind. Man kann sich darüber streiten, ob Steroidhormone (z. B. Mineralcorticoide und Ovulationshemmer) als pflanzliche Mittel gelten sollten, nur weil bei deren Herstellung auf pflanzliche Rohstoffe zurückgegriffen wird. Chemische Syntheseverfahren und **mikrobielle Biotransformation** (Kap. 4.4) sind bei ihrer Herstellung ebenso wichtig, wie der Steroidrohstoff selbst.

Viele pflanzliche Naturstoffe können grundsätzlich auch von pflanzlichen Zellkulturen gebildet werden. Darunter finden sich auch Substanzen, die bisher nicht als genuine Pflanzeninhaltsstoffe beschrieben wurden. Eine vollständige Übersicht ist hier nicht möglich und auch nicht beabsichtigt. Es sollen nur einige interessante oder pharmazeutisch relevante Beispiele herausgegriffen und etwas genauer vorgestellt werden. Neben Projekten zur Herstellung traditioneller Farbstoffe (z. B. *Rubia akane*), Anthocyanen als Lebensmittelfarben (z. B. *Euphorbia millii*) und natürlicher Aromen (z. B. *Vanilla planifolia*) sind auch einige Zellkulturprozesse zur Produktion pharmazeutischer Wirkstoffe in Entwicklung. Antitumorverbindungen pflanzlichen Ursprungs sind immer wieder Zielprodukte für Zellkulturprojekte. Mit Ausnahme von **Tripdiolid**, wo die Zellkultur der Pflanze um etwa den Faktor 10 überlegen ist, werden potenzielle Zytostatika nur in Spuren gebildet. Auch **Podo-**

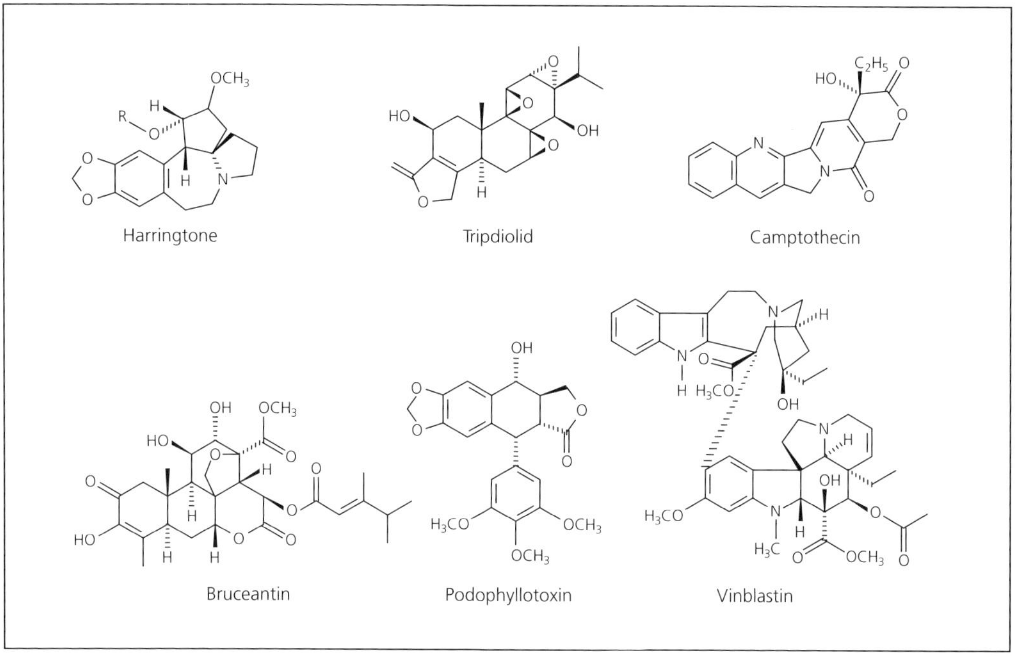

Abb. 5.13 Beispiele für antineoplastische Verbindungen, die mithilfe pflanzlicher Zell- und Gewebekulturen gewonnen werden sollen.

phyllotoxin aus *Podophyllum hexandrum*, das sich als Ausgangsstoff zur Partialsynthese der Antitumorverbindungen Etoposid und Teniposid eignet, ist derzeit über Zellkulturen trotz vielfältiger Bemühungen und hoffnungsvoller Fortschritte noch nicht kommerziell zugänglich (Abb. 5.13). Insgesamt ist es auffällig, dass gerade die pharmazeutisch interessanten pflanzlichen Arzneistoffe (z. B. Cardenolide, Ginkgolide, Morphinane, Tropanalkaloide, Dimere Indolalkaloide) in pflanzlichen Zell- und Gewebekulturen nur in unbefriedigenden Mengen gebildet werden (Tab. 5.6). Die nachfolgenden Beispiele sind nach ihrer Zugehörigkeit zu biogenetischen Gruppen angeordnet.

Terpenoide

Terpenoide sind Naturstoffe, deren Grundgerüst aus Isopren-Einheiten aufgebaut ist. Sie werden nach der Anzahl der C_5-Einheiten im Molekül eingeteilt. Wichtige pflanzliche Sekundärstoffe sind bei den Monoterpenen (C_{10}-Körper), Sesquiterpenen (C_{15}), Diterpenen (C_{20}) und Triterpenen (C_{30}) zu finden. Hemiterpene (C_5) sind häufig Bestandteil von Verbindungen eines gemischten Bautyps (z. B. Hopfenbitterstoffe).

Die Bildung und Akkumulation flüchtiger **Monoterpene** setzt in der Regel eine morphologische Differenzierung voraus. Von einigen Arznei- und Aromapflanzen (z. B. Kardamomen, Melisse, Küchenzwiebel, Petersilie, Vanille, Thymian) wurden Zell- und Gewebekulturen mit dem Ziel angelegt, die Biosynthese der Aromastoffe zu studieren oder diese gar in vitro im großen Maßstab zu produzieren. Bei genauerer Betrachtung existieren aber im Bereich Aromabiotechnologie nur ganz wenige Zell- oder Gewebekulturen, die möglicherweise einmal industriell genutzt werden könnten. In einigen Fällen hat man versucht die Ausbeuten durch Verwen-

Tab. 5.6 Beispiele für die Naturstoffakkumulation in pflanzlichen Zellkulturen

Produkt	Pflanzenart	Ausbeute (mg L^{-1})
Anthrachinone	*Morinda citrifolia*	2500
Anthrachinone	*Rubia fruticosa*	1200
Artemisinin	*Artemisia annua*	0,1
Berberin	*Coptis japonica*	7000
Berberin	*Thalictrum minus*	800
Cardenolide	*Digitalis lanata*	4
Catharanthin	*Catharanthus roseus*	230
Codein	*Papaver somniferum*	14
Diosgenin	*Dioscorea deltoidea*	375
Ginkgolide	*Ginkgo biloba*	Spuren
Ginsenoside	*Panax ginseng*	570
Hyoscyamin	*Anisodus acutangulus*	4
Jatrorrhizin	*Berberis wilsoniae*	3000
Morphin	*Papaver somniferum*	10
Purpurin	*Rubia cordifolia*	300
Raucaffricin	*Rauvolfia serpentina*	1200
Reserpin	*Rauvolfia serpentina*	6
Rosmarinsäure	*Coleus blumei*	5500
Scopolamin	*Anisodus acutangulus*	4
Serpentin	*Catharanthus roseus*	25
Shikonin	*Lithospermum erythrorhizon*	4000
Taxol	*Taxus brevifolia*	110

dung von **Zweiphasensystemen** zu verbessern, in denen sich die produzierten und ins Nährmedium ausgeschiedenen Aromastoffe in einer lipophilen Phase sammeln (Kap. 5.3.5). Insgesamt sind die beschriebenen In-vitro-Systeme meist schwierig handhabbar, die Ausbeuten sind unbefriedigend und die Zusammensetzung „biotechnischer“ Öle entspricht häufig nicht jener der „natürlichen“ Öle.

Das antineoplastisch wirkende **Paclitaxel** (Taxol^{R}) (Abb. 5.14) ist ein kompliziert strukturiertes **Diterpenalkaloid**, das in der Rinde der **Pazifischen Eibe** (*Taxus brevifolia*) in einer Konzentration von etwa 0,01 % vorkommt. Es unterstützt die rasche Ausbildung von Mikrotubuli und verhindert deren Depolymerisation; dadurch werden Zellteilung und Zellwanderung unterbunden. Taxol^{R} wird bei metastasierendem Ovarial- bzw. Mammakarzinom angewandt. Bei weiterhin steigendem Bedarf könnten die natürlichen Quellen rasch erschöpft sein. Zellkulturen von *Taxus media* produzieren innerhalb von 2 Wochen mittlerweile über 100 mg Paclitaxel L^{-1}. Dies bedeutet, dass die anfangs der Neunzigerjahre erzielten Produktivitäten bereits um den Faktor 100 verbessert wurden! Der beeindruckende Zuwachs konnte außer über die Selektion produktiver Zelllinien vor allem durch den Zusatz

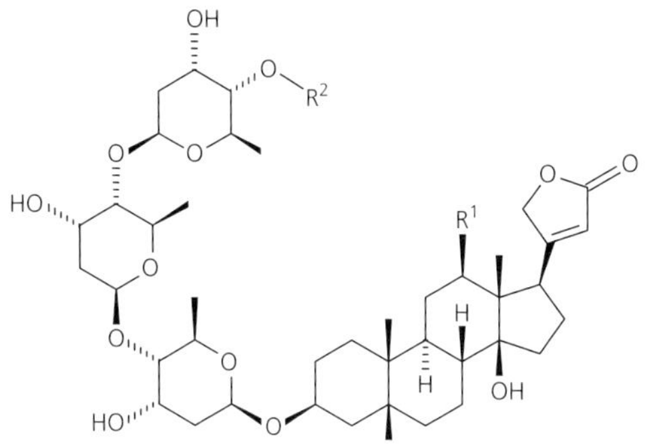

Herzglykoside	R^1	R^2
Digitoxin	H	H
β-Methyldigitoxin	H	CH_3
Digoxin	OH	H
Desacetyllanatosid C	OH	Glucosyl
β-Methyldigoxin	OH	CH_3

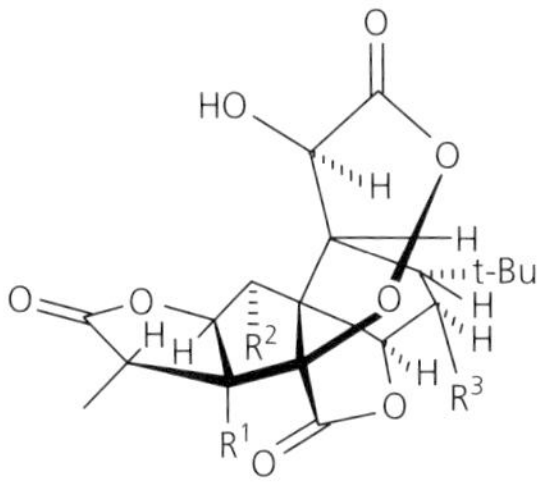

Ginkgolide

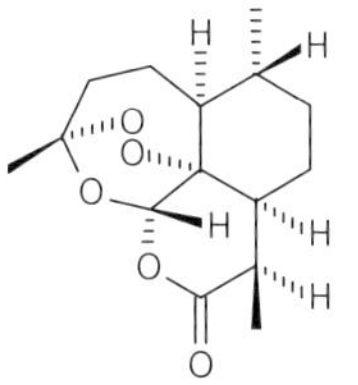

Artemisinin

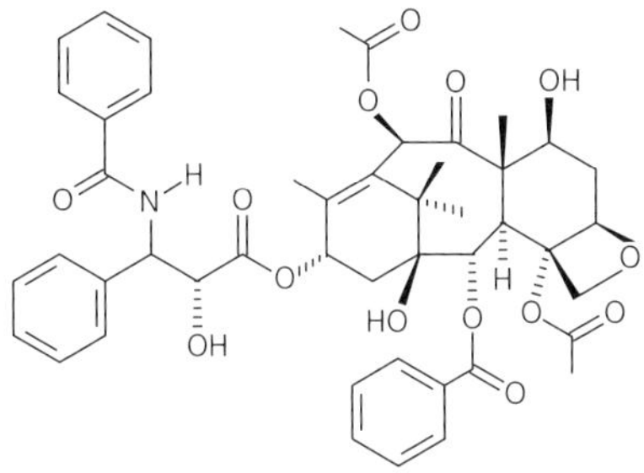

Paclitaxel

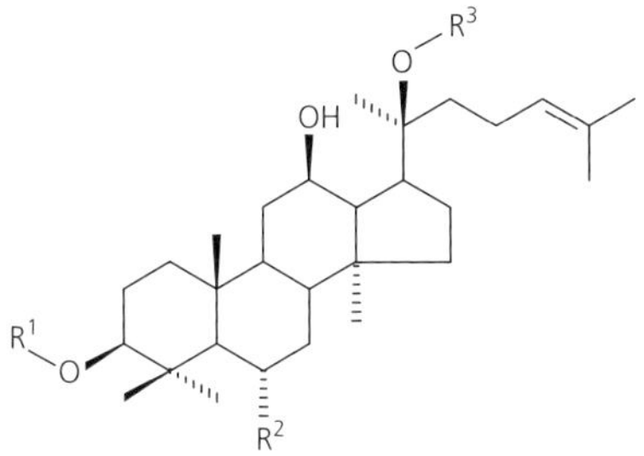

Ginsenoside

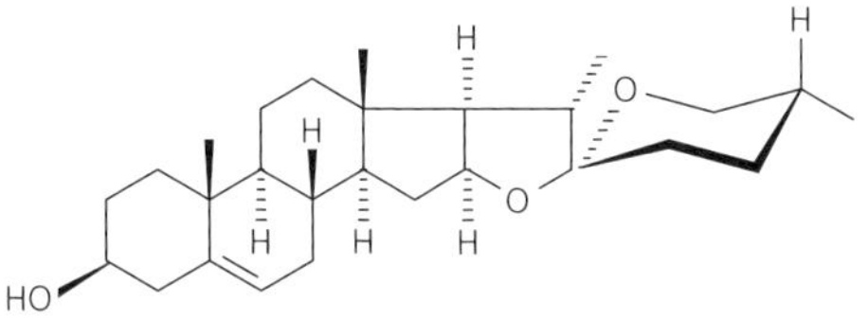

Diosgenin

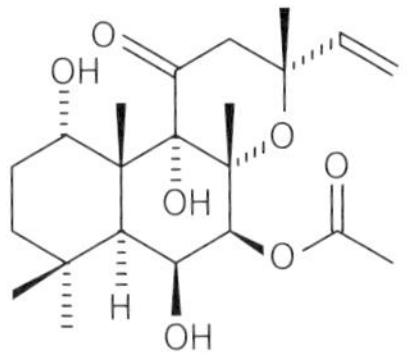

Forskolin

Abb. 5.14 Beispiele für Terpenoide, die mithilfe pflanzlicher Zell- und Gewebekulturen gewonnen werden sollen.

von Jasmonsäuremethylester zum Produktionsmedium erreicht werden. Jasmonate spielen eine zentrale Rolle in der Signaltransduktion bei Pflanzen und damit bei der Regulation einiger Pflanzengene, auch solcher, die für die Realisierung bestimmter Sekundärstoffwechselwege verantwortlich sind. Die Bildung einer ganzen Reihe von Pflanzenstoffen kann durch exogene Jasmonate angeregt werden. Der hier beschriebene *Taxus*-Zellkulturprozess kann mit der Gewinnung des Paclitaxels aus der natürlichen Quelle durchaus konkurrieren. Allerdings sind mittlerweile auch alternative Wege beschritten worden, bei denen Baccatine – das sind dem Paclitaxel verwandte Diterpene, die z. B. aus den Nadeln der europäischen Eibe (*Taxus baccata*) isoliert werden können – als Ausgangsstoffe für die Partialsynthese von Paclitaxelanaloga verwendet werden.

Bei der biotechnologischen Herstellung von **Ginsengzellmasse** (*Panax ginseng*) wird eine rhizogene Zellinie genutzt, die gutes Wachstum mit hohem Gehalt an **Ginsenosiden** (Abb. 5.14) verbindet und im einfachen Satzbetrieb in gerührten 20000-L-Bioreaktoren kultiviert wird. Das biotechnologische Produkt, das 1988 vom japanischen Gesundheitsministerium als Lebensmittelzusatzstoff zugelassen wurde, ist bei diesem Prozess die getrocknete Zellmasse, deren Inhaltsstoffmuster jenem der Wurzeldroge gleicht. Das Zellkulturprodukt wird im nichtmedizinischen Bereich verwendet.

Häufig werden Naturstoffe, die man aus entsprechenden Organen der intakten Pflanze isolieren kann, in Zellkulturen nur in sehr geringen Mengen oder überhaupt nicht akkumuliert. Eine Eigenschaft aller komplexen Organismen ist es, dass bestimmte biochemische Merkmale oder Fähigkeiten nur während festgelegter Stadien der Entwicklung und in speziellen Organen oder Geweben auftreten. Besonders bei den Samenpflanzen sind morphologische Differenzierung und Sekundärstoffwechsel häufig eng miteinander verknüpft. Dieses Phänomen wurde weiter oben schon angesprochen, als aufgezeigt wurde, dass unspezialisierte Kalluszellen Naturstoffe der Pflanze nicht bilden können, dass diese Fähigkeit aber nicht endgültig verloren gegangen ist, sondern im Zuge der Organogenese wiedergewonnen wird.

Die Blätter des **Wolligen Fingerhutes** (*Digitalis lanata*) enthalten – bezogen auf das Trockengewicht – bis zu 1,5 % **Herzglykoside** vom Cardenolid-Typ (Abb. 5.14). Dominierend sind die Cardenolid-Tetrasaccharide Lanatosid A und C und die Cardenolid-Disaccharide Glucodigifucosid und Digitalinum verum. Hochleistungsstämme enthalten bis zu 1 % Lanatosid C. In der Therapie der Herzinsuffizienz wird vor allem Digoxin eingesetzt, das durch enzymatische Deglucosidierung und anschließende Verseifung aus Lanatosid C entsteht. Da bei diesem Prozess pflanzeneigene Enzyme genutzt werden, könnte man diesen Vorgang der Produktveredelung durchaus als pflanzenbiotechnologisches Verfahren auffassen. Nun aber zu den Fähigkeiten der In-vitro-Kulturen: Während in Zellsuspensions- und Wurzelkulturen höchstens Spuren von Herzglykosiden nachweisbar sind, werden in morphogenen Kulturen oder Sprosskulturen bis zu 0,1 % Herzglykoside akkumuliert. Allerdings treten vor allem therapeutisch nicht verwendete Disaccharide auf (Kap. 5.1.6).

Auch die eingangs erwähnten pflanzlichen **Sterole** (z. B. Diosgenin, Abb. 5.14) werden in pflanzlichen Zellkulturen gegenwärtig noch nicht in genügend großen Mengen synthetisiert, um eine pflanzenbiotechnologische Herstellung zu erwägen.

Phenolische Verbindungen

Von wenigen Ausnahmen abgesehen, werden die phenolischen Verbindungen der Pflanzen entweder über den **Shikimisäureweg** oder den **Polyketidweg** gebildet (siehe Lehrbücher der Pharmazeutischen Biologie).

Phenylpropane, z. B. Zimtsäuren, Cumarine und Lignane, entstehen aus den aromatischen Aminosäuren Phenylalanin und

Tyrosin. Auch die Biosynthese anderer phenolischer Verbindungen erfolgt über eine Phenylpropanstufe (z. B. Arbutin, Vanillin, *p*-Hydroxybenzoesäure).

Pharmazeutisch relevante **Polyketide** findet man vor allem bei Mikroorganismen (Kap. 4.5). Im Pflanzenreich werden einige Anthranoide und Naphthochinone über den Polyketidweg angeliefert. Außerdem besitzen viele Verbindungen mit gemischtem Bautyp, etwa Flavonoide, Cannabinoide oder Hopfenbitterstoffe einen Polyketidanteil. Die aus pflanzlichen Zellkulturen beschriebenen Anthranoide gehören dem Alizarintyp an. Sie werden nicht über den Polyketidweg angeliefert, sondern sind Stoffe mit gemischtem Bautyp.

Die **Rosmarinsäure** ist ein antiphlogistisches Depsid aus Kaffeesäure und 3',4'-Dihydroxyphenylmilchsäure. Sie zählt zu den sog. Lamiaceengerbstoffen, die vor allem in Vertretern der Lamiaceen und der naheverwandten Boraginaceen anzutreffen sind.. In den Achtzigerjahren wurde das Produktionsverhalten kultivierter *Coleus-blumei*-Zellen sehr intensiv untersucht. Mediumsoptimierungen und die Entwicklung spezieller Rührer führten schließlich zu einem Zweistufenverfahren, das hinsichtlich der Optimierungsstrategie und der erzielten Produktivität als Modell für viele der später entwickelten Zellkulturprozesse gelten darf. Obwohl die trockene Zellmasse schließlich zu 20 % aus Rosmarinsäure bestand, blieb dem Verfahren die kommerzielle Umsetzung versagt. Dies mag daran liegen, dass Rosmarinsäure pharmazeutisch in reiner Form nicht genutzt wird und, bestünde denn ein Bedarf, vergleichsweise billig aus vielen pflanzlichen Quellen gewonnen werden könnte.

Die **Vanillin-Herstellung** durch pflanzliche Zellkulturen ist sehr intensiv untersucht und die Prozessentwicklung weit vorangetrieben worden. Dabei kamen vor allem die spezielleren Methoden, wie **Immobilisierung**, **Elicitierung** und gezielte **Biokonversion** durch Zusatz geeigneter Vorstufen zum Einsatz. Diese Methoden werden weiter unten noch genauer vorgestellt.

Lignane sind dimere Phenylpropane, die durch Dimerisierung (C-C-Kopplung über C-2 und C-2') aus Zimtsäuren oder Zimtalkoholen entstehen. **Podophyllotoxin** ist ein Lignan vom Aryltetralinlacton-Typ (Abb. 5.13) und kommt in den unterirdischen Organen verschiedener *Podophyllum*-Arten vor. Es wird für die partialsynthetische Herstellung der Zytostatika Etoposid und Teniposid benötigt. Die chemische Synthese von Podophyllotoxin gestaltet sich recht schwierig und auch die Partialsynthesen, die zu Etoposid oder Teniposid führen, sind recht aufwändig. Obwohl die Produktivität um den Faktor 50 verbessert werden kann, wenn Präkursoren der Lignanbiosynthese (z. B. Coniferylalkohol) dem Kulturmedium zugesetzt werden, synthetisieren Zellkulturen dennoch nur vergleichsweise geringe Mengen Podophyllotoxin.

Alkaloide

Die Alkaloide bilden eine große und heterogene Gruppe innerhalb der pflanzlichen Naturstoffe. In der Mehrzahl sind Alkaloide Derivate von biogenen Aminen, die bei der enzymatischen Decarboxylierung aus den Aminosäuren Arginin, Ornithin, Lysin, Phenylalanin, Tyrosin oder Tryptophan entstehen. Vielen Alkaloiden gemeinsam ist eine ausgeprägte biologische Wirkung.

Bei Zell- und Gewebekulturen Tropanalkaloid-produzierender Pflanzen beobachtet man generell, dass nur die Wurzelkulturen ***L*-Hyoscyamin** bzw. ***L*-Scopolamin** (Abb. 5.15) akkumulieren, während Zellsuspensionskulturen aber auch Sprosskulturen alkaloidfrei sind. Diese Beobachtungen bestätigen die Schlussfolgerung, die in den Fünfziger- und Sechzigerjahren nach Auswertung von Pfropfungsexperimenten getroffen wurde, nämlich, dass

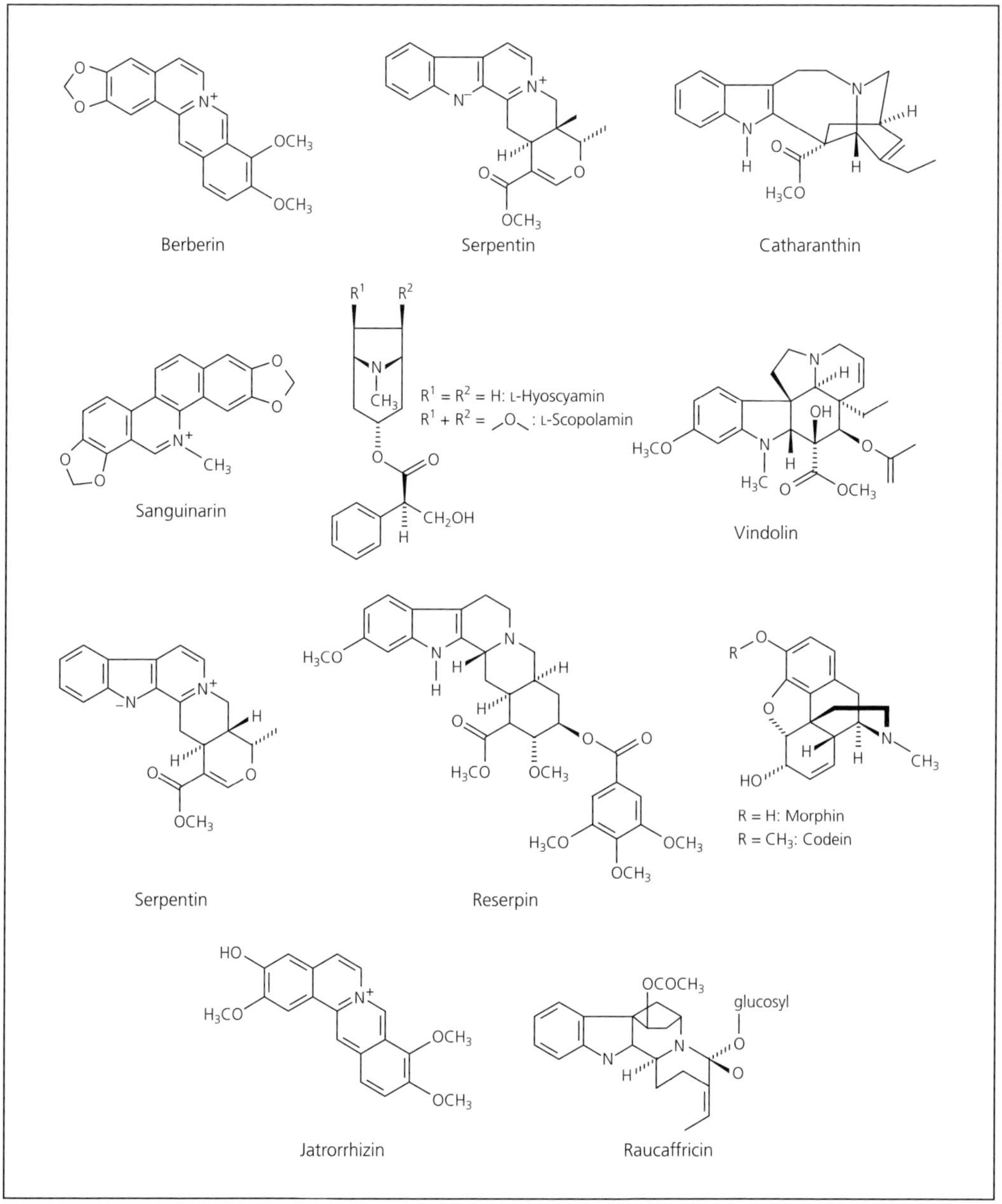

Abb. 5.15 Beispiele für Alkaloide, die mithilfe pflanzlicher Zell- und Gewebekulturen hergestellt werden sollen.

Tropanalkaloide in den Wurzeln synthetisiert werden. Während also Zellkulturen ungeeignete Produktionssysteme sind, konnten mittlerweile durch kombinierte Anwendung von molekulargenetischen Methoden und Gewebekulturtechniken transgene Tollkirschenpflanzen (*Atropa belladonna*) mit verändertem Inhaltsstoffmuster gewonnen werden (Kap. 5.3.3).

Catharanthin (Abb. 5.15), ein Indolalkaloid, wird von *Catharanthus-roseus*-Zellkulturen in Mengen bis 230 mg L^{-1} gebildet. Ziel ist es, das so gewonnene Catharanthin als Baustein für die Partialsynthese antineoplasischer Alkaloiddimere zu verwenden. Die bereits 1963 in die Therapie eingeführten pflanzlichen Zytostatika **Vinblastin** (Abb. 5.13) und **Vincristin**, die durch Hemmung der Tubulinassoziation zu Mikrotubuli die Zellteilung unterbinden, kommen in ihrem Produzenten, dem Madagaskar-Immergrün, nur in sehr geringen Mengen vor. Von Zellkulturen werden sie gar nicht, von kultivierten Wurzeln nur in Spuren gebildet. Da inzwischen einerseits effiziente Verfahren zur Kopplung von **Catharanthin** und **Vindolin** (Abb. 5.15) zu den Alkaloiden vom Vinblastin-Typ beschrieben sind, andrerseits Catharanthin in guten Ausbeuten mithilfe von Zellkulturen gewonnen werden kann, würde es eventuell genügen, eine geeignete Quelle für Vindolin zu entdecken, das in der *Catharanthus-roseus*-Pflanze nur in geringen Mengen, in Zellsuspensionskulturen höchstens in Spuren vorkommt. Mittlerweile hat man Sprosskulturen von *Catharanthus roseus* gewonnen, die Vindolin in befriedigenden Mengen bilden.

Extrakte des Rhizoms der **Kanadischen Blutwurzel** (*Sanguinaria canadensis*) werden auf Grund ihres Gehaltes an **Sanguinarin** (Abb. 5.15) in Zahnpasten und Mundwässern verwendet. Dieses antimikrobiell wirkende Benzophenanthridin wird nach Elicitierung (Kap. 5.3.6) von Schlafmohnzellkulturen (*Papaver somniferum*) in so hohen Mengen gebildet, dass eine Kommerzialisierung des Prozesses erwogen wurde.

Berberin (Abb. 5.15) oder verwandte Protoberberinalkaloide werden von verschiedenen pflanzlichen Zellkulturen gebildet. Interessant dabei ist, dass manche Zellkulturen das Produkt aktiv ausscheiden (*Thalictrum minus*) während es von anderen dauerhaft intrazellulär gespeichert wird (*Coptis japonica*). *Coptis-japonica*-Zellkulturen sind besonders leistungsfähig. Im einfachen Satzbetrieb produzieren die Zellen schon 100 mg Berberin L^{-1} d^{-1}. Zur Erinnerung: Die **Betriebsart** legt fest in welchem zeitlichen Ablauf dem Bioreaktor Inokulum und Substrate zugeführt bzw. Suspension oder Fermentationsbrühe entnommen werden. Die Produktivität lässt sich sogar noch um den Faktor 6,5 steigern, wenn als Betriebsart die Turbidostat-Anordnung gewählt wird. Vergeblich waren andrerseits die Versuche die relativ hohen Gehalte an **Serpentin** (Abb. 5.15), die mit *Catharanthus-roseus*-Zellkulturen in Batch-Experimenten im Schüttelkolben erzielt wurden, im Bioreaktor oder mit anderen Betriebsmodi zu reproduzieren (Tab. 5.7).

Opium, der getrocknete Milchsaft unreifer Kapseln des Schlafmohns (*Papaver somniferum*), enthält die medizinisch wichtigen Alkaloide **Morphin** und **Codein** (Abb. 5.15). Während diese Alkaloide im Opium etwa im Verhältnis 10 zu 1 vorliegen, ist der medizinische Bedarf genau umgekehrt: Etwa 10-mal mehr Codein als Morphin wird benötigt. Deshalb wird ein Großteil des gewonnenen Morphins chemisch zu Codein methyliert. Die genannten Morphinane werden zwar in Kallus- und Suspensionskulturen gebildet, jedoch in so geringen Konzentrationen, dass ein biotechnologisches Verfahren, das Pflanzenzellkulturen nutzt, nicht in Sicht ist. Die Biosynthese der Morphinane ist mittlerweile auf enzymatischer Ebene so gut aufgeklärt, dass die Herstellung transgener Mohnpflanzen mit verändertem Produktionsverhalten im Bereich des Möglichen liegt.

Andere Verbindungen

Die Wurzel von *Lithospermum erythrorhizon* enthält rotviolette Naphthochinonderivate, die in ihrer Gesamtheit als **Shikonin** (Abb. 5.16) bezeichnet werden und antibakteriell, antiphlogistisch und granulationsfördernd wirken. Die Kultivierung von *Lithospermum erythrorhizon* im Feldanbau ist bisher nicht befriedigend ge-

Tab. 5.7 Einfluss der gewählten Betriebsart auf die Produktivität eines Zellkulturprozesses

Parameter		**Produktivität**
Zellkultur	*Coptis japonica*	*Catharanthus roseus*
Produkt	Berberin ($mg\ L^{-1}d^{-1}$)	Serpentin ($mg\ L^{-1}\ d^{-1}$)
Betriebsart		
Kolbenexperiment	-	8,24
Satzbetrieb	100	1,81
Zulaufbetrieb	210	1,32
Repetitiver Zulaufbetrieb	-	0,10
Perfusionsbetrieb	460	-
Kontinuierlicher Betrieb	650	-

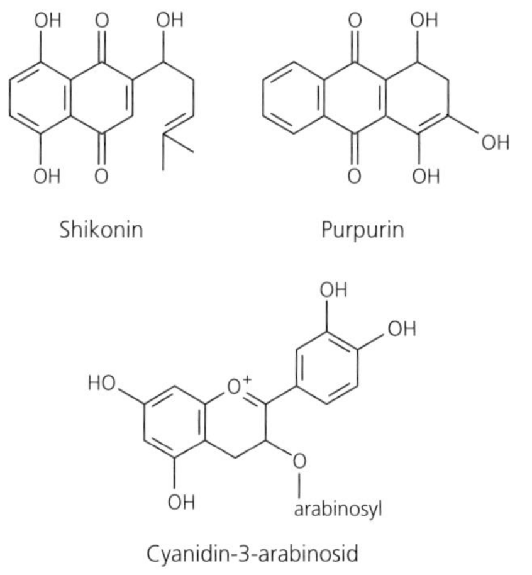

Abb. 5.16 Andere Verbindungen, die mithilfe pflanzlicher Zell- und Gewebekulturen hergestellt werden sollen.

glückt, die Pflanze kommt in Japan nur noch selten vor, alternative pflanzliche Quellen für Shikonin sind zwar bekannt, aber nicht kommerziell erschlossen. Der Marktpreis liegt bei etwa 7000 DM kg^{-1}, das Marktvolumen ist allerdings sehr gering. *Lithospermum*-Zellkulturen erreichen unter optimierten Bedingungen eine Produktivität von 150 mg Shikonin $L^{-1}\ d^{-1}$.

Tatsächlich war der Shikonin-Prozess der Firma Mitsui Petrochem., Ltd. (Japan) das erste kommerzielle Produktionsverfahren mit pflanzlichen Zellkulturen. Die kultivierten *Lithospermum-erythrorhizon*-Zellen enthalten die Shikoninderivate zwar in ähnlicher Menge und Zusammensetzung wie die Wurzel, unterscheiden sich von dieser aber bezüglich des Vorkommens oder Fehlens anderer Inhaltsstoffe. Die Unterschiede zwischen biotechnischem Produkt und der traditionellen Droge machen es verständlich, warum gegenwärtig aus zulassungsrechtlichen Gründen weder die offizinelle Wurzeldroge durch *Lithospermum*-Zellen ersetzt werden kann noch Arzneimittel mit biotechnischem Shikonin auf dem Markt sind. Das Shikonin aus Zellkulturen kommt lediglich in Kosmetika und bei der Textilfärbung zum Einsatz.

Die Bildung von **Anthranoiden** des Alizarin-Typs ist in vielen Zellkulturen beobachtet worden. Diese Verbindungen haben pharmazeutisch keine Bedeutung, sie sind jedoch für die Farbstoffindustrie interessant. Mittlerweile gibt es sehr produktive Zellkulturen, mit deren Hilfe seltene Farbstoffe (z. B. Purpurin, Abb. 5.16) in technischem Maßstab hergestellt werden können.

Der Purpursonnenhut (*Echinacea purpurea*) enthält in seinem Kraut Polysaccharide, die die unspezifische Immunabwehr zu stimulieren vermögen. Zellkulturen des Purpursonnenhutes wurden erfolgreich in Bioreaktoren bis 75 000 L kultiviert. Obwohl die Zellen große Mengen von **Polysacchariden** bildeten und ins Nährmedium abgaben, wurden die Versuche mittlerweile eingestellt. Über die Gründe lässt sich nur spekulieren. Möglicherweise lag es an Problemen der Standardisierung, zulassungsrechtlichen Hürden oder daran, dass der Herstellungsprozess schlicht zu teuer gekommen wäre.

5.2.4 Biotransformationen

Wie Mikroorganismen können auch in vitro kultivierte Pflanzenzellen oder -organe grundsätzlich dazu verwendet werden, exogen zugeführte Verbindungen zu biotransformieren (Kap. 4.6). Man muss jedoch berücksichtigen, dass mit pflanzlichen Zellen sicherlich geringere Produktivitäten erzielt werden können als mit Bakterien oder Pilzen. Daher sind nur Reaktionen von Interesse, die ausschließlich von Pflanzen durchgeführt werden und Produkte liefern, die auf anderem Wege nicht oder bedeutend umständlicher gewonnen werden können. Biotransformationen mit pflanzlichen Gewebekulturen werden durchgeführt um:

- Neuartige Naturstoffe zu gewinnen,
- bekannte Naturstoffe ökonomischer herzustellen,
- den Um- und Abbau organischer Fremdstoffe (Xenobiotika) zu studieren,
- Biosynthesewege aufzuklären.

Die hier vorgestellten Beispiele sind nicht nach Reaktionstypen (Oxidation, Reduktion, Hydroxylierung, Konjugation, Hydrolyse, etc.), sondern nach der Struktur der verwendeten Edukte gegliedert.

Terpenoide

Während die Biotransformation von Monoterpenen und Steroiden intensiv untersucht wurde, liegen vergleichsweise wenige Studien mit Sesqui- und Diterpenen vor.

Einige pflanzliche Zellkulturen können exogen zugeführte **Monoterpene** durch Hydroxylierung, Reduktion oder Oxidation verändern. Die Möglichkeit der Biotransformation zyklischer Monoterpene wurde sehr intensiv mit Zellkulturen von *Eucalyptus perriniana* untersucht. So konnten nach Zugabe von **(–)-Menthol** nach 7-tägiger Inkubation zehn Biotransformationsprodukte identifiziert werden (Abb. 5.17).

Weil sich mit den chemischen Eigenschaften auch Geruch und Stabilität ändern, sind Biotransformationen an Monoterpenen vor allem für die Aromaindustrie von Interesse. **Nootkaton** (Abb. 5.18), ein irregulär gebautes **Sesquiterpen**, ist ein wichtiger Bestandteil kommerzieller Aromen und Düfte. Es ist für das typische Grapefruitaroma verantwortlich. Im echten Grapefruitöl ist Nootkaton zu 0,7 bis 0,8 % enthalten. Auf der Suche nach alternativen Quellen für Nootkaton wurden verschiedene pflanzliche Zellkulturen hinsichtlich ihrer Fähigkeit zur regioselektiven Oxidation der Vorstufe Valencen zu Nootkaton untersucht. Bisher konnten mit einer Zitronenzellkultur (*Citrus lemon*) die höchsten Umsatzraten beobachtet werden. Allerdings ist die eigentliche Prozessentwicklung noch im Anfangsstadium.

Bei den **Diterpenen** gibt es eine ganze Reihe von Verbindungen mit interessanten pharmakologischen Eigenschaften. Dazu gehörend **Forskolin** (Abb. 5.14), **Paclitaxel** (Abb. 5.13) und **Ginkgolide** (Abb. 5.14). Es gibt jedoch bisher keine Studien, in denen die Herstellung dieser Stoffe über die Biotransformation geeigneter Vorstufen oder deren Modifikation, zur Gewinnung von Derivaten der genannten Stoffe mit

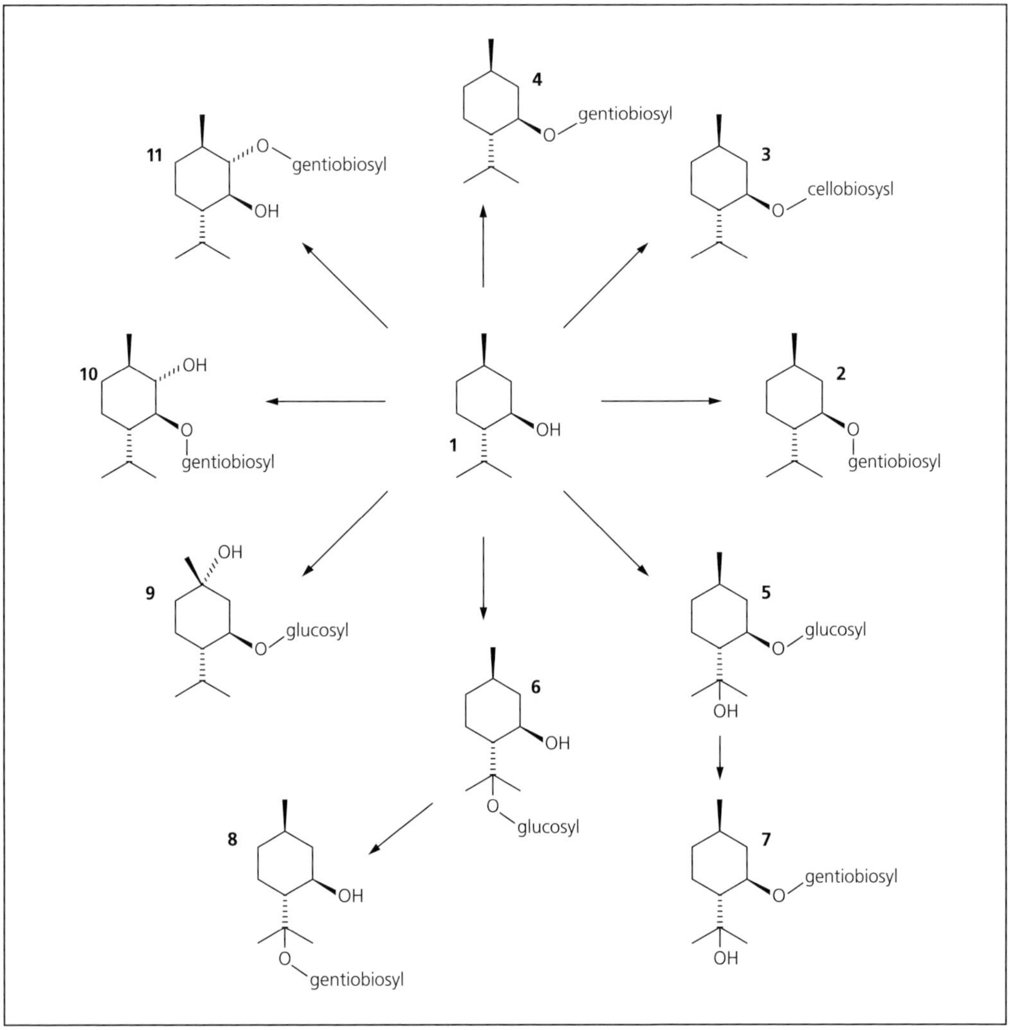

Abb. 5.17 Biotransformationsprodukte nach Fütterung von (–)-Menthol (1) an Zellkulturen von *Eucalyptus perriniana:* (–)-Menthol-3-*O*-*β*-D-gentiobiosid **(2)**, (–)-Menthol-3-*O*-*β*-D-cellobiosid **(3)**, (+)-Neomenthol-3-*O*-*β*-D-gentiobiosid **(4)**, (1*R*,3*R*,4*R*)-*p*-Menthan-3,8-diol-3-*O*-*β*-D-glucosid **(5)** und -8-*O*-*β*-D-glucosid **(6)**, (1*R*,3*R*,4*R*)-*p*-Menthan-3,8-diol-3-*O*-*β*-D-gentiobiosid **(7)** und -8-*O*-*β*-D-gentiobiosid **(8)**, (1*S*,3*R*,4*S*)-*p*-Menthan-1,3-diol-3-*O*-*β*-D-glucosid **(9)**, (1*R*,2*S*,3*S*,4*S*)-*p*-Menthan-2,3-diol-3-*O*-*β*-D-gentiobiosid **(10)** und -2-*O*-*β*-D-gentiobiosid **(11)**

verbesserter Pharmakokinetik, systematisch untersucht worden wäre.

Sehr detaillierte Studien liegen zur Biotransformation von **Steviol** (Abb. 5.18), einem Diterpen vom Kauren-Typ, vor. Steviol ist das Aglykon von Steviosid und Rebaudiosid, den beiden Hauptsüßstoffen in *Stevia-rebaudiana-Blättern*. Sie werden in der Lebensmittelindustrie verwendet. Allein in Japan wurden im Jahre 1990 etwa 200 t Steviosid, das etwa 300-mal süßer als Saccharose ist, produziert. Rebaudiosid besitzt eine Glukose mehr als Steviosid und ist diesem in geschmacklicher Hinsicht überlegen, kommt in der Pflanze jedoch nur in geringen Mengen vor. Bisher ist es trotz intensiver Forschung unter Verwendung verschiedenster Zell-

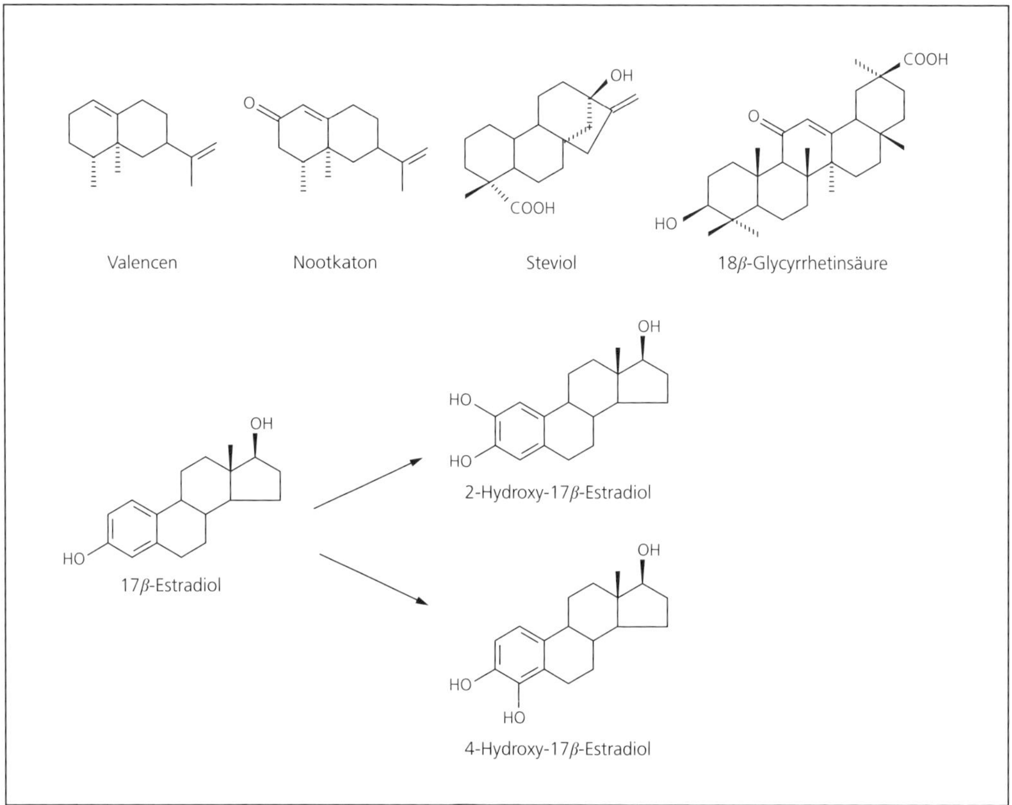

Abb. 5.18 Beispiele für Terpenoide, die in Biotransformationsexperimenten mit pflanzlichen Zell- und Gewebekulturen eingesetzt wurden bzw. die man über Biotransformation herzustellen versucht.

kulturen nicht gelungen Steviosid oder Steviol in Rebaudiosid umzuwandeln. Eines der gebildeten Biotransformationsprodukte entpuppte sich allerdings als Rubusosid. Diese Verbindung, die immerhin 100-mal süßer als Saccharose ist, kommt in *Stevia*-Pflanzen nicht vor. Rubusosid ist aber auch keine neue Substanz, sondern als Hauptinhaltsstoff der Blätter von *Rubus suavissimus* bekannt. Die biotechnische Herstellung von Steviosid und Rebaudiosid wird unter Verwendung isolierter Glucosyltransferasen und Glucosidasen pflanzlicher und mikrobieller Herkunft intensiv weiterverfolgt.

Die Süßholzwurzel (*Gycyrrhiza glabra*) enthält als wichtigsten Inhaltsstoff **18β-Glycyrrhizinsäure**, ein mit Glucuronsäure verknüpftes **Triterpen** vom Oleanan-Typ. 18β-Glycyrrhizinsäure wirkt entzündungshemmend und wird als Reinstoff intravenös zur Behandlung von Leberentzündungen eingesetzt. Zellsuspensionskulturen von *Glycyrrhiza glabra*, *Eucalyptus perriniana*, *Coffea arabica* und transformierte Wurzelkulturen von *Panax ginseng* wurden in umfangreichen Studien mit dem Ziel eingesetzt, exogen zugesetzte 18β-Glycyrrhetinsäure (Abb. 5.18) in 18β-Glycyrrhizinsäure umzuwandeln. Ähnlich, wie bei den eben geschilderten Experimenten mit Steviol, wurde das Zielprodukt nicht gebildet. Es konnten aber eine ganze Reihe interessanter und neuer Glycyrrhetinsäurederivate durch die Biotransformation gewonnen werden.

Tab. 5.8 Beispiele für Biotransformation von Steroiden durch pflanzliche Zell- und Gewebekulturen

Substrat	Produkt	Pflanzenart
4-Androsten-3,17-dion	5α-Androstan-3β-ol-17-on 5α-Androstan-3β-17β-diol	*Dioscorea deltoidea*
5β-Pregnan-3β-ol-20-on	5β-Pregnan-3,20-dion	*Nerium oleander*
Pregnenolon	Progesteron	*Digitalis lutea* *Nicotiana tabacum*
Pregnenolon	Pregnenolonpalmitat	*Nicotiana tabacum*
Progesteron	5α-Pregnan-3,20-dion	*Atropa belladonna* *Digitalis lutea* *Digitalis purpurea* *Dioscorea deltoides* *Hedera helix* *Nicotiana rustica*
Testosteron	4-Androstan-3,17-dion Testosteron-3-*O*-glucosid Epiandrosteron	*Nicotiana tabacum*

Die Biotransformation von **Steroiden**, besonders Pregnanen und Herzglykosiden wurde besonders intensiv untersucht. Die Tab. 5.8 fasst einige dieser Experimente zusammen, nennt die verwendeten Zellkulturen und die jeweiligen Biotransformationsprodukte.

Wegen ihrer schlechten Löslichkeit in polaren Lösungsmitteln präzipitieren Steroide, wie im Übrigen auch andere lipophilen Substanzen, wenn sie dem Nährmedium in hohen Konzentrationen zugesetzt werden. Um dies zu vermeiden, werden solche Substanzen in Biotransformationsprozessen in Ethanol, Aceton oder Dimethylsulfoxid gelöst kontinuierlich oder in mehreren kleinen Portionen der Zellsuspension zugesetzt. Die verwendeten Lösungsmittel können allerdings mit der Zeit für die Zellen toxische Konzentrationen erreichen. Die Wasserlöslichkeit lipophiler Substanzen kann verbessert werden, indem man sie vor der Zugabe zur Nährlösung in Cyclodextrine einschließt. Die Löslichkeit von 17β-Estradiol (Abb. 5.18) in Nährmedium liegt bei 12 µM. In dieser Form wird es weder von freien noch von immobilisierten *Mucuna-pruriens*-Zellen biotransformiert. Mit β-Cyclodextrin komplexiertes 17β-Estradiol löst sich bis 660 µM in Nährmedium und wird in dieser Form von den freien oder immobilisierten Zellen sehr effizient zu 2-Hydroxy-17β-Estradiol und 4-Hydroxy-17β-Estradiol hydroxyliert (Abb. 5.18).

Herzglykoside gehören zu den pflanzlichen Arzneistoffen, die mithilfe pflanzlicher Zellsuspensionskulturen bisher nicht hergestellt werden können (Kap. 5.3.3). Man hat aber bereits zu Beginn der Siebzigerjahre festgestellt, dass viele der daraufhin untersuchten Zellkulturen in der Lage waren, dem Nährmedium zugesetzte Herzglykoside oder deren Aglykone in der einen oder anderen Weise zu modifizieren. Daraufhin wurden drei Strategien verfolgt, um pflanzliche Zellkulturen für die Biotransformation von Herzglykosiden zu nutzen. Erstens sollten Nebenprodukte der Digoxinherstellung durch Zellkulturen in wertvollere Produkte umgewandelt werden, zweitens sollten auf dem Wege der Biotransformation neuartige Herzglykoside synthetisiert werden und drittens sollten Substanzen, die in der Pflanze nur in Spuren vorkommen, mithilfe der Zellkultur in großen Mengen hergestellt und pharmakologisch getestet werden. Biotransforma-

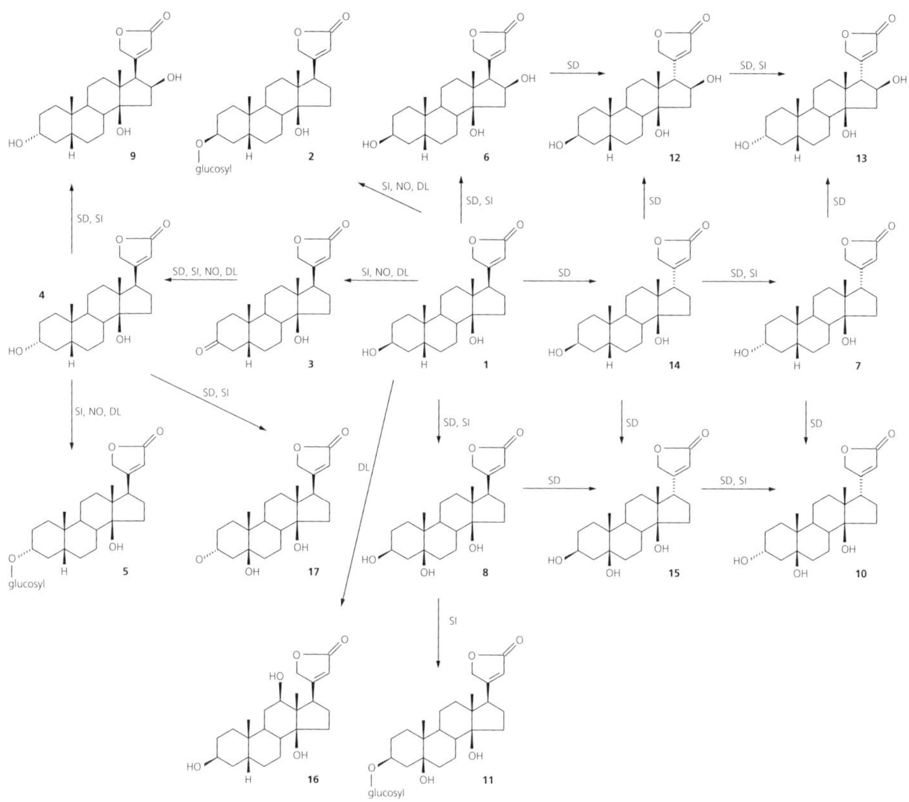

Abb. 5.19 Biotransformation von Digitoxigenin durch Zellkulturen von *Digitalis lanata* (DL), *Nerium oleander* (NO), *Strophanthus divaricatus* (SD) und *Strophanthus intermedius* (SI). Digitoxigenin (**1**), Digitoxigenin-β-D-glucosid (**2**), Digitoxigen-3-on (**3**), 3-Epidigitoxigenin (**4**), 3-Epidigitoxigenin-β-D-glucosid (**5**), Gitoxigenin (**6**), 3-Epi-17βH-digitoxigenin (**7**), Periplogenin (**8**), 3-Epigitoxigenin (**9**), 3-Epi-17βH-periplogenin (**10**), Periplogenin-β-D-glucosid (**11**), 17βH-Gitoxigenin (**12**), 3-Epi-17βH-gitoxigenin (**13**), 17βH-Digitoxigenin (**14**), 17βH-Periplogenin (**15**), Digoxigenin (**16**), 3-Epiperiplogenin (**17**).

tionsreaktionen, die nach Aglykonfütterung an verschiedene *Strophanthus*- und *Digitalis*zellkulturen beobachtet wurden, sind in der Abb. 5.19 zusammengefasst. Von den neuen Herzglykosiden, die auf diesem Wege gewonnen werden konnten, erwies sich ein partialsynthetisches Derivat des Epigitoxigenins bezüglich des ermittelten positiv inotropen Effektes als 7,5mal potenter als Digoxin.

Durch die Kombination der biosynthetischen Fähigkeiten zweier Pflanzenspezies ist man ebenfalls in der Lage neue Herzglykoside herzustellen. Wenn man Ginsengzellkulturen mit Digitoxigenin fütterte, wurde dieses mit ginsenosidtypischen Zuckerketten verknüpft. Außerdem konnte eine ganze Reihe von bisher unbekannten Digitoxigenin-Fettsäureestern isoliert werden.

Weit entwickelt sind Biotransformationsverfahren bei denen Suspensionskulturen des Wolligen Fingerhuts (*Digitalis lanata*) verwendet werden, um aus **Di-**

Tab. 5.9 12β-Hydroxylierung von β-Methyldigitoxin und Digitoxin in verschiedenen Biotransformationsprozessen mit *Digitalis-lanata*-Zellkulturen

Substrat	Produkt	Betriebsart	Produktivität (μmol L^{-1} d^{-1})
β-Methyldigitoxin	β-Methyldigoxin	Immobilisierte Zellen	13
β-Methyldigitoxin	β-Methyldigoxin	Zulaufverfahren	50
β-Methyldigitoxin	β-Methyldigoxin	Repetitives Zulaufverfahren	41
Digitoxin	Desacetyllanatosid C	Zweistufiger Satzbetrieb	74
Digitoxin	Desacetyllanatosid C	Zweistufiges repetives Zulaufverfahren	60
Digitoxin	Desacetyllanatosid C	Repetitives Zulaufverfahren	72
Digitoxin	Digoxin	Zweistufiges repetitives Zulaufverfahren	80

gitoxin, das als Nebenprodukt der Digoxinherstellung in großen Mengen anfällt, Digoxin oder Digoxinderivate herzustellen. Bei einem Verfahren, dessen Grundlagen bereits in den Siebzigerjahren erarbeitet wurden, wird β-Methyldigitoxin (4‴-O-Methyldigitoxin), das man durch chemische Methylierung aus Digitoxin gewinnt, in β-Methyldigoxin (4‴-O-Methyldigoxin, Metildigoxin) umgewandelt. In einer 300-L-Pilotanlage wurden in semikontinuierlichem Betrieb bei 90 %iger Umsetzung des zugesetzten β-Methyldigitoxins hohe Produktionsraten und maximale Produktspiegel erreicht. Das Produkt verteilt sich nach den Gesetzmäßigkeiten der Diffusion zwischen den Zellen und dem Nährmedium und kann aus diesem in 80 %iger Ausbeute, bezogen auf das eingesetzte β-Methyldigitoxin, gewonnen werden. Basierend auf einem Zweistufenprozess wurde einige Jahre später ein semikontinuierliches, zweistufiges Biotransformationsverfahren entwickelt, in dem mithilfe der *Digitalis-lanata*-Zellkulturen Desacetyllanatosid C hergestellt werden kann. Vor wenigen Jahren wurde schließlich ein semikontinuierlicher Biotransformationsprozess zur Darstellung von Digoxin aus Digitoxin entwickelt. Auch bei diesem Verfahren werden die Zellen in ein Produktionsmedium überführt, wo maximale Digoxinspiegel bereits 2–3 Tage nach Zugabe des Substrates Digitoxin erreicht werden. Das Verfahren wurde schließlich im 300-L-Pilotmaßstab erprobt. Der Bioreaktor wurde zweistufig und semikontinuierlich betrieben, wobei beim Erreichen einer bestimmten Zelldichte ein teilweiser Mediumsaustausch stattfand. Nach 2- bis 3-tägiger Kultivierung im Produktionsmedium wurde der größte Teil der Zellsuspension entnommen und der eigentlichen Biotransformation zugeführt. Digoxin konnte dabei in 67 %iger Ausbeute gewonnen werden (Tab. 5.9).

Phenolische Verbindungen

Viele pflanzliche Zellkulturen sind in der Lage, natürlich vorkommende und synthetische phenolische Stoffe zu glucosidieren bzw. Phenylcarbonsäuren mit D-Glukose zu verestern.

Bärentraubenblätter werden als Tee zur Behandlung von Blasenentzündungen eingesetzt. Diese Anwendung ist auf die antibakterielle Wirkung der Abbauprodukte des Arbutins zurückzuführen. **Arbutin** (Abb. 5.20) inhibiert aber auch die Melaninsynthese und wird aus diesem Grund depigmentierenden Hautcremes zugesetzt. Bisher stammt das Arbutin der Cremes jedoch nicht aus natürlichen Quellen, sondern aus der Retorte des Chemikers. Inzwischen kann es aber auch in sehr guten Ausbeuten mithilfe pflanzlicher Zellkulturen hergestellt werden, die exogenes Hydrochinon sehr effizient zu Arbutin glucosidieren. Die Ausbeuten liegen für einen Prozess, bei dem Zellen des Madagaskar-Immergrüns (*Catharanthus roseus*) im 20-L-Bioreaktor kultiviert werden, bei 9 g L^{-1}. Zellkulturen der Indischen Schlangenwurzel (*Rauvolfia serpentina*) bilden sogar bis zu 18 g L^{-1}. Biotechnisches Arbutin könnte bei weiter steigendem Bedarf über kurz oder lang das chemische Produkt ersetzen oder ergänzen.

Vanillin (Abb. 5.20) kann von einigen pflanzlichen Zellkulturen sehr effektiv glucosidiert werden. Dadurch wird das flüchtige Vanillin in eine nichtflüchtige Substanz ohne spezifischen Geruch umgewandelt, die aber noch die für Vanillin beschriebene antimutagene Potenz besitzt.

Salicylsäure (Abb. 5.20) wirkt analgetisch, wird allerdings wegen ihrer schlechten Verträglichkeit bei oraler Gabe kaum mehr innerlich verwendet. Salicylsäure-β-D-glucosid ist gut wasserlöslich, besser verträglich und wirkt fast so stark wir die freie Säure. Daher wurde das Potenzial pflanzlicher Zellen zur Produktion des Salicylsäure-β-D-glucosids über Biotransformation überprüft. Experimente mit Weidenzellkulturen (*Salix matsudana*) zeigten, dass phenolische, aliphatische und carboxylische Hydroxylgruppen verschiedener Salicylate von spezifischen Glucosyltransferasen glucosidiert werden. Nicht die Zellkulturen sondern vielmehr die isolierten Enzyme könnten für die organische Synthese nützlich sein.

2-Phenylpropionsäure (Abb. 5.20) und ihr Ethylester werden als Ausgangsstoffe für die Synthese verschiedener Arzneistoffe und Agrochemikalien benötigt. Diese Verbindungen werden durch Zell- oder Wurzelkulturen unterschiedlichster Herkunft biotransformiert. Auch hier werden – abhängig von der jeweils verwendeten Zellkultur – phenolische, aliphatische oder carboxylische Hydroxylfunktionen spezifisch glykosidiert. Für die mögliche Einbindung solcher Biotransformationen in Syntheseprotokolle ist es interessant, dass z. B. Ginsengwurzelkulturen selektiv nur die *(R)*-2-Phenylpropionsäure glucosidieren.

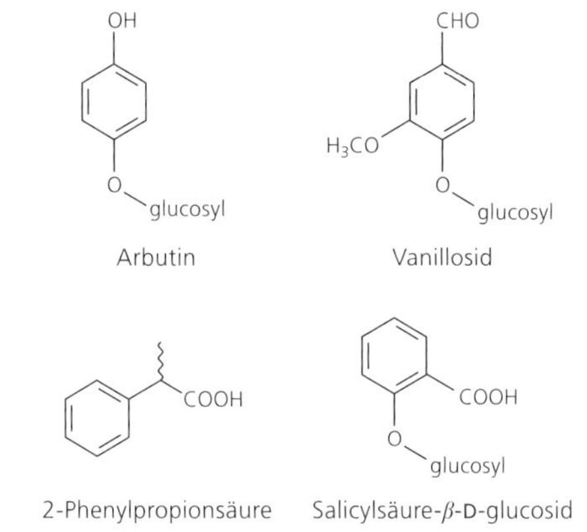

Abb. 5.20 Beispiele für phenolische Stoffe, die in Biotransformationsexperimenten mit pflanzlichen Zell- und Gewebekulturen eingesetzt wurden bzw. die man über Biotransformation herzustellen versucht.

Alkaloide

Verschiedene Zellkulturen alkaloidführender und alkaloidfreier Pflanzen wurden hinsichtlich ihrer Fähigkeit untersucht, exogene Alkaloide zu biotransformieren. Zu den Modifikationen, die beobachtet wurden, zählen Oxidation, Dehydrogenierung, Dehydrierung, Reduktion von C-C-Doppelbindungen, Veresterung, Etherspaltung und Hydroxylierung.

Schlafmohnzellkulturen (*Papaver somniferum*) können zwar selbst keine Morphinane synthetisieren, sind aber in der Lage Codeinon, das dem Nährmedium zugefügt wird, in guter Ausbeute in **Codein** (Abb. 5.15) zu überführen. Thebain wird von einigen Stämmen zu Neopin demethyliert. Die Methylierung von Morphin zu Codein, die von besonderer pharmazeutischer Bedeutung wäre, konnte bisher nicht beobachtet werden.

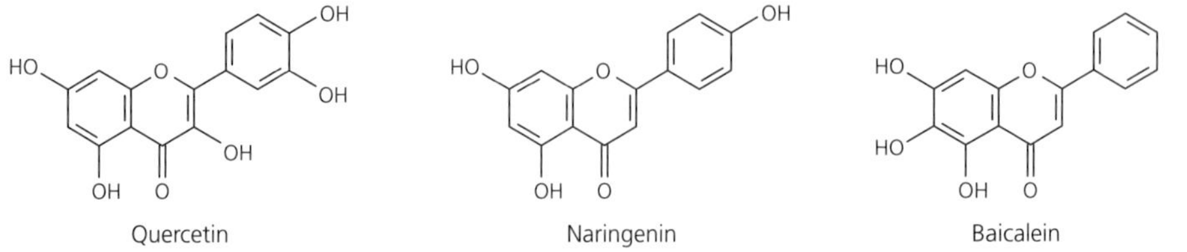

Abb. 5.21 Beispiele für Flavonoidgenine, die in Biotransformationsexperimenten mit pflanzlichen Zell- und Gewebekulturen eingesetzt wurden.

Die pharmazeutisch wichtigen Tropanalkaloide L-**Hyoscyamin** und L-**Scopolamin** (Abb. 5.15) kommen in einigen Gattungen der Solanaceen vor (z. B. *Atropa*, *Datura*, *Hyoscyamus*). In der Regel dominiert L-Hyoscyamin, sodass frühzeitig versucht wurde mithilfe von pflanzlichen Geweben L-Hyoscyamin in L-Scopolamin umzuwandeln. Frei suspendierte oder immobilisierte Zellen von *Anisodus tanguticus* z. B. wandeln 6*β*-Hydroxyhyoscyamin zu L-Scopolamin um. Der eigentliche Durchbruch gelang mit der Entdeckung, dass mit Wurzelkulturen des Bilsenkrauts (*Hyoscyamus niger*) die Epoxidierung von L-Hyoscyamin besonders gut gelang. Allerdings wurde daraufhin kein Biotransformationsprozess mit Wurzelkulturen etabliert, sondern das für die Umwandlung verantwortliche Enzym isoliert. Das entsprechende Gen wurde isoliert und unter der Kontrolle des CaMV-Promotors in Tabakkallus exprimiert. Auch die Tabakzellen, die sehr viel einfacher kultiviert werden können, als die Wurzeln des Bilsenkrauts, werden biotechnisch nicht genutzt.

Andere Verbindungen

Flavonoide entfalten eine ganze Reihe biologischer Wirkungen, die zur Wirksamkeit verschiedener flavonoidhaltiger Drogen und deren Zubereitungen bei den unterschiedlichsten Krankheiten beitragen können. Außerdem haben sie eine Bedeutung in der Lebensmittelindustrie. Besonders interessant ist der Zusammenhang zwischen Struktur und Geschmack. **Naringin** und andere Flavonglykoside, die das Disaccharid *β*-Neohesperidose (2-*O*-*α*-L-Rhamnosyl-*β*-D-glucose) enthalten, schmecken bitter. Flavone, die stattdessen mit dem isomeren Disaccharid β-Rutinose (6-*O*-*α*-L-Rhamnosyl-*β*-D-glucose) verknüpft sind, haben keinen Geschmack. Das Chalkonderivat des Naringins schmeckt intensiv süß.

Zellkulturen, die selbst keine Flavonoide enthalten, können exogene Flavonoide durch Biotransformation verändern. Dies gilt auch für Flavonoide, die in der Pflanze, aus der die Suspensionskultur gewonnen wurde, gar nicht vorkommen. Flavonole, z. B. **Quercetin**, werden von Hanfzellkulturen (*Cannabis sativa*) 3-*O*-glucosidiert. Im gleichen System werden Flavone, z. B. Apigenin) in ihre 7-*O*-Glykoside umgewandelt. Erstmals konnte hier auch eine 8-*C*-Glucosidierung exogener Flavonoidaglykone beobachtet werden (Abb. 5.21). Interessant ist auch das Biotransformationsverhalten von Zellkulturen einer *Vitis*-Hybride: In einem 3-L-Bioreaktor wurde Quercetin in sein 3,7,4'-Tri-*O*-glucosid und eine ganze Reihe von Mono- und Diglykosiden umgewandelt. **Baicalein**, ein Flavonoid mit ungewöhnlicher Struktur, wird nicht glucosidiert. Dies zeigt, dass das Substitutionsmuster der Ringe A und B der Flavonoide für die Akzeptanz als Substrat für biotransformierende Enzyme von Bedeutung ist.

5.2.5 Immobilisierte Pflanzenzellen

Besonderheiten immobilisierter Pflanzenzellen

Die Grundlagen der Immobilisierung von Biokatalysatoren wurden weiter vorne vermittelt (Kap. 3.2.1). Die dort beschriebenen Gesetzmäßigkeiten, Vorteile und Nachteile gelten auch für immobilisierte Pflanzenzellen. Durch die Wiederverwertbarkeit immobilisierter Pflanzenzellen nach Mediumsaustausch wird grundsätzlich eine kontinuierliche Prozessführung möglich. Spezielle Bioreaktoren (z. B. Perfusionsreaktor, Kap. 3.2.2) können genutzt und so Mediumsaustausch und Produktgewinnung vereinfacht werden. Immobilisierte Produktionssysteme stellen aber auch höhere Anforderungen an Prozessdesign und -führung, sind also letztlich teurer. Voraussetzung für einen Prozess mit immobilisierten Pflanzenzellen ist es, dass die interessierenden Produkte in das umgebende Nährmedium abgegeben werden, was bei Pflanzenzellen selten der Fall ist. Außerdem sollte die Produktbildung nicht mit dem Wachstum gekoppelt sein, weil sonst Zellaggregate aus der Matrix herauswachsen und diese schließlich sprengen. Das häufig verwendete Argument, immobilisierte Systeme erlaubten höhere Zelldichten, trifft auf Pflanzenzellen nicht zu, die auf Grund ihres vergleichsweise geringen Sauerstoffbedarfs eh als sehr dichte Suspension kultiviert werden können (z. B. Berberin-Prozess mit *Coptis-japonica*-Zellkulturen Kap. 5.3.3). Sicherlich sind immobilisierte Zellen jedoch weniger empfindlich gegenüber Scherkräften als frei suspendierte Aggregate. Während bei Mikroorganismen beim Immobilisierungsprozess vor allem die biophysikalischen Veränderungen (z. B. behinderter Sauerstoff- und Produktransport) einen Einfluss auf die Produktionsrate zeigen, treten bei immobilisierten Pflanzenzellen ganz andere, bisher nicht völlig verstandene Phänomene auf, die dazu führen können, dass immobilisierte Zellen manchmal deutlich mehr Produkt bilden als die frei suspendierten.

Bei einer Immobilisierungstechnik werden Zellaggregate in Polyurethan-Schaumstoff eingebettet. Im einfachsten Fall genügt es Schaumstoffpartikeln zusammen mit Pflanzenzellen in ein Nährmedium zu geben; die Zellen und kleineren Zellaggregate setzen sich dann in den Hohlräumen der Schaumstoffpartikeln fest. Für die Entwicklung dieser Technik wurde ein Modellsystem zur Produktion von **Capsaicin** verwendet. Capsaicin ist ein Säureamid-Alkaloid, das der Paprikafrucht (*Capsicum annuum*), zusammen mit anderen Capsaicinoiden, ihren scharfen Geschmack verleiht. Bei den Zellkulturen ist die Produktbildung vom Wachstum abgekoppelt. Erst in der stationären Phase des Wachstums werden vermehrt Capsaicinoide gebildet. Gute Voraussetzungen also für ein biotechnologisches Verfahren mit immobilisierten Pflanzenzellen, die tatsächlich ein Vielfaches dessen produzierten, was in Kontrollexperimenten mit freien Zellen beobachtet wurde.

Häufig werden Pflanzenzellen auch in Gelen immobilisiert. Dabei wird die Alginatmethode (Kap. 3.2.2) häufig angewandt. Immobilisierte Fingerhutzellen (*Digitalis lanata*) biotransformieren β-Methyldigitoxin zu β-Methyldigoxin und geben das Produkt ins Medium ab. Die Produktivität bleibt etwa 200 Tage konstant. Es muss jedoch eingeräumt werden, dass die Produktivität des Systems, verglichen mit den Verfahren, in denen die freien Zellen genutzt werden (Kap. 5.3.4.), sehr gering ist (Tab. 5.9).

Permeabilisierung von Pflanzenzellen

Grundforderung war, dass die Produkte auch tatsächlich ins Nährmedium abgegeben werden. Sehr viele Verbindungen werden jedoch in der Zentralvakuole gespeichert. Bei einem Alkaloid, das als hydrophiles Kation im sauren Zellsaft gelöst ist, kann man eventuell durch Mediumsmodifikationen erreichen, dass das Verteilungsgleichgewicht zur Mediumsseite hin verschoben wird. Bei glykosidischen Verbindungen, die häufig nicht über pH-abhängige Fallenmechanismen in der Vakuole fixiert sind, ist es praktisch unmöglich die Zellen dazu anzuregen, größere Mengen der gespeicherten Substanz unter Beibehaltung der eigenen Vitalität in das Nährmedium abzugeben, obwohl die unterschiedlichsten Techniken versucht wurden: Behandelt wurden freie oder immobilisierte Zellen z. B. mit:

- Dimethylsulfoxid
- Propanol
- Ultraschall
- Strom/Spannung (Elektroporation)
- Hitze

Keine der genannten Methoden kann universell angewendet werden und letztlich überzeugt keine der Methoden bezüglich Effizienz, Beibehaltung der Zellvitalität und Möglichkeit der wiederholten Anwendung in kontinuierlichen Prozessen.

Zweiphasensysteme

Verteilungsgleichgewichte können auch dadurch verschoben werden, dass man im Medium ein zusätzliches Kompartiment schafft, in dem sich einmal ausgeschiedene Naturstoffe bevorzugt lösen. Auf diese Weise könnten Produkte entzogen werden, die für die Zellen schädlich sind. Verwendung finden bioverträgliche Flüssigkeiten, wie Olivenöl und Myglyol®, oder auch feste Polystyrolphasen vom Typ der Amberlit® XAD-Harze. In manchen Fällen konnte durch eine solche Vorgehensweise die Produktivität eines Zellkultursystems tatsächlich verbessert werden.

5.2.6 Elicitierung

Pflanzen verfügen über verschiedene Abwehrmechanismen, die bei mikrobiellem Angriff aktiviert werden können. Eine Reaktion ist die rasche Bildung so genannter **Phytoalexine**, niedermolekularer Naturstoffe mit antimikrobieller Aktivität. Die Verbindungen, die als exogene Signalstoffe die Akkumulation von Phytoalexinen auslösen, bezeichnet man als **Elicitoren**. Diese sind häufig Bestandteile der Zellwände phytopathogener Organismen. Der Elicitorbegriff wurde ursprünglich bei Pathogen-Wirt-Wechselwirkungen verwendet, wo durch einen Signalstoff bestimmte Gene aktiviert werden, die für die Auslösung von Abwehrmechanismen (z. B. Bildung von Chitinasen, Glucanasen, Proteinasen, Phytoalexinen) verantwortlich sind. Er wurde auch auf pflanzliche Zellkulturen übertragen, wo die Behandlung mit Pilzpräparationen aber auch anderen Effektoren, wie UV-Licht oder Schwermetallsalzen, zu einer erhöhten Sekundärstoffproduktion führte bzw. diese erst induzierte. Losgelöst von der eigentlichen phytopathologischen Bedeutung wird hier auch die Elicitor-induzierte vermehrte Bildung von Substanzen, die in der Natur nicht auf Pflanze-Pathogen-Wechselwirkungen zurückzuführen sind, als Elicitierung bezeichnet. Vorhersehbar sind die Elicitorwirkungen nicht. In manchen Fällen wird nach Elicitorgabe die Produktivität eines Systems dramatisch erhöht: *Papaver-bracteatum*-Zellen reagieren auf die Gabe eines Elicitors mit einer 500fach erhöhten Produktion des Alkaloids **Sanguinarin** (Abb. 5.15), das außerdem zu 75 % ins Nährmedium abgegeben wird.

5.2.7 Transgene Zell- und Gewebekulturen

Gentechnisch veränderte Zellkulturen kann man grundsätzlich auf die gleiche Art und Weise gewinnen wie transgene Pflanzen (Kap. 2.4.3 und Kap. 5.3). Für die Verwendung von Pflanzenzellen in biotechnologischen Verfahren kann dies bedeuten, dass auch Biosynthesewege, die bisher in Zellsuspensionskulturen noch nicht ausreichend gut ausgebildet sind, nach Einführung eines Fremdgens geöffnet werden können. Enzyme, die von solchen Genen kodiert sind, nennt man dementsprechend Schlüsselenzyme. Gute Kenntnis des Biosyntheseweges, seiner Regulation und der Kompartimentierung sind allerdings notwendig, um den richtigen Schlüssel anzusetzen. Die Überexpression nur eines Genes muss nicht unbedingt zu erhöhter Bildung des gewünschten Naturstoffes führen.

Transgene Tabakzellen werden zwar gelegentlich dazu verwendet, die korrekte Expression eines übertragenen Genes zu überprüfen, sie werden jedoch nicht zu Produktionszwecken verwendet. Bestrebungen in diese Richtung sind am ehesten beim Einsatz von Wurzelkulturen zu sehen.

Ein Ansatz zur Herstellung permanenter Wurzelkulturen nutzt nämlich die Eigenschaft des Bodenbakteriums *Agrobacterium rhizogenes* ein wurzelinduzierendes Plasmid in Pflanzenzellen übertragen zu können. Eine Regeneration zu intakten Pflanze ist zwar auf diesem Weg nicht möglich, die transformierten Wurzeln lassen sich jedoch in Nährmedien ohne Phytohormonzusatz praktisch unbegrenzt lange kultivieren. Inzwischen hat man von mehr als 100 Pflanzenarten transgene Wurzelkulturen, sogenannte Hairy-Root-Cultures, etabliert. Gelegentlich werden diese Wurzelkulturen als den „normalen" Wurzelkulturen überlegen dargestellt. Überzeugende Belege, dass transformierte Wurzeln grundsätzlich schneller wachsen oder gar höhere Produktivitäten erzielen, fehlen jedoch. Auch hier gilt, dass transgene Kulturen zwar einzelne Fremdgene überexprimieren können, diese Manipulation aber selten zu erhöhter Produktion des gewünschten Endproduktes eines Stoffwechselweges führt. In dieser Hinsicht sind die bisherigen Ansätze (z. B. Ornithin-Decarboxylase, Lysin-Decarboxylase oder Tryptophan-Decarboxylase aus Bakterien, Hefe, Maus oder Pflanze kloniert und nach Transformation exprimiert in Wurzelkulturen von Tabak, Madagaskar-Immergrün oder Steppenraute) eher als Modellsysteme aufzufassen.

5.3 Transgene Pflanzen als Arzneistoffproduzenten

Während bei klassischen Programmen zur Verbesserung von Nutzpflanzen in der Regel nur arteigenes, in Ausnahmen auch gattungseigenes, Genmaterial genutzt bzw. verändert wird, kann in gentechnischen Züchtungsvorhaben theoretisch auf alle verfügbaren Gen-Ressourcen (Tiere, Pflanzen, Pilze, Archaea, Bakterien, Viren, synthetische Gene) zugegriffen werden. Viele Schritte der Pflanzenzüchtung, z. B. Selektion und Feldprüfung, sind bei beiden Strategien gleich (Abb. 5.22).

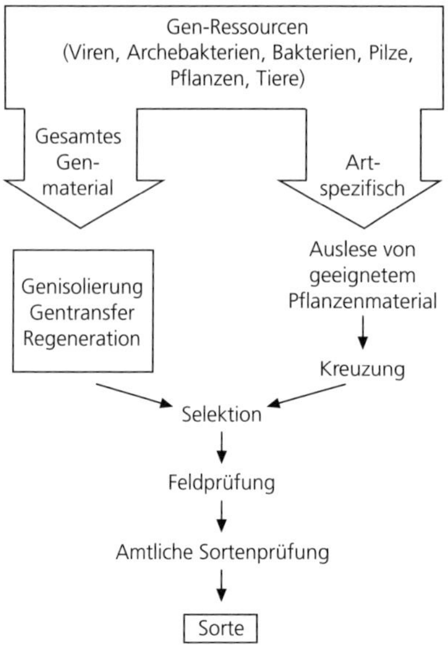

Abb. 5.22 Prinzipieller Vergleich der Vorgehensweise bei gentechnischer (links) und klassischer (rechts) Züchtung. Die zeitintensiven Schritte (z. B. Feldversuche, Genehmigungsverfahren) sind in beiden Verfahren gleich. Verändert nach Gassen et al. 1995

5.3.1 Gentransfer

Wenn ein Gen, das zuvor in einem geeigneten Klonierungsvektor vermehrt wurde, in eine Pflanze eingebracht werden soll, muss DNA im Zellkern der Pflanze rekombiniert werden. Die grundlegenden Methoden der DNA-Rekombination wurden bereits erläutert (Kap. 2.3). Zur gentechnischen Modifikation von Pflanzenzellen stehen verschiedene Methoden zur Verfügung, wobei die Fremd-DNA entweder in Nachahmung biologischer Vorgänge, unter dem Einfluss von Chemikalien oder durch physikalische Eingriffe in den Rezipienten eingebracht werden kann (Kasten 5.2). Einige dieser Verfahren wurden bereits vorgestellt (Kap. 2.4), weshalb an dieser Stelle nur pflanzentypische Methoden und Methodenkombinationen nachgetragen werden sollen.

Zur genetischen Transformation von Pflanzenzellen setzt man idealerweise „Genfähren" ein, die in der Lage sind, die neuen Erbinformationen in die Pflanzenzelle zu übertragen. Die Nukleinsäure solcher Transfervektoren muss außerdem Signale enthalten, die eine stabile Integration in das pflanzliche Genom ermöglichen und schließlich Promotor- und Terminatorsequenzen aufweisen, die vom Transkriptionsapparat der Wirtszelle „verstanden" werden. Einfache Transfervektoren sind bei Pflanzen nicht bekannt. Für zwei Arten der Bakteriengattung *Agrobacterium* (*A. tumefaciens* und *A. rhizogenes*) ist jedoch gezeigt worden, dass im Zusammenspiel von Bakterienchromosom und extrachromosomaler, zirkulärer DNA (Plasmid) ein

Gentransfer auch unter natürlichen Bedingungen stattfinden kann. In beiden Fällen wird bei einem durch Bakterienwildstämme ausgelösten Gentransfer der Phytohormonhaushalt gestört; *A. rhizogenes* induziert Wurzelwachstum an Stellen, wo sonst keine Wurzeln entspringen, *A. tumefaciens* induziert die übermäßige Bildung weitgehend dedifferenzierten Gewebes. Für den Transfer zusätzlicher Gene in die Pflanze ist *A. tumefaciens* der wichtigere Organismus, weshalb in der Folge nur die Grundlagen des Gentransfers mithilfe von *A. tumefaciens* dargestellt werden sollen.

Kasten 5.2 Methoden zur gentechnischen Veränderungen von Pflanzenzellen

Biologische Methoden
- Gentransfer mit Agrobakterien
- Gentransfer mit Viren

Chemische Methoden
- Ethylenglykol
- Liposomen

Physikalische Methoden
- Partikelbeschuss
- Injektion
- Elektroporation
- Mikrolaser

Gentransfer mit Agrobacterium tumefaciens

A. tumefaciens ist ein weltweit vorkommendes, gramnegatives Bodenbakterium, das an den Wurzelhälsen von Pflanzen Wucherungen, sogenannte **Wurzelhalsgallen**, hervorrufen kann. Die genetische Information für die Tumorinduktion ist auf dem 150 bis 250 kbp großen **Ti-Plasmid** des Bakteriums lokalisiert. Während der Infektion wird ein Teil des Ti-Plasmids, die sogenannte **T-DNA**, in das Kerngenom einiger Pflanzenzellen integriert. Die beobachteten morphologischen Veränderungen sind dann nicht mehr an die Anwesenheit des Bakteriums gebunden. Bakterienfreies Tumorgewebe kann auf oder in hormonfreien Nährmedien kultiviert und vermehrt werden. Frühzeitig erkannte man, dass es mit *Agrobacterium tumefaciens* als Vehikel bzw. dem Ti-Plasmid als Vektor möglich werden sollte zusätzliche funktionelle Gene in Pflanzen einzubringen. *Agrobacterium tumefaciens* besitzt ein ausgesprochen breites Wirtsspektrum, jedoch lassen sich dikotyle Pflanzen in der Regel besser infizieren als Vertreter der Liliopsida, etwa Mais oder Weizen.

Genetische Information der T-DNA. Alle Gene, die für den Transfer der T-DNA von Agrobakterien verantwortlich sind, liegen außerhalb der T-DNA. Vom Bakterienchromosom kodierte Gene sind für den Kontakt zwischen *Agrobacterium* und Pflanzenzelle wichtig, die Vir-Region des Ti-Plasmids enthält mindestens 6 Operonsysteme von denen *virA*, *virB*, *virD* und *virG* für einen erfolgreichen Gentransfer obligat sind, während *virC* und *virE* lediglich die Effizienz der Transformation verbessern. Phenolische Stoffe, die von verletzten Pflanzen ausgeschieden werden, setzen eine Kaskade von Reaktionen in Gang, die letztlich zum Einbau der T-DNA ins pflanzliche Genom führen. Im ersten Schritt bindet *Agrobacterium tumefaciens* an spezifische Bindestellen der Pflanzenzellen. Das konstitutiv gebildete Membranprotein VirA (Genprodukt von *virA*) reagiert auf die chemischen Reize der verwundeten Zelle und schaltet den Aktivator *virG* ein. Die T-DNA wird daraufhin als einzelsträngige DNA unter dem Einfluss der plasmidkodierten Endonukleasen VirD1 und VirD2 aus dem Ti-Plasmid freigesetzt. Die T-DNA wird möglicherweise durch Konjugation in die Pflanzenzelle übertragen, wobei eine Hülle aus VirE2- und VirD2-Protein die T-DNA vor enzymatischem Abbau schützt und den Transport des Komplexes durch die Kernporen ermöglicht. Schließlich wird die T-DNA durch Rekombination ins pflanzliche Genom integriert.

Wurzelhalsgallen können auf phytohormonfreien Nährmedien kultiviert werden. Dieses Verhalten ist auf die Expression so genannter *onc*-Gene zurückzuführen, die in der T-DNA enthalten sind. Das Gen *ipt* kodiert das Enzym Isopentenyltransferase, welches für die Synthese von Isopentenyladenin, einem Cytokinin, benötigt wird. Die Gene *iaaM* und *iaaH* sind für die Bildung von Indol-3-essigsäure, einem Auxin, zuständig. Neben diesen Genen, die das tumorartige Wachstum transformierter Zellen erklären, können auch noch weitere *onc*-Gene im Bereich der T-DNA lokalisiert sein. Außerdem enthält die T-DNA Gene, deren Genprodukte an der Bildung tumorspezifischer Metabolite, den **Opinen**, verantwortlich sind. Opine sind Verbindungen aus Aminosäuren und Zuckern (z. B. Octopin, Nopalin, Agropin) oder phosphorylierten Zuckerderivaten (Agrocinopine). Die Grundbausteine entstammen dem Syntheseapparat der infizierten Pflanze. Die Opine werden von transformierten Pflanzenzellen ausgeschieden und können von Agrobakterien, die auf ihrem Ti-Plasmid auch die Gene für Opin-abbauende Enzyme tragen, als Nahrungsquelle genutzt werden. Transgene Pflanzengewebe, die T-DNA des *A. tumefaciens* Wildtyps enthalten, zeigen tumorartiges Wachstum und können nicht zu intakten Pflanzen regeneriert werden.

Da die für die eigentliche Infektion verantwortlichen Gene außerhalb der T-DNA des Ti-Plasmids zu finden sind, kann der onkogene Anteil der T-DNA mithilfe geeigneter Restriktionsenzyme zerschnitten und größtenteils entfernt werden. An Stelle der *onc*-Gene können mit molekularbiologischen Techniken neue Erbinformationen in die T-DNA eingebaut werden. Pflanzenzellen, die mit solchen „entwaffneten“ Ti-Plasmiden transformiert werden, können unter geeigneten Bedingungen zu intakten und fertilen Pflanzen herangezogen werden, die das neue Gen enthalten und exprimieren.

Genetische Transformation durch Cokultivierung. Die genetische Transformation von Pflanzenzellen mithilfe von *A. tumefaciens* ist nicht nur in verwundeten Gewebebereichen des Wurzelhalses möglich. Auch bei pflanzlichen Zellen in Kultur kann ein Gentransfer erreicht werden. Tabakzellen (*Nicotiana tabacum*) können z. B. folgendermaßen transformiert werden: Man isoliert Protoplasten aus Mesophyllgewebe und kultiviert diese zunächst etwa zwei Tage bis die Zellwand wieder regeneriert ist. Danach setzt man eine Bakteriensuspension zu und setzt die Kultivierung fort. Nach wenigen Tagen ist der Gentransfer erfolgt und die Bakterien werden mit einem geeigneten Antibiotikum abgetötet. Wurde durch den Gentransfer die Resistenz gegenüber einem weiteren Antibiotikum vermittelt, können die genetisch veränderten Zellen leicht selektiert und aus den Einzelzellen unter geeigneten Bedingungen intakte, genetisch modifizierte Pflanzen hergestellt werden (Abb. 5.23).

Prinzipiell kann die Cokultivierung auch mit Zellsuspensionskulturen oder Gewebestücken ohne den Schritt der Protoplastierung durchgeführt werden. Die Transformation von ganzen Gewebestücken hat den Vorteil, dass sie mit geringem Gewebekulturaufwand bei vielen Pflanzen durchgeführt werden kann. Man stanzt Blattscheibchen aus Blättern aspetisch kultivierter Pflanzen heraus, taucht diese in eine *Agrobacterium*-Suspension und legt sie dann einige Tage auf ein Kulturmedium, wo durch geeignete Phytohormone die Kallusbildung induziert wird; man nennt diese Methode auch **Leaf-Disk-Methode**. Im Anschluss daran kommen die Blattscheibchen auf ein Nährmedium, das zwei Antibiotika enthält: Eines, um die Bakterien, das andere, um die nichttransformierten Zellen abzutöten. Auch hierbei handelt es sich also letztlich um eine Cokultivierungstechnik. Während die Leaf-Disk-Technik bei Vertretern der Rosopsida gut funktioniert, bereitet die Transformation einkeimblättriger Pflanzen nach wie vor große Probleme. Beim Reis (*Oryza sativa*) hat sich das Scutellum unreifer Embryonen als geeignetes Gewebe erwiesen, um nach einer Cokultivierung mit *Agrobacterium tumefaciens* eine erfolgreiche Transformation zu erzielen.

Direkter Gentransfer und Partikelbeschusstechnik

Neben den indirekten Transformationsverfahren, also jenen bei denen *A. tumefaciens* als „Genfähre" zwischengeschaltet ist, werden auch direkte Verfahren des Gentransfers angewandt. Bei diesen werden die zu transformierenden Zellen oder Gewebe mit geeigneten Vektorplasmiden behandelt. Diese Verfahren haben den Vorteil, dass ein Arbeitsschritt entfällt, nämlich die Entfernung der Agrobakterien nach Erfüllung ihrer Aufgabe. Sowohl Protoplasten- als auch Pollentechniken können in direkten oder indirekten Varianten zum Einsatz kommen (Abb. 5.23). Bei der Partikelbeschusstechnik (Biolistik, particle gun) werden z. B. mit Fremd-DNA imprägnierte Mikropartikel (1 bis 3 µm) aus Wolfram oder Gold mit hoher Geschwindigkeit in Zellen oder Gewebe geschossen (Kap. 2.4.3).

Pollentechnik

Bereits Mitte der Siebzigerjahre wurde vorgeschlagen, fremdes Genmaterial in Pollen einzubringen und die so veränderten Pollen als Vektoren zu verwenden. Wie bei der Protoplastentechnik kann auch bei der Pollentechnik die Übertragung der DNA **direkt** (isolierte Plasmide, DNA-Präparationen) oder **indirekt** (unter Verwendung von Viren oder Agrobakterien) erfolgen. Der entscheidende Nachteil der direkten Methode ist die Empfindlichkeit der „unverpackten" DNA gegenüber DNA-abbauenden Enzymen. In Pollensuspensionen der Petunie werden beispielsweise 50 µg Plasmide pro mL innerhalb weniger Minuten vollständig abgebaut.

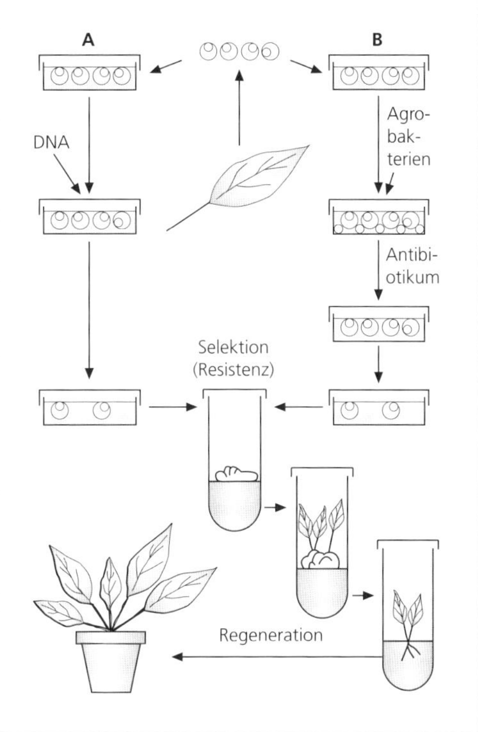

Abb. 5.23 Direkte (A) und indirekte (B) Protoplastentechnik zum Gentransfer bei Pflanzen. Direkt: Protoplasten werden zusammen mit DNA z. B. einem Vektorplasmid, welches das gewünschte Gen unter der Kontrolle eines geeigneten Promotors enthält, inkubiert. Nach Regeneration der Zellwand werden die sich nun teilenden Zellen zur weiteren Kultivierung z. B. in Agarose eingebettet und in einem Selektionsmedium kultiviert. Nur die transformierten Zellen wachsen hier zu Kallussen heran, die dann auf bereits beschriebene Art und Weise (s. Kap. 5.2.6) zu ganzen Pflanzen regeneriert werden können. **Indirekt**: Während der Zellwandbildung werden den Protoplasten Agrobakterien zugesetzt, die ein geeignetes Plasmid tragen, welches das gewünschte Gen unter der Kontrolle eines geeigneten Promotors enthält. Die Bakterien müssen durch Waschen und Kultivierung der Zellen in einem Medium, das ein Antibiotikum enthält, entfernt werden, bevor die weitere Selektion transformierter Zellen und Regeneration zu transgenen Pflanzen erfolgen kann.

In Modellversuchen konnten Petunie (*Petunia hybrida*), Stechapfel (*Datura innoxia*) und Tabak (*Nicotiana tabacum*) mit indirekter Pollentechnik transformiert werden. Dabei wurden Pollen und *Agro-*

bacterium tumefaciens gemeinsam kultiviert, wobei nachweislich T-DNA in die Pollenschläuche gelangte. Die Suspension aus (transformierten) Pollen und Agrobakterien wurde auf Narben aufgetragen. Nach der Samenbildung und Keimung wurde in den Keimlingen die stabile Integration der Fremd-DNA aufgezeigt. Pollen lassen sich prinzipiell auch mit der Partikelbeschusstechnik transformieren.

5.3.2 Genexpression

Inhibierung der Expression endogener Gene durch Antisense-RNA

Bei dieser Strategie versucht man, die Translation bestimmter Gentranskripte dadurch zu unterdrücken, dass man die kodierende Sequenz eines endogenen Genes oder einen Teil davon in umgekehrter Orientierung zusätzlich in das Genom der Zielpflanze einfügt. Man nimmt an, dass die Antisense-RNA mit der mRNA des zu unterdrückenden Gens nicht translatierbare Komplexe bildet, die obendrein schnell abgebaut werden.

Die Kontrolle der Genexpression durch Antisense-RNA wurde zunächst als natürlicher Regulationsmechanismus bei Bakterien beschrieben. Auch bei höheren Organismen wurden mittlerweile Ribonukleinsäuren mit Sequenzen nachgewiesen, die bekannten Genen zumindest in Teilbereichen komplementär sind. Zum Beispiel treten in Abhängigkeit von der Fruchtentwicklung im Aleurongewebe der Gerstenkaryopse Transkripte der α-Amylase und einer „Antisense-α-Amylase“ auf. Es darf angenommen werden, dass die gebildete Antisense-mRNA an der Regulation der α-Amylase beteiligt ist. Dieses natürliche Regulationsprinzip in Kombination mit der Möglichkeit zur stabilen genetischen Transformation von Organismen führte zum Konzept der Inaktivierung unerwünschter Transkriptionsaktivität durch künstliche Antisense-Gene, dessen Realisierung 1986 erstmalig bei Pflanzenzellen gelang. Durch Elektroporation wurde in Tabakprotoplasten das *cat*-Gen (unter Kontrolle des NOS-Promotors) zusammen mit einer Antisense-Konstruktion (unter der Kontrolle des NOS-, CaMV 35S- oder PAL-Promotors) eingebracht. Im Vergleich zu Kontrollen, die nur mit dem *cat*-Gen transformiert worden waren, zeigten die co-transformierten Zellen eine um bis zu 95 % reduzierte Aktivität der Chloramphenicol-Acetyltransferase, dem Genprodukt des *cat*-Gens. In weiterführenden Arbeiten konnten schließlich auch intakte Pflanzen regeneriert werden, bei denen die Expression von Modellgenen durch die entsprechenden Antisense-Gene unterdrückt werden konnte.

Das erste pflanzeneigene Gen, das durch Antisense-RNA reguliert werden konnte, war das Chalkonsynthase-A-Gen (*chsA*), das für ein frühes Enzym der Anthocyanbiosynthese kodiert. Petunien- bzw. Tabakzellen wurden mit einem Antisense-*chsA*-Gen unter der Kontrolle des CaMV-35S-Promotors transformiert und einige der regenerierten Pflanzen hatten tatsächlich weiße Blüten, was mit einem fast völligen Fehlen der *chsA*-mRNA einherging. Obwohl die Hemmwirkung der gebildeten Antisense-RNA wohl nicht nur auf deren Hybridisierung mit der normalen chsA-mRNA zurückgeht ist das gerade erwähnte Experiment doch für die Neuzüchtung im Zierpflanzenbereich richtungsweisend. Die Bedeutung der Antisense-Strategie für die Nutzpflanzenzüchtung soll am Beispiel der verzögerten Fruchtreife bei der Tomate aufgezeigt werden. Bei der Fruchtreife werden die Mittellamellen der Zellwände durch das Enzym Polygalacturonidase (PG) abgebaut. Die Früchte werden weich und schließlich matschig. Bei Tomaten ist es gelungen, das *pg*-Gen zu isolieren, in inverser Form hinter den CaMV-35S-Promotor zu platzieren und Pflanzen stabil zu transformieren. Die Aktivität der PG ist in transgenen Pflanzen tatsächlich

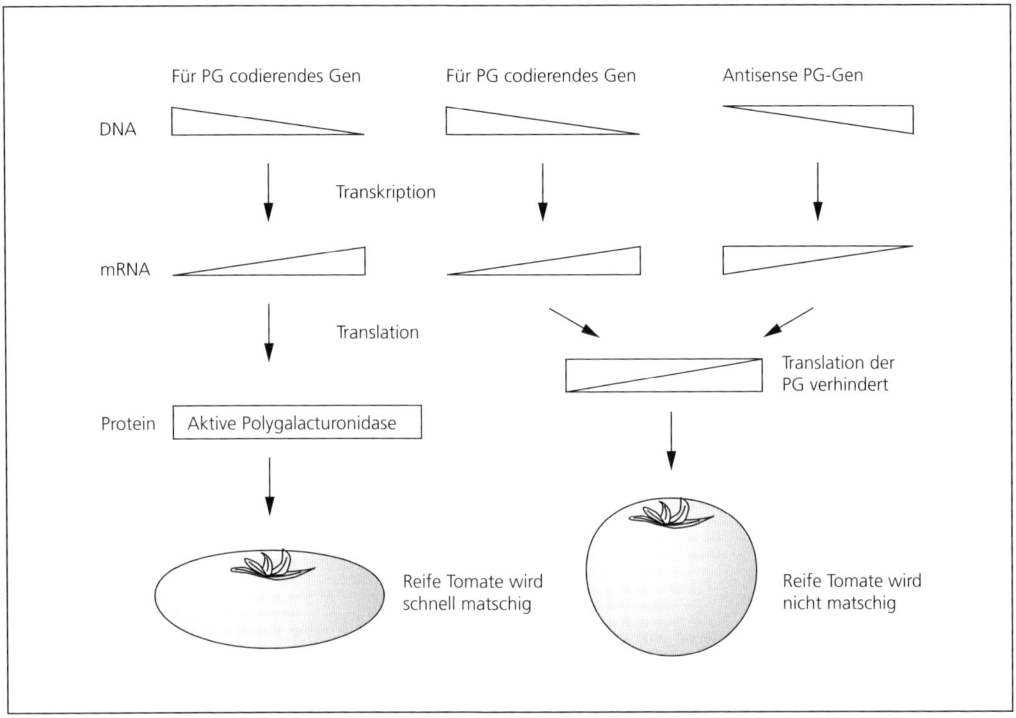

Abb. 5.24 Anwendung der Antisense-Technik zur Züchtung lagerstabiler Tomaten. Die Keile sollen die 5'-3'-Polarität der mRNA darstellen. Der Doppelkeil zeigt die mögliche Inaktivierung der mRNA durch Doppelstrangbildung zwischen „sense" und „antisense" mRNA. PG steht für Polygalacturonidase. Verändert nach Gassen et al. 1995

erheblich verringert, allerdings wurde die Fruchtreife nicht wesentlich beeinflusst. Ein anderer Ansatz führte zum Erfolg: Bei der Tomate (auch Apfel, Banane oder Avocado) wird die Fruchtreife von einem Anstieg der Synthese des Phytohormons Ethylen begleitet. Außerdem weiß man seit langer Zeit, dass Ethylenbegasung bei diesen Früchten deren Reifung beschleunigen kann. Diese und andere Beobachtungen führten zu der Überlegung, dass eine Hemmung der Ethylenbiosynthese durch die Einführung der richtigen Antisense-Gene den Reifeprozess verzögern oder sogar unterbinden könne. Inzwischen wurden in der Tomate einige solcher Gene identifiziert, sequenziert und in Antisense-Orientierung zusammen mit geeigneten Promotoren und Terminatoren in Ti-Plasmide eingebaut. Prominentes Ergebnis dieser Strategie war die 1994 auf dem Markt erschienene „Flavr-Savr-Tomate" (Abb. 5.24).

5.3.3 Produkte aus transgenen Pflanzen

Transgene Pflanze eignen sich hervorragend als Modellsysteme zur Erforschung der Genexpression. Entsprechende Untersuchungen und ihre Bedeutung für die Grundlagenforschung sollen hier jedoch nicht dargestellt werden. Die Möglichkeit zur Erzeugung transgener Pflanzen lässt auch in der Pflanzenzüchtung ungewöhnliche Züchtungsziele definieren und öffnet neue Wege der **Resistenzzüchtung** und der **Qualitätsverbesserung** im Bereich der Nutzpflanzen. Die bisherigen Erfolge hinsichtlich der verbesserten Resistenz gegen-

Tab. 5.10 Genehmigte Freisetzungen gentechnisch veränderter Pflanzen in der Bundesrepublik Deutschland (Stand: Januar 2000)

Organismus	Gentechnische Veränderung	Zahl der Freisetzungen
Erbse	Enzymproduktion	1
Pappel	Markergen	1
Kartoffel	Kohlenhydratstoffwechsel	20
Kartoffel	Pilzresistenz	2
Kartoffel	Virusresistenz	4
Kartoffel	Bakterienresistenz	3
Kartoffel	Stoffwechselveränderungen	2
Kartoffel	Entwicklungsveränderung	3
Kartoffel	Stressresistenz	1
Kartoffel	Zellwandzusammensetzung	1
Mais	Herbizidtoleranz	18
Petunie	Blütenfarbe	4
Raps	Herbizidtoleranz	27
Raps	Fettsäuremuster	9
Raps	Pilzresistenz	1
Raps	Männliche Sterilität	2
Tabak	Enzymproduktion	1
Wein	Pilzresistenz	1
Zuckerrüben	Virusresistenz	9
Zuckerrüben	Herbizidtoleranz	18
Zuckerrüben	Pilzresistenz	1

über Pilzen, Viren, Insekten und schädigenden Chemikalien sollen hier ebenfalls nicht erörtert werden. Über die Züchtungsziele informiert jedoch die Tab. 5.10, in der die bisherigen Freilandversuche mit transgenen Pflanzen in Deutschland zusammengefasst sind. Während einige Versuche Modellcharakter besitzen, wird bei den meisten erwartet, dass in absehbarer Zeit Marktreife erreicht wird und die gentechnisch veränderten Pflanzen bzw. die Produkte zugelassen und in Verkehr gebracht werden.

Der erste Freilandversuch mit gentechnisch veränderten Petunien wurde 1989 genehmigt und 1990 durchgeführt. Ab 1993 folgten Freisetzungen mit gentechnisch veränderten landwirtschaftlichen Kulturpflanzen (Kartoffeln und Zuckerrüben). Mittlerweile hat die Anzahl solcher Versuche stark zugenommen. In der Vegetationsperiode 1998 wurden allein in Deutschland an mehr als 110 Orten gentechnisch veränderte Pflanzen im Rahmen von Freisetzungen angebaut. Genehmigungsvoraussetzungen und Verfahren sind durch das Gentechnikgesetz (Kap. 7) geregelt. Anfängliche Befürchtungen, dass bei Freilandversuchen ein erhöhtes Ausbreitungspotenzial gentechnisch veränderter Pflanzen und damit verbundene Risiken bestehen, haben sich bei den bisherigen Versuchen nicht bewahrheitet.

In der Folge sollen lediglich einige Beispiele für transgene Pflanzen vorgestellt werden, deren Produktivität qualitativ oder quantitativ durch gentechnischen Eingriff verändert wurde, und die eine pharmazeutische Bedeutung erlangen könnten.

Sekundäre Pflanzenstoffe

Die Einschränkungen, die bei transgenen Zell- und Gewebekulturen bereits gemacht wurden, (Kap. 5.3.7) gelten auch hier: Eine verbesserte Produktivität ist nach Einführung eines zusätzlichen Gens dann nicht zu erwarten, wenn das überexprimierte Gen für ein Enzym kodiert, das nur einen (frühen) Teilschritt einer komplexen Biosynthesesequenz katalysiert.

Tryptamin ist eine Vorstufe der großen Gruppe der **Indolalkaloide** und entsteht aus Tryptophan durch enzymatische Decarboxylierung. Das für diese Tryptophan-Decarboxylase (TDC) kodierende Gen (*tdc*) wurde aus dem Madagaskar-Immergrün (*Catharanthus roseus*) isoliert und unter Kontrolle des CaMV-35S-Promotors in Tabak (*Nicotiana tabacum*) stabil eingebaut. Die transgenen Pflanzen hatten einen erhöhten Tryptamingehalt, die Alkaloidproduktion blieb jedoch unbeeinflusst. Dies ist verständlich, da im Tabak keine Indolalkaloide vorkommen. Insofern muss auch ein anderer Ansatz als Modellexperiment gewertet werden, bei dem Tabak mit dem Gen der Strictosidin-Synthase (*sss*) aus dem Madagaskar-Immergrün transformiert wurde. Strictosidin ist die Vorstufe einer Vielzahl von **Monoterpen-Indolalkaloiden**. Das vakuoläre Enzym wird im transgenen Tabak korrekt exprimiert. Wiederum kommt es nicht zur Synthese von Alkaloiden und es bleibt abzuwarten, ob es in zukünftigen Versuchen gelingen wird, pharmazeutisch interessante Indolalkaloide mithilfe leicht anzubauender transgener Pflanzen zu produzieren.

Die Blätter der Tollkirsche (*Atropa belladonna*) enthalten große Mengen an L-**Hyoscyamin,** aber kaum L-Scopolamin. Dies ist auf die geringe Aktivität der Hyoscyamin-6β-Hydroxylase (H6H) in der Wurzel zurückzuführen. Aus dem Bilsenkraut (*Hyoscyamus niger*) wurde eine H6H-cDNA gewonnen, die kloniert und mithilfe von *Agrobacterium tumefaciens* in die Tollkirsche transferiert wurde. Die H6H wird dort konstitutiv in allen Pflanzenorganen exprimiert. Sowohl die transformierten Pflanzen als auch deren geschlechtliche Nachkommen enthalten das Transgen und akkumulieren in Stängel und Blättern bis zu 1 % L-Scopolamin und nur noch Spuren von L-Hyoscyamin.

Phytosterole sind wichtige Ausgangsstoffe bei der Partialsynthese von Steroidhormonen (Kap. 5.3.3). Eine sechsfache Überproduktion von Phytosterolen konnte man in Tabakpflanzen feststellen, die mit einem Gen aus *Hevea brasiliensis* transformiert wurden, das für die 3-Hydroxy-3-methylglutaryl-CoA-Reduktase (HMGR) kodiert. Die HMGR überführt 3-Hydroxy-3-methylglutaryl-CoA in Mevalonsäure und ist wahrscheinlich auch bei Pflanzen das Schlüsselenzym der Sterolbiosynthese.

Die genannten und weitere Beispiele aus dem Bereich der Modifikation des pflanzlichen Sekundärstoffwechsels durch Einbringen neuer Gene fasst die Tab. 5.11 zusammen.

Proteine

Das erste pharmazeutisch interessante Protein, das mithilfe transgener Pflanzen hergestellt wurde, war ein Fusionsprotein, bestehend aus einem Speicherprotein der Rapspflanze und dem Pentapeptid **Leu-Enkephalin**, einem körpereigenen Agonisten an Opiod-Rezeptoren. Das Protein wird in Samen transgener Rapspflanzen in großen Mengen gebildet. Nach der Isolierung des Proteins wird durch proteolytische Spaltung das Leu-Enkephalin freigesetzt. Mit diesem Verfahren können mehrere Hundert Gramm des Peptids pro Hektar erhalten werden.

Tab. 5.11 Gentechnisch veränderte Höhere Pflanzen mit verbesserter Sekundärstoff-Produktion. Verändert nach Brandt 1995

Inhaltsstoff	Zielprotein	Gendonor	Genrezipient
Anthocyanin	Transkriptionsaktivatoren	*Zea mays*	*Nicotiana tabacum*
Cadaverin	Lysin-Decarboxylase	*Hafnia alvei*	*Nicotiana tabacum*
Sterole	HMG-CoA-Reduktase	*Hevea brasiliensis*	*Nicotiana tabacum*
Nicotin	Ornithin-Decarboxylase	*Saccharomyces cervisiae*	*Nicotiana tabacum*
Pelargonidin	Dihydroquercetin-4-Reduktase	*Zea mays*	*Petunia hybrida*
Putrescin	Ornithin-Decarboxylase	*Mus musculus*	*Nicotiana tabacum*
Resveratrol	Stilben-Synthase	*Vitis vinifera*	*Nicotiana tabacum*
Scopolamin	Hyoscyamin-6β-Hydroxylase	*Hyoscyamus niger*	*Atropa belladonna*
Tryptamin	Tryptophan-Decarboxylase	*Catharanthus roseus*	*Nicotiana tabacum*

Humanes Serumalbumin wurde mithilfe transgener Kartoffelpflanzen hergestellt, eine Alternative, die im Hinblick auf die Pathogenproblematik bei Blutprodukten besonders attraktiv erscheint.

Besonders viel versprechend ist die Aussicht **Immunglobuline** mithilfe transgener Pflanzen in großen Mengen herzustellen. Die cDNAs für die γ- bzw. ω-Untereinheit des monoklonalen Mausantikörpers 6D4 wurden mithilfe der Leaf-Disk-Technik in Tabak (*Nicotiana tabacum*) eingebracht. Transgene Pflanzen, die die jeweilige Untereinheit exprimierten, wurden miteinander gekreuzt. Nachfolgende Generationen hatten so die Möglichkeit den vollständigen Antikörper aus seinen Untereinheiten zusammenzufügen (Abb. 5.25). Tatsächlich wurden vollständige Antikörper gebildet; sie machten etwa 1 % des Gesamtproteins aus. In ähnlicher Weise gelang es auch den **monoklonalen Mausantikörper Guy's 13** in Tabak herzustellen. Dieser Antikörper erkennt das 185 kDa-Oberflächenprotein (SA I/II) von *Streptococcus mutans*, einem grampositiven Bakterium, das als Hauptverursacher der Karies betrachtet wird. SA I/II ist ein Adhäsin, das die Anheftung des Bakteriums an Zähne ermöglicht, durch den Antikörper wird es inaktiviert.

Das Hepatitis-B-Virus (HBV) verursacht eine der gefährlichsten Viruserkrankungen unserer Zeit. In Deutschland infizieren sich jährlich 50000 Menschen neu mit HBV; etwa 200 bis 300 Millionen Hepatitis-B-Virus-Infizierte gibt es weltweit. Die Bildung eines **Antikörpers gegen HBs**, dem wichtigsten Oberflächenprotein des HBV, in Pflanzen gelang wiederum unter dem Einsatz der Leaf-Disk-Transformation bei Tabak.

Auch der **humane epidermale Wachstumsfaktor** oder **humanes Interferon** können bereits, wenn auch noch in geringen Ausbeuten, in transgenen Tabakpflanzen synthetisiert werden.

In einem Ansatz industrielle Enzyme mithilfe transgener Pflanzen herzustellen, wurde das α-Amylase-Gen von *Bacillus licheniformis* in Tabak eingebracht. Bedingt durch die für Eukaryonten typische Protein-Glykosylierungen war das aus den Samen gewonnene, rekombinante Enzym größer als das bakterielle Enzym. Die Stärkeverflüssigung mithilfe von Samen des transgenen Tabaks verlief jedoch wie bei Einsatz des bakteriellen Enzyms.

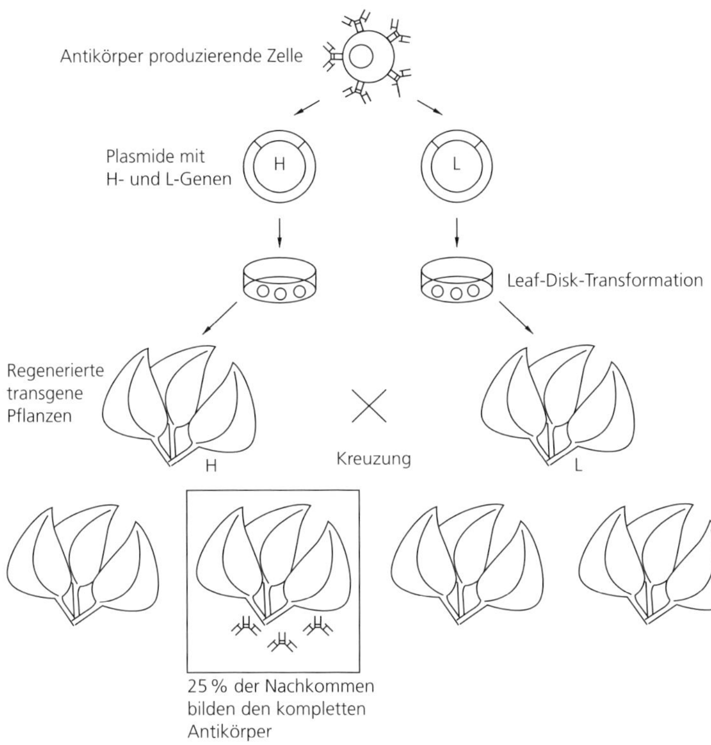

Abb. 5.25 Produktion von Antikörpern in transgenen Tabakpflanzen Verändert nach Heß 1993

Impfstoffe

Infektionen mit pathogenen Keimen kann durch Verabreichung geeigneter Impfstoffe vorgebeugt werden. Impfstoffe könnten eine noch breitere Anwendung finden – besonders auch in den Entwicklungsländern – wenn die Produktionskosten geringer wären und sie nicht kühl gelagert und transportiert werden müssten. Der Einsatz transgener Pflanzen zur Impfstoffproduktion könnte diese Probleme lösen.

Das Norwalk-Virus ist der Erreger einer epidemisch auftretenden Gastroenteristis beim Menschen. In Serum von Mäusen, denen Sprossknollen transgener Kartoffelpflanzen, die das Kapsidprotein des Virus in Form eines 38 nm großen, virusartigen Komplexes (rNV) produzieren, gefüttert wurden, konnte IgG gegen das rNV nachgewiesen werden. Das Oberflächenantigen Hbs, das in Impfstoffen gegen Hepatitis-B zum Einsatz kommt, kann zwar auch in transgenen Pflanzen synthetisiert werden, jedoch ist der Prozess mit Hefezellen (Kap. 4.9) bislang sehr viel ökonomischer.

Kohlenhydrate

Die für die Synthese von Cyclodextrinen notwendigen Glucosyltransferasen (CGT) findet man nur in Bakterien. Das entsprechende Gen aus *Klebsiella* wurde isoliert und zusammen mit dem Patatin-Promotor, der kleinen Untereinheit der Ribulose-1,5-diphosphat-Carboxylase und der 3'-Region der Nopalin-Synthase in die Kartoffelpflanze eingebracht. In den Knollen der transgenen Pflanzen konnten, wenn auch in geringen Mengen, α- **und β-Cyclodextrine** nachgewiesen werden.

Pflanzen sind die wichtigsten Quellen der pharmazeutisch genutzten Polysaccharide. Die **Stärke** könnte aus technologischer Sicht sicher noch verbessert werden, beispielsweise in der Zusammensetzung aus den Komponenten Amylopektin (verzweigt) und Amylose (unverzweigt). Während es noch keine Pflanzen gibt, die ausschließlich Amylose synthetisieren, gelang es mittlerweile, transgene Kartoffelpflanzen (*Solanum tuberosum*) herzustellen, die in ihren Knollen nur noch Amylopektin enthalten. Wiederum bei der Kartoffel konnte man durch ein Gen aus *Escherichia coli*, das für eine nicht allosterisch regulierte ADP-Glucosepyrophosphorylase kodiert, den Stärkegehalt der Knollen um etwa 20 % steigern. Interessant ist in diesem Zusammenhang das Ergebnis eines Transformationsexperimentes bei dem das kartoffeleigene Gen für ADP-Glucosepyrophosphorylase in antisense-Orientierung eingeführt wurde: Die Knollen der transgenen Pflanzen enthielten fast keine Stärke mehr, dafür aber große Mengen an Saccharose. Im nächsten Schritt denkt man daran, zusätzliche Gene einzubringen, die für Enzyme kodieren, die die Bildung neuartiger Polysaccharide erlauben.

5.4 Ausblick

Die Absicht dieses Kapitels war es die Methoden der Kultivierung pflanzlicher Zellen und Gewebe in vitro und in Bioreaktoren mit dem Ziel der Verbesserung von Nutzpflanzen (Zell- und Gewebekulturen in der Pflanzenzüchtung) oder der Naturstoffgewinnung (permanente Zell- und Gewebekulturen) in Beispielen vorzustellen und dabei auch die Probleme bei der Kommerzialisierung von Zellkulturprozessen aufzuzeigen. Bei dieser Zielsetzung geht man davon aus, dass die Produktion von pflanzentypischen Inhaltsstoffen durch traditionelle Methoden problematisch ist, weil häufig die Bezugsquellen unzuverlässig und die Lieferungen von schlechter Qualität sind. Diese Auffassung impliziert: Weg von der gesammelten oder kultivierten Pflanze, hin zum gut kontrollierbaren Bioreaktorprozess mit pflanzlichen Zellsuspensionskulturen.

Im zweiten Teil des Kapitels wurde beschrieben, wie man durch den kombinierten Einsatz von Methoden der pflanzlichen Zell- und Gewebekultur und molekularbiologischen Techniken neuartige Pflanzen züchten kann, deren Genom um ein Stück Fremd-DNA erweitert wurde. Mit solchen transgenen Pflanzen wird es nicht nur möglich Pflanzen unempfindlicher gegen äußere Einflüsse zu machen oder hinsichtlich ihrer Kapazität zur Produktion pflanzentypischer Inhaltsstoffe zu verbessern, sondern man kann auch Fremdproteine, etwa humane Antikörper für therapeutische oder diagnostische Zwecke mithilfe gentechnisch veränderter Pflanzen in landwirtschaftlichen Produktionsprozessen mit hoher Kapazität und Flexibilität kostengünstig herstellen. Welche der beiden Strategien letztlich zum Erfolg führt, kommt auf den Einzelfall an.

Literatur

Bajaj, Y.P.S. (1985–2000): Biotechnology in Agriculture and Forestry. Vols 1–48. Springer Verlag, Berlin (die Reihe wird fortgesetzt)

Bourque, J.E. (1995): Antisense strategies for genetic manipulation in plants. Plant Science 105:125–149

Brandt, P. (1995): Transgene Pflanzen. Birkhäuser Verlag, Basel

Constabel, F., Vasil, I. (1987): Plant Cell Culture and Somatic Cell Genetics of Plants. Vol. 4. Cell Culture in Phytochemistry. Academic Press, San Diego

Czygan, F.-C. (1984): Biogene Arzneistoffe. Vieweg & Sohn, Braunschweig

Day, P., Zaitlin, M., Hollaender, A. (1985): Biotechnology in Plant Science, Academic Press, Florida

Dingermann, Th. (1999): Gentechnik – Biotechnik, Wiss. Verlagsges., Stuttgart

Dix, P. (1990): Plant Cell Line Selection. VCH, Weinheim

Gassen, G., Bangsow, T., König, B., Sinemus, K. (1995): Gentechnik und Lebensmittel. Biol. unserer Zeit 25:214–220

Hammond, J., McGarney, P., Yusibov, V. (Eds.) (1999): Plant Biotechnology, New Products and Applications. Springer Verlag, Berlin

Hess, D. (1992): Biotechnologie der Pflanzen. Verlag Eugen Ulmer, Stuttgart

Kayser, O., Müller, R.H. (2000): Pharmazeutische Biotechnologie. Wiss. Verlagsges., Stuttgart

Kempken, F., Kempken, R. (2000): Gentechnik bei Pflanzen. Chancen und Risiken. Springer Verlag Berlin

Komamine, A., Misawa, M., DiCosmo, F. (1991): Plant Cell Culture in Japan. CMC Co., Ltd, Tokyo

Kreis, W. (1993): Herstellung von Arzneistoffen mithilfe pflanzlicher Zell- und Gewebekulturen. Dtsch. Apoth. Ztg. 133:1333–1356

Payne, G.F., Bringi, V., Prince, C., Shuler, M.L. (1991): Plant Cell and Tissue Culture in Liquid Systems. Hanser Publishers, Munich

Seitz, H., Seitz, U., Alfermann, A.W. (1985): Pflanzliche Gewebekultur. Ein Praktikum. Gustav Fischer Verlag, Stuttgart

Stafford, A., Warren, G. (1991): Plant Cell and Tissue Culture, Open University Press, Milton Keynes

Willmitzer, L. (1995): Gentechnologie bei Pflanzen. BIUZ. 25:230–238

6 Produkte tierischer und menschlicher Zellen

Biotechnologisch aus tierischen und menschlichen Zellen hergestellte Arzneistoffe gehören in aller Regel zur Gruppe der **Proteine** oder **Peptide**. Der medizinische Bedarf an Stoffen wie Insulin, Somatotropin oder Antigenen zur Impfstoffherstellung wurde zunächst aus natürlichen Quellen gedeckt, nämlich aus Organen von Tieren oder Körperflüssigkeiten von Menschen und Tieren. Die klassische Gewinnung hat folgende Nachteile:

- Geringe Produktmengen
- Gefahr immunologischer Abwehrreaktionen auf tierische Produkte
- Potenzielles Infektionsrisiko.

Diese Probleme sind durch biotechnische Produktionsverfahren unter Anwendung gentechnischer Methoden lösbar. Gleichzeitig wird die pharmazeutische Qualität bekannter Wirkstoffe verbessert. Während durch konventionelle Gewinnung nur wenige therapeutische Proteine zugänglich waren, lässt sich mithilfe der Techniken der DNA-Rekombination (Kap. 2.4) theoretisch jedes humane Protein in hoher Reinheit und in ausreichenden Mengen herstellen.

Rekombinante Proteine und Peptide können in **Bakterien**-, **Hefe**-, **Insekten**-, **Pflanzen**- und **Säugetierzellen** oder in **transgenen Pflanzen** und **Tieren** hergestellt werden. Der große Vorteil von Bakterienzellen liegt in ihrer hohen Teilungsrate, der einfachen Massenproduktion in Bioreaktoren und der hohen Produktionsleistung, wobei das rekombinante Produkt bis 50 % des bakteriellen Gesamtproteins darstellen kann. Nachteile des bakteriellen Systems sind fehlende Glykosylierung und Anhäufung des rekombinanten Proteins in Form von denaturierten Proteinklumpen, sogenannten **Einschlusskörperchen** (Kap. 4.2). Demgegenüber zeigen Säugetierzellen eine geringere Verdopplungsrate von etwa 12 bis 24 Stunden und wesentlich verminderte Produktionsleistung von 10 bis 100 mg L^{-1} Kulturüberstand. Vorteil des Einsatzes eukaryontischer Produzenten, besonders aber von **Säugetierzellkulturen** oder **transgenen Tieren**, ist die korrekte Glykosylierung und Faltung von Glykoproteinen.

6.1 Tierische Zellkulturen

6.1.1 Merkmale und Besonderheiten

Auf Grund der vergleichsweise geringen Produktionsleistung müssen Säugetierzellen über mehrere Wochen kultiviert werden, was besondere Anforderungen hinsichtlich Sterilität, Regeneration des Nährmediums, Sauerstoffeintrag, Reduzierung der mechanischen Beanspruchung und Auftreten von Mutationen verlangt.

Verkeimung

Säugetierzellkulturen können durch Viren, Bakterien und Pilze infiziert werden. Virale Infektionen von außen sind relativ selten, ein größeres Problem können endogene Viren mit einem potenziell onkogenen Potenzial darstellen. Um Bakterienwachstum zu verhindern, werden dem Nährmedium oft Antibiotika wie Penicillin, Streptomycin oder Gentamycin und Antimykotika wie Nystatin oder Amphotericin B zugesetzt. Allerdings sollte der Einsatz solcher antimikrobieller Stoffe generell vermieden werden, da sie – gerade bei der Herstellung von therapeutischen Proteinen – nachträglich wieder entfernt werden müssen, was mit Mehraufwand und Mehrkosten verbunden ist und manchmal auch die Zulassung erschweren kann. Zusätzlich sind gerade Nystatin und Amphotericin B ziemlich aggressive Substanzen, die auch die kultivierten Produktionszellen nachhaltig schädigen können. Ist eine Infektion erst einmal eingetreten, ist es in den meisten Fällen unmöglich, die Bakterien oder Pilze wirkungsvoll und selektiv abzutöten, sodass der Kulturansatz verworfen werden muss.

Ein besonderes Problem ist die **Kontamination** von Säugetierzellen mit **Mykoplasmen**, das sind zellwandlose, grampositive Bakterien mit einem Durchmesser von 0,3 bis 2,0 µm, die bevorzugt Säugetierzellen infizieren. Von den mehr als 50 vorkommenden Mykoplasmenstämmen sind für Zellkulturen nur *Mycoplasma hyorhinis, M. arginini, M. oralis, M. salivarum, M. fermentans, M. hominis* und *Acholeplasma laidlawii* wichtig. Sie verursachen massive Schädigungen, wie Verminderung oder Hemmung der Zellteilung, Induktion der Zelllyse, Chromosomenbrüche, Entstehung polyploider Zellen, Hemmung der Translation und Veränderungen der Zellmorphoplogie. Letztendlich wird die Produktionsleistung der Säugetierzellen massiv beeinträchtigt, sodass Mykoplasmenkontaminationen unbedingt zu vermeiden sind bzw. die Zellen vor Beginn einer Produktionskampagne auf das Vorliegen von Mykoplasmen getestet werden müssen. Dafür sind verschiedene Tests im Handel, z. B. Antigennachweis mittels ELISA und molekularbiologische Methoden wie PCR-ELISA oder RNA-Hybridisierung. Auf Grund ihrer hohen Verformbarkeit können Mykoplasmen durch Sterilfiltration mit 0,45 µm oder 0,22 µm Filter nicht effektiv entfernt werden.

Liegt eine Mykoplasmenkontamination vor, können die Säugetierzellen mit Antibiotika wie Ciprofloxacin, Tiamulin oder Minocyclin wirkungsvoll behandelt werden. Jedoch muss diese Behandlung noch vor Beginn einer Produktionskampagne erfolgen. Im Großfermenter lohnt sich eine derartige Prozedur nicht, dann sollte der Ansatz verworfen werden.

Zellkulturen für Produktionszwecke

Gängige Säugerzellinien sind **CHO-Zellen** (Chinese Hamster Ovary), **BHK-Zellen** (Baby Hamster Kidney) oder **Humane Diploidzellen** (HDC). Diese Zellen gewährleisten

- Eine korrekte Aminosäuresynthese
- Eine Glykosylierung, die der von menschlichen Zellen sehr ähnlich ist
- Die notwendigen posttranslationellen Modifikationen
- Ein Milieu für eine ausreichende genetische Stabilität des Vektorkonstruktes
- Keinen negativen Einfluss der Zellalterung auf die Qualität des Produktes.

Bei den eben genannten Zelltypen handelt es sich ursprünglich um **adhärent wachsende Zellen**, die jedoch durch zellkulturtechnische Tricks in Suspensionszellen überführt werden können. Dies wird in jedem Fall angestrebt, da sie wesentlich kostengünstiger und einfacher in Massenkultur zu halten sind, als adhärente Zellen. Die Fermentergröße für Säugerzellkulturen liegt bei maximal 10 m^3. Gängige Fermentertypen sind Rührkesselfermenter, Airliftreaktor oder Festbettreaktor. Mögliche Fermentationsvarianten sind Batch-, Fed-Batch-, Perfusions- oder kontinuierlicher Betrieb. Welcher Fermentertyp und welche Betriebsvariante für die Großproduktion letztendlich eingesetzt wird, hängt von mehreren Faktoren ab:

- Zellvitalität
- Zelltyp, adhärent oder in Suspension wachsend
- Genetische Stabilität der Zelle
- Produktionsleistung
- Fermentationsvolumen
- Flexibilität der Fermentationsanlage.

Embryonale Stammzellkulturen

Stammzellen, die aus Geweben früher Stadien der Embryonalentwicklung gewonnen werden, können in Kultur vermehrt werden ohne dabei das Potenzial zur weiteren Differenzierung einzubüßen; sie bleiben **pluripotent**. Bisher benutzte man in der Grundlagenforschung hauptsächlich embryonale Stammmzellen von Nagetieren und Primaten. In jüngerer Zeit wurden aus menschlichen Embryonen, die im Zuge von In-vitro-Fertilisationen oder nach Abtreibungen anfielen, auch humane embryonale Zellkulturen angelegt. Ihre Fähigkeit, in verschiedene Zelltypen ausdifferenzieren zu können erhält sich über einen Zeitraum von 4–5 Monaten. Diese Zellkulturen sollen z. B. zur Erforschung der molekularen Grundlagen der Gewebebildung und für die Suche nach neuen Arzneimittelwirkstoffen eingesetzt werden.

In Deutschland ist die Verarbeitung menschlicher Embryonen und damit auch die Herstellung humaner Stammzellkulturen gesetzlich verboten (Kap. 7.1, **Embryonenschutzgesetz**), in Großbritannien andererseits ist die Forschung an Embryonen innerhalb der ersten 14 Tage rechtlich zulässig. Das Thema wird aus ethischen Überlegungen heraus kontrovers diskutiert. Obwohl viele Menschen die Verwendung humaner Embryonen in der Forschung und zu therapeutischen Zwecken ablehnen, meinen Experten, dass die potenziellen Anwendungsmöglichkeiten großen Nutzen gerade für Schwerkranke versprechen. Dabei denkt man daran, die pluripotenten Zellen gezielt zur Differenzierung anzuregen und mit den spezialisierten Zellen oder Geweben degenerative Erkrankungen zu therapieren, z. B. durch Transplantation gesunder Herzmuskelzellen das insuffiziente Herz, durch Gabe gesunder, junger Inselzellen den funktionsgestörten Pankreas oder durch Injektion von Nervenzellen in geschädigte Hirnbereiche die Alzheimer-Erkrankung.

6.1.2 Massenproduktion

Für die Massenproduktion tierischer Zellen, beispielsweise für die Anzucht von Viren zur Impfstoffgewinnung (Kap. 4.7) stehen mehrere Methoden zur Verfügung, je nachdem ob adhärent oder in Suspension wachsende Zellen gezüchtet werden sollen (Lindl und Bauer 1994):

- Rollerflaschen für adhärente Zellen
- Wannenstapel für adhärente Zellen
- Spinnerkulturen für adhärente Zellen und Suspensionszellen
- Fermenter (Bioreaktoren) für adhärente Zellen und Suspensionszellen.

Rollerflaschen bestehen meistens aus Polystyrol und haben eine Wachstumsoberfläche von 700 bis 1600 cm^2. Die Flaschen werden zu Beginn mit Zellen und 100 bis 500 mL Nährmedium beschickt und auf eine spezielle Apparatur mit Gummiwalzen gelegt, die für eine langsame Rotation (0,25–2 Umdrehungen/min.) um die Längsachse und damit für die Nährstoffversorgung der Zellen sorgen. Mehr als 500 Flaschen können auf mehreren Rollerapparaten parallel gefahren werden. Da die Zellen saure Stoffwechselprodukte ausscheiden, muss der pH des Nährmediums über entsprechende Puffersysteme konstant gehalten werden. Andere wichtige Wachtstumsparameter wie der pO_2 oder pCO_2 werden nicht reguliert.

Wannenstapel bestehen aus übereinandergestapelten und miteinander verbundenen flachen Kulturschalen aus Polystyrol, die je nach Anzahl der Kulturschalen eine Wachstumfläche bis zu 24 000 cm^2 (40 Schalen) bereitstellen. Die Kultivierungsbedingungen sind sehr ähnlich denen der Rollerflaschen.

Spinnerflaschen bestehen aus Glas oder Plastik und haben ein Volumen von 0,5 L bis 10 L. Die Zellen werden durch Magnetrührsysteme kontinuierlich in Bewegung gehalten. Suspensionszellen verlangen keine besonderen Maßnahmen, während adhärent wachsende Zellen auf **Mikrocarriern** (kleine poröse Kügelchen) durch das Rührsystem in Suspension gehalten werden. Es sind verschiedene Mikrocarrier-Typen in Anwendung, die an dieser Stelle nicht näher vorgestellt werden sollen.

Aufwändiger gestaltet sich die Kultivierung von Zellen in **Fermentern** mit Volumen von 10 L bis 1000 L. Vorteil des hohen apparativen Aufwandes ist die optimale Kultivierung der Zellen unter genau kontrollierbaren Bedingungen (Statisierung von pH, pCO_2, pO_2), wobei die Möglichkeit besteht limitierende und schnell verbrauchte Nährmediumskomponenten kontinuierlich nachzufüttern bzw. verbrauchtes Nährmedium über eingebaute **Dialyse- und Perfusionseinrichtungen** gegen frisches Nährmedium auszutauschen. Problematisch ist auch hierbei die Verwendung von Microcarriern hinsichtlich Probenahme, homogene Durchmischung und Schaumbildung. Alternativ zu den Mikrocarriern können die Zellen auch in poröse Kügelchen aus Polyurethan oder Alginsäuren immobilisiert und in dieser Form in Fermentern oder Spinnerflaschen kultiviert werden.

6.2 Monoklonale Antikörper

6.2.1 Bildung und Struktur von Antikörpern

Antikörper – auch **Immunglobuline** genannt – werden von aktivierten B-Lymphozyten, sogenannten **Plasmazellen**, gebildet, die sich aus ruhenden B-Lymphozyten nach Kontakt mit einem Antigen (Bakterien, Viren, Pilze, Allergene, lösliche Proteine) entwickeln (Baron 1996). An diesem Aktivierungsvorgang sind noch Helfer-T-Lymphocyten und lösliche Signalmoleküle, die **Cytokine** beteiligt (Kap. 6.4). Es gibt 5 Klassen (Isotypen) von Immunglobulinen: IgG, IgA, IgM, IgD und IgE. In seiner Grundstruktur (Monomer) besteht ein Antikörper aus zwei identischen leichten und zwei identischen schweren Proteinketten, die über Disulfidbrücken zusammengehalten werden (Abb. 6.1). Jede Proteinkette besteht aus zwei unterschiedlichen Bereichen, erstens einem **konstanten Bereich**, der innerhalb eines Individuums aber auch zwischen verschiedenen Individuen hinsichtlich seiner Aminosäurezusammensetzung annähernd konstant ist, und zweitens einem **variablen Bereich**, der bereits innerhalb eines Individuums in seiner Aminosäurezusammensetzung eine starke Variabilität zeigt (Baron 1992a). Dieser Bereich ist für die Bindung des Antigens zuständig. An der unmittelbaren molekularen Interaktion mit dem Antigen sind die drei **hypervariablen Bereiche** (CDR, Complementarity Determining Region) beteiligt, die zusammen die sogenannte **Antigenbindungsstelle** ausbilden. Diese hypervariablen Bereiche liegen in der variablen Molekülregion und sind jeweils etwa 6 Aminosäuren groß. Antikörper sind Glykoproteine und enthalten zwischen 3 und 13 % Zuckeranteile (Tab. 6.1).

IgG, IgD und IgE sind annähernd gleich aufgebaut (Abb. 6.2) und kommen nur als Monomere vor. IgA kommt in der Zirkulation nur in geringen Mengen als Monomer vor, hauptsächlich jedoch als dimeres Molekül auf der Oberfläche von Schleimhäuten, wo es eindringende Fremdstoffe unmittelbar zu binden vermag. Dieses **sekretorische IgA** besteht aus zwei monomeren Grundstrukturen, die durch die J-Kette zusammengehalten werden. Zusätzlich trägt es noch die sekretorische Komponente. IgM kommt in der Zirkulation als Pentamer vor, deren fünf Untereinheiten wiederum durch die J-Kette zusammengehal-

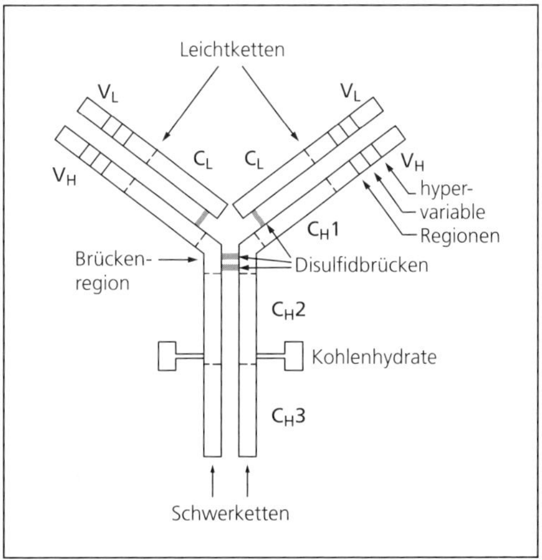

Abb. 6.1 Aufbau eines IgG-Moleküls. Abkürzungen s. Abkürzungsverzeichnis

Tab. 6.1 Physikochemische und biochemische Eigenschaften der Immunglobuline

	IgG	IgA Dimer	IgM Pentamer	IgD	IgE
Schwere Kette	γ	α	μ	δ	ε
Konzentration im Serum	13	1,5	1,0	0,1	0,0003
Molekülmasse	150 000	385 000	970 000	184 000	188 000
Sedimentations-konstante	7 s	9 s	19 s	7 s	8 s
Kohlenhydratanteil	3 %	8 %	12 %	13 %	12 %
Aggregations-zustand	Monomer	Monomer Dimer	Monomer Pentamer	Monomer	Monomer

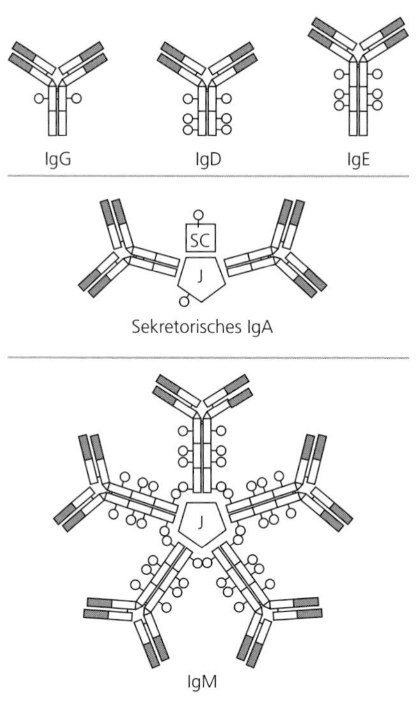

Abb. 6.2 Aufbau der fünf Immunglobulin-Klassen (Isotypen). SC sekretorische Komponente, **J** J-Kette (Joining Chain)

ten werden. Monomeres IgM ist auf der Oberfläche von B-Zellen anzutreffen, wo es zusammen mit IgG fest in der Zellmembran verankert ist.

IgG-Antikörper können durch Enzyme in definierte Fragmente gespalten werden (Playfair, Baron 1995). Papain zerteilt das IgG-Molekül oberhalb der Disulfidbrücken, sodass drei Fragmente erhalten werden, zwei identische **Fab-Fragment** und ein **Fc-Fragment** (Abb. 6.3). **F** steht für Fragment, **ab** für antigenbindend und **c** für kristallisierbar. Das Fab-Fragment, das aus der leichten Kette sowie der variablen Regionen und ersten konstanten Region (CH1) der schweren Kette besteht, kann noch Antigen binden. Das Fc-Fragment besteht aus der zweiten und dritten konstanten Region (CH2, CH3). Das Enzym Pepsin spaltet das IgG-Molekül unterhalb der Disulfidbrücken, sodass jetzt ein **F(ab')$_2$-Fragment** erhalten wird, das auch noch Antigen zu binden vermag.

6.2.2 Entwicklung von monoklonalen Antikörpern (MAK)

Die hohe Spezifität der Antikörper machen sie zu potenziellen Arzneistoffen in der kausalen Therapie von Infektionskrankheiten und Tumorerkrankungen. Schwierigkeiten bereitet es jedoch, solche Antikörper in reiner und ausreichender Menge herzustellen. Zahlreiche frühere Experimente Lymphozyten in vitro mit Antigen zu stimulieren, um große Mengen an spezifischen Antikörpern aus dem

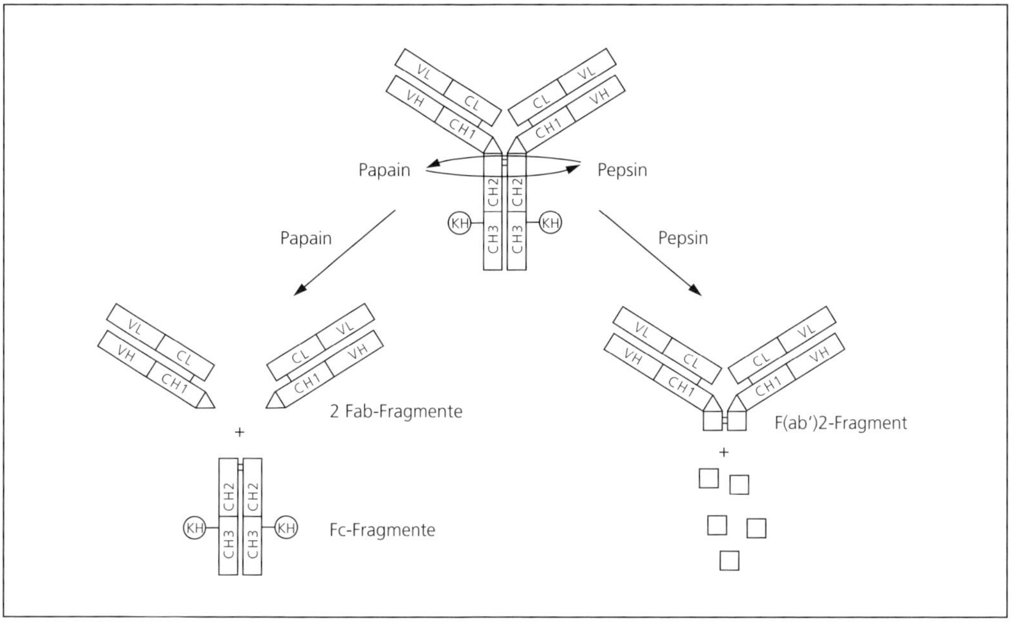

Abb. 6.3 Spaltung von IgG zu Fab-, F(ab')$_2$- und Fc-Fragmenten mithilfe der Enzyme Papain und Pepsin. Abkürzungen siehe Abkürzungsverzeichnis. **KH** Kohlenhydrate

Überstand zu isolieren, waren hauptsächlich aus drei Gründen fehlgeschlagen:

- Die Menge an produzierten Antikörpermengen ist sehr gering (wenige $\mu g\ mL^{-1}$).
- Man erhält ein heterogenes Gemisch aus verschiedenen Antikörpern.
- Die aktivierten Lymphozyten sind in vitro nur für maximal 3 Wochen lebensfähig.

Wie lassen sich diese Schwierigkeiten umgehen? Im Jahr 1975 publizierten der deutsche Wissenschaftler G. Köhler und sein englischer Kollege C. Milstein eine neue Methode um B-Lymphocyten unsterblich zu machen: Antikörper-produzierende B-Lymphozyten werden mit krebsartigen B-Zellen (Myelomzellen) verschmolzen, sodass eine Hybridzelle entsteht, **Hybridom** genannt, die sich in vitro permanent teilt und deren Nachkommen wiederum Antikörper produzieren. So können praktisch unbegrenzte Mengen an identischen, **monoklonalen Antikörpern** (MAK) hergestellt werden.

Der Herstellungsprozess von murinen, also von Mäusen stammenden, MAK umfasst 7 wichtige Schritte (Abb. 6.4), beginnend mit der Immunisierung der Tiere bis zur Anwendung. Während Köhler und Milstein für die Herstellung des ersten MAK noch 3 Jahre benötigten, beträgt heutzutage die durchschnittliche Zeit 9 Monate, was auf die Optimierung von Einzelschritten und die kommerzielle Verfügbarkeit von Reagenzien, Zellkulturzubehör und halb- bis vollautomatischen Pipettier- und Auswertegeräten zurückzuführen ist. Hier sollen nur einige wichtige Einzelschritte der Herstellung **muriner monoklonaler Antikörper** beschrieben werden, die den überwiegenden Anteil der bisher in der **pharmazeutischen Diagnostik** verwendeten MAK ausmachen; man ist heutzutage allerdings auch in der Lage, MAK von Ratte, Schaf und Mensch (Baron und Hartlaub 1987) herzustellen.

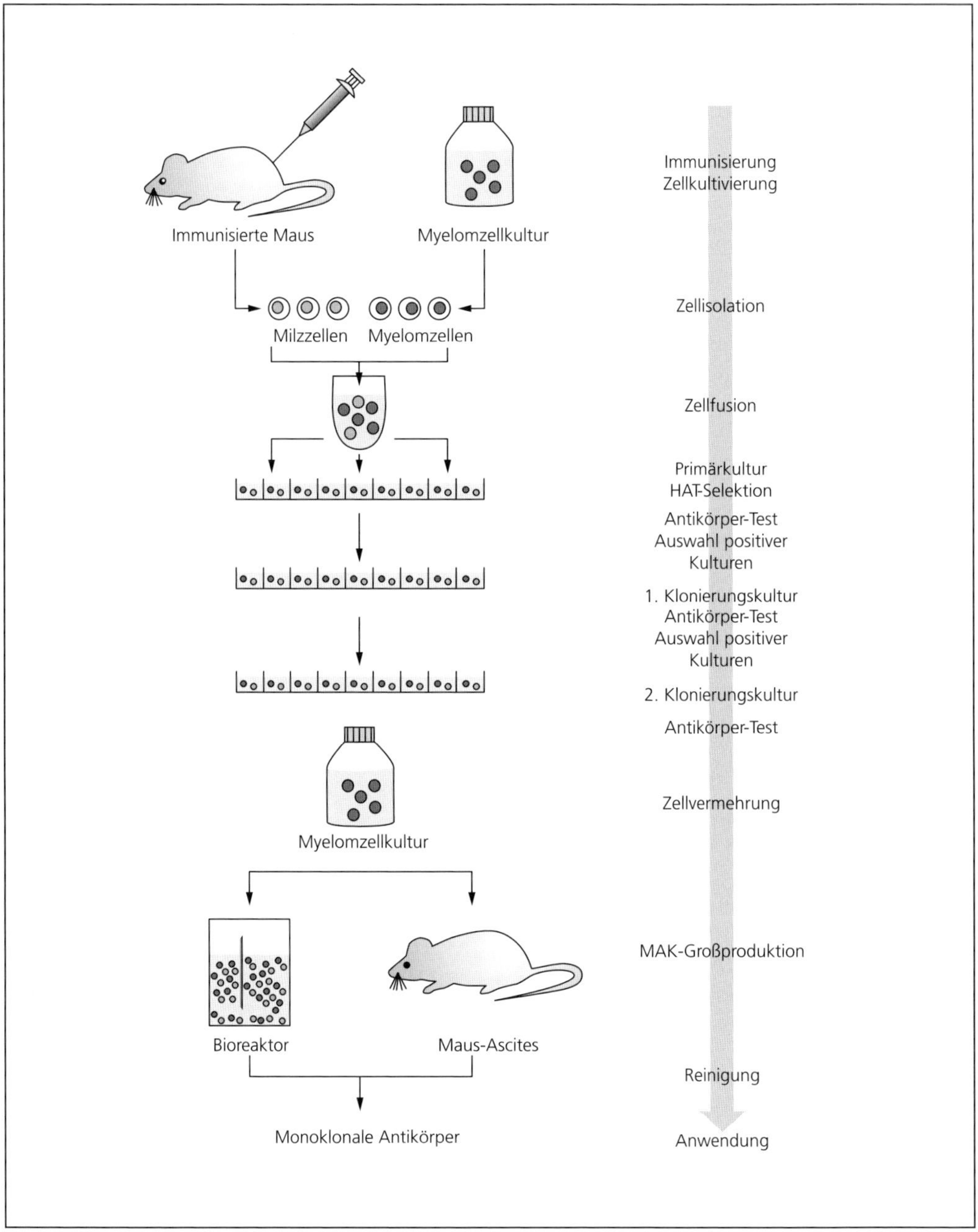

Abb. 6.4 Die wichtigsten Einzelschritte bei der Entwicklung muriner monoklonaler Antikörper

Auf Grund ihrer hohen Reinheit, Homogenität, Affinität und präzisen Erkennung eignen sich MAK generell sehr gut:

- Für den spezifischen Nachweis von Zellstrukturen, Serumbestandteilen und niedermolekularen Substanzen wie Medikamente und Hormone

- Für therapeutische Zwecke, bei denen die Verabreichung von tierischen Seren oder angereicherten Antikörperfraktionen immer mit Problemen verbunden ist
- Für die Reinigung von Substanzen über die Immunoaffinitätschromatographie (Kap. 2.1.2).

Immunisierung der Mäuse

Von ausschlaggebender Bedeutung ist bereits die Immunisierung der Tiere (Kasten 6.1). Es existieren eine Vielzahl von unterschiedlichen Immunisierungsprotokollen, die an dieser Stelle nicht näher vorgestellt werden sollen. Da jedes Tier bei der Immunisierung anders reagiert, werden immer 5 bis 10 Mäuse parallel mit demselben Antigen immunisiert. Derjenigen Maus, die den höchsten Antikörpertiter im Serum zeigt, wird die Milz entnommen und daraus nach Standardverfahren etwa 10^8 Lymphozyten isoliert: 1. Ausspülen der Milz mit einer physiologischen Salzlösung unter Verwendung einer feinen Kanüle, 2. Passieren der zerkleinerten Milz durch feine Siebe mit einer Maschenweite von 0,05 bis 0,1 mm oder 3. Zerquetschen in einem Zellhomogenisator. Diese Aufarbeitungen müssen schonend erfolgen und dürfen nicht zu einer Schädigung der Lymphozyten führen. Die dabei erhaltene Zellsuspension ist stets ein Gemisch, das neben Lymphozyten auch Erythrozyten, Granulozyten und Makrophagen enthält. Stark im Vormarsch sind **In-vitro-Immunisierungsmethoden**, bei denen Milzzellen (nicht)immunisierter Mäuse für 5 bis 7 Tage in Gegenwart von Antigen, antigenpräsentierenden Zellen (z. B. dendritische Zellen) und Cytokinen kultiviert werden. Dadurch können Tierversuche eingespart und die Immunisierungsdauer bis um den Faktor 10 reduziert werden (Peters, Baumgarten 1990).

Myelomzellen

Myelomzellen sind krebsartige B-Lymphozyten, die optimale Zellfusionspartner darstellen, da sie unbegrenzt wachsen und eine hohe Antikörperproduktionsleistung zeigen. Allerdings müssen sie für die MAK-Herstellung noch entsprechend modifiziert bzw. mutiert werden, um als Fusionspartner geeignet zu sein. Sie dürfen nämlich selbst keine Antikörper mehr produzieren. Da eine Hybridomzelle die genetische Antikörperinformation von beiden Elternzellen in sich trägt, würden sonst durch das zufällige Zusammenfinden der verschiedenen schweren und leichten Immunglobulinketten **Mischantikörper** entstehen. Weniger als 10 % der gebildeten Antikörper würden dann den gesuchten Antikörper repräsentieren.

Die Myelomzellen müssen einen definierten **Enzymdefekt** im Nukleotid-Stoffwechsel haben, damit sie nach der Zellfusion selektiv abgetötet werden können. Ansonsten würden sie die gesuchten Hybridomzellen rasch überwuchern.

Kasten 6.1 Immunisierung von Mäusen für die MAK-Entwicklung

Bei jeder Immunisierung müssen eine Reihe von Parametern berücksichtigt und optimal aufeinander abgestimmt werden, wie

- Chemische Beschaffenheit des Antigens, d. h. Protein, Glykoprotein oder Lipoprotein
- Zubereitung des Antigens, z. B. nativ, denaturiert, Kopplung an Trägerproteine
- Applikationsroute, z. B. intravenös, intramuskulär, intraperitoneal, subkutan
- Adjuvans, z. B. Freunds komplettes oder inkomplettes Adjuvans, Muramyl-Dipeptid
- Immunisierungsdauer, von 2 Wochen bis 14 Wochen
- Tierstamm, meistens Balb/c Mäuse.

Zellfusion

Für die MAK-Herstellung bieten sich vier verschiedene Methoden an:

- Fusion mit Viren
- Fusion mit Polyethylenglykol (PEG)
- Fusion im elektrischen Feld (Elektrofusion)
- Fusion mit Laserlicht (Laserfusion).

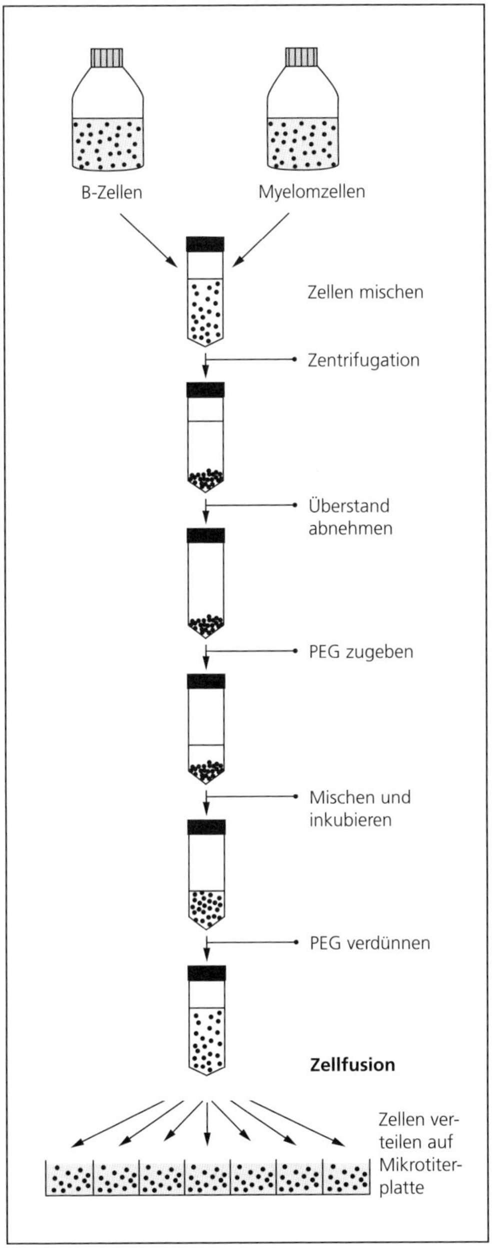

Abb. 6.5 PEG-Methode zur Fusion von B-Lymphozyten mit Myelomzellen

In den meisten Fällen wird das gesamte Zellgemisch, das man bei der Aufarbeitung der Milz erhält (Kap. 6.2.1), für die Fusionsexperimente eingesetzt. Dies gilt jedoch nicht für die Fusion mit Laserlicht. Allerdings werden für spezielle Anwendungen auch gereinigte Zellfraktionen eingesetzt, die nur noch Lymphozyten oder reine B-Zellen enthalten, die ihrerseits noch weiter angereichert sein können und nur noch solche B-Zellen enthalten, die ein bestimmtes Antigen erkennen. Für derartige Zellanreicherungen stehen heutzutage mehrere Methoden zur Verfügung, beispielsweise Zellaffinitätschromatographie, Zellsortierung und magnetische Zellseparation.

Fusion mit Viren: Sie wird heutzutage nicht mehr praktiziert, da nur geringe Fusionsausbeuten (10^{-7}) erzielt werden. Allerdings verwendeten Köhler und Milstein noch die Virus-Methode für die Entwicklung des allerersten monoklonalen Antikörpers.

Fusion mit PEG: Die 1977 etablierte Methode stellt die heutzutage am häufigsten angewandte Technik dar (Abb. 6.5). Für die Zellfusion wird PEG mit einer Molekülmasse von 1500 oder 4000 und in Konzentrationen zwischen 35 % und 50 % eingesetzt. Oberhalb von 50 % wirkt PEG zelltoxisch. Die Zellfusion erfolgt nicht bei der Zugabe des PEG und der Durchmischung der Zellen, sondern erst bei der anschließenden Verdünnung der hochkonzentrierten PEG-Lösung mit einem Puffer. Die vollständige Verschmelzung der Zellen und der Zellkerne zu einer einheitlichen Hybridomzelle dauert etwa 6 bis 12 Stunden. Diese einfache und schnelle Methode setzt zwar ein gewisses „Feeling" für den Umgang mit Säugerzellen voraus, erfordert aber ansonsten weder spezielle Geräte noch besonders geschultes Personal.

Elektrofusion: Die Elektrofusion wird immer häufiger angewandt, da die heutzutage angebotenen Geräte hohe Fusionsfrequenzen (etwa 50 %) und zufrieden stellende Überlebensraten gewährleisten. Bei der Elektrofusion werden bis zu 10^7 Myelomzellen und Lymphozyten in einer speziellen Elektrodenkammer mit einem Volumen von 0,25 bis 1 mL einem schwachen elektrischen Wechselfeld von ca. 200 Volt/cm^2 und 800 kHz ausgesetzt, worauf die Zellen sich perlschnurartig aneinanderlagern. Dieser enge Kontakt ist nötig um anschließend durch kurze elektrische Impulse von 20 µs Dauer bei 2,5 kV/cm^2 einen lokalen Membranzusammenschluss zu erzielen. An den Kontaktstellen beginnt die Zellverschmelzung.

Laserfusion: Bei der laserlichtvermittelten Zellfusion werden jeweils eine Myelomzelle und ein Lymphozyt mit Mikromanipulatoren unter dem Mikroskop zusammengebracht und dann durch Laserlichtpulse miteinander verschmolzen. Es werden zwar hohe Fusionsausbeuten erzielt, jedoch können nur geringe Zellmengen (< 300 Zellen) verarbeitet werden. Außerdem müssen teure Geräte angeschafft werden. Diese Technik wird daher nur selten für die Hybridomherstellung eingesetzt.

Selektionsmedien

Das Entstehen lebensfähiger Hybridome ist ein relativ seltenes Ereignis (10^{-4}), sodass nach der Fusion noch ein hoher Prozentsatz an nicht fusionierten Lymphozyten und Myelomzellen vorliegt. Während die Lymphozyten innerhalb von wenigen Tagen natürlicherweise absterben, müssen die unsterblichen Myelomzellen über den weiter oben erwähnten Enzymdefekt gezielt eliminiert werden. Für diese selektive Zellzerstörung werden die Zellen nach der Fusion für etwa 2 Wochen in einem Kulturmedium gezüchtet, das Selektionsagenzien wie HAT (H = Hypoxanthin, A = Aminopterin, T = Thymidin) oder HAz (H = Hypoxanthin, Az = Azaserin) enthält. Ein alternatives Selektionsmedium, das weniger zelltoxisch sein soll und eine noch höhere Klonausbeute ermöglichen soll, arbeitet mit einer Mischung aus Hypoxanthin, Aminopterin und Azaserin.

Azaserin und Aminopterin bewirken eine selektive Hemmung des Hauptstoffwechselweges der Purin- und Pyrimidinsynthese (Abb. 6.6). Die Hybridomzellen können unter diesen Umständen jedoch mithilfe eines Nebenstoffwechselweges (salvage pathway) immer noch alle Nukleotide synthetisieren, die sie für die DNA- und RNA-Synthese brauchen, jedoch benötigt der Nebenstoffwechselweg als Vorstufen Hypoxanthin und Thymidin, die in dem Selektionsmedium enthalten sind. Die Myelomzellen können diese beiden Moleküle nicht verwerten, da sie keine Thymidin-Kinase (TK) oder Hypoxanthin - Guanin - Phosphoribosyltransferase (HGPRT) besitzen, die sie zur Weiterverarbeitung des Thymidins und Hypoxanthins benötigen würden. Daher können die Zellen keine Nukleotide mehr synthetisieren und sterben schließlich ab. Die Hybridomzellen besitzen jedoch eine intakte TK oder HGPRT, die von den B-Zellen stammt, sodass sie Thymidin und Hypoxanthin verwerten können und auch unter diesen Selektionsbedingungen überleben und wachsen.

Testung der Kulturüberstände

Die Zellen des Fusionsansatzes werden gewöhnlich auf 10 Mikrotiterplatten à 96 Vertiefungen verteilt. Das entspricht etwa 5×10^4 Zellen pro Vertiefung, wenn für die Fusion eine halbe Mäusemilz eingesetzt wurde. Die andere Hälfte der Milzzellen wird erst einmal in flüssigem Stickstoff konserviert, für den Fall, dass die Fusion nicht gelingt oder der Ansatz kontaminiert wird (Kap. 6.1). Würde man diese Reserve nicht haben, müsste man wieder ganz von vorne mit der Immunisierung der Mäuse beginnen, was zwischen 10 und 14 Wochen dauert. Aus diesem Grund werden auch immer mehrere Mäuse immunisiert (Kap. 6.2.1). 7 bis 10 Tage nach der Zellfusion und Zellaussaat bzw. wenn unter dem Mikroskop ein deutliches Anwachsen von neuen Zellklonen zu beobachten ist, werden die Überstände der einzelnen Vertiefungen getestet. Der **ELISA** (Kap. 2.2.5)

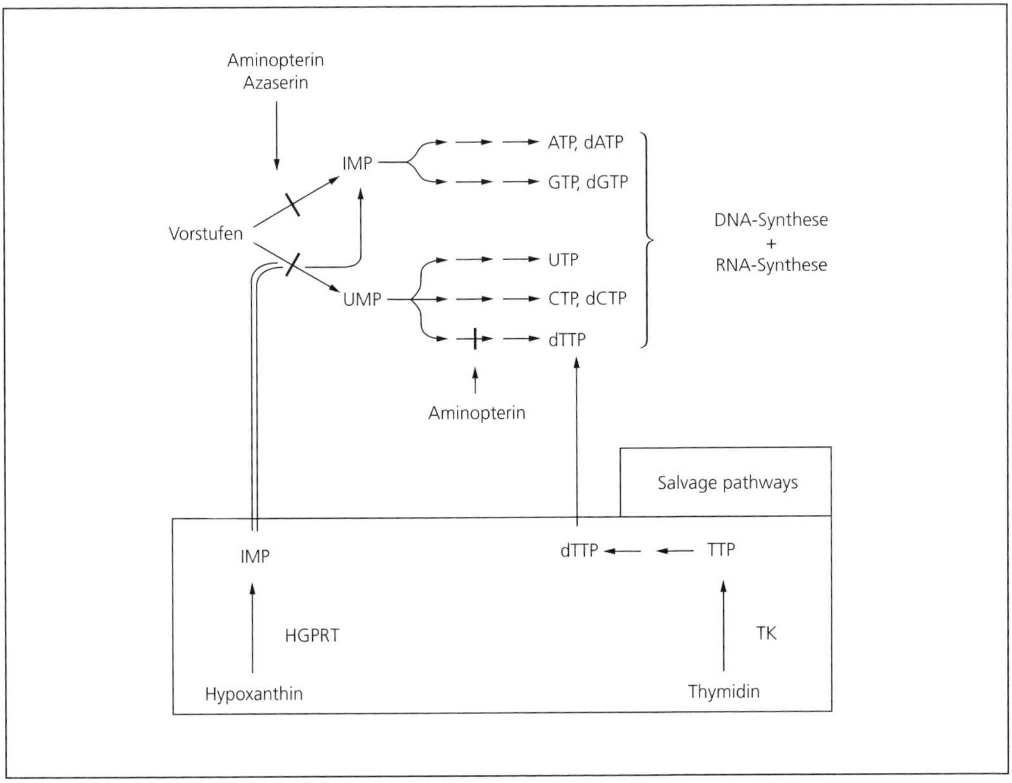

Abb. 6.6 Biochemische Wirkung der HAT(Hypoxanthin-Aminopterin-Thymidin)-Selektion. **TK** Thymidinkinase, **HGPRT** Hypoxanthin-Guanin-Phosphoribosyl-Transgenase. Weitere Erklärungen im Text

hat sich dabei als Routine-Screening-Test durchgesetzt, hauptsächlich auf Grund seiner

- Schnelligkeit
- Verlässlichkeit
- Empfindlichkeit
- Hohen Probendurchsatzrate
- Reproduzierbarkeit.

Eine positive Farbreaktion bedeutet, dass in der dazugehörigen Vertiefung der Zellkulturplatte ein Hybridom enthalten ist, das den gesuchten Antikörper bildet.

Klonierung

Pro Vertiefung liegen meistens mehrere Hybridomklone mit unterschiedlichen Spezifitäten vor, da ja das gesamte B-Zell-Repertoire einer Milz fusioniert wurde. Folglich müssen die Zellen der ELISA-positiven Vertiefungen vereinzelt und kloniert werden, wofür sich drei Methoden anbieten:

- Picken von Klonen
- Limiting dilution
- Durchflusscytometrie.

Picken: Hierfür müssen die Zellen nach der Fusion stark verdünnt werden, sodass nach dem Anwachsen der Zellen klar voneinander abgegrenzte Zellkolonien sichtbar sind, die unter dem Mikroskop mit einer fein ausgezogenen Pipette separat geerntet und in eine neue Mikrotiterplatte überführt werden. Um die Durchführung zu erleichtern, arbeitet man nicht in 96-Loch sondern 24-Loch Mikrotiterplatten. Da die Methode einige Übung voraussetzt, ein erhöhtes Kontaminationsrisiko beinhaltet und viele Mikrotiterplatten für die Zellkultivierung und das ELISA-Screening erfordert, wird sie nur von wenigen Labors durchgeführt. Allerdings ist die Methode schnell und billig und erfordert keine zusätzlichen Geräte, im Gegensatz zur Duchflusscytometrie.

Limiting Dilution: Die Methode wird am häufigsten eingesetzt: Der Zellinhalt der ELISA-positiven Mikrotiterplattenvertiefung wird sehr stark verdünnt (5 Zellen mL^{-1} bis 1 Zelle mL^{-1}) und auf eine neue 96-Loch-Mikrotiterplatte verteilt, die so genannte Klonierungsplatte. Bei einer festgelegten Verdünnung besteht eine hohe Wahrscheinlichkeit, dass sich in einer Vertiefung nur eine Zelle befindet und die daraus sich entwickelnde Zellpopulation wirklich nur einen Zellklon repräsentiert. Die herangewachsenen Zellklone werden ebenfalls im ELISA getestet. Um statistische Unsicherheiten auszugleichen, werden Klonierung und Testung mit den ELISA-positiven Kulturen nochmals wiederholt.

Durchflusscytometrie: Hierbei werden die Zellen maschinell sortiert. Mit hoher Präzision und Reproduzierbarkeit wird innerhalb von etwa 2 Minuten pro Vertiefung einer 96-Loch Mikrotiterplatte jeweils nur eine Zelle abgelegt.

In der Regel erhält man aus einer Fusion mehrere Zellklone, die MAK gegen das Zielantigen bilden. Welcher Klon bzw. welche Klone letztendlich für eine Massenproduktion ausgewählt werden, hängt von der zukünftigen Anwendung der MAK ab (Diagnostik, Therapie, Immunoaffinitätschromatographie oder Zellsortierung). So müssen in der Regel noch weitere analytische Tests durchgeführt werden, um Klone mit bestimmten Eigenschaften zu identifizieren und zu selektieren:

- MAK-Produktionsleistung
- Affinität der MAK
- Immunglobulin-Klasse, IgG wird bevorzugt, IgM meistens unerwünscht
- Immunglobulin-Subklasse
- Spaltbarkeit in Fab- oder $F(ab')_2$-Fragmente
- Bindungsfähigkeit an Festphasen
- Stabilität.

Um zu vermeiden, dass dabei nicht zufällig zwei identische Klone selektiert und weiter bearbeitet werden, empfiehlt sich die Durchführung der **isoelektrischen Fokussierung** (Kap. 2.2.6), in der jeder MAK ein charakteristisches Bandenmuster zeigt, das auf unterschiedliche Glykosylierungen oder posttranslationale Modifikationen wie Desamidierungen zurückzuführen ist.

6.2.3 „Engineering" von monoklonalen Antikörpern

Für die vielfältigen Anwendungen in der Grundlagenforschung, industriellen Produktion, Diagnostik, Prophylaxe und Therapie werden zunehmend Antikörper mit speziellen Eigenschaften benötigt. So gehört das MAK-Engineering unter Einbeziehung von vorwiegend gentechnischen Methoden bereits zur Routine (Abb. 6.7). Dabei zeichnen sich 4 große Trends ab (Owens, Young 1994):

1. **Humanisierung von murinen MAK**. Durch Kopplung der variablen Regionen eines murinen Antikörpers an den Fc-Teil eines humanen Antikörpers wird ein teilweise humaner Antikörper, ein so genannter **chimärer Antikörper**, geschaffen. Durch die Implantation der hypervariablen Regionen (CDR, Complementarity Determining Region) des murinen Antikörpers in einen humanen Antikörper wird unter Beibehaltung der Bindungsspezifität aus einem ursprünglich murinen MAK ein so genannter humanisierter **MAK**. Solche Antikörper werden in klinischen Studien zurzeit auf ihre Effektivität für die humantherapeutische Anwendung überprüft. Getestet werden z. B. chimäre MAK zur Behandlung von Adenokarzinom, Colonkarzinom, Psoriasis, rheumatoider Arthritis

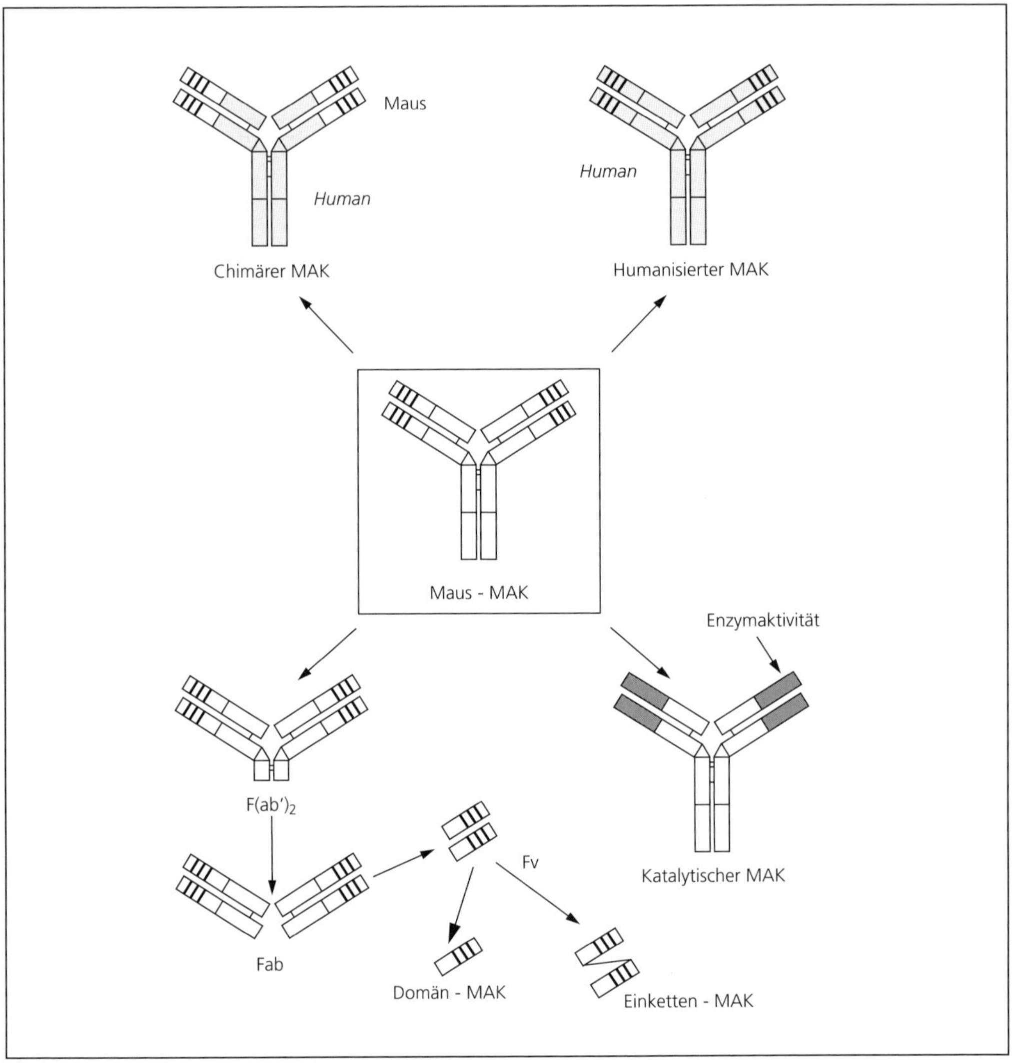

Abb. 6.7 Die vielfältigen Möglichkeiten der gentechnologischen Herstellung von monoklonalen Antikörpern. CDR Complementarity Determining Region (hypervariable Region), **Fv** Fragment, variable (Fragment aus den variablen Abschnitten), **Fab** Fragment antigen binding (antigenbindendes Fragment)

und Abstoßungsreaktionen nach Organtransplantation. Ein weiterer humanisierter MAK wird zur Behandlung von B- und T-Zell-Leukämien eingesetzt. Für die Tumortherapie können zur besseren Tumorzellzerstörung noch Toxine, Radionuklide oder Zytostatika chemisch oder gentechnisch an den Fc-Teil angekoppelt werden. Der Vorteil dieses Vorgehens liegt darin, dass die Zerstörung der Tumorzellen nicht durch das meistens schon stark geschwächte Immunsystems des Tumorpatienten erfolgen muss, sondern dass die Tumorzellen durch die Toxine bzw. Zytostatika vergiftet bzw. gehemmt werden oder durch die Radionuklide letal geschädigt werden. Hierbei ist der Antikörper keine immunologische „Waffe“ mehr, sondern lediglich ein

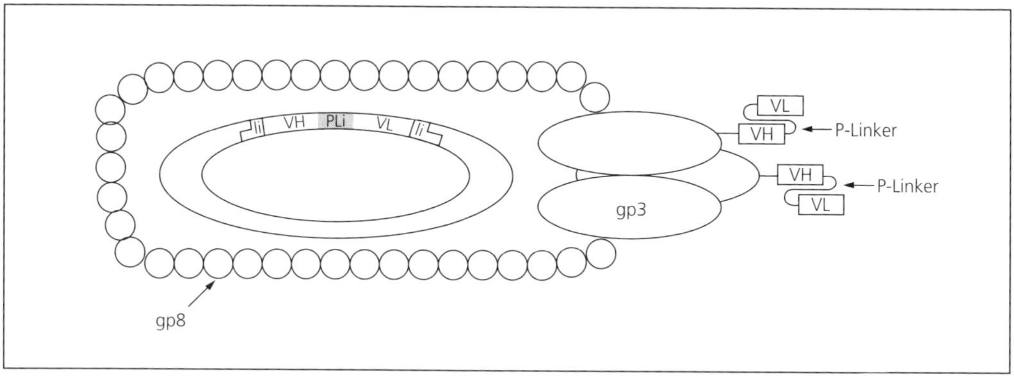

Abb. 6.8 Expression von variablen Regionen der leichten- (VL) und schweren (VH) Immunglobulinkette zusammen mit dem Genprodukt (**gp3**) des Phagengens 3 an der Spitze des filamentösen Phagen M13. **gp8** Genprodukt (Hüllprotein) des Phagengens 8, **P-Linker** Protein-Linker, Linker-Sequenzen, **Pli** Sequenz des Protein-Linkers **li** Linker

Transportmittel, das die zellzerstörenden Substanzen zum Tumor hinführt.

2. **In-vitro-Mutagenese** (site-directed mutagenesis) von Antikörper-DNA im Bereich der hypervariablen Regionen und des Fc-Teils zur Schaffung von Antikörpern mit verbesserten oder sogar neuen biologischen Eigenschaften, z. B. hinsichtlich der Bindungsspezifität, Bindungsaffinität, Komplementbindung, Affinität zu Fc-Rezeptoren und biologischen Halbwertszeit. Solche optimierten Antikörper werden in der Diagnostik zur besseren Erkennung von Antigenen bzw. in der Therapie zur effektiveren Abwehr von Tumorzellen eingesetzt.

3. **Herstellung von Antikörperfragmenten** wie Fab-Fragmente, $F(ab)_2$-Fragmente, einkettige Antikörper oder Domän-Antikörper in Form **coliklonaler Antikörper** in **Bakterien** oder **Hefezellen**. Man erzielt höhere Ausbeuten und gewinnt billigere Produkte, was auf die bessere Züchtbarkeit von Bakterien- und Hefezellen in Fermentern und auf die wesentlich kürzeren Generationszeiten dieser Organismen zurückzuführen ist.

4. **Herstellung von Antikörpern ohne Immunisierung von Tieren und ohne Hybridomtechnologie**. Ausgangspunkt ist eine riesige Genbank, die alle denkbaren variablen Regionen enthält. Die nächsten Schritte sind: Einbau der Antikörper-DNA in das Gen 3 von **filamentösen Bakteriophagen**, Expression der variablen Regionen auf der Oberfläche der Phagen (Abb. 6.8), Selektion der Phagen mit der gesuchten Spezifität über Bindung und Elution an Antigen-beschichteten Oberflächen, Neuinfektion von Bakterien und Produktion der Antikörper durch Bakterien bzw. Isolierung der Gene aus dem Phagengenom und Transfektion von Säugerzellen.

Momentan gelingt in Bakterien nur die Produktion von Antikörperfragmenten. An der Etablierung von Methoden zur Expression kompletter Antikörper in Bakterien wird weltweit mit Hochdruck gearbeitet.

Der generelle Nachteil von coliklonalen Antikörpern liegt in der fehlenden Zuckerseitenkette, da Bakterien nicht über **Glykosylierungsstoffwechselwege** verfügen. Solche Antikörper sind für die Therapie ungeeignet, da sie stark veränderte biologische und immunologische Eigenschaften zeigen, sodass das Immunsystem Antikörper gegen solche nicht-glykosylierten Antikörper bildet. Für den diagnostischen Einsatz in vivo, z. B. das Tumor-Imaging (Kap. 6.2.8) oder in vitro, z. B. ELISA oder Immunfluoreszenz, sind solche nicht glykosylierten coliklonalen Antikörper bzw. Antikörperfragmente jedoch gut geeignet.

Domän-Antikörper bestehen nur noch aus der variablen Region der schweren Kette. Diese Miniantikörper sind in der Lage an Antigene zu binden wenn auch mit geringerer Affinität. Durch gezielte Modifikation der hypervariablen Regionen sollte sich dieser Nachteil zumindest partiell korrigieren lassen.

Eine faszinierende Technologie ist die Herstellung **katalytischer Antikörper**, deren Antigenbindungsstelle eine doppelte Funktion hat, 1. spezifische Bindung an ein Antigen und 2. enzymatische Aktivität (Esterase, Protease, Transferase). Solche Antikörper werden bereits im Labormaßstab in der synthetischen Chemie (Transacylierungen, Claisen-Umlagerung, Diels-Alder-Reaktion, stereospezifische Esterhydrolyse) und der Herstellung von Biosensoren eingesetzt (Baron 1992b). Weiterhin eröffnen sich neue Möglichkeiten der Synthese von Psychopharmaka in lipophilem Milieu sowie der spezifischen Bekämpfung viral bedingter Erkrankungen, wobei der Antikörper selektiv an das Virus oder die virusinfizierte Zelle bindet und anschließend Viren oder Zellen enzymatisch zerstört. Eine weitere Applikation liegt in der Schaffung eines Arsenals an Antikörpern mit Proteaseaktivität, mit deren Hilfe Proteine an beliebigen Stellen spezifisch gespalten werden können, analog der Spaltung von DNA durch Restriktionsenzyme (Kap. 2.3.6).

6.2.4 Massenproduktion von monoklonalen Antikörpern

Für die Produktion großer MAK-Mengen bieten sich vier prinzipiell verschiedene Methoden an.

- Produktion in der Bauchhöhle der Maus
- Produktion in Fermentern/Bioreaktoren
- Produktion in transgenen Tieren
- Produktion in transgenen Pflanzen.

Produktion in der Bauchhöhle der Maus

Früher wurde für die Produktion größerer Mengen monoklonaler Antikörper (MAK) meist die sogenannte Aszites-Maus eingesetzt. Hierzu wurden die Antikörper-produzierenden Hybridomzellen in das Peritoneum der Maus injiziert, wo die Zellen hervorragende Lebensbedingungen vorfinden, zu hohen Dichten heranwachsen und kontinuierlich große Mengen der gewünschten Antikörper sekretieren. Zur Steigerung der Ausbeute wird die Bauchhöhle der Maus durch die Injektion eines Mineralöls, z. B. Pristan (2,6,10,14 -Tetramethyl-Pentadecan) vorkonditioniert, wobei das Öl eine leichte Entzündungsreaktion hervorruft, gefolgt vom Einwandern und der Aktivierung verschiedener Immunzellen wie Granulozyten, Makrophagen und Lymphozyten, die geeignete Cytokine für Wachstum und Differenzierung der Hybridomzellen in den Bauchraum sekretieren. Besonders schwer wiegend bei der Bewertung der Aszites-Methode sind die Schmerzen, Leiden und Schäden, die den Versuchstieren, besonders durch die einhergehende Peritonitis und das Wachstum der Tumorzellen zugefügt werden. Die Azites-Methode wird daher heute als verbotener oder stark eingeschränkter Tierversuch bewertet und eine Genehmigung wird von den Behörden nur in Sonderfällen erteilt, z. B. für die Gewinnung therapeutischer Antikörper zur Rettung von Menschenleben.

Produktion in Bioreaktoren

Es gibt etwa ein Dutzend verschiedene Bioreaktortechnologien für die MAK-Produktion, die hier nicht alle im Detail behandelt werden können. In Tabelle 6.2 werden die gebräuchlichsten Bioreaktoren genannt und hinsichtlich maximaler Zelldichte und MAK-Ausbeute miteinander

Tab. 6.2 Gebräuchliche Bioreaktortypen für die Produktion monoklonaler Antikörper

Bioreaktor	Volumen (L)	max. Zelldichte (Zellen mL^{-1})	MAK-Konzentration (mg L^{-1})
Spinnerkultur	0,5–10	$2x10^6$	10–50
Dialyseschlauch	0,1–0,5	$2x10^7$	100–300
Rührkessel (Batch)	$1–10^4$	$2x10^6$	10–30
Rührkessel (Fed-Batch)	$1–10^4$	$3x10^6$	50–100
Rührkessel (Perfusion)	$1–10^4$	$1x10^7$	300–600
Airlift (Fed-Batch)	$5–8x10^3$	$5x10^6$	200–350
Hohlfaser	2	$1x10^9$	1000–5000
Enkapsulierung	$1–10^4$	$1x10^9$*	500–3000*

* Die Angaben beziehen sich auf die Konzentrationen und Mengen innerhalb der Kapseln

verglichen. Hybridomzellen, die im Bioreaktor kostengünstig und reproduzierbar kultiviert werden sollen, müssen bestimmte Eigenschaften zeigen, die man durch lange Kultivierung, Klonierung und geeignete Klonauswahl erreicht:

- Konstante MAK-Produktionsleistung
- Geringe Zahl an Nicht-Produzenten, die auf Grund von Mutationen spontan entstehen
- Wachstum unter serumreduzierten oder sogar serumfreien Bedingungen.

Der zuletzt genannte Punkt ist aus zwei Gründen wichtig: 1. Hybridomzellen (und auch andere Säugetierzellen) wachsen oft nur in solchen Nährmedien optimal, die 10 % fötales Kälberserum (FKS) enthalten, das reich an Proteinen, Spurenelementen sowie essenziellen Wachstums- und Differenzierungsfaktoren ist. Fötales Kälberserum ist jedoch sehr teuer, 1 L kostet ca. 250 DM, sodass Fermentationen in Kubikmeter-Dimensionen aus Kostengründen nicht rentabel sind. 2. Die proteinchemische Reinigung der MAK wird umso verlustreicher und kostspieliger, je ungünstiger das Verhältnis von MAK zu Fremdproteinen ist. So werden die Hybridomzellen durch kontinuierliches Herabsetzen der FKS-Konzentration über einen Zeitraum von mehreren Wochen an serumreduzierte Bedingungen gewöhnt, wobei 2 % FKS angestrebt werden. Optimal wäre eine serumfreie Kultivierung, was selten zu erreichen ist. Es muss nämlich gewährleistet sein, dass die MAK-Syntheseleistung und die Zellteilungsrate durch die Serumreduktion nicht signifikant verschlechtert werden.

Spinnerkultur: Der einfachste Typ von Bioreaktor (Kap. 6.1.1). Die Hybridomzellen werden in einem Glasgefäß von 100 mL bis 10 L kultiviert. Über Öffnungen am Kopf des Gefäßes erfolgen Belüftung und Probenahme. Die Zellen werden mit einem Magnetrührstab, der verschiedene Formen und Anordnungen haben kann und einem dazugehörigen Rührmotor durchmischt. Vorteile sind niedrige Anschaffungskosten und einfache Bedienung, Nachteile sind eine hohe mechanische Beanspruchung der Zellen bei der Durchmischung und geringe MAK-Ausbeuten. Da Fermentationsparameter wie pH, pCO_2, pO_2 und die Zufuhr limitierender Mediumskomponenten wie Vitamine, Spurenelemente und Aminosäuren nur sehr ungenügend oder gar nicht geregelt werden, muss die Fermentation bereits nach etwa 1

Woche beendet werden, wobei die Hybridomzellen nur bis zu einer maximalen Dichte von etwa $2 \times 10^6\,mL^{-1}$ heranwachsen und MAK-Konzentrationen von 10 bis $50\,mg\ L^{-1}$ erreicht werden (Tab. 6.2).

Dialyseschlauch: Die Hybridomzellen werden in einem Dialyseschlauch mit einer Ausschlussgrenze von etwa 10^4 Dalton kultiviert, der in eine langsam rotierende Glas- oder Plastikflasche gelegt wird, die mit Zellkulturmedium gefüllt ist. Über Diffusion werden die Zellen mit frischen Nährstoffen versorgt bzw. die Zellabfallprodukte entfernt. Wenn das Medium verbraucht ist, kann es einfach durch neues Medium ersetzt werden. Auf Grund der geringen Porengröße des Dialyseschlauches bleibt der MAK im Dialyseschlauch bzw. wird sogar noch angereichert, sodass hohe Zelldichten bis $2 \times 10^7\,mL^{-1}$ und MAK-Ausbeuten bis zu $300\,mg\ L^{-1}$ erreicht werden.

Rührkesselfermenter: Die Nachteile der Spinnerkultur werden durch den Einsatz eines Rührkesselfermenters (Kap. 3.2.2) umgangen. Allerdings muss er für die Hybridom-Kultivierung noch modifiziert werden:

- Kesselverhältnis 1:2
- Rührmotor für geringere Umdrehungszahlen von 40–60 Upm
- Schonende Rührsysteme
- Begasungseinrichtung.

Eine wesentliche Verbesserung wird durch eine Perfusionseinrichtung erreicht, bei der analog einer Dialyse das verbrauchte Nährmedium kontinuierlich durch frisches Medium ausgetauscht wird. Als Folge des gesamten technischen Aufwandes können die Zellen über mehrere Wochen kultiviert werden, sodass relativ hohe Zelldichten und MAK-Konzentrationen bis 600 mg L^{-1} erreicht werden und MAK im Kilogramm-Maßstab gewonnen werden können.

Airliftbioreaktor: Auch der Airliftbioreaktor (Kap. 3.2.2) kann mit aufwändiger Mess- und Regeltechnik sowie einer Perfusionseinrichtung bestückt werden. Hinsichtlich Kultivierungsdauer, erreichbarer Zelldichte und produzierter MAK-Menge liegt der Airliftfermenter im Bereich des Rührkesselfermenters. Allerdings zeigt die Praxis, dass die Zellen an der Grenzfläche zwischen den Luftblasen und dem Nährmedium physikalisch gestresst und letztlich geschädigt werden können.

Hohlfaserbioreaktor: Für MAK-Mengen von 10 bis 100 g wird bevorzugt die Hohlfasertechnologie eingesetzt. Die zentrale Einheit ist eine Kunststoffröhre (Hohlfasermodul) mit einem Volumen bis 2 L, durch die sich etwa 500 feine und poröse Kapillaren ziehen. Die Ausschlussgrenze der Poren liegt bei einer Molekülmasse von etwa 10 kDa. Die Hybridomzellen befinden sich in dem extrakapillaren Raum, wachsen also um die Kapillaren herum und werden kontinuierlich durch Diffusion über die Poren mit frischem Nährmedium versorgt, das ständig durch die Kapillaren gepumpt wird. Die Zellen werden dabei nicht mehr bewegt und trotzdem optimal mit Nährsubstanzen versorgt (Lowrey et al. 1994). Das hat mehrere Vorteile:

- Die Zellen wachsen zu sehr hohen Dichten heran.
- Durch die Kapillaren wird nur Basalmedium ohne Serumzusatz gepumpt, während sich das Serum im extrakapillaren Raum bei den Zellen befindet und nicht herausdiffundieren kann. Folglich müssen die Hybridomzellen zuvor nicht mehr an serumreduzierte Bedingungen adaptiert werden.
- Die MAK verbleiben im extrakapillaren Raum und werden nicht durch das Medium verdünnt, sodass die MAK ständig akkumuliert werden und in konzentrierter Form (maximal $5\,mg\ L^{-1}$) aus dem extrakapillaren Raum isoliert werden können.

Zurzeit ist es aus technischen Gründen noch nicht möglich diese Module beliebig groß zu bauen, sodass sich der Hohlfaserbioreaktor nicht zur Herstellung von MAK in Kilogrammmengen eignet. In Dimensionen bis mehreren 100 g stellt er jedoch eine echte Alternative zum Rührkesselfermenter dar. Zur Erhöhung der Ausbeute können bis zu 10 Module hintereinander geschaltet werden. Eine bedienungsfreundliche Weiterentwicklung stellt die Tecnomouse® dar, die modular aufgebaut ist, und bei der an Stelle von röhrenförmigen Hohlfasermodulen flache, mit Kapillaren durchzogene Kammern verwendet werden.

Verkapselung

Hybridomzellen können in poröse Kügelchen aus Polyurethanen oder Alginaten mit einem Durchmesser im Millimeterbereich verpackt werden. Der Porendurchmesser ist so bemessen, dass Zellen, Antikörper und Serum in den Kügelchen verbleiben, jedoch niedermolekulare Substanzen wie Stoffwechselprodukte bzw. frische Nährsubstanzen frei diffundieren können. Die Kügelchen werden in einem Rührkesselfermenter kultiviert. Ein Vorteil dieser Technik liegt in der Vermeidung von mechanischem Stress, da die Zellen mit dem Rührwerk des Fermenters nicht mehr in unmittelbaren Kontakt kommen. Allerdings hat sich diese Technik auf Grund von Schwierigkeiten beim Scale-up und bei der Herstellung der Kügelchen verbunden mit hohen Zellverlusten noch nicht durchsetzen können.

6.2.5 Produktion in transgenen Tieren

Durch die Verwendung **gewebespezifischer Promotoren** wird erreicht, dass MAK selektiv im Euter von transgenen Kühen, Ziegen und Schafen gebildet und bis zu mehreren mg pro mL aus der Milch isoliert werden können. Ein großer Vorteil dieser Methode besteht darin, dass komplette, glykosylierte und **funktionelle MAK** erhalten werden. Bei etablierter Methodik liegt der große Vorteil in der schnellen und billigen Produktion. Nicht nur MAK, auch andere Proteine sollen zukünftig schneller und kostengünstiger in Tieren produziert werden, z. B. α-1 Antitrypsin, Faktor VII, Faktor IX, Collagen usw. Diese Technologie ist so weit fortgeschritten, dass sich weltweit bereits einige Firmen auf die MAK-Produktion aus den Tieren spezialisiert haben. Derzeit werden etwa 20 unterschiedliche Proteine in 6 verschiedenen Tierarten produziert (Kap. 6.7).

6.2.6 Produktion in transgenen Pflanzen

Transgene Pflanzen können ebenfalls zur Produktion von kompletten und funktionellen Antikörpern herangezogen werden. Besonders der Tabak (*Nicotiana tabacum*) bietet sich für solche gentechnologischen Versuche an, da aus isolierten, in vitro kultivierten Zellen wieder komplette Pflanze regeneriert werden können. Der Transfer der Antikörper-Information erfolgt dabei durch Infektion mit dem Bodenbakterium *Agrobacterium tumefaciens* (Kap. 2.4.3). Der MAK-Gehalt kann über 1,5 % des Trockengewichtes der Blätter betragen (Kap. 5.3.3).

6.2.7 Reinigung monoklonaler Antikörper

Für die Reinigung von MAK werden gängige Proteinreinigungsverfahren eingesetzt (Kap. 2.1), wobei heutzutage Einschritt-Chromatographieverfahren an Mischbettionenaustauschern, Hydroxylapatit, Gelfiltrationsgelen oder Affinitätsgelen verfügbar sind. Dadurch gelingt die Isolierung von reinen Immunglobulinklassen. Für die Reinigung von IgG wird die Affinitätschromatographie an Protein G-Dextranen bevorzugt (Kap. 2.1.2), die eine extrem hohe Selektivität für IgG zeigen und hohe Beladungskapazitäten (maximal

20 mg IgG-Antikörper pro mL Gel) besitzen, sodass in entsprechend dimensionierten Chromatographiesäulen mehrere 100 g Antikörper in einem Arbeitsgang gereinigt werden können. Im Labormaßstab wird auch gerne die HPLC verwendet (Kap. 2.1.2). Für die Reinigung der anderen Immunglobulinklassen gibt es zurzeit keine derartig selektiven Methoden. Beim IgM ist noch zu berücksichtigen, dass dieses große Molekül mit einer Molekülmasse von 970 000 dazu neigt, bereits bei milden Bedingungen partiell zu denaturieren und spontan Aggregate zu bilden, was nicht nur die Ausbeute reduziert sondern auch bei der Zulassung für humantherapeutische Zwecke, besonders bei der intravenösen Applikation, zu Problemen führen kann.

6.2.8 Diagnostische Anwendung von monoklonalen Antikörpern

Ein weites Feld für Anwendungen, die auf biotechnologischen Verfahren und Erkenntnissen aufbauen, ist die medizinische Diagnostik. Die intensive Untersuchung der menschlichen Erbsubstanz macht es heute möglich die Anlagen für viele Krankheiten aus der DNA eines Menschen abzulesen. Dies führt teilweise zu völlig neuen Möglichkeiten in der Diagnostik. Zum Teil werden Genauigkeit und Schnelligkeit schon bestehender Verfahren erhöht. Monoklonale Antikörper werden meistens für einen ganz spezifischen Anwendungsfall hergestellt:

- Nachweis und Quantifizierung einer Substanz
- Identifizierung, Charakterisierung und Isolierung eines bestimmten Zelltyps
- Neutralisation einer Substanz oder Zerstörung einer Zellpopulation
- Isolierung und Reinigung einer bestimmten Vakzine, eines Antikörpers, Cytokins oder Enzyms.

Da es weltweit zurzeit etwa **150 000 verschiedene MAK** gibt, ist es nicht möglich an dieser Stelle alle Applikationen darzustellen. Zurzeit erscheinen weltweit monatlich etwa 500 Publikationen über MAK, von denen sich mehr als die Hälfte mit Anwendungen in den Bereichen Diagnostik, Prophylaxe und Therapie befassen. In diesem Kapitel sollen die **diagnostischen Einsatzmöglichkeiten von MAK** eingehender vorgestellt werden (Baron 1995a).

Enzymimmunoassays

Die in der ELISA-Technik (Kap. 2.2.5) eingesetzten MAK müssen eine Reihe höchster Anforderungen hinsichtlich Spezifität, Affinität, Festphasengängigkeit, Spaltbarkeit in F(ab)- oder $F(ab')_2$-Fragmente, gegenseitige Beeinflussung, Stabilität usw. erfüllen. Weiterhin müssen alle in den Test einfließenden Komponenten aufeinander abgestimmt werden, wie primäre Antikörper, Detektionsantikörper, Antigen und evtl. Biotin-, Streptavidin- oder Digoxigenin-markierte Substanzen. Für die Auswahl der geeigneten Antikörper und die Festlegung der verschiedenen Testparameter müssen eine Vielzahl an Einzeltests durchgeführt werden, was sehr zeit-, arbeits- und kostenintensiv ist. Seit kurzem sind Geräte verfügbar, mit denen diese Etablierungs- und Optimierungsschritte erleichtert und beschleunigt werden können. Solche Geräte arbeiten z. B. nach dem Prinzip der **Oberflächen-Plasmon-Resonanz-Detektion**, bei der die Reflexion von polarisiertem Licht von einer Glas-Gold-Oberfläche, die sich auf einem Sensor-Chip befindet, bestimmt wird. Die monoklonalen Antikörper werden auf einer flexiblen Dextranschicht auf der dem Licht abgewandten Seite des Chips immobilisiert. Die Bindung des Antigens an den Antikörper bzw. das Loslösen resultiert in einer proportionalen Änderung des Reflexionswinkels. Dabei werden noch geringste Winkelabweichungen erfasst, wobei die

Änderung des Reflexionswinkels um 0,0001° einer Massendifferenz von 1 pg mL^{-1} entspricht. Die Anwendung dieser Technologie resultiert letztendlich in präziseren Messungen und damit verbesserten Diagnostik.

Weitere Tests auf der Basis monoklonaler Antikörper

In die breite Palette der auf MAK basierenden Standardtests gehören auch **immunhistochemische** und **immuncytochemische Methoden**, bei denen Enzym- oder Fluoreszenzfarbstoff-markierte MAK eingesetzt werden. Außerdem die **Immunturbidimetrie,** die auf der photometrischen Trübungsmessung beruht, die als Folge der Immunkomplexbildung zwischen Antikörpern und freien oder trägerfixierten Antigenen auftritt. Es besteht eine direkte Korrelation zwischen der Trübungsintensität und der Konzentration an Antigen oder Antikörper.

Analyse und Isolierung normaler und maligner Blutzellen

Heutzutage sind eine Vielzahl von MAK gegen die verschiedensten Zelltypen kommerziell erhältlich. Solche Antikörper sind gegen bestimmte Zelloberflächen(glyko)proteine gerichtet, von denen die bekanntesten die CD-Marker sind. Der Arzt im Diagnostiklabor oder auch der Wissenschaftler in Forschungslabor kann die gewünschte Zelle mithilfe enzym- oder fluoreszenzmarkierter MAK auf immunhistochemischem oder immuncytochemischem Weg identifizieren, mittels **Zellaffinitätschromatographie, Durchflußcytometrie** oder **magnetischer Zellsortierung** (MACS, Magnetic Cell Sorting) isolieren oder über Zell-ELISA-Technologie quantitativ bestimmen. Dieselben Antikörper eignen sich in vielen Fällen auch zur Isolierung der entsprechenden Zelloberflächenantigene durch Immunpräzipitation oder Affinitätschromatographie und ihre quantitative Bestimmung mittels ELISA (Kasten 6.2).

Kasten 6.2 Aktuelle Anwendungen für zellspezifische MAK

- Die Bestimmung von Helfer-T-Zellen bei **AIDS**-Patienten um den Mangel an diesen Zellen und das Ausmaß der Immunschwäche auf zellulärem Niveau quantitativ zu erfassen.
- Die Identifizierung, Isolation und Kultivierung von Knochenmarkstammzellen für die **Gentherapie**. Das CD34 hat sich als brauchbarer Marker für Knochenmarkstammzellen herauskristallisiert, deren genauer Phänotyp $CD34^+$, $CD33^-$, HLA-DR^- ist.
- Bestimmung von **Zelladhäsionsproteinen** wie ICAM-1 (CD54) und ICAM-2 (CD102), ICAM-3 (CD50), LFA1 (CD11/CD18), VCAM (CD106), ELAM-1 (CD62e), VLA-4 (CD49d), CD44, Fibronektin und Vitronektin, die für die Leukozytenadhärenz und das Entzündungsgeschehen der kleinen Gefäße sowie auch für das Metastasierungsverhalten von Tumorzellen wichtig sind.
- Eine genaue Differenzierung von Leukämiezellen ist erst durch das Aufkommen der MAK möglich geworden. Zwei bekannte zelluläre Markerproteine, gegen die MAK vorliegen, sind das CALLA (CD10) auf Leukämiezellen der frühen B-Zell-Differenzierung, z. B. Non-T-ALL-Zellen und das HC2 auf Haarzell-Leukämiezellen.

Analyse löslicher Blutbestandteile

Aus der quantitativen Analyse von Substanzen in Körperflüssigkeiten, vornehmlich Blut, können Informationen über krankhafte Zustände abgeleitet werden. Klassische Labortests basieren auf enzymatisch-chemischen Methoden, die jedoch immer mehr durch **immundiagnostische Verfahren** abgelöst werden. So werden Hormone, Tumormarker, Infektionsparameter, Gerinnungsfaktoren, Diabetes-Parameter, Parameter für myokardiale Zellschädigungen und Cytokine bereits routinemäßig über MAK-Verfahren bestimmt (Tab. 6.3).

Die herausragende Bestimmungsmethode bei der Analyse von Serumkomponenten ist der ELISA, wobei bereits Analysenautomaten auf dem Markt sind, die vollautomatisch mehr als 40 Serumparameter quantitativ bestimmen können. Größtenteils verwendet man noch **chro-**

Tab. 6.3 Lösliche Blutparameter, die unter Verwendung von MAK mithilfe von enzymologischen Immuntesten (ELISA) quantitativ bestimmt werden können (Abkürzungen s. Abkürzungsverzeichnis).

Nachweis von	Blutparameter
Hormonen	FSH, TSH, FT4, T3, T4, Cortison, Estradiol, Testosteron, Progesteron, Aldosteron, Prolactin, Serotonin, Vasopressin, Lutropin, β-hCG, EPO
Tumormarkern	CEA, AFP, β-hCG, CA15–3, CA125, CA19–9, CA72–4, CYFRA21–1
Gerinnungsparametern	Protein C, Protein S, t-PA, Urokinase, APA, D-Dimer, Faktor II, Faktor VIII, Faktor IX, Faktor X
Diabetes	HbA1c, Insulin
Herzinfarkt	Troponin T
Viren und antiviralen Antikörper	Hepatitisviren A, B, C, D, E, CMV, EBV, Rubella, HHV-6, HIV-1 (p24)
Cytokinen	Interleukine, Interferone, TNF, G-CSF, GM-CSF
Sonstigem	Entzündungsparameter (CRP), Cyclosporin A, Lipoprotein(a), Prosta-glandine

mogene Substrate, jedoch werden zunehmend **Chemilumineszenz-Substrate** eingesetzt (Kap. 2.2.4). Einen ebenso hohen Stellenwert haben MAK-beschichtete Teststreifen, hauptsächlich wegen der schnellen Durchführungsgeschwindigkeit und der leichten Handhabbarkeit.

Bestimmung von Tumormarkern

Eine zentrale Rolle spielen MAK beim Nachweis von Tumormarkern. Hierbei handelt es sich in den meisten Fällen um lösliche Substanzen, die vom Tumor stammen oder vom Körper als Antwort auf die Tumorerkrankung gebildet werden, und die in signifikant erhöhten Konzentrationen in Körperflüssigkeiten wie Blut und Urin auftreten. Bekannte Beispiele für lösliche Tumormarker sind das Alpha-Fetoprotein (AFP), ein Marker für primäre Leberzellkarzinome und Hodentumoren und das, carcinoembryonale Antigen (CEA), ein Marker für colorektale Karzinome und Pankreaskarzinome.

Durch den Einsatz immunologischer Tests, basierend auf monoklonalen Antikörpern, können solche Tumormarker semiquantitativ mittels **Immunfluoreszenz** oder quantitativ mittels **RIA** oder **ELISA** bestimmt werden. Es muss jedoch beachtet werden, dass Einzelmessungen keinen sicheren Beweis für das Vorhandensein, Fortschreiten oder den Rückgang eines Tumors sind, sondern dass erst Verlaufsdiagnosen über einen längeren Zeitraum informativ sind. Weiterhin ist zu bedenken, dass die Konzentration der Tumormarker auch bei anderen pathologischen Zuständen signifikant erhöht sein kann; auch Rauchen erhöht den CEA-Spiegel. So müssen vom behandelnden Arzt unbedingt noch weitere Methoden (Tastbefund, Sonographie, radioimmunologische Darstellungen, verschiedene Tomographien) herangezogen werden, um über die Existenz und den Zustand des Tumors möglichst eindeutige Aussagen geben zu können.

Tumor-Imaging

Stark im Vormarsch ist die Diagnostik von Tumoren in vivo mit **radioaktiv markierten MAK**, auch als (Tumor)Imaging oder Tumordarstellung bezeichnet. Dabei werden dem Patienten markierte MAK intravenös injiziert, die mehr oder weniger spezifisch an den Tumor binden, sodass er dann mithilfe einer Strahlenkamera darstellbar wird (Szintigraphie). Der größte Teil der bisher eingesetzten MAK gegen bestimmte Tumortypen wurde mit radioaktivem Technetium (Tc-99m) markiert. Das Imaging kann auch für die Diagnostik anderer krankhafter Zustände eingesetzt werden z. B. für die Bestimmung von abgestorbenem Muskelgewebe nach einem Herzinfarkt, die Sichtbarmachung von Blutgerinnseln und den Nachweis von Abszessen mit Hilfe von antileukozytären MAK.

Zwischen 1986 und 1997 wurden mehr als 1400 Patienten mit etwa 20 verschiedenen Tc-99 m-markierten monoklonalen Antikörpern bzw. Antikörperfragmenten untersucht. Den Hauptanteil bilden Patienten mit malignem Melanom, etwa 49 % der Fälle und Colonkarzinom, etwa 35 %. Die restlichen 16 % verteilten sich auf Tumore im Bereich Brust, Lunge, Ovarien, Kopf und Nacken und auf Lymphome. Es muss allerdings betont werden, dass das Tumor-Imaging insgesamt noch verbesserungsbedürftig ist und Schwachpunkte hinsichtlich der Spezifität der Antikörper, dem Expressionsgrad der Antigene innerhalb der Tumormasse, der geringen Bindung an den Tumor (nur 0,05 % der injizierten Antikörpermenge wird an den Tumor gebunden), der Knochenmarktoxizität auf Grund der Strahlenbelastung und der Fremderkennung der markierten Antikörper durch das Immunsystem aufweist. Ende 1999 waren 7 monoklonale Antikörper zur szintigraphischen Bestimmung von Tumoren, Rezidiven und Metastasen in Deutschland zugelassen (Paul-Ehrlich-Institut).

Therapeutisches Drug Monitoring

Ziel des therapeutischen Drug Monitoring (TDM) ist eine optimale Medikation des Patienten, wobei ein möglichst hoher therapeutischer Effekt bei möglichst geringen Nebenwirkungen erreicht werden soll. Die zu verabreichende Arzneistoffdosis wird dabei für jeden Patienten individuell festgelegt, in Abhängigkeit von der persönlichen Empfindlichkeit, Enzymausstattung und Stoffwechsellage. Das setzt jedoch voraus, dass die aktuelle und therapeutisch wirksame Konzentration des Arzneistoffs und/oder seiner Abbauprodukte im Körper, bevorzugt den Körperflüssigkeiten, mit hoher Verlässlichkeit, Genauigkeit und Reproduzierbarkeit quantitativ bestimmt werden kann. Dafür eignen sich natürlich entsprechende Tests unter Verwendung von MAK. Zurzeit werden von verschiedenen Firmen Testkits zur Bestimmung von etwa 35 verschiedenen Arzneistoffen oder deren Abbauprodukte angeboten (Tab. 6.4). Diese Liste wächst ständig. Es ist natürlich nicht möglich bzw.

Tab. 6.4 Arzneistoffe, für die Testkits zum Therapeutischen Drug Monitoring angeboten werden

Stoffgruppe	Arzneistoff
Antiepileptika/ Antikonvulsiva	Carbamazepin Carbamazepin-Epoxid Carbamazepin-Transdiol Phenobarbital Phenytoin Primidon Valproinsäure Clonazepam Ethosuximid
Antibiotika/ Aminoglykoside	Amikacin Gentamycin Tobramycin
Kardiovaskuläre Substanzen	Lidocain Procainamid Chinidin Disopyramid Digoxin Digitoxin Theophyllin
Psychoaktive Substanzen	Amitriptylin Nortriptylin Imipramin Desipramin
Immunsuppressiva	Cyclosporin A Cortison Hormone Thyroxin

Tab. 6.5 Bisher zugelassene monoklonale Antikörper für die Therapie (Stand Dezember 1999)

Indikation	Antigen (Fertigpräparat)
Transplantation	CD3 (OKT3®)
Transplantation	IL-2 Rezeptor (Zenapax®)
Transplantation	IL-2 Rezeptor (Simulect®)
Kolorektales Karzinom	17-1A (Panorex®)
NH-B-Zell-Lymphom	CD20 (IDEC-C28B)
NH-B-Zell-Lymphom	CD20 (MabThera®)
Brustkrebs	HER2 (Herceptin®)
Sepsis	LPS (HA-1A®)
Angioplastie	Thrombozytenantigen (ReoPro®)
Atemwegsinfektionen	RSV (Synagis®)
Morbus Crohn	TNFα (Remicade®

auch nicht nötig für alle Arzneistoffe Testkits anzubieten, um deren Serumkonzentration regelmäßig zu erfassen. Das ist jedoch bei solchen Arzneistoffen wünschenswert, die ein **enges therapeutisches Fenster** haben, wo also Wirkung und Nebenwirkung sehr nahe beieinander liegen. Die Schwerpunkte liegen zurzeit bei den Antiepileptika/Antikonvulsiva, Antibiotika, kardiovaskulären Substanzen, psychoaktiven Substanzen, den Immunsuppressiva und dem Nachweis von Rausch- und Suchtgiften.

6.2.9 Therapeutische Anwendung von monoklonalen Antikörpern

Obwohl MAK seit etwa 20 Jahren therapeutisch eingesetzt und weltweit über 200 verschiedene MAK in klinischen Studien getestet werden, sind bisher erst wenige zur Anwendung beim Menschen zugelassen (Tab. 6.5).

Die wichtigsten Indikationsgebiete für therapeutische monoklonale Antikörper sind

Kasten 6.3 CD-Antigene

Die unterschiedlichen Differenzierungs- und Markerproteine auf der Oberfläche von vorwiegend Immunzellen werden durch eine international verbindliche Nomenklatur benannt, die CD-Klassifizierung, wobei CD für Çluster of Differentiation" steht. Solche Oberflächenmarker sind meistens Glykoproteine und werden oft auch als Antigene bezeichnet, wenn ihr Nachweis über Immunreaktionen bzw. Antikörper erfolgt.

Kasten 6.4 Apoptose

Die Apoptose ist der programmierte Zelltod. Die meisten Körperzellen verfügen über einen „eingebauten" Mechanismus zur Selbstzerstörung, der sowohl durch äußere Einflüsse (UV-Strahlung, Medikamente, TNFα, Antikörper) als auch durch innere Mechanismen (Zellumsatz, Alterung, Regeneration, Differenzierung, Metamorphose) ausgelöst werden kann. Apoptose stellt die häufigste und natürliche Form des Zelltods dar.

- Tumorerkrankungen
- Autoimmunerkrankungen
- Organtransplantation
- Sepsis
- Vergiftungen.

Immunsuppression

MAK zur Immunsupression beeinflussen die Zellkommunikation und/oder Zellaktivierung und sind gegen CD-Antigene, Zelladhäsionsmoleküle oder den T-Zellrezeptor gerichtet (Kasten 6.3).

Muronomab-CD3. Der murine Antikörper **Muronomab-CD3** ist gegen den T-Zell-Rezeptorkomplex gerichtet. Er wurde erstmals 1979 charakterisiert und wird seit 1981 zur Behandlung der akuten **Abstoßungsreaktionen nach Organtransplantation** eingesetzt und ist seit einigen Jahren behördlich zugelassen.

Die immunsuppressive Wirkung des Muronomab-CD3 MAK beruht auf drei unterschiedlichen Mechanismen, der Zerstörung von T-Zellen durch das körpereigene Immunsystem, Apoptose (Kasten 6.4) und Antigen-Modulation, bei der die

Tumorzelle die gebundenen Antikörper zusammen mit dem Antigen von der Zelloberfläche „abwirft".

Zurzeit laufen klinische Studien mit OKT3 zur Behandlung des **Diabetes Typ I** und der **multiplen Sklerose**. Die zellaktivierende Eigenschaft möchte man sich in Zukunft zur Therapie von Virus- und Tumorerkrankungen zu Nutze machen. Die stark mitogene Wirkung der OKT3 Antikörper benutzt man in der Gentherapie für die extrakorporale Stimulierung und Vermehrung von transfizierten T-Zellen.

Basiliximab. Der humanisierte MAK **Basiliximab** soll nach Nierentransplantationen die akute Abstoßungsreaktion verringern. Klinische Studien belegen die Verringerung solcher Reaktionen um einen Drittel. Der monoklonale Antikörper, der dem Patienten lediglich in zwei Dosen verabreicht werden muss, wurde Ende 1998 auch in Deutschland zugelassen.

Daclizumab ist ein weiterer MAK, der zur Prophylaxe akuter Abstoßungsreaktionen nach allogener Nierentransplantation auf den Markt kommt. Daclizumab wird zusammen mit einer immunsuppressiven Standardtherapie, die Ciclosporin und Glucocorticoide einschließt, angewendet.

Tumortherapie

Die klinisch angewendeten Anti-Tumor-MAK sind gegen Antigene gerichtet, die auch bei normalen Zellen auftreten, jedoch bis zum Faktor 200 vermehrt auf Tumorzellen vorkommen (LoBuglio, Mansoor 1992), z. B.

- Onkofötale Antigene, z. B. das CEA
- Differenzierungsantigene, z. B. CD5, CD21, und CD23
- Normale Membrankomponenten wie GD2 und GD3
- Rezeptoren für Wachstumsfaktoren, z. B. PDGF-Rezeptor und ECF-Rezeptor.

Prinzipiell können entweder unbewaffnete MAK oder bewaffnete MAK appliziert werden. Bei den unbewaffneten MAK werden die Tumorzellen durch immunologische Mechanismen und Apoptose zerstört (Russel et al. 1992). Bei den mit Toxinen, Radioisotopen oder Zytostatika bewaffneten MAK erfolgt die Zerstörung der Tumorzellen durch Vergiftung oder Zerstrahlung. Derartige Antikörper werden bereits klinisch getestet, konnten bisher jedoch keine befriedigenden Resultate erbringen.

Edrecolomab. Der zur Therapie des **metastasierenden kolorektalen Karzinoms** zugelassene MAK **Edrecolomab** (MoAb 17–1A, murin) gehört der IgG2a Subklasse an und erkennt ein Membran-Glykoprotein mit der relativen Molekülmasse von 37 000–40 000, das auf malignen und normalen Epithelzellen vorkommt. Die mit MAK-beladenen Tumorzellen werden durch mehrere immunologische Effektorreaktionen zerstört. Besonders auffällig ist die hochsignifikante Reduktion der Fernmetastasen nach chirurgischer Entfernung der Tumoren. Die mit dem MAK erzielten Erfolge sind vergleichbar mit denen von etablierten zytostatischen Therapien, bei denen 5-Fluorouracil in Kombination mit Levamisol oder 5-Fluorouracil in Kombination mit Semustin und postoperativer lokaler Strahlentherapie gegeben werden.

Rituximab ist ein chimäres IgG1-$\varkappa$-Immunglobulin, das aus zwei schweren Ketten aus 451 Aminosäuren und zwei leichten Ketten aus 213 Aminosäuren aufgebaut ist und ein Molekulargewicht von 145 kD besitzt. Der Arzneistoff wurde 1998 in den USA und Deutschland zur Behandlung von **follikulärem Lymphom** zugelassen. Grund für diese Erkrankung ist das abnorme Wachstum von B-Zellen. Auf manchen B-Zellen sind CD20-Rezeptoren zu finden, an die Rituximab bindet. Die so markierten Zellen werden vom Immunsystem erkannt und zerstört. Stammzellen und Antikörper-produzierende B-Zellen sind nicht betroffen, weil sie kein CD20-Antigen präsentieren. Wie einige andere rekombinante Proteine wird der chimäre Anti-CD20-Antikörper in suspensionskultivierten CHO-Zellen hergestellt. Das Nährmedium enthält das Antibiotikum Gentamicin, das im Endprodukt nicht mehr vorhanden sein darf. Außerdem werden während der Aufreinigung, die auch einen säulenchromatografischen Schritt beinhaltet, möglicherweise enthaltene Viren entfernt bzw. inaktiviert.

Sepsistherapie

Die Sepsis oder „Blutvergiftung" wird durch Lipopolysaccharide (LPS) aus der äußeren Zellwand gramnegativer Bakterien ausgelöst. Durch den Bakterienzerfall wird LPS frei, gelangt in die Blutbahn, reagiert mit Immunzellen und bewirkt die Sekretion verschiedener Cytokine, die in einer septischen Kaskade pathophysiologische Veränderungen verursachen, die unter dem klinischen Bild des septischen Schocks zum Tod führen. Betroffen sind vorwiegend immungeschwächte Patienten auf der Intensivstation und Patienten mit Polytrauma oder großen Wundfeldern nach Operationen oder Verbrennungen, verbunden mit einem hohen Infektionsrisiko durch oftmals resistente opportunistische Krankenhauskeime wie *Escherichia coli, Proteus* sp., *Pseudomonas* sp., *Klebsiella* sp. *und Serratia* sp. Der Begriff Sepsis umfasst mehrere klinische Bilder wie Bakterämie, Septikämie, Blutvergiftung, Sepsis und septischer Schock, deren Gemeinsamkeiten Infektionen, Fieber oder Hypothermie, Tachykardie, Tachypnoe und hämodynamische Veränderungen sind.

Anti-Lipopolysaccharid-Antikörper. Der humane IgM-MAK HA-1A, der die konservierte Lipid A Region des LPS erkennt, ist in einigen Ländern für die Sepsis-Therapie zugelassen.

Anti-TNFα-Antikörper. Die Tumornekrosefaktoren α (TNFα, Cachectin) und β (TNFβ, Lymphotoxin) sind natürlich vorkommende Botenstoffe des Immunsystems, die bei Entzündungen gebildet werden, deren Bildung durch mononukleäre Phagocyten aber auch zur Abtötung mancher Tumoren führt. Tierexperimentell wurde gezeigt, dass TNFα in Abwesenheit von LPS oder intakter Erreger allein in der Lage ist alle Symptome der Sepsis bis hin zum letalen Ausgang auszulösen. Bereits klinisch getestet werden murine und chimäre Anti-TNFα MAK, die gegenüber den Anti-LPS MAK noch den Vorteil eines breiteren Anwendungspotenzials haben, da TNFα auch bei anderen Infektionen mit grampositiven Erregern, Pilzen, Viren, Protozoen oder durch Substanzen wie bakterielle Exotoxine und Cytokine freigesetzt wird.

Allerdings scheiterten die bisherigen Therapieversuche, was auf die rasche Bildung und kurze Halbwertszeit des TNFα zurückzuführen sein könnte. Bereits 90 Minuten nach dem Stimulus bestehen maximale TNFα-Plasmaspiegel, wenn gerade erste generelle Symptome (Myalgien und Kopfschmerzen) und Sepsis-Symptome (Fieber, Tachykardie, Tachypnoe) auftreten, die erst Stunden später ihre Maxima erreichen, zusammen mit den hämodynamischen Veränderungen. Auch in diesem Fall wurde der MAK wahrscheinlich zu spät verabreicht.

HIV -Therapie

Zurzeit laufen eine Reihe von tierexperimentellen und klinischen Studien mit aktiven und passiven Immunisierungen an HIV-Infizierten. Eingesetzt werden meistens murine oder chimäre Antikörper gegen das virale Hüllglykoprotein gp120. Einen neuartigen und viel versprechenden therapeutischen Ansatz stellt ein gentechnologisch hergestellter **bispezifischer Antikörper** dar. Der eine Arm des Antikörpers besitzt keine übliche Antigenbindungsstelle mehr, sondern trägt Teile des CD4-Moleküls, der HIV-1 Rezeptor, angekoppelt an den konstanten Teil der Immunglobulinkette und der andere Arm des MAK ist eine konventionelle Antigenbindungsstelle, die cytotoxische T-Zellen erkennt. Dadurch wird erreicht, dass der MAK auf der einen Seite über eine CD4-gp120 Interaktion an HIV-1 infizierte Zellen bindet und auf der anderen Seite an cytotoxische T-Zellen, die dadurch zu den virusinfizierten Zellen hingeführt werden, gefolgt von deren Zerstörung. Entscheidend ist, dass auf diese Weise auch cytotoxische T-Zellen von irrelevanter Spezifität gebunden, aktiviert und zur Zellzerstörung befähigt werden. Auf Grund überzeugender In-vitro-Resultate, von denen die Zerstörung eines breiten Spektrums an Zellen, die mit unterschiedlichsten HIV-1 Stämmen infiziert worden waren, am auffälligsten war, wurden mittlerweile erste klinische Studien begonnen.

Thrombose-Prophylaxe

Verschlusskrankheiten der Blutgefäße sind die häufigste Todesursache in den westlichen Industrienationen. Arteriellen Thrombosen kann prinzipiell durch Gabe von Thrombozytenfunktionshemmern vorgebeugt werden.

Abciximab ist ein Thrombozytenaggregationshemmer aus dem Fab-Fragment eines monoklonalen Antikörpers gegen den Glykoprotein IIb/IIIa-Rezeptorkomplex von Thrombozyten und wird zusätzlich zu Heparin und Acetylsalicylsäure zur Vermeidung von ischämischen kardialen Komplikationen bei Hochrisiko-Patienten eingesetzt.

6.3 Immunisierung von Tieren und die Gewinnung polyklonaler Antikörper

Trotz der revolutionierenden In-vitro-Technik der Herstellung monoklonaler Antikörper werden immer noch große Mengen an Antikörpern aus immunisierten Tieren gewonnen. Im Vergleich zu den MAK können tierische Antikörper, die generell auch polyklonale Antikörper (PAK) genannt werden, relativ **schnell** innerhalb von 4 bis 12 Wochen und wesentlich **kostengünstiger** hergestellt werden. Allerdings zeigen PAK im Vergleich zu MAK auch klare Nachteile, wie

- Schlechte Reproduzierbarkeit der Herstellung, d. h. Chargeninkonsistenz
- Heterogenes Gemisch aus verschiedenen Antikörpern mit unterschiedlichen immunbiologischen Eigenschaften, z. B. Ig-Klasse, Affinität, Spezifität, Wirksamkeit
- Relativ geringe Mengen an spezifischen Antikörpern im Serum, ca. 5 %
- Aufwändige Reinigungstechniken zur Isolierung spezifischer Antikörperfraktionen.

Das hat dazu geführt, dass die MAK- und PAK-Technologie nebeneinander existieren und je nach Anwendung entschieden werden muss, welches Herstellungsprinzip herangezogen werden soll. PAK eignen sich gut für Immunpräzipitationen, Agglutinationen und als Detektionsantikörper für den ELISA.

Eine Reihe von Faktoren und Parametern beeinflussen den Erfolg von Immunisierungen (Tab. 6.6). Einige Punkte sollen nachfolgend detaillierter behandelt werden.

Tab. 6.6 Bei Tierimmunisierungen zu berücksichtigende Parameter

Maßnahme	Entscheidende Parameter
Tierauswahl	Antikörperbedarf Antigenmenge
Antigenbereitung	Dosierung Molekülmasse Zustand des Antigens (nativ, denaturiert)
Adjuvantienzugabe	Komplettes Freunds Adjuvans Inkomplettes Freunds Adjuvans Aluminiumhydroxid Gele Liposomen Lipopeptide
Vorbehandlung der Tiere	evtl. Quarantäne Krankheiten, Infektionskontrolle Entnahme von Präimmunseren
Applikationsroute	Intraperitoneal (i.p.) Intravenös (i. v.) Subkutan (s.c.) Intramuskulär (i.m.) Oral (p. o.) In die Milz oder Lymphknoten
Auffrischungsimmunisierungen	Zeitabstand
Blutentnahme	Ohrvene (Kaninchen) Retrobulbär (Mäuse) Schwanzvene (Mäuse) Herzpunktion (Meerschweinchen)
Serumtestung	Hämagglutination ELISA Dot-Blot

6.3.1 Tierauswahl

Für Immunisierungen werden üblicherweise Mäuse, Ratten, Meerschweinchen, Kaninchen, Schafe, Ziegen, Schweine, Esel, und Pferde, in manchen Fällen sogar Hühner und Fische herangezogen. Da jede Tierart ihre Besonderheiten hinsichtlich Vorbehandlung, Antigenvorbereitung, Applikationsroute etc. hat, ist es an dieser Stelle nicht möglich, auf alle Tierarten einzugehen. Werden Inzuchtstämme verwendet, z. B. bei Mäusen, Ratten und Meerschweinchen, ist auf die Wahl des richtigen Inzuchtstammes zu achten, da hinsichtlich der Immunantwort große Unterschiede bestehen.

6.3.2 Antigenbereitung

Von entscheidender Bedeutung ist die zu injizierende Menge an Antigen (Kasten 6.5). Bei Mäusen, Ratten und Meerschweinchen liegen die Antigenmengen pro Injektion im ng- oder µg-Bereich, bei Kaninchen im mg-Bereich und bei größeren Tieren (Schafe, Ziegen, Pferde) im Milligramm- oder Gramm-Bereich. Man kann jedoch kaum verbindliche Mengenangaben machen, da diese von mehreren Parametern abhängen, wie etwa der **Größe des Antigens**, der verwendeten **Tierart**, der **Applikationsroute**, des **Adjuvans**, der **Anzahl der Immunisierungen** und der **Menge** des zur Verfügung stehenden Antigens.

So müssen von Fall zu Fall die einzelnen Punkte gegeneinander abgewogen werden bzw. auch auf Spezialbücher oder Originalpublikationen zurückgegriffen werden. Besondere Vorbereitungen erfordert die Herstellung von Antikörpern gegen **Haptene** (Kasten 6.6). Probleme bereiten auch Antigene, die in wässrigem Milieu unlöslich sind, z. B. Lipoproteine, Lipoglykoproteine und Membranproteine. Für die Solubilisierung des Antigens bzw. Reduktion ihrer Unlöslichkeit gibt es mehrere Techniken. Welche Methode letztendlich Anwendung findet, hängt von dem Antigen ab. Meistens müssen mehrere Möglichkeiten durchprobiert werden.

Kasten 6.5 Antigen und Epitop

In der Immunologie werden solche Substanzen als **Antigene** bezeichnet, die das Immunsystem aktivieren und eine Immunantwort hervorrufen. Antigene sind Viren, Bakterien, Pilze, fremde Zellen, bakterielle Toxine, Allergene usw. Antigene sind also relativ groß im Vergleich zu einem Antikörper bzw. der Antigenbindungsstelle eines Antikörpers, die aus den 6 hypervariablen Regionen besteht (Kap. 6.2.1). Das Antigen kann folglich vom Antikörper nicht in seiner Gesamtheit erkannt werden, sondern nur in kleinen Abschnitten, die etwa 6 Aminosäuren groß sind und als **Epitope** bezeichnet werden. Sie passen direkt in die Antigenbindungsstelle eines Antikörpers nach dem Schlüssel-Schloss-Prinzip hinein. An dieser Interaktion sind die vier nicht-kovalenten Grundkräfte beteiligt: Van-der-Waals-Bindung, hydrophobe Bindung, Wasserstoffbrückenbindung und ionische Bindung.

Kasten 6.6 Antigen und Hapten

Ein **Antigen** muss eine **kritische Größe** von etwa 1000 Dalton haben, damit es vom Immunsystem erkannt wird. Liegt die Molekülmasse einer Substanz darunter (z. B. bei Medikamenten, Peptidhormonen), kann sie keine Immunantwort mehr auslösen, sodass auch keine Antikörper erhalten werden. Solche Substanzen werden **Haptene** genannt. Will man dennoch Antikörper gegen sie herstellen, muss man die Haptene an große Moleküle (Carrier) koppeln, z. B. Albumin oder KLH (Keyhole Limpet Hemocyanin, der Blutfarbstoff der Napfschnecke) und dann das Tier damit immunisieren. Das Immunsystem produziert dann Antikörper gegen den Carrier und das Hapten. Solche Antikörper können dann auch mit dem freien, also Carrier-ungebundenen Hapten reagieren.

6.3.3 Adjuvantien und Applikationsroute

Adjuvantien sind Substanzen, die bei einer Immunisierung die Immunantwort verstärken sollen, d. h. letztendlich mehr und bessere Antikörper liefern. Dies wird auf unterschiedliche Weise erreicht:

1. **Depoteffekt.** Die Immunisierung ist umso besser, je länger und öfter das Immunsystem mit dem Antigen in Kontakt kommt. So wird das Antigen in einer Speicher- oder Depotform appliziert, aus der es langsam und kontinuierlich freigesetzt wird und das Immunsystem ständig stimuliert.
2. **Denaturierung des Antigens.** Die Praxis hat gezeigt, dass ein globuläres Proteinmolekül nur relativ wenige Epitope anbietet, während ein partiell oder komplett denaturiertes Molekül, das mit sich selbst auch noch verklumpt, mehr Epitope exprimiert und auch noch stärker immunogen wirkt.
3. **B-Zell-Stimulation.** Die Aktivierung der B-Zellen durch das Antigen kann noch dadurch verstärkt werden, dass das Adjuvans selber den B-Zellen noch einen zusätzlichen Aktivierungsimpuls gibt.
4. **Adjuvantien.** Komplettes Freunds Adjuvans (CFA) besteht aus einem Mineralöl und enthält abgetötete Mykobakterien. Durch die Emulgierung der wässrigen Antigenlösung im Mineralöl werden Liposomen-ähnliche Strukturen erhalten, die das Antigen in sich einschließen und es langsam wieder freigeben. Das Mineralöl bewirkt auch eine partielle Denaturierung des Antigens. Bestimmte Membrankomponenten der Mykobakterien geben den zusätzlichen B-Zell-Stimulus. **Inkomplettes Freunds Adjuvans (IFA)** besteht nur aus dem Mineralöl, es fehlen die Mykobakterien. Ähnlich effektiv wie Freunds Adjuvans sind **TiterMax™**, ein Adjuvans, das sich aus Squalen und einem patentierten Copolymer zusammensetzt und **Keyhole Limpet Hemocyanin** (KLH) aus der Hämolymphe der Kalifornischen Schlüsselloch-Napfschnecke. Das Einzige zur Anwendung beim Menschen zugelassene Adjuvans ist **Aluminiumhydroxid $Al(OH)_3$**. Die Antigene werden bei diesem Verfahren auf unlöslichen $Al(OH)_3$-Partikeln adsorbiert, wodurch eine Depotwirkung erzielt wird. Bei der Immunisierung von Tieren wird ein zusätzlicher B-Zell-Stimulus dadurch erreicht, dass dem Immunisierungsgemisch *Bordetella-pertussis*-Keime beigefügt werden.

Die **Applikationsroute** hängt u. a. auch von der Wahl des Adjuvans ab. Bei Verwendung von CFA, IFA, $Al(OH)_3$ oder Gelen sollte keine i. v.-Injektion durchgeführt werden, sondern s.c.- oder i.m-Injektionen. IFA oder $Al(OH)_3$ können auch i.p. gegeben werden. Liegt das Antigen nur in einer Pufferlösung vor, kann es bedenkenlos i. v. appliziert werden. So wird oft die erste Immunisierung, die Grundimmunisierung, mit CFA gegeben, die Folgeimmunisierungen mit IFA und eine Abschlussimmunisierung in Pufferlösung. Sehr gute Erfolge werden bisweilen bei der direkten Injektion einer Antigenlösung in die Milz oder die Lymphknoten erhalten, was jedoch einige Erfahrung und praktische Routine voraussetzt. Auch p. o. Immunisierungen („Schluckimpfungen“) werden immer häufiger durchgeführt.

6.3.4 Vorbehandlung der Tiere

Wichtig ist die Entnahme einer Serumprobe (Präimmunserum) vor der ersten Immunisierung, da die Tiere von Natur aus bereits einen niederen Titer bzw. Antikörperspiegel gegen das Antigen haben können. Der **Titer** ist definitionsgemäß der reziproke Wert der höchsten Verdünnungsstufe, bei dem in einem bestimmten Antigentest (Kap. 6.3.1) noch eine positive Reaktion erhalten wird. Wird beispielsweise bei einer Verdünnung von 1 : 1024 noch ein positives Testergebnis erhalten, jedoch nicht mehr bei einer Verdünnung von 1 : 2048, dann hat das Serum einen Titer von 1024.

6.3.5 Auffrischungsimmunisierungen (Booster)

Man unterscheidet zwei Immunisierungsstadien, die **Grundimmunisierung**, die der spezifischen Aktivierung des Immunsystems dient, und die **Auffrischungsimmunisierungen**, auch Booster-Immunisierungen oder nur Booster genannt, die drei Ziele verfolgen:

- Eine maximale Antikörperproduktion zu erreichen
- Diesen Zustand über eine möglichst lange Zeit zu erhalten, sodass dem Tier über mehrere Monate Blut abgenommen werden kann
- Nach einer Ruhephase von mehreren Wochen oder Monaten das Immunsystem erneut zu einer optimalen Antikörperproduktion anzuregen.

Bei Kaninchen dauert die **Grundimmunisierung** etwa 6 Wochen und danach erfolgen in einem 4-wöchigen Abstand drei Booster-Immunisierungen, gefolgt von der Bestimmung des Antikörpertiters und der ersten größeren Blutentnahme (30 bis 50 mL). Zeigt der Antikörpertest nach einer weiteren Booster-Immunisierung keinen weiteren Anstieg, werden erneut große Blutmengen entnommen (50 bis 70 mL). Je nach benötigter Antikörpermenge kann man zu diesem Zeitpunkt auch das Kaninchen per Herzpunktion ausbluten oder wenn noch mehr Serum benötigt wird, noch weitere Booster-Immunisierungen anschließen. Zu diesem Grundschema gibt es je nach Antigentyp, Antigendosis, Immunogenität des Antigens, Tiergröße etc. zahlreiche Variationen.

Das hochtitrige Serum eines mehrfach immunisierten Tieres wird **Hyperimmunserum** genannt. Seine Immunglobulinfraktion besteht zu etwa 5 % aus spezifischen Antikörpern gegen das Antigen.

6.3.6 Blutentnahme

Da sich die Blutentnahme nach der immunisierten Tierart richtet, würde es an dieser Stelle zu weit führen, auf alle Methoden einzugehen. Einige sollen jedoch exemplarisch genannt werden: Bei Mäusen erfolgt die Blutentnahme entweder mit einer Pasteurpipette hinter dem Augapfel (retrobulbär, retroorbital) oder mit einer dünnen Kanüle und Spritze über die Schwanzvene, die durch Bestrahlung mit einer Wärmelampe zuvor noch dilatiert wird. Bei Kaninchen erfolgt die Blutentnahme üblicherweise über die leicht zugängliche und deutlich sichtbare Ohrvene. Bei Meerschweinchen können bei entsprechender Routine mehrfach problemlos Herzpunktionen durchgeführt werden. Schweinen wird gewöhnlich mit einer Kanüle und Spritze über die Subclavia Blut entnommen, wofür die Tiere mit dem Rücken in einen v-förmigen Trog gelegt werden und die Vorderfüße entsprechend abgespreizt werden um den Zugang zur Vene zu erleichtern. Schafe werden über die außergewöhnlich dicke Halsvene geblutet.

6.3.7 Serumtestung

Die Tests müssen drei wichtige Kriterien erfüllen: Sie sollten einfach durchzuführen, reproduzierbar und genügend sensitiv sein. Mehrere Methoden sind in Gebrauch:

- Hämagglutinationstest
- ELISA
- Dot-Blot.

Beim **Hämagglutinationstest** werden Tannin- oder Formalin-behandelte Schaferythrozyten mit Antigen beladen, was entweder durch passive Adsorption oder kovalente Kopplung mit bivalenten Reagenzien erreicht werden kann. Durch die Vorbehandlung der Erythrozyten mit Formalin oder Tannin wird die Zellmembran fixiert bzw. stabilisiert, sodass die Zellen lange gelagert werden können. Das Serum wird üblicherweise in einer Mikrotiterplatte in zweifach seriellen Verdünnungsstufen vorgelegt, wobei die erste Vertiefung reines Serum erhält, sodass nach der Zugabe von 100 µL Erythrozyten als höchste Konzentration eine 1 : 2 Verdünnung des Serums erhalten wird. Die weiteren Verdünnungen sind dann 1 : 4, 1 : 8, 1 : 16 bis etwa 1 : 16 000, eventuell noch höher. Die Auswertung erfolgt unter dem Mikroskop.

Das Prinzip des **ELISA** wurde bereits vorgestellt (Kap. 2.2.5). Das hierbei bevorzugte Testprinzip ist der direkte ELISA, bei dem das Antigen, mit dem auch das Tier immunisiert wurde, direkt an die Oberfläche der Mikrotiterplatte fixiert wird, gefolgt von der Zugabe des Serums, Enzym-markierten Antikörpern (Detektionsantikörpern) gegen die tierischen Antikörper und ein lösliches Enzymsubstrat. Wenn z. B. eine Maus immunisiert wurde, dann sind die Detektionsantikörper Schaf - Anti - Maus-Immunglobulin - Antikörper oder Kaninchen-Anti-Maus-Immunglobulin-Antikörper. Der Serumtiter ist die letzte Verdünnungsstufe, bei der eine Extinktion gemessen wird, die mindestens doppelt so hoch ist wie der Background.

Der **Dot-Blot** basiert auf dem Prinzip des Western-Blot, der bereits erklärt wurde (Kap. 2.2.5). Beim Dot-Blot wird das Antigen in verschiedenen Konzentrationen punktförmig auf eine der üblichen Membranen, die auch für den Western-Blot verwendet werden, aufgetragen. Pro Punkt werden 2–5 µL Lösung benötigt. Nach dem Antrocknen des Antigens werden, analog zum ELISA, Enzym-markierte Detektionsantikörper und ein präzipitierendes chromogenes Substrat zugegeben. Der Serumtiter ist das Reziprok der letzten Verdünnungsstufe, bei der noch eine schwache, aber eindeutige positive Farbreaktion zu sehen ist.

6.4 Cytokine

6.4.1 Merkmale der Cytokine

Vor etwa 100 Jahren beobachtete der Arzt William B. Coley, dass sich manche Formen von Krebs zurückbildeten, wenn der Patient sich eine zusätzliche Bakterieninfektion zuzog. Daher begann er mit der „Impfung" mittels eines Gemisches abgetöteter Bakterien, und tatsächlich gelang es ihm bei manchen der Patienten, einen Rückgang der Krebserkrankungen einzuleiten. Vor allem bei Bindegewebssarkomen und Lymphomen erwies sich das Coley-Toxin als besonders wirksam. Als Chemo- und Strahlentherapie aufkamen, geriet die nicht immer zuverlässige Methode wieder in Vergessenheit. Befunde aus neuerer Zeit haben jedoch das Interesse an Coleys Experimenten wieder geweckt und neue, ähnlich geartete Therapieversuche initiiert. Nach heutiger Kenntnis beruhte die Wirkung des Coley-Toxins darauf, dass normale Zellen sogenannte **Cytokine** ausschütten. Cytokine sind **Signalstoffe**, die von verschiedenen Körperzellen sekretiert werden und auf andere Zellen als **Wachstums- und Differenzierungsfaktoren** wirken. Je nach Produktionszelle werden spezielle Bezeichnungen verwendet, so werden **Lymphokine** von Lymphozyten und **Monokine** von Monozyten gebildet. Die **Empfängerzellen** tragen auf ihrer Oberfläche Rezeptoren, die das jeweilige Cytokin spezifisch binden, gefolgt von komplexen Membran- und Cytoplasma-lokalisierten Reaktionen zur Signaltransduktion in Richtung DNA. Cytokine regulieren netzwerkartig die interzelluläre Kommunikation und zeigen ein vielfältiges, pleiotropes Aktivitätsspektrum (Maeger 1990), wirken also auf verschiedene Zelltypen und bewirken multiple biologische Reaktionen (Tab. 6.7). Hinsichtlich ihrer signalübertragenden Eigenschaft ähneln Cytokine den Hormonen.

Das Ziel der cytokingesteuerten zellulären und molekularen Reaktionen ist die Initiation und Durchführung von **koordinierten Abwehrreaktionen** gegen einge-

Tab. 6.7 Die wichtigsten zellbiologischen Wirkungen und biochemischen Merkmale von Cytokinen

Cytokine beeinflussen bei Zellen
Wachstum
Differenzierung
Biologische Funktionen
Cytokine sind wichtig für die
Aktivierung von Immunzellen
Neubildung von Blutzellen
Wundheilung
Entzündungsreaktionen
Embryogenese
Cytokine kooperieren mit dem
Immunsystem
Nervensystem
Hormonsystem
Weitere Eigenschaften von Cytokinen
Aktivierend oder inhibierend
Bindung an hochaffine Rezeptoren
Wirkung in nano- und picomolaren Konzentrationen
Lebensdauer von wenigen Minuten
Molekülmasse von 5–80 kDa

drungene Mikroorganismen, intrazelluläre Parasiten oder entartete Zellen, wobei der ganze Körper mit seinen verschiedenen Zelltypen bis hin zu Leberzellen oder Nervenzellen einbezogen wird und vielfältige Reaktionen bis zu allergischen Symptomen und Fieber ausgelöst werden können (Playfair, Baron 1995).

Zu den Cytokinen gehören **Interleukine** (IL), **Interferone** (IFN), **Cytotoxine** und **Wachstumsfaktoren**, beispielsweise **Kolonie-stimulierende Faktoren** (CSF). Ihre physiologische Konzentration liegt mit 10^{-10} – 10^{-13} M im Bereich der von Hormonen. Insgesamt kennt man zurzeit etwa 200 unterschiedliche Cytokine (Ibelgaufts 1992).

Durch die Fortschritte im Bereich der **Molekularbiologie** und **Hybridomtechnologie** ist es jetzt möglich, große Mengen an hochreinen Cytokinen für In-vitro-Studien und therapeutische Anwendungen herzustellen und noch geringste Mengen im Forschungs- und Diagnostiklabor mittels ELISA (Baron 1995a) verlässlich bestimmen zu können.

Die meisten Cytokine werden gentechnisch in *E. coli* hergestellt, was möglicherweise zu Komplikationen führen kann, wenn die natürlichen Vorbilder glykosyliert sind. Die rekombinanten Cytokine aus *E. coli* tragen nämlich keine Zuckerreste (Kap. 4.4) und können im Menschen eine Immunantwort induzieren.

6.4.2 Therapeutische Anwendung von Cytokinen

Interferone und **Interleukine** können für die Therapie von Krebs, Infektionen mit Viren, Bakterien, Pilzen oder Protozoen, Allergien, Autoimmunerkrankungen oder als Adjuvantien für Impfstoffe eingesetzt werden (Baron 1995d). **Kolonie-stimulierende Faktoren** eignen sich grundsätzlich für die Behandlung von Knochenmarktransplantationen, Krebs in Kombination mit der Chemotherapie, dem myelodysplastischem Syndrom, Infektionen mit Bakterien, Pilzen oder Protozoen oder als Adjuvantien für Impfstoffe.

Interferone (IFN). Man unterscheidet α-, β- und γ-Interferone. Speziell die Klasse der α-Interferone spaltet noch weiter in viele Subtypen auf. Gentechnisch hergestellt und klinisch eingesetzt werden die Subtypen α-2a und α-2b. Interferone binden an die Oberflächen von Zellen und lösen die Aktivierung verschiedener Gene aus.

Interleukine (IL). Interleukine sind Faktoren, die verschiedene Funktionen innerhalb des Immunsystems ausüben und „Botschaften" zwischen Leukozyten austauschen. Die Nomenklatur ist teilweise etwas verwirrend. Daher gibt es inzwischen Nomenklaturregeln. Danach darf ein Cytokinin erst dann als Interleukin bezeichnet werden, wenn:

- das Protein gereinigt vorliegt und das Gen kloniert wurde
- der Nachweis erbracht wurde, dass es sich um ein natürliches Produkt von Zellen des Immunsystems handelt.

Bei Hauptfunktion außerhalb des Immunsystems sollte die alte Bezeichnung (z. B. „Wachstumsfaktor") beibehalten werden. Nach dieser Übereinkunft werden die „echten" Interleukine durch Buchstaben-Zahlenkombinationen, etwa IL-1α, IL-1β, IL-2, etc. definiert.

Am weitaus häufigsten werden Cytokine in der **Tumortherapie** angewendet. Dabei sind verschiedene Applikations- und Wirkungsmechanismen denkbar:

- Applikation i. v. und systemische Aktivierung tumorzerstörender Mechanismen
- Extrakorporale Aktivierung von körpereigenen, tumorzerstörenden Zellen, die LAK-Zellen und TIL
- Gentherapie und lokale Aktivierung tumorzerstörender Mechanismen

- Stimulierung und Regenerierung des geschädigten Immunsystems.

Tumortherapie

Systemische Therapie. Für die systemische Aktivierung von tumorzerstörenden Zellen wie cytotoxische T-Zellen, NK-Zellen, K-Zellen, LAK-Zellen werden bevorzugt Interferone, IL-2 und der TNFα eingesetzt. Dabei muss betont werden, dass sich die Cytokine nicht als generelle Anti-Tumor-Medikamente eignen, sondern immer nur zur Behandlung definierter Tumortypen (Tab. 6.8). IL-2 und die Interferone sind bereits zur Behandlung bestimmter Tumorarten zugelassen, TNFα noch nicht. Allerdings zeigen sich in den verschiedenen klinischen Studien, die meistens schon in Phase III sind, gewisse Behandlungserfolge, sodass eine realistische Chance besteht, dass auch TNFα in naher Zukunft die Zulassung erhalten wird. Zur Erhöhung der therapeutischen Wirkung werden bereits Mischungen aus mehreren Cytokinen wie IFNγ, TNFα und IL-2 eingesetzt. Insgesamt laufen weltweit über 400 klinische Studien mit nativen und gentechnisch veränderten Cytokinen um ihre Wirksamkeit für die Behandlung von Tumoren und anderen Erkrankungen wie Autoimmunerkrankungen und viralen Infektionen zu überprüfen.

Interferon-α. Durch Anwendung gentechnischer Verfahren können aus der Klasse der α-Interferone (IFN-α, Leukozyteninterferon) mithilfe von *E. coli* erstmals definierte Subtypen hergestellt werden. Insgesamt zählen sie heute zu den weltweit erfolgreichsten Biopharmazeutika. Zugelassen sind Interferon-α-Präparate zur Therapie der Philadelphia-Chromosom-positiven chronischen myeloische Leukämie in der chronischen Phase, der Haarzell-Leukämie, des follikulären Non-Hodgkin-Lymphoms, des malignen Melanoms und des fortgeschrittenen Nierenzellkarzinom. Außerdem werden sie zur Behandlung des Kaposi-Sarkom bei AIDS-Patienten eingesetzt.

Tab. 6.8 Zugelassene natürliche (n) und rekombinante (r) Cytokine für die Tumortherapie

Cytokin	Indikation
nIFNα	Haarzellen-Leukämie
rIFNα-2a	Haarzellen-Leukämie Chronisch myeloische Leukämie (Philadelphia Chromosom positiv) Kutanes T-Zell Lymphom Kaposisarkom Non-Hodgkin-Lymphom Multiples Myelom Nierenzellkarzinom Malignes Melanom
rIFNα-2b	Haarzellen-Leukämie Kaposisarkom Non-Hodgkin-Lymphom
nIFNβ	Nasopharynx-Karzinom Glioblastom Malignes Melanom
rIL-2	Metastasierendes Nierenzellkarzinom Hypernephrom

Eine weitere wichtige Anwendung zielt auf Patienten mit chronischer **Hepatitis**, ausgelöst durch die Erreger **HBV** oder **HCV**. Bei geeigneter Anwendung erweist sich α-Interferon als verträgliche und teilweise auch wirksame Therapie der Hepatitis B. Bei HCV-Infektionen bietet α-Interferon eine Therapiemöglichkeit, auf die immerhin etwa 50 % der Patienten ansprechen. Weitere Indikationen für die Therapie mit α-Interferonen sind:

- Warzen im Genitalbereich
- Herpeskeratitis.

Interleukin-2. Aldesleukin (Interleukin-2, IL-2) wird als rekombinantes Protein mithilfe von *E. coli* K 12 hergestellt. Es handelt sich um ein nichtglykosyliertes biosynthetisches Interleukin, das sich in seiner Aminosequenz nur wenig vom humanen IL-2 unterscheidet. Aldesleukin interagiert mit IL-2-Rezeptoren auf der Oberfläche von Immunzellen und löst damit Cytokin-Kaskaden aus, an denen verschiedene Interferone, Interleukine und TNF (s. unten) beteiligt sind. Auf diese Weise induziert Aldesleukin die Proliferation und Differenzierung von B- und T-Zellen, Monozyten, Makrophagen und zytotoxischen Lymphocyten. Es ist zur Anwendung bei metastasierendem Nierenkarzinom zugelassen.

Extrakorporal Cytokin-aktivierte Killerzellen. Bei der extrakorporalen Methode werden zwei Varianten erprobt: Bei der ersten Variante, der **LAK-Zell-Methode** werden dem Patienten mittels Leukapherese ca. 10^{10}–10^{11} Leukozyten entnommen und anschließend in Gegenwart von IL-2 für etwa 10 Tage in vitro kultiviert. Während dieser Zeit wird eine heterogene Gruppe an zellzerstörenden Zellen zur Teilung und Differenzierung angeregt. Nach einem Waschvorgang zur Entfernung des IL-2 werden diese LAK-Zellen zusammen mit einer geringen IL-2 Dosis dem Patienten i. v. appliziert und bewirken eine effektivere und schnellere Zerstörung der Tumorzellen. Nebenwirkungen sind kaum noch zu verzeichnen und die bisher erzielten Erfolge sind bemerkenswert.

Das Ziel der zweiten Variante, der **TIL-Methode,** ist eine möglichst gezielte Attacke des Tumors. Dabei werden aus dem frisch resektierten Tumorgewebe die TIL (tumor-infiltrating lymphocytes) isoliert und für maximal 2 Wochen in Gegenwart von IL-2 in vitro aktiviert und vermehrt. Nach einem Reinigungsschritt werden die TIL dem Patienten i. v. verabreicht, eventuell noch zusammen mit einer geringen Menge IL-2. Da die TIL die Tumorzellen bereits schon einmal „gesehen" haben und tumorspezifisch sind, erreichen sie gezielt den Tumor bzw. dessen Metastasen und zerstören die Tumorzellen. Auch bei dieser Methode wurden bereits beachtliche Erfolge erzielt.

Gentherapie mit Cytokinen. Das Ziel der Gentherapie von Tumoren ist eine lokale Stimulation des Immunsystems, eine lokale Aktivierung von Killerzellen und die lokale Tumorzellzerstörung. Dies kann durch die Einschleusung von Cytokin-Genen in Abwehrzellen oder Tumorzellen erreicht werden.

Als Cytokine werden **IL-2**, **TNFα**, **IL-4** und **IL-7** angewendet und man arbeitet mit den autologen TIL der Patienten. Da die TIL diese Cytokine jedoch nicht permanent und in großen Mengen produzieren, werden ihnen die Gene für IL-2, TNFα oder IL-7 übertragen. Für diesen Transferschritt werden als **Gen-Taxis** entsprechend genetisch veränderte Retroviren benutzt, denen die genetische Information für die Cytokine mittels gentechnischer Methoden in ihr virales Genom implantiert worden war (Gutierrez 1992). Nach der Infektion mit den rekombinanten Retroviren werden die TIL in vitro nochmals in Gegenwart von Cytokinen aktiviert und vermehrt und dann dem Patienten verabreicht. Die TIL infiltrieren den Tumor, bilden dort permanent das Cytokin und bewirken eine lokale Aktivierung von Killer-Leukozyten und letztendlich die Zerstörung der Tumorzellen. Die oben beschriebenen, typischen Nebenwirkungen der systemischen Cytokintherapie treten nicht auf. Patienten mit malignem Melanom, Neuroblastom, Nierenzellkarzinom und Brustkrebs wurden bisher behandelt. Die bisherigen Ergebnisse sind durchweg positiv. Genaue statistische Aussagen können auf Grund der kleinen Patientenkollektive zurzeit noch nicht gegeben werden.

Regenerierung des Immunsystems durch direkte Applikation von Cytokinen

Sekundäre, d. h. erworbene Immundefekte können durch eine Reihe äußerer Faktoren induziert werden, wie

- Tumortherapie mit Zytostatika und Bestrahlung
- Viruserkrankungen
- Mangelernährung
- immunsuppressive Therapie nach Organtransplantation
- Strahlenschäden

- Autoimmunerkrankungen
- Stoffwechselkrankheiten.

In allen diesen Fällen kann man versuchen, die Immunschwäche durch die Gabe entsprechend immunaktivierender Cytokine zu stimulieren bzw. den Mangel an bestimmten Zelltypen auszugleichen. Bereits klinisch erprobt werden:

- Interleukine (IL-1 β, IL-3, IL-6, IL-11) zur Behandlung der Thrombozytopenie
- Wachstumsfaktoren (G-CSF, M-CSF, GM-CSF) zur Behandlung der Myelosuppression
- Erythropoietin (EPO) zur Behandlung von Anämien.

Bereits zugelassen sind **Erythropoietin** (EPO), **G-CSF** zur Behandlung von **Neutropenien** und **GM-CSF** zur Behandlung von knochenmarktransplantierten Patienten und Tumorpatienten. Bei ihnen bewirkt **GM-CSF** einen signifikanten Anstieg an Neutrophilen und Monozyten sowie ein deutlich verringertes Infektionsrisiko, sodass auch die Antibiotikamenge reduziert werden konnte. Dabei sollte die Applikation von GM-CSF frühestens 24 Stunden nach Beendigung der Chemotherapie begonnen werden. Ein noch breiteres Wirkungsspektrum zeigt PIXY-321, ein künstlich hergestelltes Turbo-Cytokin, bei dem GM-CSF und IL-3 gentechnologisch zu einem Fusionsprotein vereinigt wurden. Bereits klinisch getestet wird ein gentechnologisch verkürztes IL-6 mit der Bezeichnung IL-6 m zur Behandlung von Thrombocytopenien.

Erythropoietin (EPO). Rekombinantes Erythropoeitin steht für einen der größten Erfolge der modernen Biotechnologie. Es ist bereits seit Mitte der Achtzigerjahre auf dem Markt und erzielte 1996 2,5 Mrd US$ Jahresumsatz. Funktionsfähiges EPO ist ein Glykoprotein, das natürlicherweise in geringen Mengen in den Nieren gebildet wird und die Bildung der roten Blutkörperchen im Knochenmark stimuliert. Daher setzt man EPO zur Behandlung der Blutarmut infolge beidseitigen Nierenversagens ein. Die Isolierung von EPO aus der natürlichen Quelle für therapeutische Anwendungen ist nicht möglich. Für die Produktion von rekombinantem EPO nutzt man daher **Zellkulturen von tierischen oder menschlichen Zellen**. Heute rangiert dieses Therapeutikum unter den 10 weltweit erfolgreichsten Medikamenten überhaupt. Recht zweifelhafte Berühmtheit erlangte EPO auf Grund seines Einsatzes als Dopingmittel. Es wirkt schnell und ist schlecht nachweisbar. EPO-Missbrauch führt zu Bluthochdruck, Thrombosen und Herzinfarkt, woran bereits einige Sportler, die EPO-gedopt waren, gestorben sind.

Therapie von Autoimmunerkrankungen

Im Mittelpunkt stehen dabei Rheuma, Diabetes Typ I und multiple Sklerose. Zum Einsatz kommen sollen in Zukunft Cytokinmodulatoren, insbesondere die Typ I und Typ II Bindeproteine (BP), die natürlicherweise vorkommen und die Wirksamkeit von Cytokinen regulieren. Typ I BP sind Polypeptide, binden an bestimmte Cytokinrezeptoren und wirken als Rezeptorantagonisten. Bisher wurde nur für IL-1 ein derartiges Protein definitiv nachgewiesen, der IL-1-Rezeptorantagonist (IL-1-RA) genannt und von Monozyten produziert wird. Typ II BP sind Abbauprodukte des extrazellulären Teils von Cytokinrezeptoren. Sie werden auch Anticytokine genannt und wurden für IL-1, IL-2, IL-4, IL-6, IL-7, IFNγ, TNFα, TNFß und G-CSF nachgewiesen. Es wird auch eine aktive Sekretion von löslichen Rezeptoranteilen diskutiert. Für die Therapie sollen dann rekombinante und gentechnisch optimierte Typ I und Typ II BP mit einer höheren Affinität und verlängerten biologischen Halbwertszeit eingesetzt werden.

Eine Reihe von Entzündungs- und Autoimmunerkrankungen sind auf eine erhöhte Bildung von IL-1, IL-6, TNFα und andere durch Makrophagen gebildete Cytokine zurückzuführen. Anstatt die überschüssigen Cytokine z. B. durch monoklonale Antikörper zu neutralisieren, besteht eine alternative Behandlungsform darin, die Bildung der Cytokine auf dem Niveau der mRNA zu unterdrücken. Im Tiermodell konnte ein inhibitorisches Peptid den septischen Schock bereits wirkungsvoll blockieren.

Etanercept. Mit Etanercept wurde 1998 in den USA der erste gentechnisch hergestellte Arzneistoff gegen **rheumatoide Arthritis** zugelassen. Es handelt sich um ein Fusionsprotein, in dem zwei extrazelluläre Bindungsdomänen des p75-Anteils des TNF-Rezeptors an den Fc-Teil des humanen IgG angekoppelt sind. Etanercept bindet mit hoher Affinität TNFα. Die Zulassung erstreckt sich nur auf die Autoimmunkrankheit rheumatoide Arthritis nicht jedoch auf die verwandte Osteoarthritis, die im Alter auftreten kann. Das Medikament erweist sich auch in Fällen, in denen konventionelle Therapeutika versagen, als wirksam. Etanercept kann auch in Kombination mit Methothrexat eingesetzt werden.

Interferon-β. Krankheiten, deren Ursachen möglicherweise in einer Fehlregulation des Immunsystems zu suchen sind, könnten durch den therapeutischen Einsatz von Interferonen positiv beeinflusst werden. Durch Anwendung gentechnischer Verfahren sind modifizierte β-Interferone (IFN-β, Fibroblasteninterferon) seit 1993 für therapeutische Zwecke verfügbar geworden. Eine wichtige Indikation zum Einsatz von rekombinantem IFN-β ist die **schubweise multiple Sklerose**. Bei der multiplen Sklerose wird durch autoimmune Reaktionen das Myelin geschädigt, wodurch die Reizleitung beeinträchtigt wird, was mit der Zeit zu den beobachteten Schäden führen kann. Es hat sich gezeigt, dass β-Interferon bei einem Teil der Patienten mit multipler Sklerose die Angriffe auf das Myelin der Nervenstränge mildern kann. Die Attacken gegen das Myelin, die bei diesen Patienten schubweise in zeitlichen Abständen auftreten, werden durch Gabe von β-Interferon seltener. Die Krankheit wird zwar nicht geheilt, aber sie schreitet bedeutend langsamer voran.

Interferon-γ. Dieses Interferon, auch als Immuninterferon (IFN-γ) bezeichnet, unterscheidet sich in seiner Struktur deutlich von den beiden anderen Interferonklassen. Nur γ-Interferon ist in der Lage Phagozyten so zu aktivieren, dass sie eingedrungene Bakterien effizient abtöten können. Bei einer seltenen Form von erblicher Immunschwäche, der **chronischen Granulomatose**, ist diese Fähigkeit der Phagozyten in Mitleidenschaft gezogen, die Betroffenen werden anfällig gegenüber Infektionen. Durch Gabe von γ-Interferon-1b kann hier eine deutliche Verbesserung erreicht werden: Die Anfälligkeit von Patienten gegenüber schweren Infektionen wird um mehr als die Hälfte reduziert.

Therapie von HIV-Infektionen

Auf Grund der besonderen Interaktion mit dem CD4-Molekül wird **IL-16** weltweit hinsichtlich seiner Wirksamkeit als potenzielles Anti-HIV-Medikament untersucht. Zumindest die In-vitro-Daten sehen viel versprechend aus: Periphere Blutlymphocyten von Normalpersonen werden mit 50 TCID (Tissue Culture Infectious Dose) von HIV-1 infiziert und in Gegenwart von nanomolaren Konzentrationen an natürlichem oder rekombinanten IL-16 inkubiert. Nach unterschiedlichen Zeiten wird die Menge an freigesetzten HIV-1 im Zellkulturüberstand gemessen, entweder mittels p24-ELISA oder durch Titration an HIV-1 sensitiven Indikatorzellen. Es zeigt sich, dass unter dem Einfluss von IL-16 die Virusproduktion um etwa 1,5 log-Stufen reduziert wird. Natürliches und in eukaryontischen Zellen rekombinant hergestelltes IL-16 zeigen keine unterschiedliche Wirksamkeit. Die vorläufigen Ergebnisse deuten darauf hin, dass keine Kompetition zwischen HIV-1 und IL-16 um das CD4-Rezeptormolekül vorliegt, sondern dass IL-16 eher auf dem Niveau der Signaltransduktion wirkt, sodass letztendlich die Virus-stimulierten CD4-Zellen desaktiviert werden. Ebenso zeigt IL-16 in den eingesetzten Konzentrationen keine cytotoxischen Effekte. Die HIV-1 spezifische, antivirale Wirkung von IL-16 wird noch durch Befunde bei der afrikanischen grünen Meerkatze unterstützt, die natürlicherweise mit dem SIV (Simian Immunodeficiency Virus) infiziert ist aber nie an Affen-AIDS erkrankt. Dies ist möglicherweise auf den Einfluss von IL-16 zurückzuführen.

Kautabletten, die **IFN**α enthalten, werden in klinischen Studien an AIDS-Patienten getestet, um die frühen Krankheitssymptome (Appetitlosigkeit, Müdigkeit, Fieber, Pilzinfektionen, Diarrhoe, geschwollene Lymphknoten) zu lindern. Erste Studien erbrachten überraschend positive Ergebnisse.

Andere therapeutische Anwendungen

GM-CSF soll nach vorläufigen Ergebnissen dazu geeignet sein, chronisch-entzündliche Darmerkrankungen wie **Morbus Crohn** zu behandeln an denen allein in den USA 350000 Patienten leiden. Ein dimeres IL-2 soll künftig zur Aktivierung der **Nervenregeneration** eingesetzt werden.

In klinischen Studien wird bereits die Wirksamkeit von **rekombinanten IL-12** gegen **Krebs**, **HIV-1** und **chronischer Virushepatitis** überprüft. Die therapeutische Wirkung von IL-12 scheint auf einer bevorzugten Aktivierung von Helferzellen und NK-Zellen zu beruhen. Allerdings wirkt IL-12 nicht immer positiv und scheint an der Pathogenese des septischen Schocks und in hohen Dosen an der Ausprägung von Symptomen des **Toxic-Shock-Syndroms** beteiligt zu sein. Die häufigsten Nebenwirkungen der IL-12 Behandlung sind Fieber, Schüttelfrost, Muskelschmerzen, Leukopenie und Entzündungen der Magenschleimhaut.

Für das Gelingen von Impfungen ist eine optimale Aktivierung des gesamten Immunsystems, einschließlich der humoralen und zellulären Immunantwort von ausschlaggebender Bedeutung. Das tiefere Verständnis über die beteiligten Cytokine eröffnet Möglichkeiten die Vakzination durch gleichzeitige Gabe entsprechender Cytokine wie IL-2 und/oder IL-12 noch zu verstärken.

6.5 Gewebe-Plasminogen-Aktivator

Der intakte Organismus schützt sich vor Blutverlust und Blutpfropfbildung (Thrombose) durch zwei, im Gleichgewicht stehende Systeme, das **Blutgerinnungssystem** und das **fibrinolytische System**. Das Schlüsselenzym der Fibrinolyse ist das **Plasmin**, eine trypsinähnliche Serinprotease, die aus einem inaktiven Vorläuferenzym, dem **Plasminogen,** gebildet wird. An der Umwandlungsreaktion sind hauptsächlich zwei körpereigene Plasminogen-Aktivatoren beteiligt, die **Urokinase** bzw. Pro-Urokinase und der **Gewebe-Plasminogen-Aktivator t-PA** (tissue Plasminogen Activator).

t-PA wird von Endothelzellen als Folge verschiedener Stimuli ins Blut freigesetzt und ist in den meisten Organen wie Herz, Lunge, Ovar und Uterus, Geweben und Sekreten im Nanogrammbereich enthalten. t-PA besteht aus 527 Aminosäuren und hat unglykosyliert eine M_r von 59050, glykosyliert von ca. 55000. Der Kohlenhydratanteil beträgt ca. 9,5 %.

t-PA kann therapeutisch zur Auflösung von Blutgerinnseln eingesetzt werden. Vorteile gegenüber anderen Plasminogenaktivatoren, etwa Urokinase und Streptokinase, liegen in der eng begrenzten Aktivierung und einer extrem hohen Fibrinspezifität. Das bedeutet auch, dass t-PA seine Aktivität nur lokal am Blutgerinnsel in Form eines Komplexes aus Fibrin, Plasminogen und t-PA entfaltet, der sich auf der Fibrinoberfläche bildet. In Gegenwart von Fibrin wird die Affinität von t-PA zu Plasminogen etwa 100fach erhöht. Im Plasma kommt es zu keiner nennenswerten Plasminogenaktivierung. Erst durch Anwendung gentechnischer Methoden ist t-PA erstmals für therapeutische Zwecke verfügbar geworden.

6.5.1 Herstellung von rt-PA (Alteplase) in Säugetierzellkultur

Der genaue Herstellungsprozess ist Firmengeheimnis, sodass bei der Beschreibung des Herstellungsverfahrens an manchen Stellen nur generelle Prinzipien vorgestellt werden können. Zunächst wurde die entsprechende genetische Information für das t-PA aus menschlichen Zellen isoliert, meistens über die mRNA (Kap. 2.3.2) und ihr Umschreiben in ein- und doppelsträngige cDNA mithilfe der reversen Transkriptase (Kap. 2.3.6). Nach dem Einbau der DNA in einen entsprechenden Vektor wir die genetische Information unter Verwendung von Standardmethoden in die CHO-Zellen mittels Transfektion überführt (Kap. 2.4.5), die bei der Massenkultivierung in Bioreaktoren das rekombinante t-PA (Alteplase) in das Nährmedium sekretieren, aus dem es durch proteinchemische Verfahren (Kap. 2.1.1 und 2.9.2) bis zu einem Reinheitsgrad von 99,9 % gereinigt werden kann. Im Fall des rt-PA mussten Säugerzellen und nicht Bakterien, Hefen oder Pilze als Produktionszelle genommen werden, weil ein derartig großes und komplex aufgebautes Molekül, das 17 Disulfidbrücken enthält und aus 7 Domänen aufgebaut ist, nur in Säugerzellen korrekt gefaltet und glykosyliert wird.

Selbstverständlich muss der gesamte Herstellungsprozess validiert sein und nach den aktuellen GMP-Richtlinien durchgeführt werden. Dazu gehört auch die Abreicherung von Viren um den Faktor 10^7 bis 10^{15} und von DNA um den Faktor 10^6 bis 10^8. Letztendlich darf der Gehalt an DNA nicht mehr als 100 pg pro Dosis betragen. Die Reinheit und Qualität des Produktes wird mehrfach mit folgenden Methoden geprüft und bestätigt (Werner, Walter 1990; Werner et al. 1991): Aminosäureanalyse, Molekülmassenbestimmung, Kohlenhydratanalyse, Peptide-Mapping, partielle Sequenzierung, Endgruppenanalyse, CD-Spektroskopie, HPLC-Analyse, Gelfiltration, isoelektrische Fokussierung und Immunoassays.

6.5.2 Herstellung von r-PA (Reteplase) in Bakterien

Der humane Plasminogen-Aktivator Alteplase wird zwar rekombinant hergestellt, ist jedoch strukturell noch identisch mit dem im Körper vorkommenden t-PA. Die Produktion dieses großen, komplex zusammengesetzten und glykosylierten Moleküls verlangt jedoch einen hohen technologischen Aufwand und die kosten- und zeitintensive Produktion in Säugetierzellen. Mittlerweile ist es wiederum unter Verwendung gentechnischer Methoden gelungen, das natürlich vorkommende t-PA auf zwei wesentliche Abschnitte zu reduzieren wobei der eine Abschnitt an das Fibrin bindet und der andere das Fibrinnetzwerk proteolytisch abbaut. Die Modifikationen bewirken, dass das neuartige Molekül leichter und tiefer in Thromben eindringen kann und nicht – wie sein natürliches Vorbild t-PA – nur an deren Oberfläche wirkt. Ein derartiges, in vitro mutiertes Protein wird **Mutein** (Kap. 4.4) genannt. Die Zulassung dieses rekombinanten Plasminogen-Aktivators r-PA (Reteplase) in den USA und der BRD erfolgte 1996. Es besteht aus etwa 350 Aminosäuren, ist nicht glykosyliert, kann kostengünstig und mit geringerem technologischem Aufwand in Bakterien produziert werden und zeigt identische bzw. in mancher Hinsicht sogar noch bessere biologische Eigenschaften als der natürliche t-PA.

Alteplase und Reteplase sind zur thrombolytischen Therapie des akuten Herzinfarktes zugelassen. Die frühzeitige Gabe ist entscheidend, 70 bis 100 mg Substanz reichen für die Therapie aus. Die vollständige Wiederöffnung eines verschlossenen Gefäßes wird nach etwa 45 Minuten erreicht. Unter t-PA Behandlung wird die Krankenhausmortalität auf 5,2 % gesenkt im Vergleich zu 6,3 bis 10,3 % bei konventioneller Therapie.

Weitere therapeutische Anwendungen zeichnen sich für den akuten ischämischen Schlaganfall und die intravenöse Thrombolyse bei **akutem hemisphärischen Schlaganfall** ab, erste klinische Studien wurden bereits durchgeführt.

6.6 Andere rekombinante Proteine

Dornase-alfa. Bei diesem seit 1993 erhältlichen, gentechnisch hergestellten Therapeutikum handelt es sich um ein menschliches Enzym, das DNA abbauen kann (DNAse 1). Es wird bei Behandlung der **Cystischen Fibrose** (Mukoviszidose) verwendet. Bei dieser monogen vererbten, autosomal rezessiven Erkrankung haben die Patienten mit der Bildung eines zähen Schleims in den Atmungsorganen zu kämpfen. Das Gen, dessen Defekt zum Auftreten der Krankheit führt, abgekürzt CFTR für Cystic Fibrosis Transmembrane Conductance Regulator wurde mittlerweile kloniert. Mit Dornase-alfa kann durch Abbau der an der Vernetzung des Bronchialschleimes beteiligten DNA eine Verflüssigung desselben erreicht werden, sodass dieser anschließend besser abgehustet werden kann.

Blutgerinnungsfaktoren. Bei der Blutgerinnung wird durch ein komplexes Zusammenspiel verschiedener Faktoren dafür gesorgt, dass eine entstandene Blutung durch die Bildung von Fibrin-Molekülen gestoppt wird. Fällt in dieser komplexen Kaskade auch nur ein Faktor aus, dann ist die Blutgerinnung gestört. Das bekannteste Beispiel für einen Fehler in der Blutgerinnung ist die **Hämophilie A**, die durch einen Mangel an Faktor VIII bedingt wird. Beim Faktor VIII handelt es sich um ein Protein von 2331 Aminosäuren Länge. Die im menschlichen Blut vorhandenen Mengen an Faktor VIII sind zwar gering, er kann aber für die Herstellung von Medikamenten grundsätzlich aus menschlichem Blutplasma gewonnen werden. Seit einigen Jahren sind jedoch auch mithilfe von Säugerzellkulturen gentechnisch hergestellte Faktor-VIII-Präparate auf dem Markt, die heute bevorzugt eingesetzt werden.

Moroctocog alfa ist ein rekombinanter Faktor VIII zur Behandlung der Hämophilie A. Dem Glykoprotein (M_r 170000) fehlt die zentrale B-Domäne des natürlichen Faktor VIII zwischen Serin-745 und Glutamin-1638, die nicht zur Gerinnung beiträgt. Der Arzneistoff wird in gentechnisch veränderten **CHO-Zellen** hergestellt.

Auch die **Blutgerinnungsfaktoren VII** und **IX** sind mittlerweile als rekombinante Proteine verfügbar und in Deutschland bereits als Arzneimittelwirkstoffe zur Anwendung am Menschen zugelassen.

Follitropine. Die Häufigkeit von unerfülltem **Kinderwunsch** auf Grund Infertilität eines der Partner in den westlichen Industrienationen wird mit ca. 10 % angegeben. Zur Follikelstimulation setzt man **Follitropin** ein, das zunächst nur aus dem Urin von Frauen in der Menopause gewonnen werden konnte. Inzwischen stehen mit **Follitropin-alpha** und **Follitropin-beta** auch zwei rekombinante follikelstimulierende Hormone zur Verfügung, die mithilfe von transfizierten **CHO-Zellen** in Flüssigkultur produziert werden. Die Aminosäuresequenzen der rekombinanten Follitropine sind identisch mit jener des humanen FSH, aber durch Variationen in den Kohlenhydratseitenketten treten sie in mehreren Isoformen auf. Follitropin-beta hat beispielweise in Lösung einen höheren pH als humanes FSH. Hierdurch wird die Rezeptoraffinität erhöht, sodass Follitropin-beta die Follikelbildung stärker stimuliert als das natürliche Vorbild. Mittlerweile konnte in mehreren kontrollierten Studien die Überlegenheit des gentechnischen Produkts nachgewiesen werden.

Glucocerebrosidase. Das Fehlen des Enzyms Glucocerebrosidase führt beim Menschen zum **Morbus Gaucher**, einer Krankheit bei der Leber und Milz stark anschwellen, was auf den gestörten Abbau von Glucocerebrosid zurückzuführen ist. Für die jährliche Therapie nur eines Patienten mussten bisher rund 20000 Plazentas aufgearbeitet werden, weshalb sich gentechnische Methoden für die Entwicklung alternativer Herstellungsverfahren anbieten. Tatsächlich wurde die genetische Information für das Enzym Glucocerebrosidase in Hamsterzellen übertragen und es kann heute rekombinant aus **CHO-Zellkulturen** gewonnen werden.

Hirudin. Hirudine sind Thrombin-inhibitorische Proteine mit einer Molekülmasse von etwa 70 kDa. Die wichtigsten sind HV-1, HV-2 und HV-3, aufgebaut aus jeweils 65 oder 66 Aminosäuren. Das natürliche Hirudin aus den Speicheldrüsen des Blutegels *(Hirudo medicinalis)* wurde 1884 entdeckt und erstmals in den Fünfzigerjahren des zwanzigsten Jahrhunderts isoliert und in seiner Struktur aufgeklärt. Aber erst die Gentechnik ermöglichte es, große Mengen der verschiedenen Hirudine zu gewinnen und zu charakterisieren. Mittlerweile können sie rekombinant mithilfe von Bäckerhefe oder *E.coli* hergestellt werden. Abhängig vom verwendeten Produktionssystem wird Hirudin entweder intrazellulär gespeichert, in den periplasmatischen Raum sekretiert oder in das Kulturmedium abgegeben. Daher unterscheiden sich nicht nur die Produkte, sondern auch die Methoden der Isolierung (Johnson et al. 1989), des Down Stream Processing (Kap. 3.3). Gentechnisch hergestellte rekombinante Hirudine haben die gleiche antithrombotische Wirkung wie das native Hirudin. Der Wirkstoff kann auf Grund seiner geringen Größe in Thromben diffundieren und vermag die Bildung von Rethrombosen nach Thrombolyse zu verhindern. Während das natürliche Hirudin vor allem in Salben und Gelen zur äußeren Anwendung bei stumpfen Verletzungen mit und ohne Hämatom oder oberflächlichen Venenentzündung Verwendung findet, werden die rekombinanten Hirudine, z. B. Desirudin, gezielt zur Behandlung Heparin-assoziierter **Thrombozytopenie** (HAT) Typ II und zur Prävention der venösen **Thrombose bei Hüftoperationen** eingesetzt.

Insulin. Insulin ist ein Hormon, das von den B-Zellen der Langerhansschen Inseln des Pankreas gebildet wird, insulinempfindliche Gewebe zur Glukoseaufnahme stimuliert und auf diese Weise den Blutzucker senkt. Ist zu wenig Insulin vorhanden oder die Signalvermittlung zwischen Insulin und Körperzellen gestört, dann kommt es zum Krankheitsbild des **Diabetes mellitus.** Als man 1922 mit der Insulinbehandlung von Zuckerkranken begann, musste das Insulin aus den Bauchspeicheldrüsen von Rindern und Schweinen gewonnen werden. Für die jährliche Versorgung eines zuckerkranken Menschen wurden die Bauchspeicheldrüsen von 50 Schweinen benötigt. Wegen der ständig steigenden Zahl von Zuckerkranken waren Engpässe in der Versorgung mit Insulin vorprogrammiert. Eine Lösungsmöglichkeit bot die gerade aufblühende Gentechnik an. Schon Ende der Siebzigerjahre wurde das humane Insulingen isoliert und in ***E. coli*** eingepflanzt. Im Jahr 1982 wurde rekombinantes Humaninsulin als erstes Therapeutikum aus gentechnischer Herstellung eingeführt. Heute haben die rekombinanten Produkte die anderen Insuline weitgehend vom Markt verdrängt. Inzwischen wird mit gentechnischen Methoden intensiv daran gearbeitet, auch Insuline mit verbesserten Eigenschaften herzustellen. Das **Insulin lispro** (28^{B}-L-Lysin-29^{B}-L-Prolin-Insulin, human), bei dem die Aminosäuren 28 und 29 der B-Kette vertauscht sind, wurde 1996 in Deutschland zugelassen.

Glucagon. Der natürliche Gegenspieler des Insulins ist das **Glucagon**. Sinkt der Glucosespiegel zu stark, schütten die A-Zellen der Langerhansschen Inseln Glucagon aus. Die meisten Zellen besitzen Glucagon-Rezeptoren, jedoch reagieren Muskel- und Leberzellen am besten auf Glucagon und geben auf den Impuls hin die als Glycogen gespeicherte Glucose frei. Rekombinantes humanes Glucagon kann mit Bäckerhefe und neuerdings auch mit *E. coli* hergestellt werden. Das Produkt aus transgener Hefe ist seit 1992 in Deutschland in Arzneimitteln zur Behandlung schwerer hypoglykämischer Reaktionen bei Diabetikern unter Insulintherapie zugelassen. Außerdem wird es in der Radiologie zur temporären Motilitätshemmung des Gastrointestinaltrakts verwendet.

6.7 Transgene Tiere

Neben den vielfältigen Möglichkeiten mithilfe von tierischen oder humanen Zellkulturen, Hefen und Bakterien rekombinante Proteine für Therapie und Diagnostik herzustellen, verdienen auch die transgenen Tiere unsere Aufmerksamkeit. Einerseits dienen sie als wichtige Krankheitsmodelle, andrerseits sind sie attraktive Arzneistoffproduzenten, die keiner komplexen Nährmedien und Bioreaktoren bedürfen und den fermentativen Teil der biotechnischen Produktion des gewünschten Arzneistoffs sozusagen selbst beisteuern.

6.7.1 Transgene Tiere als Krankheitsmodelle

Mithilfe transgener Tiere erhoffen sich Wissenschaftler neue Einblicke in die **Krankheitsentstehung** beim Menschen.

Transgene Tiere werden vor allem nach zwei Verfahren gewonnen. Bei der **Mikroinjektion** wird wenige Stunden nach der Befruchtung einer Eizelle das Fremdgen in einen der beiden Vorkerne injiziert. Anschließend implantiert man das befruchtete Ei in den Eileiter eines auf die Schwangerschaft vorbereiteten Tieres. Die Effizienz beträgt etwa 10 %. Ein großer Nachteil dieser Methode besteht darin, dass sich das Gen zufällig und häufig auch mehrfach in das Wirtsgenom integriert.

Das seit 1987 verwendete Verfahren der **Blastozysteninjektion** versucht dieses Hindernis zu umgehen. Für diese Methode sind **embryonale Stammzellen** notwendig (Kap. 6.1). Das Einschleusen des Gens in die Zellen wird in vitro durchgeführt. Die behandelten Zellen werden auf das gewünschte Merkmal hin selektioniert und dann in die Gebärmutter des Empfängertiers implantiert.

Die Effizienz des Gentransfers kann durch ein neuartiges Verfahren auf fast 100 % gesteigert werden. Möglich wird dies durch den Transfer des gewünschten Gens in unbefruchtete Eizellen, wobei man als Genfähre ein nicht-replizierendes Retrovirus verwendet.

Mittlerweile gibt es **transgene Mäuse**, die Merkmale aufweisen, wie sie für die Alzheimersche Krankheit charakteristisch sind. Der Alzheimer-Maus hat man das Gen für das sogenannte Amyloid-Vorläufer-Protein eingeschleust, das mit der Entstehung der Alzheimerkrankheit in Verbindung gebracht wird. Ähnlich wie bei Alzheimer-Patienten verschlechtert sich bei solchen Tieren das Lern- und Erinnerungsvermögen. Auch die Amyloid-Plaques im Hirn, ein typisches Kennzeichen des Morbus Alzheimer, treten bei diesen Mäusen auf.

Neben der Möglichkeit zusätzliche Gene in ein Modelltier einzuschleusen, kann man Gene auch gezielt inaktivieren, man erhält die sogenannten **Knock-out-Mäuse**. Mithilfe solcher Tiermodelle lassen sich bestimmte Aspekte der Entstehung und Therapie von Krankheiten genau studieren. Außer der Alzheimer-Maus stehen der Forschung transgene Mäuse mit Diabetes, Bluthochdruck und vielen anderen Krankheiten zur Verfügung.

Diskutiert wird außerdem der Einsatz von transgenen Tieren in der **toxikologischen Prüfung** neuer Substanzen. Eine

Substanz auf ihr mögliches kanzerogenes Potenzial zu prüfen, dauert in der Regel viele Jahre. Um dieses Verfahren zu verkürzen, könnte man zum Beispiel Knockout-Mäuse einsetzen, die das Tumorsuppressor-Protein p53 nicht mehr bilden können und daher eine höhere Anfälligkeit für Krebs aufweisen.

Die Ergebnisse, die aus Untersuchungen mit der Maus gewonnen werden, lassen sich nur bedingt auf den Menschen übertragen. Einerseits repräsentiert eine transgene Maus meist kein vollständiges Krankheitsmodell, außerdem fehlen der Maus häufig Krankheitsbilder, die Krankheiten des Menschen gleichen. Ein besseres Modell ist vermutlich die Ratte. Atherosklerose und Bluthochdruck sind Krankheiten, die bei der Ratte und dem Menschen recht ähnlich sind. Die Möglichkeit, die transgene Ratte als Modellorganismus einzusetzen, hängt wiederum von der Verfügbarkeit von embryonalen Stammzellen ab.

6.7.2 Pharming

Ein Großteil der bisher in diesem Kapitel vorgestellten pharmazeutischen Proteine oder deren funktionelle Analoga werden in Mikroorganismen hergestellt. Die Verwendung tierischer oder humaner Zellkulturen wird nur in besonders gelagerten Fällen, z. B. bei der Herstellung von Impfstoffen, notwendig. Zukünftig erwägt man für die Produktion von Proteinarzneistoffen auch den Einsatz transgener Tiere. Durch die Auswahl geeigneter, gewebespezifischer Promotoren kann man beispielsweise erreichen, dass Fremd-DNA nur in den Milchdrüsen weiblicher Tiere exprimiert und das interessierende Protein daher ausschließlich in der Milch zu finden ist, aus der man es dann mit den Methoden der Proteinreinigung isolieren kann. Da es sich bei solchen Zielprodukten in der Regel um pharmazeutische Proteine handelt, hat sich für eine derartige Vorgehensweise der Begriff **Pharming** etabliert, der Pharmazeut wird dabei – zum Beispiel als verantwortlicher Herstellungsleiter – zum Pharmer!

Inzwischen gibt es genetisch manipulierte Schafe, deren Milch **humanes α-1-Antitrypsin** enthält. Das Protein ist für die Lungenfunktion wichtig und wird für therapeutische Zwecke heute noch aus menschlichem Blut gewonnen. Eine Schafherde von einigen tausend Tieren würde jedoch ausreichen, um den gesamten Weltbedarf zu decken.

Zu den Fortschritten der letzten Jahre zählen auch die Möglichkeiten der **In-vitro-Fertilisation** und des **Embryonentransfers**. Das Kreuzen eines australischen Stiers mit einer schottischen Kuh und das Austragen des Embryos durch ein amerikanisches Muttertier ist heute durchaus Realität. Erbgut und Embryonen gehen auf die Reise, das Rindvieh selbst – Vater, Mutter oder Leihmutter – bleibt auf der vertrauten Weide. Nur logisch erscheint der nächste Schritt: Hat man mit viel Arbeitsaufwand ein trangenes Tier erhalten, sollen dessen hervorragende Eigenschaften auch weitergegeben werden. Dabei können Methoden zur Herstellung identischer Mehrlinge zum Einsatz kommen, eine Strategie die man als **Klonen** bezeichnet (Kap. 1.1). Die befruchtete Eizelle stellt normalerweise den Ausgangspunkt für die Entwicklung eines Individuums dar. Die Eizelle beginnt sich zu teilen und die Zellen des größer werdenden Embryos beginnen sich nach und nach zu differenzieren. Zunächst sind die Zellen noch **omni-** oder **pluripotent**, das heißt, sie haben noch die Fähigkeit einen vollständigen und intakten Organismus zu bilden bzw. sich zu allen möglichen Zell- und Gewebetypen weiter zu entwickeln. Solche Zellen kann man voneinander trennen und verschiedenen Muttertieren einsetzen, die dann identische Nachkommen austragen. Diese Möglichkeiten nutzt die Tierzucht schon seit längerer Zeit.

Ausgangspunkt der bisher dargestellten Klonversuche war die befruchtete Eizelle. Pflanzen können aber auch aus meristematischen Zellbereichen geklont werden, das heißt, ein Individuum kann in seinen genetischen Eigenschaften erhalten und dabei vermehrt und verjüngt werden. Moderne Strategien des Klonens von Säugetieren verfolgen das selbe Ziel.

Das Klonen eines erwachsenen Säugetiers gelang das erste Mal bei Schafen. Die Methode ist im Prinzip recht einfach: Eine unbefruchtete Eizelle, deren Kern entfernt wurde, wird mit einer ausdifferenzierten Zelle eines Spendertiers fusioniert. Aus der entstehenden Fusionszelle, die formal einer befruchteten Eizelle entspricht, kann sich ein kompletter Organismus mit den Eigenschaften des Spendertiers entwickeln. Das **Klonschaf Dolly** war nur das erste Resultat einer langen Reihe von Ansätzen mit dem Ziel der Erzeugung von Nachkommen, die auch mit ihrem Genomspender – von Mutter kann man in diesem Fall nicht mehr sprechen – genetisch identisch sind. Dolly verdankt seine Existenz der Fusion einer ausdifferenzierten Euterzelle eines Spendertiers, dem genetischen Elternteil, mit der entkernten Eizelle der biologischen (Leih)mutter.

Die beiden Klonkälber Charlie und George, die Anfang 1998 in Texas gesund zur Welt kamen, sind wieder anders entstanden als das Klonschaf Dolly. Für die Rinderklone wurden sich teilende Zellen aus einer Zellkultur verwendet. Ein weiterer wichtiger Unterschied besteht in der Tatsache, dass die Rinderzellen ein gentechnisch eingebautes Fremdgen als Markergen enthielten. Hier wurde also das **Klonen** mit dem **Klonieren** kombiniert!

Das wirtschaftliche Potenzial transgener Nutztiere, z. B. als Produzenten humaner Blutprodukte, ist immens: Allein der jährliche Bedarf an humanem, aus Blutplasma gewonnenem Serum-Albumin, beträgt über 400 Tonnen!

6.8 Ausblick

In den vergangenen Jahrzehnten hat die biotechnologische Herstellung von Arzneimitteln einen gewaltigen Aufschwung erlebt und man schätzt, dass bis zum **Jahr 2005** an der Produktion fast aller Medikamente biotechnologische Verfahren und Methoden in irgendeiner Weise beteiligt sind.

Ebenso rasant verlief die Entwicklung und Produktion von gentechnischen Medikamenten, 51 rekombinante Proteine sind weltweit als Medikamente zugelassen (Stand Dezember 1999). Der Nutzen der Gentechnik zur Diagnose und Heilung von Krankheiten wird eigentlich nicht mehr infrage gestellt, abgesehen vielleicht von wenigen hartnäckigen Kritikern. Obwohl die therapeutischen Erfolge beachtlich sind, kann erst ein geringer Prozentsatz an Krankheiten mit den neuen Technologien geheilt werden. Es gibt noch viel zu tun, etwa 60 neue rekombinante Proteine befinden sich zu Beginn des Jahres 2000 in der Entwicklung oder klinischen Erprobung, wobei die Hauptindikationsgebiete die Immunstimulierung, Immunschwächung, Krebsbekämpfung, Substitution von Plasmaproteinen und Hormonbehandlung sind. Der eigentliche Aufschwung wird jedoch erst einsetzen, wenn die vollständige Sequenz des menschlichen Genom vorliegt (**HUGO-Projekt**) und basierend auf diesen Daten die Entstehung von Krankheiten besser verstanden wird. Als Folge kann auch mit der breiten und umfassenden Entwicklung von neuen Pharmaka begonnen werden. Aus dieser Richtung werden auch molekulare Diagnostik und Gentherapie einen starken innovativen Schub erfahren.

Auch in Zukunft werden gentechnologische Medikamente in prokaryontischen und eukaryontischen Zellen produziert werden. Der Trend geht auf Grund der schnellen und kostengünstigen Produktion eindeutig in Richtung Bakterien. Mit den Methoden der **In-vitro-Mutagenese,** d. h. der gezielten Modifizierung der natürlichen Proteinen zur Schaffung von **Muteinen** (Kap. 4.4.4), werden Struktur und Funktion des Proteins für den jeweiligen therapeutischen Einsatz in Richtung verbesserter Wirkung, minimierter Nebenwirkung, angepasster biologischer Halbwertszeit, gezielter Organwirkung usw. optimiert.

Ist die Produktion in Bakterien nicht möglich, sollen verstärkt transgene Tiere, transgene Pflanzenzellen, Insektenzellen oder Hefezellen zur Produktion rekombinanter Therapeutika herangezogen werden. Durch **rekombinante Insektenzellen** lassen sich bereits therapeutisch einsetzbare Proteine wie Plasminogen-Aktivator, einkettige Antikörper oder humanes Interferon-γ produzieren. Die Herstellung **transgener Tiere** boomt und zurzeit gibt es weltweit etwa 20 Firmen, die etwa 20 unterschiedliche Proteine in 6 verschiedenen Tierarten produzieren (Tab. 6.9). Es ist anzunehmen, dass, sich daraus in den nächsten Jahren eine Produktionstechnologie entwickelt, die einen ähnlichen Stellenwert erreichen wird, wie die Herstellungsverfahren in Zellen, diese jedoch nicht verdrängen wird. Immerhin sind transgene Tiere relativ einfach herzustel-

Tab. 6.9 Potentielle Biopharmazeutika aus transgenen Tieren

Protein	Anwendung/Wirkung (Spezies)
α-1 Anti-Protease Inhibitor	α-1 Anti-Protease, Gen-Defekt (Ziege)
α-1-Anti-Trypsin	Antientzündlich (Ziege, Schaf)
Anti-Thrombin III	Sepsis, intravaskuläre Gerinnung (Ziege)
Collagen	Verbrennungen, Knochenbrüche (Kuh)
Faktor IX	Hämophilie (Schwein, Schaf)
Faktor VIII	Hämophilie (Schwein)
Fibrinogen	Fibrinkleber, Verbrennungen,Operationen (Schwein, Schaf)
Fertilitätshormone	Unfruchtbarkeit (Ziege, Kuh)
Humanes Hämoglobin	Blutersatz für Transfusionen (Schwein)
Humanes Serum-Albumin	Operationen, Schock, Verbrennungen (Schwein, Ziege)
Lactoferrin	Bakterielle gastrointestinale Infektionen (Kuh)
Monoklonaler Antikörper	Kolon-Karzinom (Ziege)
Protein C	Gefäßverschluss, Gendefekt Schwein (Schaf)
t-PA	Thrombotischer Gefäßverschluss (Ziege)
Glutamat-Decarboxylase	Diabetes Typ I (Ziege)
Lösliches CD4	HIV-Infektion (Ziege)

len und die Haltung der Tiere sowie die Gewinnung der Produkte ist mit einem vergleichsweise geringen technischen Aufwand zu erreichen.

Literatur

Baron, D. (1992a): Immunsystem. In: Czihak, G., Langer, H., Baron, D. (1992b): Katalytische Antikörper. Naturwissensch. 79:15–22

Baron, D. (1995a): Anwendung monoklonaler Antikörper in der Diagnostik. Pharm. Ztg. 140:9–14

Baron, D. (1995b): Cytokine, ihre Biologie und klinische Anwendung. Pharm. Ztg. 140:9–20

Baron, D. (1995c): Entwicklung und Produktion monoklonaler Antikörper. Bioforum 18:373–382

Baron, D. (1995d): Immunologische Grundlagen der Vakzination. Forum Immunologie 5:6–13

Baron, D. (1996): Grundlagen der Immunologie. Bioforum 19:4–11

Baron, D., Hartlaub U. (1987): Humane monoklonale Antikörper. Gustav Fischer Verlag, Stuttgart

Dingermann, Th. (1999): Gentechnik Biotechnik. Wiss. Verlagsges., Stuttgart

Glick, B.R. (1994): Molecular Biotechnologie – Vaccines and therapeutic agents. Am. Soc. Microbiol., Washington DC

Gutierrez, A.A., Lemoine, N.R., Sikora, K. (1992): Gene therapy for cancer. The Lancet 339:715–721

Ibelgaufts, H. (1992): Lexikon der Cytokine. Medikon-Verlag, München

Kayser, O., Müller, R.H. (2000): Pharmazeutische Biotechnologie. Wiss. Verlagsges., Stuttgart

Kling, J. (1996): Immunization of mucosal barriers leads to novel classes of vaccine products. Genetic Engineering News 16:1–34

Lindl, T., Bauer, J. (1994): Zell- und Gewebekultur. 3. Aufl. Gustav Fischer Verlag, Stuttgart

LoBuglio, A.F., Mansoor, N.S. (1992): Monoclonal antibody therapy of cancer. Critical Rev. Oncol. Hematol. 13:271–282

Lowrey, D., Murphy, S., Goffe, R.A. (1994): A comparison of monoclonal antibody productivity in different hollow fiber reactors. J. Biotechnol. 36:35–38

Maeger, A. (1990): Cytokines. Open University Press, Buckingham

Owens, R.J., Young, R.J. (1994): The engineering of monoclonal antibodies. J. Immunol. Methods 168:149–165

Oxender, D.L., Post, L.E. (Eds.) (1999): Novel Therapeutics from Modern Biotechnology. From Laboratory to Human Testing. Springer Verlag, Berlin

Peters, J.H, Baumgarten, H. (1990): Monoklonale Antikörper. 2. Aufl. Springer Verlag, Heidelberg

PLAYFAIR, J.H.L., BARON, D. (1995): Menü Medizin, Immunologie. Blackwell Wissenschafts-Verlag, Berlin.

QUAST, UTE (1990): 100 kniffelige Impffragen. 3. Aufl. Hippocrates Verlag, Stuttgart

RIMPLER, H. (1999): Biogene Arzneistoffe. Dt. Apoth. Verlag, Stuttgart

RUSSEL, S.J., LLEWELYN, M.B., HAWKINS, R.E. (1992): Principles of antibody therapy. Brit. Med. J. 305:1424–1429

WERNER, R.G., BASSARAB, S., HOFFMANN, H., SCHLÜTER, M. (1991): Arzneim.-Forsch./Drug Res. 41 (II):1196–2000

WERNER, R.G., WALTER, J. (1990): Downstream Processing von aus Zellkulturen gewonnenen Produkten. BioEngineering 5:14–19

7 Gesetzliche Grundlagen

7.1 Gesetzliche Rahmenbedingungen

Einige der rechtlichen Rahmenbedingungen für die Anwendung biotechnischer Verfahren ergeben sich aus entsprechenden Regelungen in Gesetzen, Verordnungen und Vorschriften, die ganz allgemein bei biologischen Arbeiten zu beachten sind, z. B. das **Bundesseuchengesetz** oder die grundsätzlich auch für andere Betriebe und Produktionsanlagen gelten, wie etwa

- Das Gesetz über die Durchführung von Maßnahmen des Arbeitsschutzes zur Verbesserung der Sicherheit und des Gesundheitsschutzes der Beschäftigten bei der Arbeit (Arbeitsschutzgesetz)
- Das Gesetz zum Schutz vor schädlichen Umwelteinwirkungen durch Luftverunreinigungen, Geräusche, Erschütterungen und ähnliche Vorgänge (Bundes-Imissionssschutzgesetz)
- Das Gesetz über die Umweltverträglichkeitsprüfung
- Das Gesetz über die Vermeidung und Entsorgung von Abfällen
- Das Kreislaufwirtschafts- und Abfallgesetz.

Das **Bundes-Immissionsschutzgesetz** hat den Zweck *„Menschen, Tiere und Pflanzen, den Boden, das Wasser, die Atmosphäre sowie Kultur- und sonstige Sachgüter vor schädlichen Umwelteinwirkungen und, soweit es sich um genehmigungsbedürftige Anlagen handelt, auch vor Gefahren, erheblichen Nachteilen und erheblichen Belästigungen, die auf andere Weise herbeigeführt werden zu schützen und dem Entstehen schädlicher Umwelteinwirkungen vorzubeugen“*. Genehmigungsbedürftige Anlagen sind im Anhang der **Verordnung zur Neufassung und Änderung von Verordnungen zur Durchführung des Bundes-Immissionsschutzgesetzes** aufgelistet. Die Verordnung über die Herkunftsbereiche von Abwasser nennt unter den „Sonstigen Bereichen“ auch die Herstellung und Verwendung von Mikroorganismen und Viren mit in-vitro neukombinierter Nukleinsäure.

Der Abschnitt 31 der **Unfallverhütungsvorschrift** beschreibt Aspekte der Biotechnologie. Die Vorschrift gilt für den Umgang mit biologischen Agenzien, einschließlich Tätigkeiten in deren Gefahrenbereich. Biologische Agenzien mit Gefährdungspotenzial im Sinne der Vorschrift sind lebensfähige Zellen, Zellverbände sowie Viren oder replikationsfähige Genomelemente, von denen erwiesen ist oder die in begründetem Verdacht stehen, dass sie bei Menschen oder Tieren das Auftreten von Gesundheitsschäden bewirken können. Die Vorschrift enhält Abschnitte betreffend die **Beurteilung von biologischen Agenzien nach ihrem Gefährdungspotenzial** und **biotechnische Verfahren**. Sie nennt die allgemeinen Schutzpflichten und Sicherheitsmaßnahmen, speziell die Aufgaben des Unternehmers zur **Ausstattung** entsprechender Laboratorien und der Feststellung der **Sachkenntnis** der Leiter biotechnologischer Arbeitsbereiche. Im Abschnitt Betrieb werden weitere Aufgaben des Unternehmers genannt:

- Unterweisung über **Gefahren**, die beim Umgang mit biologischen Agenzien auftreten können und deren Abwendung
- Erstellung von **Betriebsanweisungen** nach den anzuwendenden Arbeits-

schutz- und Unfallverhütungsvorschriften
- Maßnahmen zur **Reinigung**, **Desinfektion** und **Instandhaltung** der Anlagen, Apparaturen und Einrichtungen
- Sachgerechte **Weiterverarbeitung** und **Entsorgung** von Zwischenprodukten und Rückständen
- Überwachung der vorgeschriebenen **Hygienemaßnahmen**
- Bestellen von **Beauftragten für die Biologische Sicherheit** und deren **Fortbildung**.

Beauftragte für biologische Sicherheit beraten den Unternehmer bei der **Planung**, **Ausführung** und **Unterhaltung** von Einrichtungen, in denen Umgang mit biologischen Agenzien erfolgt, bei der Beschaffung von Einrichtungen und Betriebsmitteln und der Einführung von Verfahren zur Nutzung biologischer Agenzien, bei der Auswahl von persönlichen Schutzausrüstungen und vor der Inbetriebnahme von Einrichtungen und Betriebsmitteln und vor der Einführung von Verfahren zur Nutzung biologischer Agenzien.

Weitere Abschnitte regeln Registrierung, Anzeige und Sicherheitsprüfung von Genlaboratorien sowie die Ahndung von Ordnungswidrigkeiten.

Auch das **Embryonenschutzgesetz** vom 13. Dezember 1990 betrifft biotechnologische Arbeiten und Anlagen. Es verbietet bei Strafe:

- Missbräuchliche Anwendung von Fortpflanzungstechniken
- Missbräuchliche Verwendung menschlicher Embryonen
- Verbotene Geschlechtswahl
- Eigenmächtige Embryoübertragung
- Künstliche Befruchtung nach dem Tode
- Künstliche Veränderung menschlicher Keimbahnzellen
- Klonen
- Chimären- und Hybridbildung

Zu beachten sind auch die verschiedenen Richtlinien der EG, z. B. die **Arbeitnehmerschutz-Richtlinie** (Richtlinie 90/679/EWG). Gegenstand dieser Richtlinie ist der Schutz von Arbeitnehmern vor Gefährdungen durch biologische Arbeitsstoffe. Der Anhang III der Richtlinie legt eine Liste mit Einstufungen humanpathogener Organismen in Risikogruppen fest. Vom Bundesministerium für Arbeit und Sozialordnung wurde ein Ausschuss für biologische Arbeitsstoffe (ABAS) eingerichtet, dessen Aufgaben die Beratung des Ministeriums bei der Umsetzung der EU Arbeitnehmerschutz-Richtlinie 90/679/EWG in deutsches Recht sowie die Erarbeitung von Rechtsvergleichen und Begriffsdefinitionen unter Berücksichtigung bestehender Gesetze (wie Arbeitsschutzgesetz, Gentechnikgesetz, Seuchengesetz) und technischer Richtwerte (z. B. CEN- und ISO-Normen) sind.

7.2 Das Gentechnikgesetz

Das wichtigste Gesetz im Zusammenhang mit der Anwendung gentechnischer Methoden in Forschung und Produktion ist das **Gesetz zur Regelung von Fragen der Gentechnik** (Gentechnikgesetz – GenTG). Das GenTG basiert auf den **Richtlinien zum Schutz vor Gefahren durch in-vitro neukombinierte Nukleinsäuren** vom 28. Mai 1986 und dem Bericht der Enquete-Kommission „Chancen und Risiken der Gentechnologie“ vom 6. Januar 1987. Außerdem wurden die maßgebenden EG-Richtlinien berücksichtigt. Zweck des Gesetzes ist es, **Leben** und **Gesundheit** von **Menschen**, **Tiere**, **Pflanzen** sowie die sonstige **Umwelt** in ihrem Wirkungsgefüge und Sachgüter vor möglichen Gefahren gentechnischer Verfahren und Produkte **zu schützen** und dem Entstehen solcher Gefahren vorzubeugen und den rechtlichen Rahmen für die **Erforschung**, **Entwicklung**, **Nutzung** und **Förderung** der wissenschaftlichen, technischen und wirtschaftlichen Möglichkeiten der **Gentechnik** zu schaffen. Das Gesetz gilt für:

- Gentechnische **Anlagen**
- Gentechnisches **Arbeiten**
- **Freisetzung** von gentechnisch veränderten Organismen (GVO)
- das **Inverkehrbringen** von Produkten, die GVO enthalten oder aus solchen bestehen

Das GenTG gilt nicht für Anwendung von GVO am Menschen. Dazu gehören Genomanalyse, somatische Gentherapie und Tätigkeiten, die durch das Embryonenschutzgesetz (Kap. 7.1) verboten wurden. Diese Klarstellung wurde nachträglich durch ein Änderungsgesetz in das GenTG eingefügt (Kap. 7.3).

7.2.1 Begriffsdefinitionen

Vergleichsweise breiten Raum im GenTG nehmen **Begriffsdefinitionen** ein. Dies dient der Rechtssicherheit, Handhabbarkeit und Umsetzbarkeit des GenTG und reflektiert die Komplexität der Sachverhalte, die das Gesetz regeln soll.

Organismus: Jede biologische Einheit, die fähig ist, sich zu vermehren oder genetisches Material zu übertragen.

Gentechnische Arbeiten: Dazu gehören die Erzeugung gentechnisch veränderter Organismen oder die Verwendung, Vermehrung, Lagerung, Zerstörung oder Entsorgung sowie der innerbetriebliche Transport gentechnisch veränderter Organismen, soweit noch keine Genehmigung für die Freisetzung oder das Inverkehrbringen zum Zweck des späteren Ausbringens in die Umwelt erteilt wurde.

Gentechnisch veränderte Organismen (GVO): GVO sind Organismen, deren genetisches Material in einer Weise verändert worden ist, wie sie unter natürlichen Bedingungen durch Kreuzen oder natürliche Rekombination nicht vorkommt (Kasten 7.1).

Das GenTG unterscheidet bei der Ausnahme von der grundsätzlichen Regelung Fusionen von pflanzlichen Zellen und von tierischen Zellen, weil aus Fusionen von pflanzlichen Zellen solche Pflanzen regeneriert werden können, die auch mit herkömmlichen Züchtungstechniken erzeugbar sind. Das ist nach dem Stand der Wis-

Kasten 7.1 Verfahren der Veränderung genetischen Materials im Sinne des GenTG

DNA-Rekombinationstechniken, bei denen Vektorsysteme eingesetzt werden.
Mikroinjektion, Makroinjektion, Mikroverkapselung und weitere Verfahren, bei denen in einen Organismus direkt Erbgut eingeführt wird, welches außerhalb des Organismus zubereitet wurde.
Zellfusionen oder Hybridisierungsverfahren, bei denen lebende Zellen mit einer neuen Kombination von genetischem Material anhand von Methoden gebildet werden, die unter natürlichen Bedingungen nicht auftreten.
Keine Verfahren der Veränderung genetischen Materials sind:

- In-vitro-Befruchtung
- Konjugation, Transduktion, Transformation
- Polyploidie-Induktion
- Mutagenese
- Zell- und Protoplastenfusion von pflanzlichen Zellen, die zu solchen Pflanzen regeneriert werden können, die auch mit herkömmlichen Züchtungstechniken erzeugbar sind.

Es sei denn, es werden in diesen Verfahren GVO als Spender oder Empfänger verwendet oder rekombinante DNA eingesetzt.
Sofern es sich nicht um ein Vorhaben der **Freisetzung** oder des **Inverkehrbringens** handelt, gelten darüber hinaus nicht als Verfahren der Veränderung genetischen Materials:

- Erzeugung somatischer menschlicher oder tierischer Hybridoma-Zellen
- Selbstklonierung nichtpathogener, natürlich vorkommender Organismen, wenn sie keine Adventiv-Agenzien enthalten und entweder nachgewiesenerweise lange und sicher verwendet wurden oder eingebaute biologische Schranken enthalten, die die Lebens- und Replikationsfähigkeit ohne nachteilige Folgen in der Umwelt begrenzen, es sei denn, es werden GVO als Spender oder Empfänger verwendet.

senschaft für tierische Organismen nicht möglich. Humane Zellen für die Erzeugung von Hybridoma-Zellen fallen unter den Oberbegriff „tierische Zellen". Von den in Kultur genommenen Zellen selbst geht kein Risiko aus. Die möglichen Risiken beim Umgang mit menschlichen Hybridoma-Zellen rühren von Pathogenen her, die sich in solchen Zellkulturen vermehren können. Wenn die Freisetzung von Krankheitserregern anzunehmen ist, wären für eine Risikoabwehr das **Bundesseuchengesetz** oder die **Tierseuchenerreger-Verordnung** maßgeblich.

Gentechnische Anlage: Einrichtung, in der gentechnische Arbeiten im geschlossenen System durchgeführt werden und für die physikalische Schranken verwendet werden, gegebenenfalls in Verbindung mit biologischen oder chemischen Schranken allein oder in Kombination um den Kontakt der verwendeten Organismen mit Menschen und der Umwelt zu begrenzen (Kap. 7.2.3).

Gentechnische Arbeit zu Forschungszwecken: Arbeiten für Lehr-, Forschungs- oder Entwicklungszwecke oder eine Arbeit für nichtindustrielle beziehungsweise nichtkommerzielle Zwecke in kleinem Maßstab. Jede andere Arbeit ist eine **gentechnische Arbeit zu gewerblichen Zwecken.**

Freisetzung: Das gezielte **Ausbringen von GVO** in die Umwelt, soweit noch keine Genehmigung für das Inverkehrbringen zum Zweck des späteren Ausbringens in die Umwelt erteilt wurde. Über die Genehmigung von Freilandversuchen, die in Deutschland durchgeführt werden sollen, entscheidet das **Robert-Koch-Institut**. Die **Zentrale Kommission für die Biologische Sicherheit** (Kap. 7.2.2) prüft und bewertet mögliche Risiken dieser Versuche und gibt eine Stellungnahme an das Robert-Koch-Institut ab. Weitere Prüfungen werden gleichzeitig vom Umweltbundesamt (UBA) und von der Biologischen Bundesanstalt für Land- und Forstwirtschaft (BBA) durchgeführt, die ihr Einvernehmen erteilen müssen, bevor ein Versuch genehmigt werden kann. Im Fall einer Freisetzung gentechnisch veränderter Tiere (bisher wurden solche Anträge in Deutschland nicht gestellt) ist auch die Bundesanstalt für Viruskrankheiten der Tiere (BFAV) als Einvernehmensbehörde zu beteiligen. Eine weitere Stellungnahme erfolgt durch die zuständige Behörde des Landes, in dem die Freisetzung erfolgen soll. Der Landesbehörde obliegt auch die Überwachung der Versuchsdurchführung und der vorgeschriebenen Maßnahmen zur Beendigung und zur Nachkontrolle des Freisetzungsversuches. Eine Kurzform des Antrages, das Summary Notification and Information Format (SNIF) wird zur Abgabe von Bemerkungen an die Mitgliedsstaaten der EU verschickt (Kap. 7.2.5).

Inverkehrbringen: Die **Abgabe von Produkten**, die GVO enthalten oder aus solchen bestehen, an Dritte und das Verbringen in den Geltungsbereich des Gesetzes, soweit die Produkte nicht zu gentechnischen Arbeiten in gentechnischen Anlagen bestimmt oder Gegenstand einer genehmigten Freisetzung sind. Unter zollamtlicher Überwachung durchgeführter Transitverkehr und die Abgabe sowie das Verbringen in den Geltungsbereich des Gesetzes zum Zwecke der klinischen Prüfung gelten nicht als Inverkehrbringen.

Seit Oktober 1991 gelten die Bestimmungen der Richtlinie 90/220/EWG der Europäischen Gemeinschaft. Die Regelungen dieser Richtlinie zur Freisetzung gentechnisch veränderter Organismen sowie zum Inverkehrbringen von Produkten, die GVO enthalten oder aus ihnen hergestellt sind, sehen eine Beteiligung aller Mitgliedsstaaten an den Genehmigungsverfahren vor. Bei **Freisetzungsverfahren** können von den Mitgliedsstaaten gegenüber der jeweils zuständigen nationalen Behörde Bemerkungen abgegeben werden. Bei Verfahren zum **Inverkehrbringen** besteht für die einzelnen Mitgliedsstaaten ein Widerspruchsrecht, da Produkte, nach Genehmigung, EU-weit zugelassen sind.

Betreiber: Eine juristische oder natürliche Person oder eine nichtrechtsfähige Personenvereinigung, die unter ihrem Namen eine gentechnische Anlage errichtet oder betreibt, gentechnische Arbeiten oder Freisetzungen durchführt oder Produkte, die GVO enthalten oder aus solchen bestehen, erstmalig in Verkehr bringt, soweit noch keine Genehmigung erteilt worden ist, die das Inverkehrbringen der Nachkommen oder des Vermehrungsmaterials gestattet.

Projektleiter: Eine Person, die im Rahmen ihrer beruflichen Obliegenheiten die unmittelbare Planung, Leitung oder Beaufsichtigung einer gentechnischen Arbeit oder einer Freisetzung durchführt.

Beauftragte für die Biologische Sicherheit: Personen, die die Erfüllung der Aufgaben des Projektleiters überprüfen und den Betreiber beraten.

Sicherheitsstufen: Gruppen gentechnischer Arbeiten nach ihrem Gefährdungspotenzial (Kap. 7.2.3).

Laborsicherheitsmaßnahmen oder Produktionssicherheitsmaßnahmen: Festgelegte Arbeitstechniken und eine festgelegte Ausstattung von gentechnischen Anlagen.

Biologische Sicherheitsmaßnahme: Die Verwendung von Empfängerorganismen und Vektoren mit bestimmten gefahrenmindernden Eigenschaften.

Vektor: Ein biologischer Träger, der Nukleinsäure-Segmente in eine neue Zelle einführt.

7.2.2 Zentrale Kommission für Biologische Sicherheit

Die **Zentrale Kommission für Biologische Sicherheit** (ZKBS) ist das zentrale Gremium für alle Fragen der Sicherheit bei gentechnischen Arbeiten und Anlagen in Deutschland. Die Kommission wurde 1978 gegründet und ist mit Fragen der Risikobewertung befasst. Grundlage der Arbeit der Kommission ist das GenTG. Die ZKBS setzt sich aus 30 Personen zusammen. Die Mitglieder und stellvertretenden Mitglieder der ZKBS werden vom Bundesminister für Gesundheit (BMG) berufen. Jede der 30 Personen ist als **sachverständige** oder **sachkundige** Person für ein spezielles Aufgabengebiet berufen und jedes dieser Gebiete ist durch ein Mitglied und ein stellvertretendes Mitglied besetzt. Das Gesetz legt fest, dass sich die ZKBS aus Sachverständigen mit Erfahrungen in den Bereichen der **Mikrobiologie**, **Zellbiologie**, **Virologie**, **Genetik**, **Hygiene**, **Ökologie** und **Sicherheitstechnik** sowie aus Sachkundigen aus den Bereichen der **Gewerkschaften**, des **Arbeitsschutzes**, der **Wirtschaft**, des **Umweltschutzes** und der **forschungsfördernden Organisationen** zusammensetzt. Die Amtszeit in der Kommission beträgt drei Jahre, Wiederberufung ist möglich.

Zu den Aufgaben der ZKBS gehören die **Beratung** der Bundesregierung und der Länder und die Abgabe von **Stellungnahmen** zu Anträgen auf Durchführung gentechnischer Arbeiten in der Forschung und in der Produktion sowie zu Anträgen auf Freilandversuche mit GVO und auf ein Inverkehrbringen von Produkten, die GVO enthalten. Bei ihren Empfehlungen soll die Kommission auch den Stand der internationalen Entwicklung auf dem Gebiet der gentechnischen Sicherheit angemessen berücksichtigen. Die Kommission berichtet jährlich der Öffentlichkeit über ihre Arbeit.

Zur Vorbereitung und Unterstützung der Arbeit der ZKBS bei der Risikobewertung gentechnischer Arbeiten ist die Abteilung Biologische Sicherheit (Gentechnik) am **Robert-Koch-Institut** tätig. Die Geschäftsstelle prüft die Antragsunterlagen und bereitet eine Beschlussvorlage für ein wissenschaftliches Kurzgutachten vor. Unterlagen und Beschlussvorlagen werden von zwei Mitgliedern der ZKBS als Arbeitsgrundlage für deren Bericht an die Kommission herangezogen. Das Gesamtgremium entscheidet dann über die **Sicherheitseinstufung** der gentechnischen Arbeiten. Die ZKBS hat zudem die Möglichkeit dem Einzelfall angemessene Sicherheitsmaßnahmen für die Durchführung der Arbeiten zu empfehlen, wenn sie dies aus der Bewertung der Arbeiten für erforderlich hält. Dabei handelt es sich z. B. um Empfehlungen zur sicheren **Entsorgung**, zum **Personenschutz**, zu **organisatorischen Maßnahmen** und zum **innerbetrieblichen Transport**. Die Entscheidung über die erforderlichen sicherheitstechnischen Maßnahmen trifft dann die Landesbehörde auf der Grundlage der ZKBS-Empfehlungen.

7.2.3 Sicherheitsbestimmungen

Viele Sicherheitsaspekte sind durch andere als das GenTG und die assoziierten Verordnungen (Kap. 7.2.6) geregelt. Zu den **technischen Sicherheitsmaßnahmen** gegen unkontrolliertes Entweichen von gentechnisch verändertem Material und für einen gefahrlosen Umgang mit diesem Material am Arbeitsplatz zählen:

- bauliche Voraussetzungen
- Raumlufttechnische Anlagen
- Abwasser- und Abfallentsorgung
- Spezielle Gerätschaften (z. B. Sicherheitswerkbänke).

Organisatorische Sicherheitsmaßnahmen für den ordnungsgemäßen Betrieb einer gentechnischen Anlage sind:

- Qualifiziertes Personal und regelmäßige Unterweisung
- Aufzeichnungen der Arbeiten
- Betriebsanweisung
- Kennzeichnung der Arbeitsbereiche und Zutrittsregelung
- Maßnahmen bei Störungen und Unfällen.

Bei den **Maßnahmen zur Arbeitssicherheit** für den Schutz der Beschäftigten sind zu beachten:

- Regeln der GMP (Gute Mikrobiologische Praxis)
- arbeitsmedizinische Untersuchungen, Vorsorgekartei
- persönliche Schutzausrüstung, wie Schutzhandschuhe, Augen- und Atemschutz.

Biologische Sicherheitsmaßnahmen sind die einzigen Gentechnik-spezifischen Sicherheitsmaßnahmen zur Verringerung des gentechnischen Gefahrenpotenzials. Zu den Maßnahmen zählen:

- Verwendung von Empfängerorganismen und Vektoren mit gefahrenmindernden Eigenschaften
- Verhinderung der Ausbreitung. Bei Pflanzen z. B. durch Entfernen der Staubbeutel, bei Tieren z. B. durch Sterilisation
- Impfung des Personals bei Arbeiten mit Pathogenen.

Gentechnische Arbeiten werden gemäß den vermuteten Risiken in **vier Sicherheitsstufen** eingeteilt. Diese entscheiden über die Sicherheitsmaßnahmen und ob ein gentechnisches Projekt genehmigt oder lediglich angemeldet werden muss.

Die Zuordnung gentechnischer Arbeiten zu einer der vier Sicherheitsstufen erfolgt gemäß dem Gefährdungspotenzial. Die Einstufung erfolgt auf Grund der Bewertung der Eigenschaften

- des Empfängerorganismus
- der DNA aus dem Spenderorganismus und
- der verwendeten Vektoren.

Zunächst ist daher eine genaue Beschreibung der verwendeten Organismen erforderlich. Geprüft werden z. B. gesundheitliche Aspekte, wie akut toxische, gentoxische oder allergene Eigenschaften und Umweltaspekte. Nach Ermittlung der möglichen Gefährdung wird nach dem Stand der Wissenschaft das Risiko beurteilt und die entsprechende Sicherheitseinstufung vorgenommen.

Gentechnische Arbeiten dürfen nur in **gentechnischen Anlagen** (Kap. 7.3.1) durchgeführt werden. Der Kontakt gentechnisch veränderter Organismen mit Mensch und Umwelt wird minimiert bzw. verhindert, wobei Aufwand und Durchführung der Sicherheitsmaßnahmen von der Sicherheitsstufe der jeweiligen Arbeiten abhängt. Die Bundesregierung regelt nach Anhörung der ZKBS durch Rechtsverordnung mit Zustimmung des Bundesrates die für die unterschiedlichen Sicherheitsstufen nach dem Stand der Wissenschaft und Technik erforderlichen **Labor- und Produktionssicherheitsmaßnahmen** sowie die Anforderungen an die Auswahl und die Sicherheitsbewertung der bei gentechnischen Arbeiten verwendeten Empfängerorganismen und Vektoren.

Der Sicherheitsstufe 1 sind gentechnische Arbeiten zuzuordnen, bei denen nicht von einem Risiko für die menschliche Gesundheit und die Umwelt auszugehen ist.

Der Sicherheitsstufe 2 sind gentechnische Arbeiten zuzuordnen, bei denen von einem geringen Risiko für die menschliche Gesundheit oder die Umwelt auszugehen ist.

Der Sicherheitsstufe 3 sind gentechnische Arbeiten zuzuordnen, bei denen von einem mäßigen Risiko für die menschliche Gesundheit oder die Umwelt auszugehen ist.

Der Sicherheitsstufe 4 sind gentechnische Arbeiten zuzuordnen, bei denen von einem hohen Risiko oder dem begründeten Verdacht eines solchen Risikos für die menschliche Gesundheit oder die Umwelt auszugehen ist.

Zuständig für die Einstufung sind die Landesbehörden. Bei Sicherheitsstufe 3 und 4 sowie in besonders gelagerten Fällen wird die ZKBS eingeschaltet. Zum Beispiel wurde die Einstufung gentechnischer Arbeiten mit **humanen Prionproteingenen** auf Nachfrage einer Genehmigungsbehörde durch das ZKBS diskutiert. Die Kommission empfahl für Arbeiten mit mutierten humanen Prionproteingenen Maßnahmen der Sicherheitsstufe 2, für Arbeiten mit nichtmutierten humanen Prionproteingenen die Sicherheitsstufe 1. Aus neuronalem Gewebe gewonnene Zellkulturen, die entweder das mutierte humane oder ein mutiertes tierisches Prionprotein enthal-

Tab. 7.1 Übersicht über die von den zuständigen Landesbehörden zugelassenen gentechnischen Anlagen. Stand: November 1999

Sicherheits-stufe S	Insgesamt	Öffentliche Forschung	Öffentliches Gewerbe	Private Forschung	Privates Gewerbe
1	2653	2150	2	439	62
2	760	656	2	90	12
3	54	47	0	5	2
4	4	0	0	0	0
Insgesamt	**3467**	**2853**	**4**	**534**	**76**

Tab. 7.2 Übersicht über die von den zuständigen Landesbehörden zugelassenen gentechnischen Arbeiten. Stand: November 1999

Sicherheits-stufe S	Insgesamt	Öffentliche Forschung	Öffentliches Gewerbe	Private Forschung	Privates Gewerbe
1	3386	2691	4	495	196
2	1246	1104	0	136	6
2/1	673	581	1	90	1
3	79	68	0	11	0
3/1	9	9	0	0	0
3/2	16	15	0	1	0
3/2/1	19	19	0	0	0
4	0	0	0	0	0
Insgesamt	**5428**	**4487**	**5**	**733**	**203**

ten, sind der Risikogruppe 2 zuzuordnen. Mäuse, die transgen sind für mutierte oder nichtmutierte humane oder tierische Prionproteingene, sind der Risikogruppe 1 zuzuordnen.

Die Tabelle 7.1 weist aus, dass in Deutschland insgesamt über 2500 **gentechnische Anlagen** in **Anmelde- und Genehmigungsverfahren** entschieden wurde (Stand November 1999). Von den Zulassungen betreffen 98,3 % Anlagen der öffentlichen (86,7 %) und privaten (11,6 %) Forschung. Nur 1,7 % der zugelassenen Anlagen sind im privaten Gewerbe angesiedelt (Stand Juni 1997). Die von den Landesbehörden im gleichen Zeitraum zugelassenen **gentechnischen Arbeiten** sind in der Tabelle 7.2 aufgeschlüsselt. Da zweite und weitere gentechnische Arbeiten der Sicherheitsstufe 1 in einer genehmigten S1-Anlage von einer Anmelde- und Genehmigungspflicht ausgenommen sind und nur einer **Aufzeichnungspflicht** beim Betreiber unterliegen, liegt die Zahl der neu begonnenen gentechnischen Arbeiten noch höher.

7.2.4 Anmeldung und Genehmigung gentechnischer Anlagen

Das Gentechnikgesetz sieht für die Errichtung und den Betrieb einer gentechnischen Anlage je nach Fallgestaltung **Anmelde-** und **Genehmigungsverfahren** vor. Im

Unterschied zur Genehmigung ergeht bei einer Anmeldung kein behördlicher Genehmigungsbescheid. Bei der Genehmigungs- bzw. Anmeldepflicht einzelner gentechnischer Vorhaben wird zwischen gentechnischen Arbeiten zu Forschungszwecken und zu gewerblichen Zwecken unterschieden (Kap. 7.3.1 Begriffsdefinitionen). Den gentechnischen Forschungsprojekten werden dabei verfahrensrechtliche Vergünstigungen zugestanden. Die Genehmigung zur Errichtung und den Betrieb einer gentechnischen Anlage berechtigt zur Durchführung der im Genehmigungsbescheid genannten gentechnischen Arbeiten zu gewerblichen oder zu Forschungszwecken. Auf Antrag kann eine Genehmigung für die Errichtung einer gentechnischen Anlage oder eines Teils einer solchen Anlage oder die Errichtung und den Betrieb eines Teils einer gentechnischen Anlage (Teilgenehmigung) erteilt werden.

Aus dem GenTG ist der **Rechtsanspruch auf eine Genehmigung** abzuleiten. Ein Anspruch besteht, wenn alle sicherheitstechnisch notwendigen Anforderungen erfüllt sind. Die Behörde hat diesbezüglich keinen Ermessensspielraum. Sie kann jedoch durch Auflagen und Nebenbestimmungen den Genehmigungsbescheid sicherheitstechnisch ergänzen. Die Genehmigung ist zu erteilen, wenn

- Keine Tatsachen vorliegen, aus denen sich Bedenken gegen die Zuverlässigkeit des Betreibers und der für die Errichtung sowie für die Leitung und die Beaufsichtigung des Betriebs der Anlage verantwortlichen Personen ergeben
- Gewährleistet ist, dass der Projektleiter sowie der oder die Beauftragten für die Biologische Sicherheit, die für ihre Aufgaben erforderliche Sachkunde besitzen und die ihnen obliegenden Verpflichtungen ständig erfüllen können
- Sichergestellt ist, dass vom Antragsteller die sich aus den verschiedenen Rechtsverordnungen ergebenden Pflichten für die Durchführung der vorgesehenen gentechnischen Arbeiten erfüllt werden
- Gewährleistet ist, dass für die erforderliche Sicherheitsstufe, die nach dem Stand der Wissenschaft und Technik notwendigen Vorkehrungen getroffen sind und deshalb schädliche Einwirkungen auf Leben und Gesundheit von Menschen, Tieren, Pflanzen, die sonstige Umwelt und Sachgüter nicht zu erwarten sind
- Keine Tatsachen vorliegen, denen die Verbote zur Entwicklung, Herstellung und Lagerung bakteriologischer (biologischer) Waffen und von Toxinwaffen sowie über die Vernichtung solcher Waffen und die Bestimmungen zum Verbot von biologischen und chemischen Waffen entgegenstehen, und
- Andere öffentlich-rechtliche Vorschriften der Errichtung und dem Betrieb der gentechnischen Anlage nicht entgegenstehen.

Eine **Teilgenehmigung** ist zu erteilen, wenn eine vorläufige Prüfung ergibt, dass die Voraussetzungen im Hinblick auf die Errichtung und den Betrieb der gesamten gentechnischen Anlage vorliegen werden und ein berechtigtes Interesse an der Erteilung einer Teilgenehmigung besteht.

Erstmalige gentechnische Arbeiten der Sicherheitsstufen 2, 3 und 4 zu Forschungszwecken bedürfen grundsätzlich der Anlagengenehmigung. Gentechnische Forschungsarbeiten, die einer höheren Sicherheitsstufe zuzuordnen sind, als die bisher genehmigten Arbeiten, bedürfen einer neuen Anlagengenehmigung. Die wesentliche Änderung der Lage, der Beschaffenheit oder des Betriebs einer gentechnischen Anlage bedarf ebenfalls einer weiteren Anlagengenehmigung. Genehmigungsbescheide sind öffentlich bekannt zu machen.

7.2.5 Genehmigungsverfahren

Das Genehmigungsverfahren setzt einen schriftlichen Antrag voraus. Zuständig für die Genehmigungen sind die Länder. Für das Anmeldeverfahren gibt es bundeseinheitliche Formblätter. Die Anmeldeunterlagen müssen insbesondere folgende Angaben enthalten:

- Die Lage der gentechnischen Anlage sowie den Namen und die Anschrift des Betreibers
- Den Namen des Projektleiters und den Nachweis der erforderlichen Sachkunde
- Den Namen des oder der Beauftragten für die Biologische Sicherheit und den Nachweis der erforderlichen Sachkunde
- Eine Beschreibung der bestehenden oder der geplanten gentechnischen Anlage und ihres Betriebs, insbesondere der für die Sicherheit bedeutsamen Einrichtungen
- Die Risikobewertung (Kap. 7.2.3) und eine Beschreibung der vorgesehenen gentechnischen Arbeiten
- Eine Beschreibung der verfügbaren Techniken zur Erfassung, Identifizierung und Überwachung des gentechnisch veränderten Organismus
- Im Bereich gentechnischer Arbeiten zu gewerblichen Zwecken zusätzlich Angaben über Zahl und Ausbildung des Personals, Angaben über Reststoffverwertung, Notfallpläne und Angaben über Unfallverhütungsmaßnahmen.

Einem Antrag auf Erteilung der Genehmigung zur Durchführung weiterer gentechnischer Arbeiten der Sicherheitsstufen 2, 3 oder 4 zu gewerblichen Zwecken sind die Unterlagen beizufügen, die zur Prüfung der Voraussetzungen der Genehmigung erforderlich sind.

Der Eingang des Antrags und der beigefügten Unterlagen wird schriftlich bestätigt und auf Vollständigkeit überprüft. Fehlende Unterlagen können nachgereicht, unvollständige Anträge ergänzt werden. Über einen Genehmigungsantrag ist innerhalb einer Frist von drei Monaten schriftlich zu entscheiden. Die zuständige Behörde hat im Falle der Genehmigung weiterer gentechnischer Arbeiten der Sicherheitsstufe 2 zu gewerblichen Zwecken über den Antrag unverzüglich spätestens nach zwei Monaten zu entscheiden, wenn die gentechnische Arbeit einer bereits von der Kommission eingestuften gentechnischen Arbeit vergleichbar ist. Dazu erarbeitet und veröffentlicht die ZKBS allgemeine Stellungnahmen zu häufig durchgeführten gentechnischen Arbeiten mit den jeweils zu Grunde liegenden Kriterien der Vergleichbarkeit. Vor der Entscheidung über eine Genehmigung holt die zuständige Behörde über das Bundesgesundheitsamt eine Stellungnahme der ZKBS zur sicherheitstechnischen Einstufung der vorgesehenen gentechnischen Arbeiten und zu den erforderlichen sicherheitstechnischen Maßnahmen ein. Die zuständige Behörde holt außerdem Stellungnahmen der Behörden ein, deren Aufgabenbereich durch das Vorhaben berührt wird. Bei bestimmten gentechnischen Anlagen, die zu gewerblichen Zwecken betrieben werden sollen, ist eine öffentliche Anhörung durchzuführen.

7.2.6 Freisetzungen und Inverkehrbringen

Der dritte Teil des GenTG regelt **Freisetzung** und **Inverkehrbringen** (Kap. 7.3.1). Für das Freisetzen und Inverkehrbringen gentechnisch veränderter Organismen und von Produkten, die solche enthalten, ist wegen der grenzübergreifenden Bedeutung eine Genehmigung des Robert-Koch-Instituts als Bundesoberbehörde zu beantragen. Im Rahmen des Genehmigungsverfahrens geben die ZKBS und die zuständige Landesbehörde Stellungnahmen zu den möglichen Gefahren ab. Parallel zum behördlichen Verfahren erfolgt eine öffentliche Bekanntmachung im Bundesanzeiger und in der Tagespresse. Der Antrag wird anschließend bei der zuständigen Gemeindeverwaltung ausgelegt. Gegen das Vorhaben kann schriftlich Einwand erhoben werden. Vor einer Entscheidung über die Genehmigung einer Freisetzung muss grundsätzlich **ein öffentliches Anhörungsverfahren** durchgeführt werden. Von dieser Regelung sind Genehmigungen im „vereinfachten Verfahren" und Freisetzungsexperimente mit Organismen ausgenommen, deren Ausbreitung begrenzbar ist und die durch Rechtverordnung definiert sind.

Vereinfachtes Verfahren: Die Bundesregierung kann zur Umsetzung der Entscheidungen der ZKBS oder des Rates der Europäischen Gemeinschaft in Anwendung der Richtlinie 90/220/EWG über die absichtliche Freisetzung genetisch veränderter Organismen in die Umwelt nach Anhörung der Kommission durch Rechtsverordnung mit Zustimmung des Bundesrates bestimmen, dass für die Freisetzung ein vereinfachtes Verfahren gilt, soweit mit der Freisetzung von Organismen genügend Erfahrungen gesammelt sind.

Auf die Genehmigung für eine **Freisetzung** besteht ein einklagbarer Rechtsanspruch, wenn alle Voraussetzugnen für die Erteilung der Genehmigung vorgelegt wurden. Eine Genehmigung ist daher zu erteilen, wenn

- Keine Tatsachen vorliegen, aus denen sich Bedenken gegen die Zuverlässigkeit des Betreibers und der für die Errichtung sowie für die Leitung und die Beaufsichtigung des Betriebs der Anlage verantwortlichen Personen ergeben
- Gewährleistet ist, dass der Projektleiter sowie der oder die Beauftragten für die Biologische Sicherheit die für ihre Aufgaben erforderliche Sachkunde besitzen und die ihnen obliegenden Verpflichtungen ständig erfüllen können
- Gewährleistet ist, dass alle nach dem Stand von Wissenschaft und Technik erforderlichen Sicherheitsvorkehrungen getroffen werden,
- Nach dem Stand der Wissenschaft im Verhältnis zum Zweck der Freisetzung unvertretbare schädliche Einwirkungen auf Leben und Gesundheit von Menschen, Tieren, Pflanzen, die sonstige Umwelt und Sachgüter nicht zu erwarten sind.

Die Genehmigung für ein **Inverkehrbringen** ist zu erteilen, wenn

- Nach dem Stand der Wissenschaft im Verhältnis zum Zweck des Inverkehrbringens unvertretbare schädliche Einwirkungen auf Leben und Gesundheit von Menschen, Tieren, Pflanzen, die sonstige Umwelt und Sachgüter nicht zu erwarten sind.

Bei sämtlichen Freisetzungsvorhaben müssen die anderen **Mitgliedsstaaten der EU** beteiligt werden. Will das Bundesgesundheitsamt einen Antrag auf Inverkehrbringen genehmigen, leitet es daher das Verfahren gemäß der Richtlinie 90/220/EWG über die absichtliche Freisetzung genetisch veränderter Organismen in die Umwelt ein und den Antrag an die Europäische Kommission in Brüssel weiter. Von dort aus wird der Antrag an die EU-Mitgliedsstaaten verteilt. Deren nationale Behörden haben einen Monat Zeit um bei der nationalen Genehmigungsbehörde zum Antrag Stellung zu nehmen.

Nach Abschluss des EU-Beteiligungsverfahrens ist unverzüglich zu entscheiden (s. auch Tab. 5.10 in Kap. 5.4.3). Die Entscheidung über eine Freisetzung ergeht im Einvernehmen mit der **Biologischen Bundesanstalt für Land- und Forstwirtschaft**, dem **Umweltbundesamt** und, falls gentechnisch veränderte Wirbeltiere oder gentechnisch veränderte Mikroorganismen, die an Wirbeltieren angewendet werden, betroffen sind, der **Bundesforschungsanstalt für Viruserkrankungen der Tiere**. Nach Erstellung des Bescheids müssen die Europäi-

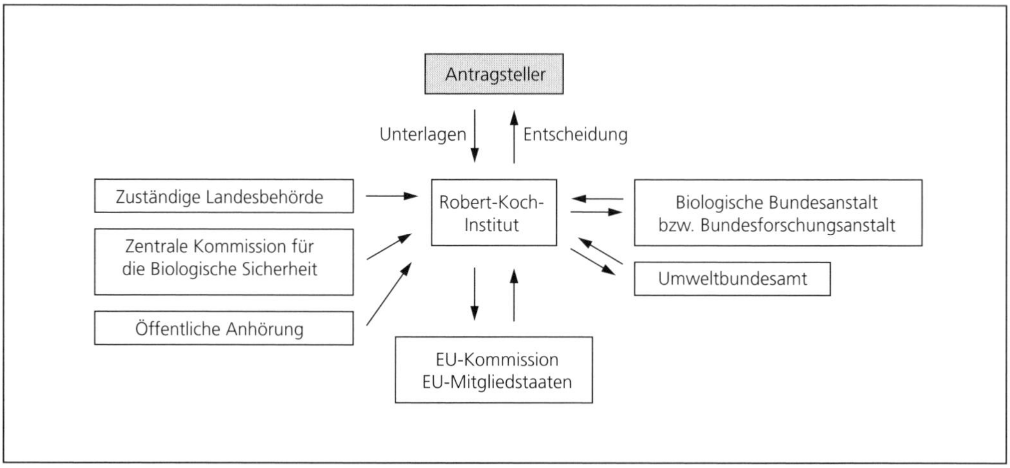

Abb. 7.1 Beteiligte Behörden und andere Entscheidungsträger bei der Zulassung zur Freisetzung eines GVO

sche Kommission und die EU-Mitgliedsstaaten informiert werden (Abb. 7.1).

Die **Rechtspflichten nach erteilter Genehmigung** oder erfolgter Anmeldung sind im GenTG festgeschrieben. Dazu gehören die Einhaltung der allgemeinen Sorgfaltspflichten, Aufzeichnungspflichten, Auflagen und Anzeigepflichten. Errichtung und Betrieb einer gentechnischen Anlage sowie die darin durchgeführten gentechnischen Arbeiten unterliegen der **Überwachung** durch die zuständige Landesbehörde. Diese ist befugt Anordnungen zu treffen, die zur Beseitigung festgestellter oder der Verhütung künftiger Verstöße erforderlich sind. Solche Vorkommnisse sind an das Robert-Koch-Institut als Bundesoberbehörde zu melden.

Eine Genehmigung erlischt, wenn

- Innerhalb einer von der Genehmigungsbehörde gesetzten Frist, die höchstens drei Jahre betragen darf, nicht mit der Errichtung oder dem Betrieb der gentechnischen Anlage oder der Freisetzung begonnen wurde
- Eine gentechnische Anlage während eines Zeitraums von mehr als drei Jahren nicht mehr betrieben worden ist
- Das Genehmigungserfordernis aufgehoben wird.

7.2.7 Verordnungen und Richtlinien

Auf der Grundlage der Bestimmungen des GenTG wurden eine Reihe von Verordnungen erlassen, die Vorgaben für Verfahren und einzuhaltende Sicherheitsmaßnahmen näher bestimmen. Die wichtigsten Verordnungen mit Bestimmungen zu Genehmigungsverfahren sind:

Verordnung über die Sicherheitsstufen und Sicherheitsmaßnahmen bei gentechnischen Arbeiten in gentechnischen Anlagen (GenTSV). Sie enthält Regelungen zur Sicherheitsbewertung einzelner gentechnischer Arbeiten und zu den erforderlichen Sicherheitsmaßnahmen. Ein wesentliches Element der GenTSV sind die im Anhang I gemäß ihrem Risikopotenzial in die Risikogruppen 1 bis 4 eingeordneten Spender- und Empfängerorganismen für gentechnische Arbeiten zu Forschungszwecken und zu gewerblichen Zwecken. Erstmalig seit ihrer Veröffentlichung 1990 werden die Listen, die zukünftig von der ZKBS regelmäßig zu überprüfen sind, überarbeitet und durch eine große Anzahl neu eingestufter Organismen ergänzt.

Verordnung über die Zentrale Kommission für die Biologische Sicherheit (ZKBSV). Sie regelt die Zusammensetzung und Entscheidungsbefugnisse der ZKBS.

Verordnung über Aufzeichnungen bei gentechnischen Arbeiten (GenTAufzV). Wer gentechnische Arbeiten durchführt, muss entsprechend der GenTAufzV hierüber Aufzeichnungen führen und diese jederzeit der zuständigen Behörde zugänglich machen.

Verordnung über Anhörungsverfahren (GenTAnhV). Die Genehmigung gewerblich genutzter gentechnischer Anlagen der beiden höchsten Sicherheitsstufen sowie die Freisetzung gentechnisch veränderter Organismen erfordern ein öffentliches Anhörungsverfahren.

Verordnung über Antrags- und Anmeldeunterlagen (GenTVfV). Hier finden sich Regelungen über den Verfahrensablauf bei der Genehmigung bzw. Anmeldung eines gentechnischen Vorhabens.

EU-Richtlinien. Die Richtlinien 90/219/EWG und 90/220/EWG traten 1990 in Kraft. Richtlinie 90/219/EWG regelt die Anwendung genetisch veränderter Mikroorganismen in geschlossenen Systemen, Richtlinie 90/220/EWG befasst sich mit der absichtlichen Freisetzung genetisch veränderter Organismen in die Umwelt und über das Inverkehrbringen von Produkten. Beide Richtlinien gelten für alle Mitgliedsstaaten der Europäischen Union und sind von den Mitgliedsstaaten in nationales Recht zu übernehmen. In der Bundesrepublik Deutschland wurden die Vorschriften der Richtlinien 90/219/EWG und 90/220/EWG durch Erlass des Gentechnikgesetzes und seinen Verordnungen in nationales Recht umgesetzt.

7.3 Umsetzung des Gentechnikgesetzes

Nach der Verabschiedung der ersten Fassung des GenTG gab es erwartungsgemäß Probleme im Vollzug des Gesetzes. Die Dauer der Genehmigungsverfahren wurde allgemein als zu lang empfunden. Von Seiten der Wissenschaft und der Industrie wurden grundsätzliche Bedenken gegenüber dem Verfahren geäußert. Mehrfach kam z. B. die Frage auf, warum die Einstufung S1 über ein Gesetz zu regeln sei, da per Definition hiervon keinerlei Gefahren ausgingen. Die Behörden ihrerseits bemängelten die oft lückenhaften Antragsunterlagen, die im Wesentlichen zu den Verzögerungen der Genehmigungen beigetragen hätten. Die neuen Grundlagen für Genehmigungen nach der Verabschiedung des GenTG sorgten anfangs für einige Irritationen in der Forschung, aber auch bei den Genehmigungsbehörden im Umgang mit der neuen Materie. Inzwischen scheinen diese anfänglichen Schwierigkeiten und Kommunikationsprobleme weitgehend gelöst. Die im GenTG vorgesehenen Genehmigungsfristen werden in der Regel eingehalten. Diesen Angaben stehen Meldungen gegenüber, die von einer Verfahrensdauer von 12 oder mehr Monaten berichten. Die unterschiedlichen Angaben erklären sich aus der Frage, ab welchem Zeitpunkt ein Genehmigungsverfahren offiziell läuft: Ab der Ersteinreichung der Unterlagen durch den Antragsteller oder ab dem Zeitpunkt, an dem die Behörde die Antragsunterlagen als vollständig anerkennt.

Die Klagen und Beschwerden der Anwender gentechnischer Methoden führten zu einer öffentlichen Anhörung (1992) durch die Bundestagsausschüsse „Gesundheit“ und „Forschung, Technologie und Technikfolgeabschätzung“. Wesentliche Forderungen waren:

- Reduzierung der staatlichen Kontrollmaßnahmen bei gentechnischen Arbeiten der Sicherheitsstufen S1 und S2
- Vereinfachung des Verwaltungsaufwandes
- Angleichung des GenTG an internationale Regelungen.

Die Novellierungen des GenTG mussten sich dabei an dem engen Rahmen der entsprechenden EG-Richtlinien orientieren. Am 22. Dezember 1993 trat das **Erste Gesetz zur Novellierung des Gentechnikgesetzes** in Kraft, eine **Zweite Novellierung** folgte am 16. Dezember 1994.

Absicht des Gesetzgebers bei der Überarbeitung des Gentechnikgesetzes war u. a. eine Vereinfachung und Beschleunigung der Antragsverfahren in den unteren Sicherheitsstufen. Nach der Novellierung wurden die Fristen in der Sicherheitsstufe 1 (S1) flexibilisiert und die obligatorische Beteiligung der ZKBS aufgehoben. Entsprechende Anträge werden von den Behörden im selbstständigen Handeln entschieden. Gleichzeitig muss für S1 kein Antrag mehr gestellt werden, eine formale Anmeldung reicht aus. Das bedeutet, der Anmelder kann ohne einen negativen Bescheid der Behörde nach Ablauf der Frist mit den Arbeiten beginnen. Als weitere Vereinfachung kann eine obligatorische Beteiligung der ZKBS bei Anlagengenehmigungen der Stufe S2 entfallen, wenn sie einem bereits durch die ZKBS begutachteten Antrag „vergleichbar" ist. Um diese Vergleichbarkeit aber auch zu gewährleisten, müssen klare Kriterien der Vergleichbarkeit z. B. im Rahmen „allgemeiner Stellungnahmen der ZKBS" erarbeitet werden. In anders gelagerten Fällen (Kap. 7.2.4) ist ein Genehmigungsverfahren einzuleiten. Inzwischen ist auch klargestellt, dass die den Behörden zur Bearbeitung eingeräumten Fristen ruhen, solange ein Anhörungsverfahren durchgeführt wird oder die Behörde die Ergänzung des Antrags oder der Unterlagen abwartet.

7.4 Anforderungen des Arzneibuchs

7.4.1 Definition

Das Europäische Arzneibuch enthält die Monographie **DNA-rekombinationstechnisch hergestellte Produkte (Producta ab ADN recombinante)** in der gentechnisch hergestellte pharmazeutische Wirkstoffe definiert und allgemeine Hinweise für ihre Herstellung und Prüfung gegeben werden. Die Bestimmungen dieser Monographie gelten nur im Zusammenhang mit den Einzelmonographien, z. B. Konzentrierte Interferon-alfa-2-Lösung oder Hepatitis-B-Impfstoff (rDNA) und betreffen nicht notwendigerweise gentechnisch hergestellte Produkte ohne Arzneibuchmonographie.

DNA-rekombinationstechnisch hergestellte Produkte (Ph. Eur.) werden *durch genetische Modifikation hergestellt, bei der die für das benötigte Produkt kodierende DNA gewöhnlich mithilfe eines Plasmids oder viralen Vektors in einen geeigneten Mikroorganismus oder eine geeignete Zelllinie eingeführt wird, in denen diese DNA exprimiert und translatiert wird. Das gewünschte Produkt wird dann durch Extraktion und Reinigung gewonnen.* Zentrale Aussagen dieser Definition sind:

- Die Wirkstoffe werden immer von lebenden Zellen produziert
- Die Information zur Wirkstoffsynthese wird in Form von rekombinierter DNA in die Produktionszelle eingebracht
- DNA-rekombinationstechnisch hergestellte Produkte sind immer Proteine
- Das Herstellungsverfahren ist integraler Bestandteil der Produktspezifikation.

Keine gentechnisch hergestellten pharmazeutischen Wirkstoffe sind daher:

- Gentechnisch modifizierte **Mikroorganismen** für die direkte Anwendung am Menschen und am Tier, beispielsweise in Impfstoffen
- **Monoklonale Antikörper** und **Nukleinsäuren** für die allerdings ähnliche Sicherheitsanforderungen bestehen, wie für die rekombinanten Wirkstoffe
- Produkte, die mithilfe gentechnisch modifizierter Organismen gewonnen werden, aber keine Translationsprodukte, sprich: Proteine, sind. Dazu gehören zum Beispiel **Antibiotika**, **Aminosäuren**, **Ascorbinsäure** oder **Vitamine**.

Die rekombinierte DNA enthält aber nicht die gesamte Information für das Produkt (Kap. 4.4), daher scheint die Arzneibuchdefinition nicht ganz exakt zu sein. Mögliche posttranslationale Modifikationen des Proteins berücksichtigt nämlich die Arzneibuchdefinition derzeit nicht. Da die wenigsten rekombinanten Wirkstoffe mit ihren natürlichen Vorbildern in allen Details übereinstimmen, sind die angesprochenen Modifikationen aber wohl zulässig und durch die Pflicht zur Angabe der verwendeten Produzenten (Kap. 7.4.2) letztlich auch definiert.

7.4.2 Herstellung

Die Herstellung beruht auf einem **validierten Saatgutsystem**. Es muss ein **Wirt-Vektor-System** verwendet werden, das **behördlich genehmigt** wurde. Ausführlich dokumentiert sein müssen **Kultivierung**, **Extraktion** und **Reinigung**.

Die Eignung des Wirt-Vektor-Systems wird folgendermaßen nachgewiesen:

- Charakterisierung der Wirtszelle: Herkunft, Genotyp, Phänotyp, Kulturmedien
- Dokumentation der Klonierungsstrategie: Herkunft des Gens, Sequenzen von Strukturgen und Kontrollregionen, Identifizierung der exprimierten Sequenzen, Beschreibung des vollständigen Expressionskonstrukts
- Charakterisierung des Wirt-Vektor-Systems: Mechanismen der Übertragung, Kopienzahl, Stabilität des Expressionskonstrukts, Kontrolle der Expression.

Weitere Ausführungen der Monographie betreffen **Herstellung**, **Management** und **Validierung** der verwendeten **Zellbanksysteme** und Kontrolle der Zellen. Untersuchungen zur **Validierung des Herstellungsprozesses** müssen folgende Nachweise erbringen:

- Ausschluss fremder Agenzien aus dem Produkt
- Angemessene Entfernung von Verunreinigungen, die auf Vektor, Wirtszelle oder Nährmediumskomponenten zurückzuführen sind
- Einhaltung der angegebenen Grenzen bei der Produktausbeute
- Angemessene Stabilität von Zwischenprodukten der Herstellung oder Verarbeitung, für die eine Zwischenlagerung im Produktionsprozess vorgesehen ist.

Das Produkt wird durch **physikalische**, **chemische**, **immunchemische** und **biologische Prüfungen** auf **Identität**, **Reinheit**, **Aktivität** und **Stabilität** geprüft. Die Gleichförmigkeit des Produktes muss ebenfalls gewährleistet und daher geprüft werden. Dies schließt folgende Methoden ein:

- Partielle Aminosäuresequenzanalyse
- Peptidkartierung
- Bestimmung der Molekülmasse
- Gesamtprotein-Bestimmung
- Chemische Reinheit
- Nachweis von Wirtszellproteinen
- Nachweis von Wirts- oder Vektor-DNA.

Details und spezifische Methoden zur Prüfung auf **Identität**, **Reinheit** und **Gehalt** sowie Hinweise zur ordnungsgemäßen Lagerung und Beschriftung nennen die jeweiligen Wirkstoff-Monographien.

Literatur

Gassen, G., Minol, K. (1996) Gentechnik: Einführung in Prinzipien und Methoden. Gustav Fischer Verlag, Stuttgart

Pharmacopoea Europaea 3. Ausgabe 1997 mit Nachträgen bis 2000

Präve, P., Schlingmann, M., Crueger, W., Esser, K., Thauer, R., Wagner, F. (1986–1992): Jahrbuch Biotechnologie Band 1–4. Carl Hanser Verlag, München

Schell von, Th., Mohr H. (1995): Biotechnologie – Gentechnik. Eine Chance für neue Industrien. Springer Verlag, Berlin

ZKBS (1990–1999): Stellungnahmen der Zentralen Kommission für die Biologische Sicherheit, Robert-Koch-Institut, Berlin (am besten einzusehen über das Internet http://www.rki.de)

ZKBS (1990–1999): Tätigkeitsberichte, 1. bis 8. Bericht nach In-Kraft-Treten des Gentechnikgesetzes, Robert-Koch-Institut, Berlin (am besten einzusehen über das Internet: http:/www.rki.de)

8 Biotechnologie und Gesellschaft

8.1 Fallstudie: Ein Virus entkommt

Auch für einen erfahrenen Wissenschaftler muss der Moment entsetzlich gewesen sein. Eben noch arbeitete die Zentrifuge bei hohen Umdrehungszahlen ganz zufrieden stellend, dann brach der Behälter und die Probe – Gewebe, das mit einem seltenen, möglicherweise tödlichen Virus verseucht war – wurde im Inneren der Maschine verstreut. Der Angehörige der Yale University trug glücklicherweise einen Labormantel, Latexhandschuhe und einen Mundschutz und begann sofort die Bruchstücke zu beseitigen und alle kontaminierten Teile den Regeln entsprechend zu desinfizieren. Eine Vorschrift jedoch missachtete er: Er erstellte keinen Bericht über diesen Vorfall.

Wenige Tage später, es war im Herbst 1994, verließ er New Haven im US-Bundesstaat Connecticut, um einen Freund in Boston zu besuchen. Ihm war nicht bewusst, dass er sich durch winzige Gewebestückchen infiziert hatte, die in die ungeschützten Augen oder die Nase geflogen waren. Bald nach seiner Rückkehr bekam er hohes Fieber und es wurde schnell klar, dass er an einer Viruserkrankung litt. Auslöser war das brasilianische Sabia-Virus, ein wenig bekanntes Mitglied der Gruppe der Arena-Viren, zu denen auch das afrikanische Lassa-Virus, das argentinische Junin- oder das bolivianische Machupo-Virus gehören (Garrett 1996, Morse et al. 1996). Diese Krankheitserreger verursachen hämorrhagisches Fieber, gekennzeichnet durch hohe Körpertemperatur, unkontrollierten Blutverlust aus sämtlichen Organen und Körperöffnungen, auch aus den Augen und den Poren der Haut, Ausfall der Leberfunktionen und schließlich Tod durch Schock.

Der Wissenschaftler der Yale University, dessen Name niemals offiziell bekannt gegeben wurde, hatte Glück (Lemonick 1994). Das erst 1990 aufgetretene Sabia-Virus hatte zwar bereits einige Todesopfer gefordert, doch dem Forscher konnte mit einem noch in der Erprobung befindlichen antiviralen Arzneimittel geholfen werden. Dabei hatte er allerdings schon mindestens fünf unbeteiligte Menschen dem Pathogen ausgesetzt, darunter zwei Kinder, und schließlich noch etwa 75 Angehörige des Gesundheitsdienstes, Ärzte, Pfleger und so weiter. Die laufenden Forschungen im Virus-Labor wurden zunächst eingestellt, die Sicherheitsstufe von P3 auf P4 – das entspricht unserem L3 bzw. L4 (Schellekens et al. 1994) – erhöht. Die Centers for Disease Control in Atlanta prüften alle Sicherheitsmaßnahmen und die Laboreinrichtungen. Alle Beteiligten wurden überwacht und isoliert. Darüber hinaus wurde die Empfehlung ausgegeben, zunächst alle noch nicht klassifizierten infektiösen Erreger in die Sicherheitsklasse 4 einzuordnen, bis ihre Pathogenität einschätzbar war.

Dieses Beispiel zeigt sehr eindrucksvoll, dass biomedizinische Forschung mit Risiken behaftet ist. Beim Umgang mit hochpathogenen Mikroorganismen kann es jederzeit zu menschlichem oder – wenn auch weitaus seltener – technischem Versagen kommen. Dennoch wird es niemand ernsthaft in Erwägung ziehen, diese Art der Forschung einzustellen. In einer Zeit, in der zunehmend neue und teilweise äußerst aggressive Krankheitserreger auftreten, muss man verstärkt nach empfindlichen und spezifischen Möglichkeiten zur Diagnose und Therapie suchen. Da dies unmittelbar einleuchtet, steht die Bevölkerung in der Bundesrepublik Deutschland der Nutzung der Gentechnologie in der Medizin zumindest neutral bis sogar positiv gegenüber, wie eine EMNID-Umfrage im Jahre 1996 belegte.

8.2 Akzeptanz der Gentechnik

In den USA geniesst die Gentechnik in der Bevölkerung eine weit höhere Akzeptanz als in Deutschland. Für die dortigen Behörden steht die Sicherheit neuer Produkte – unabhängig von der Art der Herstellung – im Vordergrund, während in Deutschland zusätzlich die Methode der gentechnischen Herstellung zu Sicherheitsbedenken Anlass gibt.

8.2.1 Hoffnungen

Die bereits erwähnte Untersuchung des EMNID-Instituts ergab einige interessante Details. Fast 51 % der Befragten hielten gentechnisch hergestellte Arzneimittel für die Zukunft für besonders wichtig. Etwa drei Viertel der Befragten erwarteten sogar bei bestimmten Krankheiten entscheidende Fortschritte durch den Einsatz solcher Medikamente, vor allem bei Krebs (49,2 %), AIDS (37,8 %) und BSE bzw. Creutzfeld-Jacob-Krankheit (6,8 %). Ganz im Gegensatz zur Situation bei gentechnisch veränderten Lebensmitteln würde auch jeder Zweite solche Arzneimittel ohne größere Bedenken einnehmen; immerhin 14,3 % lehnen sie jedoch rundheraus ab. Männer scheinen solche Präparate übrigens eher zu akzeptieren als Frauen. Dass insbesondere ältere Menschen über 60 Jahre eher zur Einnahme bereit sind als jüngere, ist nicht besonders erstaunlich. Es scheint sich also die Einstellung durchzusetzen, dass die Vorteile der Gentechnik zumindest in manchen Bereichen die Risiken überwiegen. Auf einer Skala von 1 (Zustimmung) bis 7 (Ablehnung) liegt der Durchschnittswert der Befragten bei 3,7; nahezu zwei Drittel waren sogar der Meinung, Gentechnik sei ein wichtiger Faktor für den Wirtschaftsstandort Deutschland.

Hier liegt – neben der medizinischen Bedeutung – ein zweiter wichtiger Faktor für die Akzeptanz der Bio- und Gentechnologie. In den letzten Jahren sind immer wieder Äußerungen der Industrie zitiert worden, die eine ausgesprochen positive wirtschaftliche Entwicklung dieses Wirtschaftszweigs prognostizierten (s. auch Kap. 1). Tatsächlich hat sich der Verkauf biopharmazeutischer Produkte enorm gesteigert; betrug der Wert 1987 weltweit noch insgesamt 495 Millionen US-Dollar, lag er 1995 bereits bei 4415 Millionen, also beinahe zehnmal so hoch (Tab. 8.1). Im gleichen Jahr wurden in Deutschland mit gentechnisch hergestellten Therapeutika 662 Millionen DM Umsatz gemacht; im Jahr 2000 sollen es nach einer Studie der Basler Prognos AG zwei Milliarden DM sein (Reichling et al. 1998). Nun kann und darf wirtschaftliches Wachstum eine Sicherheits- und Risikodiskussion nicht ersetzen. Andererseits aber wird die Notwendigkeit von Produkten wie Humaninsulin, Hepatitis-B-Vakzin oder Erythropoietin sicher nicht angezweifelt.

8.2.2 Bedenken

Anders verhält es sich mit gentechnisch veränderten Lebensmitteln; kaum jemand hält es für sonderlich sinnvoll, in Ländern mit vollen Regalen dauerreife Tomaten auf den Markt zu werfen. Die Akzeptanz ließe sich – unabhängig wiederum von der Risi-

Tab. 8.1 Weltweiter Verkauf biopharmazeutischer Produkte. Nach Werner 1995

Produkt	Millionen US-Dollar			
	1987	**1988**	**1990**	**1995**
Humaninsulin	145	240	400	845
Interferon-α	55	125	235	750
Interferon-β	5	10	15	35
Interferon-γ	–	–	10	50
Humanes Wachstumshormon	130	190	285	635
Hepatitis-B-Vakzin	100	115	160	300
Gewebeplasminogen-Aktivator	60	170	210	300
Erythropoietin	–	45	290	1000
Interleukin-2	–	–	15	50
GM-CSF	–	–	25	250
Produkte auf Basis monokl. Antikörper	–	25	35	200
Insgesamt	**495**	**920**	**1680**	**4415**

koabschätzung – deutlich steigern, wenn mit den neuen Technologien etwas zur Linderung der Not in Hungergebieten getan werden könnte. Dieser Aspekt des sinnvollen Produkts wurde von der Industrie bislang meist übersehen (Kasten 8.1). Falls nun aber mit positiven wirtschaftlichen Prognosen und vernünftigen Produkten Erwartungen geweckt werden, dann sollte man diese auch erfüllen können. Dass dies der Industrie bislang trotz eines guten ökonomischen Trends nicht gelang, hat vielschichtige Ursachen, die sich nicht alle nur auf übersteigerte Sicherheitsvorschriften und bürokratische Regelwerke zurückführen lassen (s. auch Kap. 7).

Die Bedenken, denen man vonseiten der interessierten Öffentlichkeit immer wieder begegnet, lassen sich in wenigen Punkten zusammenfassen. Über allem steht die Angst des Einzelnen, dass die Wissenschaftler durch die Manipulation des Erbguts, womöglich noch über Artgrenzen hinweg, mit ihren Eingriffen in die Schöpfung zu weit gehen. Erwin Chargaff (1984) hat diese Befürchtungen wahrscheinlich am präzisesten formuliert, indem er die Spaltung des Atomkerns mit der Manipulation des Zellkerns parallelisierte. Das ist der Sache sicher nicht angemessen und viele Biotechnologen haben sich vehement gegen eine solche Gleichstellung gewehrt. Dennoch gibt diese Analogie die Ängste vieler Menschen treffend wieder und der in Zukunft wahrscheinlich rapide wachsende Einsatz transgener Tiere zur Produktion gentechnischer Arzneimittel auf Proteinbasis dürfte solche Bedenken sicher noch schüren (Velander et al. 1997). An anderer Stelle (Chargaff 1981) prangert er auch die reduktionistische Grundhaltung vieler Wissenschaftler an, die seiner Ansicht nach dieser Skrupellosigkeit zu Grunde liegt: *„Die Vorstellung, dass das Leben aufgrund der Prinzipien der Physik und Chemie erklärt werden könne, ist allgemein. Ebenso die Behauptung, dass die Bedingung des Lebens erfüllt sei, sobald die Makromoleküle des Zellinhaltes einen gewissen Grad der Kompliziertheit erreicht haben, sodass sie sich dann gleichsam automatisch zu einem morphologisch einzigartigen Gebilde zusammenschließen. Auf diesem Wege fortschreitend – das Leben ein schmutziger Mischkristall –, geht man immer tiefer in die Dezimalen; und wenn man schließlich alle Bestandteile einer Zelle im garantierten Originalzustand beisammen hat, wird man sie in den richtigen Verhältnissen mischen und der Brei wird 'Papa!' schreien."*

8.2.3 Ängste

Was den Bereich der Mikrobiologie anbelangt, so ist hier sicher die Furcht vor biologischen Waffen an allererster Stelle zu nennen (Cole 1997) und dies ist spätestens seit den Wirren des Golfkriegs 1991 keine so unberechtigte Angst mehr. Bei Pflanzen steht meist die Freisetzungsproblematik im Vordergrund und die ungewoll-

Kasten 8.1 Zur öffentlichen Wahrnehmung der Gentechnik

Die verbreitete Lehrmeinung besagt, dass die negative Haltung und die Unversöhnlichkeit gegenüber der Biotechnologie nur aus einer Technologieangst resultiert, der ein Mangel an wissenschaftlicher Bildung zu Grunde liegt, und dass die Abhilfe in Bildung bestehe. Doch was heute als wissenschaftliche Bildung gilt, ist meist Indoktrination, deren Erfolg quantitativ anhand der Zahl zurückgehaltener Tatsachen gemessen wird, und qualitativ durch den Ausdruck einer positiven Haltung gegenüber der Technik.

Wenn es uns damit ernst wäre, Bildung zu vermitteln statt zu indoktrinieren, und wenn wir Vertrauen in unsere Produkte hätten, dann sollten wir die Statistik der Risikoabschätzung lehren, wie sich die wissenschaftliche Wahrheit im Licht neuer Tatsachen verändert, und, noch vor allem anderen, die Natur wissenschaftlicher Skeptik. Dann wäre die Öffentlichkeit selbst dazu in der Lage, den Nutzen und die Sicherheit bestimmter Produkte einzuschätzen. Doch indem wir wissenschaftliche Bildung mit Akzeptanz gleichgesetzt haben, haben wir auch eine Bevölkerung geschaffen, die sich auf die Autorität von Wissenschaftlern verlassen muss, die ihr die Werte der biotechnologischen Produkte vermitteln, und ist einmal die Glaubwürdigkeit dieser Autorität erschüttert, dann ist auch das Vertrauen verloren...

Die Erörterung existenzieller und spiritueller Bedenken ist Wissenschaftlern und Industriellen zutiefst fremd; es ist jene schlecht fassbare Art des Denkens, die in den Bereich der Religion und der Poesie gehört. In unserer technischen Ausbildung wurden wir nicht im Geringsten darauf vorbereitet. Dennoch behaupte ich, dass wir sie auf eigene Gefahr ignorieren.

Die meisten Wissenschaftler sind sich nicht der Tatsache bewusst, dass der Aufstieg der Naturwissenschaft einst darauf beruhte, dass eben diese tiefere Bedeutung vermittelt wurde, wie wir die Welt ordnen und verstehen, was letztlich im 17. Jahrhundert den Übergang vom Mittelalter in die Neuzeit markierte...Sie stellte einen Rahmen zur Verfügung, der Ordnung in die Welt brachte und dem Leben der Menschen eine tiefere Bedeutung verlieh. Diese wichtige spirituelle Funktion der Wissenschaft begann im 19. Jahrhundert zu schwinden, als der Schwerpunkt sich auf die Technologie verlagerte, und sie ist heute, am Ende des 20. Jahrhunderts, nahezu völlig ausgelöscht...

Es liegt auf der Hand, dass Menschen ihren Widerstand gegen eine Technologie überwinden können, wenn diese Technologie etwas erfüllt, was als ein wichtiges, noch nicht befriedigtes soziales Bedürfnis angesehen wird. Solange wir die nicht-technische Bedeutung ignorieren, die der Wissenschaft im Leben der Menschen zukommt, ignorieren wir einen großen Teil unserer Funktion in dieser Gesellschaft. Das heißt nicht, dass Wissenschaftler Mystiker werden müssten... Während wir die Öffentlichkeit über Wissenschaft belehren, sollten wir uns selbst beibringen, uns der enormen Bedeutung klar zu werden, die nichtwissenschaftlichen Faktoren in der Reaktion auf Wissenschaft und auf die aus ihr abgeleiteten Technologien zukommt.

Ausschnitte aus einem Kommentar zur gesellschaftlichen Akzeptanz der Biotechnologie von Edward S. Golub, Forschungsleiter von Ortho Biotech (Golub 1997).

te Veränderung natürlicher Ökosysteme (Büchting 1998, Stoll 1996) oder aber die umstrittene Züchtung herbizidresistenter Sorten (Schellekens 1994), die einen gesteigerten Eintrag von Pestiziden in die Umwelt zur Folge haben dürfte. Was Tiere angeht, steht die Frage nach der Patentierbarkeit von Leben im Blickpunkt des Interesses (Barton 1991), aber auch der stets schwelende Konflikt um Tierversuche überhaupt (Goldberg, Frazier 1989). Die wohl tiefstgreifenden Befürchtungen setzen jedoch am Menschen selbst an: Gefahr der Eugenik, Benachteiligung am Arbeitsmarkt durch Gentests, der gläserne Mensch durch das Human-Genomprojekt und anderes mehr (siehe etwa Klingmüller 1994, Rehm et al. 1995).

All diese Probleme sind nur in Teilen auf die pharmazeutische Biotechnologie anwendbar (Parnham 1996), müssen aber auch dort und selbst dann Ernst genommen werden, wenn sie höchst ungeschickt artikuliert werden. Sonst, so hat es Jens Reich (1995) in einem Vortrag einmal formuliert, droht der molekularen Medizin das gleiche Verhängnis wie manchen anderen Forschungsgebieten: *„Jedenfalls zeigt sich an der Anatomie das Spätschicksal einer von heiliger Scheu und heftiger Abwehr bekämpften Wissensdisziplin: Sie verliert nie ganz die Furcht einflößende Aura, aber das gesellschaftliche Interesse wendet* *sich anderen, vermeintlich dringenderen Bedrohungen zu. Latent bleibt sie skandalträchtig: Wie gerade jetzt wieder zu beobachten in Berlin-Friedrichshain, wo der leitende pathologische Anatom entlassen werden soll, weil er Leichen für künstlerische Fotografie freigegeben haben soll: Die Auseinandersetzung geht mit heftiger öffentlicher Reaktion einher, als wären wir wieder im 17. Jahrhundert."*

Wer diese Entwicklung verhindern will, muss sich der öffentlichen Auseinandersetzung stellen. Dies fällt gerade im deutschsprachigen Raum sehr schwer, da sich hier die Fronten stark verhärtet haben. Befürworter und Gegner neuer Technologien stehen einander unversöhnlich gegenüber; ein Zustand, der eine sorgfältig abwägende, die Fakten jedes Einzelfalls einbeziehende Diskussion nahezu unmöglich macht (Hoer 1997). Das entbindet aber dennoch nicht von der Verpflichtung, immer wieder an die Öffentlichkeit zu treten.

8.2.4 Modellregionen der Biotechnologie

Zwei weitere Aspekte müssen in diesem Zusammenhang zusätzlich noch beachtet werden. Zum einen muss die Politik geeignete Rahmenbedingungen für die Entwicklung von neuen Wirtschaftsbereichen schaffen, wie dies 1996 beispielsweise durch den BioRegio-Wettbewerb des Bundesministeriums für Bildung, Wissenschaft, Forschung und Technologie geschehen sollte (Maelicke 1997, Redhead 1996, 1997). Dabei wurden drei Modellregionen ausgewählt, denen über einen Zeitraum von fünf Jahren jeweils zehn Millionen DM jährlich zur Nutzung der Biotechnologie als moderner Schlüsseltechnologie zufliessen sollen: München, das Rheinland (Köln, Düsseldorf, Wuppertal, Aachen) und das Rhein-Neckar-Dreieck (Heidelberg, Ludwigshafen, Mannheim). Da diese Gegenden ohnehin schon im Bereich der Gentechnik etablierte Regionen sind, tragen solche Methoden zur Verteilung der knappen Gelder nicht sonderlich zur Ausbreitung der Biotechnologie bei. Es bleibt abzuwarten, ob der durch den Wettbewerb zunächst ausgelöste Schwung noch weiter trägt und die Entwicklung dieses Wirtschaftszweigs auch in den unterlegenen Regionen fördert. Wie tragfähig ein solcher Anstoß letzten Endes wirklich sein kann, erweist sich nämlich erst nach fünf oder zehn Jahren, wenn viele Firmenneugründungen, die oftmals nur auf einer einzigen Produktidee beruhen, wieder vom Markt verschwinden. Dennoch ist es zu begrüßen, wenn es eine Art Aufbruchstimmung gibt, ohne die entsprechende Initiativen erst gar nicht zustandekämen. Während somit in ganz Europa im Vergleich der Geschäftsjahre 1997/1996 ein Umsatzzuwachs von 58 % (zum Vergleich USA 19 %) erzielt wurde, ist die *„Wirtschaftskraft der deutschen Biotech-Industrie jedoch geringer als die eines mittelgroßen Unternehmens aus dem Bereich Maschinenbau"* (Müller 1998).

8.2.5 Bioethik-Konvention

Ein weiterer wichtiger Punkt ist die Schaffung eines ethischen Überbaus, an dem sich weitere gesetzliche Regelungen orientieren müssen. Dies geschah beispielsweise durch die überarbeitete Fassung der sogenannten Bioethik-Konvention vom 7. Juni 1996 mit dem Titel „Konvention zum Schutze der Menschenrechte und der Menschenwürde im Hinblick auf die Anwendung von Biologie und Medizin", die durch den Lenkungsausschuss des Europarats formuliert wurde. Sie beinhaltet Regelungen zum Umgang mit modernen Bio- und Medizintechniken und soll zwischen den bisweilen einander widersprechenden Interessen betroffener Menschen und der biomedizinischen Forschung vermitteln. Wie über alles von Menschen geschaffene gibt es auch zu dieser Konvention die unterschiedlichsten Auffassungen, von denen man sich anhand eines Diskussionsforums ein Bild machen kann (Honnefelder et al. 1996). Zumindest derzeit hat es immerhin den Anschein, dass sowohl bessere Rahmenbedingungen geschaffen werden sollen als auch die gesellschaftliche Auseinandersetzung wieder etwas in Gang gekommen ist.

8.3 Die Rückkehr der Krankheiten

Eine Diskussion um die Ethik der Bio- und Gentechnologie sollte allerdings auch die Entwicklungen berücksichtigen, die sich global in den letzten zwei Jahrzehnten abgezeichnet haben. Hatte man Mitte der 60er Jahre tatsächlich geglaubt, die großen Epidemien seien bis zur Jahrtausendwende ausgerottet, wie dies im Falle der Pocken möglich war und für einige wenige andere Infektionskrankheiten denkbar ist (WHO 1996), so weiß man es heute besser. Nicht umsonst macht das Schlagwort von den neuen Seuchen oder oft auch neuen Viren die Runde (Garrett 1996, Morse et al. 1996, Spektrum der Wissenschaft 1997). Nach Angaben der Weltgesundheitsorganisation sterben täglich fast 50000 Menschen an ansteckenden Krankheiten, von denen viele für den Bagatellbetrag von kaum einem Dollar pro Kopf geheilt oder präventiv verhindert werden könnten. Eine ganze Reihe von mikrobiellen Patho-

Tab. 8.2 Auswahl neu aufgetauchter Krankheiten, von denen die WHO in den letzten zwanzig Jahren insgesamt zirka 30 registriert hat. Zur Definition des Begriffs siehe Text. Daten nach WHO 1996

Jahr	Organismus, Besonderheiten
1973	Rota-Viren (weltweit eine wichtige Ursache für Durchfallerkrankungen bei Kindern)
1976	*Cryptosporidium parvum* (Parasit, der chronische und akute Diarrhö verursacht)
1977	*Legionella pneumophila* (Bakterium verursacht die Legionellose)
1977	Ebola-Virus (verursacht hämorrhagisches Fieber, in 80% der Fälle tödlich)
1977	Hanta-Virus (potenziell tödliches hämorrhagisches Fieber unter Nierenbeteiligung)
1977	*Campylobacter jejuni* (Bakterium verursacht Diarrhö)
1980	Humanes T-Lymphotropes Virus I (HTLV-1; Leukämien, maligne Lymphome)
1982	*E. coli* O157:H7 (Bakterienstamm löst blutige Durchfälle aus)
1982	HTLV-2 (Virus verursacht Haarzell-Leukämie)
1983	*Helicobacter pylori* (Bakterium löst Magen- und Darmkrebs aus)
1983	Humanes Immunschwäche-Virus (HIV, verursacht AIDS)
1988	Hepatitis-E-Virus (HEV; Gelbsuchtepidemien in tropischen Gebieten)
1988	Humanes Herpes-Virus 6 (Fieber, Hautausschläge)
1989	Hepatitis-C-Virus (löst Leberkrebs und andere Lebererkrankungen aus)
1991	Guanarito-Virus (brasilianisches hämorrhagisches Fieber)
1992	*Vibrio cholerae* O139 (Cholera-Epidemien)
1994	Sabia-Virus (brasilianisches hämorrhagisches Fieber)
1995	Humanes Herpes-Virus 8 (mit dem Kaposisarkom bei AIDS-Patienten assoziiert)

genen sind außerdem neu aufgetaucht; die WHO hat etwa 30 bislang unbekannte Infektionserkrankungen in den letzten zwanzig Jahren registriert (Tab. 8.2).

Während in den Ländern der westlichen Welt wie etwa in der Bundesrepublik Deutschland nach wie vor die Herz-Kreislauf-Erkrankungen und Krebs in der Statistik der Todesursachen vor den Infektionskrankheiten rangieren (Tab. 8.3), die auch in sich über die letzten Jahre hinweg keine nennenswerte Steigerung aufweisen, sieht die Situation in den armen und ärmsten Ländern ganz anders aus. Etwa 17 Millionen Menschen sterben pro Jahr durch Infektionserkrankungen, die damit weltweit an erster Stelle stehen, gefolgt von den verschiedenen Arten von Krebs mit zirka 10 Millionen. Cholera und andere Durchfallserkrankungen (etwa drei Millionen Tote pro Jahr, darunter unverhältnismäßig viele Kinder), Malaria (zirka zwei Millionen) und Tuberkulose (rund drei Millionen) flammen in vielen Teilen der Welt erneut auf, meist in Form vielfach resistenter Erreger. Ungefähr 30 Millionen Menschen sind derzeit an AIDS erkrankt, davon 21 Millionen allein in Afrika südlich der Sahara! Nach Angaben der CDC in Atlanta ist aufgrund neuer, sehr teurer Kombinationstherapien die HIV-Infektion dagegen in den Vereinigten Staaten vom Platz 8 der häufigsten Todesursachen auf Platz 14 zurückgefallen, bei nach wie vor konstant bleibender Inzidenz. Während somit in den industrialisierten Ländern die Epidemie nicht wesentlich voranschreitet, zeichnet sich beispielsweise im südlichen Afrika, Süd-, Ost- und Zentralasien eine verheerende Entwicklung ab (Tab. 8.4).

Die zu Grunde liegenden Ursachen sind vielfältig. Zum einen verlieren Antibiotika zunehmend ihre Wirkung. Immer mehr Erreger entwickeln Resistenzen, oft sogar gegen eine ganze Reihe von Arzneistoffen gleichzeitig. Parallel dazu werden immer weniger neue Wirksubstanzen entwickelt und auf den langen Weg klinischer Prüfungen und in die Zulassung geschickt. Etwa 60 % aller in den Kliniken der USA übertragenen Erkrankungen sind auf antibiotikaresistente Bakterien zurückzuführen. Patienten mit Infektionen sind länger krank, haben ein höheres Risiko an der Erkrankung zu sterben und auch die dadurch ausgelösten Epidemien dauern länger. Die Zeitspanne, während der Arzneistoffe, deren Entwicklung Millionen gekostet und bis zur Marktreife mindestens ein, manchmal zwei Jahrzehnte beansprucht, wirkungsvoll einsetzbar sind, wird immer kürzer. Antibiotika werden

Tab. 8.3 Die häufigsten Todesursachen und Auftreten meldepflichtiger Krankheiten in Deutschland von 1992 bis 1994. Nach Daten des Statistischen Bundesamts Wiesbaden, Januar 1997

Häufigste Todesursachen	**1992**	**1993**	**1994**
Krankheiten des Kreislaufsystems	437240	440896	430542
Herzinfarkt	88158	89088	86915
Bösartige Neubildungen	212549	213748	212391
Krankheiten der Atmungsorgane	50360	52934	52842
Krankheiten der Verdauungsorgane	41865	42280	42827
Unfälle	28173	26785	25122
Selbstmord	13458	12690	12718
Meldepflichtige Krankheiten	**1992**	**1993**	**1994**
Salmonellose	195378	140435	132858
Tuberkulose (alle Formen)	14113	14161	12982
Geschlechtskrankheiten	10184	7933	6318
Gehirn- und Hirnhautentzündung	4231	3010	4602
Übertragbare Gelbsucht	15165	13834	13817

Tab. 8.4 Weltweite Ausbreitung der AIDS-Pandemie. Nach Purvis 1996

Region	Erkrankungen	1992–96 Zunahme in %	Todesfälle 1996
Ostasien, Pazifik	100000	+ 658	1200
Süd- und Südostasien	5200000	+ 261	143700
Osteuropa, Zentralasien	50000	+ 238	1000
Karibik	270000	+ 47	14500
Nordafrika, Naher Osten	200000	+ 46	10800
Lateinamerika	1300000	+ 43	70900
Afrika südlich der Sahara	14000000	+ 37	783700
Westeuropa	510000	+ 2	21200
Nordamerika	750000	- 13	61300
Australien, Neuseeland	13000	- 14	1000

falsch dosiert und nicht für die angemessene Zeit und die richtigen Indikationen eingesetzt. Die Verwendung enormer Mengen antimikrobieller Substanzen in der Tierzucht löst weitere Resistenzen aus.

Zusätzliche Faktoren, die das Aufkommen neuer Krankheiten begünstigen, sind:

- Unkontrollierte Zunahme der Bevölkerung vor allem in den Entwicklungsländern, schnelle Verstädterung mit Slumbildung und anderen unhygienischen Bedingungen
- Ausgedehnte Wanderungsbewegungen durch Kriege, Aufstände und Naturkatastrophen
- Durch die Zunahme des internationalen Fernverkehrs und des Handels können Krankheitserreger innerhalb weniger Stunden von einem Kontinent auf den nächsten gelangen
- Durch die zunehmende Zersiedlung kommen Pathogene aus früher entlegenen Gebieten mit immer neuen Wirtsreservoiren in Kontakt
- Kinder und alte Menschen werden immer häufiger in großen Gruppen gemeinsam gepflegt, was die Ausbreitung von Krankheiten begünstigt
- Früher bereits einmal unter Kontrolle gehaltene Erkrankungen werden durch Nachlässigkeit im Gesundheitswesen (Tuberkulose) oder den Zusammenbruch des Gesundheitswesens durch ökonomische oder soziale Umstände (Diphtherie) wieder virulent.

Niemand sollte sich der Täuschung hingeben, dass man Krankheiten aussperren könnte. Das ist im Verlauf der menschlichen Geschichte zwar immer wieder versucht worden, blieb jedoch stets erfolglos. Ein historisches Beispiel typischer menschlicher Non-Compliance wird angesichts der neuen Infektionskrankheiten derzeit in den Vereinigten Staaten wieder kontrovers diskutiert (Finkbeiner 1996). In den Jahren 1900 bis 1907 traten in New York jedes Jahr zwischen 3000 und 4500 Typhusfälle durch Infektionen mit *Salmonella typhi* auf. Zunächst war die Trinkwasserversorgung, die durch Urin und Fäkalien belastet wurde, die wichtigste Infektionsquelle. Nachdem eine Filterreinigung durchgeführt wurde, nahmen die neu auftretenden Erkrankungen rapide ab und das Schwergewicht der Ansteckung verlagerte sich auf den Mensch-zu-Mensch-Weg. Eine Köchin namens Mary Mallon, später bekannt als Typhoid Mary, löste ab 1906 mehrere Miniepidemien aus (28 Fälle, einer davon tödlich). Sie verweigerte sich einer tief greifenden Therapie und wurde schließlich per richterlichen Erlass für zwei Jahre in einem Hospital für Tuberkulose-Kranke isoliert. Ein guter Anwalt erreichte schließlich ihre erneute Freilassung, unter bestimmten medizinischen Auflagen und mit ärztlicher Überwachung. Mary Mallon tauchte unter, nahm einen anderen Namen an und wurde 1915 wieder aufgespürt – als Köchin in einer Krankenhauskantine verursachte sie 25 neue Typhusfälle, diesmal zwei davon tödlich. Sie wurde wieder isoliert, bis sie 1938 starb. War es ethisch und moralisch richtig, sie ihrer bürgerlichen Freiheiten zu berauben, vor allem in Anbetracht der Todesfälle? Oder war sie ein Opfer überkommener Wertvorstellungen, die eine ungebildete, widerspenstige Frau von niedriger sozialer Herkunft als entbehrlich einstuften? Jeder mag diese Frage für sich selbst entscheiden. Die Geschichte von Typhoid Mary belegt jedoch eindrucksvoll, dass Menschen sich rationalen Maßgaben verweigern können. Auch in Zukunft werden sich die kommenden Plagen nicht nur auf ihre eigene Gefährlichkeit, sondern darüber hinaus auf die menschliche Unvernunft verlassen können. Angesichts dieser Situation werden von Bio- und Gentechnologen entscheidende Hilfen bei der Entwicklung wirksamer Arzneimittel erwartet.

Kann man an der Jahrtausendwende Folgerungen ziehen für die Zukunft der Biotechnologie (Hodgson 2000)? Ganz sicher die, dass im Bereich dieser Wissenschaftsdisziplin weder in der Forschung noch in der ökonomischen Entwicklung weiterhin simplizistische Aussagen oder allzu optimistische Versprechungen abgegeben werden dürfen. Es gilt Wirklichkeit und Möglichkeit sorgfältiger als bisher zu trennen, Hoffnungen und Ängste zu respektieren. Hier ist vor allem auch die Industrie gefordert: Sie wird die kritische Öffentlichkeit als „Stakeholder“, als eine der am Unternehmen und seiner Wertschöpfung beteiligten Interessengruppen zu begreifen haben (Sagar et al. 2000), ihr weitgehend Zugang zu Informationen einräumen, ihr nachvollziehbare Begründungen für Handlungen geben, ihr das Recht auf Kommentare zugestehen müssen – und letzten Endes auch einsehen müssen, dass Auffassungsunterschiede durch Kompromisse überbrückt werden können.

Literatur

Barton, J.H. (1991): Patentiertes Leben. Spektrum d. Wiss. Mai 1991, 74–81

Büchting, A.J. (1998): Freilandversuche mit gentechnisch veränderten Pflanzen in Deutschland. Biol. i. u. Z. 28:16–21

Chargaff, E. (1981): Unbegreifliches Geheimnis. Wissenschaft als Kampf für und gegen die Natur. 2. Aufl., Klett-Cotta, Stuttgart

Chargaff, E. (1984): Das Feuer des Heraklit. Skizzen aus einem Leben vor der Natur. dtv/Klett-Cotta, München

Cole, L.A. (1997): Biologische Waffen. Spektrum d. Wiss. Februar 1997, 68–74

Finkbeiner, A.K. (1996): Quite contrary. The Sciences 36, Nr. 5, 38–43

Garrett, L. (1996): Die kommenden Plagen. S. Fischer, Frankfurt

Goldberg, A.M., Frazier, J.M. (1989): Alternativen zum Tierversuch in der Toxizitätsprüfung. Spektrum d. Wiss. Dezember 1989, 94–102

Golub, E.S. (1997): Genetically enhanced food for thought. Nature Biotechnol. 15:112

Hodgson, J. (2000): Crystal gazing the new biotechnologies. Nature Biotechnol. 18: 29–31

Hoer, R. (1997): Grünes Licht für Gentechnik? Nachr. Chem. Tech. Lab. 47:24–28

Honnefelder, L., et al. (1996): Brauchen wir diese Bioethik-Konvention? Universitas 51:835–866

Klingmüller, W. (Hrsg.) (1994): Gentechnik im Widerstreit. 3. Aufl., S. Hirzel, Stuttgart

Lemonick, M.D. (1994): A deadly virus escape. Time 5. September 1994, 63

Maelicke, A. (1997): BioRegio – und was nun? Nachr. Chem. Tech. Lab. 47:38–39

Morse, S.S., Horaud, F., Montagnier, L. (1996): Emerging Viruses – Their Changing Ecological Patterns. Euroconferences Institut Pasteur, Paris

Müller, A., et al. (Hrsg.): Aufbruchstimmung 1998. Erster Deutscher Biotechnologie Report. Schitag Ernst & Young Unternehmensberatung, Stuttgart 1998

Niemitz, C., Niemitz, S. (Hrsg.) (1999) Genforschung und Gentechnik. Ängste und Hoffnungen. Springer, Berlin

Parnham, M.J. (1996): Ethical issues in drug research. IOS Press, Amsterdam

Purvis, A. (1996): The Global Epidemic. Time, 30. Dezember, S. 44

Redhead, C.R. (1996): Bioregios put Germany on the biodevelopment map. Nature Biotechnol. 14, 1664–1665;

Redhead, C.R. (1997): Gene centers sweep prizes in German Bioregio competition. Nature Biotechnol. 15:15

Rehm, H.J., et al. (Hrsg.): Biotechnology. Vol. 12. Brauer, D. (Hrsg.) (1995): Legal, economic and ethical dimensions. VCH, Weinheim

Reich, J. (1995): Zukunftschancen und Risiken der molekularen Medizin. Biologen in unserer Zeit, Nr. 421, 81–85

Reichling, J., et al. (1998): Produktion und Anwendung von gentechnisch hergestellten Arzneimitteln. Z. Phytother. 19: 263–268

Sagar, A., et al. (2000): The tragedy of the commoners: biotechnology and its publics. Nature Biotechnol. 18: 2–4

Schallies, M., Wachlin, K.D. (Hrsg.) (1999): Biotechnologie und Gentechnik. Neue Technologien verstehen und beurteilen. Springer, Berlin

Schellekens, H., et al. (1994): Ingenieure des Lebens: DNA-Moleküle und Gentechniker. Kap. 12: Ethik und Gesetzgebung. Spektrum Akademischer Verlag, Heidelberg

Spektrum der Wissenschaft (1997): Dossier: Seuchen. Spektrum Akademischer Verlag, Heidelberg

Stoll, G. (1996): Freisetzungsversuche belegen Gentransfer. Dtsch. Apoth. Ztg. 136:2305–2306

Velander, W.H., et al. (1997): Menschliche Proteine aus der Milch transgener Tiere. Spektrum d. Wiss., Heft 3, 70–74

Werner, R.G. (1995): Neue Horizonte für die Medizin auf Basis der Gentechnik. Arzneim.-Forsch./Drug Res. 45 (II): 1040–1047

WHO (1996): World Health Report „Fighting Disease, Fostering Development“. Executive Summary. World Health Organization, Genf

Sachregister

Die **fetten** Seitenangaben verweisen auf Hauptfundstellen.

A

B

C

D

E

F

G

H

I

N

O

P

Q

R

S

T

U

V